临床药物应用治疗学

LINCHUANG YAOWU YINGYONG ZHILIAOXUE

主编 于秀娟 韩召选 谢 莹 杜中英 韩文正 谢晓燕

U0304237

黑龙江科学技术出版社

图书在版编目(CIP)数据

临床药物应用治疗学 / 于秀娟等主编. -- 哈尔滨：黑龙江科学技术出版社，2021.8

ISBN 978-7-5719-1083-9

Ⅰ．①临… Ⅱ．①于… Ⅲ．①药物疗法 Ⅳ．①R453

中国版本图书馆CIP数据核字（2021）第169373号

临床药物应用治疗学
LINCHUANG YAOWU YINGYONG ZHILIAOXUE

主　　编　于秀娟　韩召选　谢　莹　杜中英　韩文正　谢晓燕
责任编辑　孔　璐
封面设计　宗　宁
出　　版　黑龙江科学技术出版社
　　　　　地址：哈尔滨市南岗区公安街70-2号　邮编：150007
　　　　　电话：（0451）53642106　传真：（0451）53642143
　　　　　网址：www.lkcbs.cn
发　　行　全国新华书店
印　　刷　山东麦德森文化传媒有限公司
开　　本　889 mm×1194 mm　1/16
印　　张　25.75
字　　数　820千字
版　　次　2021年8月第1版
印　　次　2021年8月第1次印刷
书　　号　ISBN 978-7-5719-1083-9
定　　价　128.00元

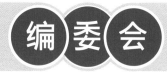

◎ **主　编**

于秀娟　韩召选　谢　莹　杜中英

韩文正　谢晓燕

◎ **副主编**

王存洁　白　莉　石　岩　李惊雷

单玲玲　彭经纬　荆树英　杨　芳

◎ **编　委**（按姓氏笔画排序）

于秀娟　王存洁　石　岩　白　莉

任楠楠　杜中英　李惊雷　杨　芳

单玲玲　荆树英　彭经纬　韩文正

韩召选　谢　莹　谢晓燕

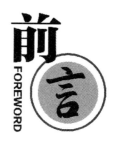

前言 FOREWORD

临床药物应用治疗学是临床治疗学中的一个重要组成部分,是应用药物治疗疾病,达到消除或控制病因与致病因素,减轻或解除患者的痛苦,维持机体内环境的稳定性,以及预防疾病复发的一门学科。本学科以"提高药物治疗水平、促进药物合理使用、保障患者生命安全和有效用药"为宗旨,其任务是根据疾病的病因、临床表现、诊断结果和患者的个体差异,合理地选择药物来治疗疾病、缓解临床症状,提高患者的生活质量。

近代医学的迅速发展,在药物治疗学上有着深刻体现,最显著的就是我国在持续更新的药物治疗指南。指南是循证医学的证据和临床经验的总结,因此,临床工作人员在使用药物治疗疾病时,应参考指南并结合患者个体情况来制订方案。但目前许多医师、药师对药物治疗学进展的前沿信息不敏感,缺乏药物临床应用的实践经验,所以,我们编写了《临床药物应用治疗学》一书,收录了最新指南、文献推荐用药与用量方案,以满足临床医师、药师实际需要。

本书整体上分为西医药物应用与治疗和中医药物应用与治疗两部分,均从药理学入手,分别对西药与中药的药物效应动力学和代谢动力学进行讲解。在药物的具体应用方面,西医药物应用与治疗部分主要讲述了中枢神经系统、呼吸系统和风湿免疫系统等各类疾病的用药;中医药物应用与治疗则是对清热、解表、利湿和活血化瘀等方面的药物做了详细分析。全书内容丰富,讲解通俗易懂,适合各级医疗机构的医师、药师参考使用。

编者们在编写过程中参阅了国内大量文献资料,但鉴于学识、专业水平有限,书中出现不当之处在所难免,望广大读者批评指正,使本书日臻完善。

《临床药物应用治疗学》编委会

2021 年 6 月

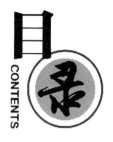

CONTENTS

西医药物应用与治疗

中医药物应用与治疗

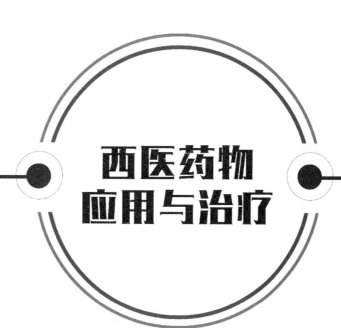

西医药物
应用与治疗

第一章

西药药理学

第一节　西药效应动力学

一、药物的基本作用

药物作用是指药物对机体所产生的初始作用,是动因,是分子反应机制。药物效应指初始作用所引起的机体功能和(或)形态改变,是继发的。例如,肾上腺素对支气管平滑肌的初始作用是激动支气管平滑肌细胞膜上的 β_2 受体,并引起一系列生化反应。其效应则是使支气管平滑肌松弛。但习惯上,药物作用与药物效应两者常互相通用。

(一)兴奋作用和抑制作用

任何药物都不能使机体产生新的作用,只能使机体原有活动的功能水平发生改变。使原有功能提高的称为兴奋、亢进,功能降低的称为抑制、麻痹。过度兴奋转入衰竭,是另外一种性质的抑制。

(二)药物作用的选择性

1.概念

药物作用的选择性是指同一剂量的某一药物对不同的组织器官引起不同(兴奋或抑制,强度亦可不同)的反应。

2.机制

产生选择性的机制多种多样,如药物在体内分布不匀;与不同的组织、受体、受体亚型亲和力不同;各组织器官结构不同、生化过程有差异等。

3.特点

药物作用的选择性是相对的,有的药物选择性较高,有的药物则选择性较低。同一药物剂量小时往往选择性较高,剂量增大后则选择性降低。如主要兴奋大脑皮质的咖啡因剂量增大时可兴奋皮质下中枢和脊髓。

4.意义

通常选择性高的药物针对性强,是研制新药的主要方向。但少数情况下,选择性低的药物如广谱抗菌药、广谱抗心律失常药在应用上也有方便之处。

(三)局部作用和全身作用

从药物的作用部位来看,药物作用可分为局部作用和全身作用两种。局部作用指药物被吸收进入血液之前对其所接触组织的直接作用。全身作用指药物进入血液循环后,分布到全身各部位引起的作用,也称吸收作用或系统作用。

二、药物反应

药物作用具有两重性。凡符合用药目的,达到防治疾病效果的称为治疗作用。凡不符合用药目的,其或引起不利于患者的反应称为不良反应。显然,区分标准为是否符合用药目的。

治疗作用又分为对因治疗和对症治疗。前者用药目的在于消除原发病因,称为治本,如用抗菌药物杀灭体内微生物。后者用药目的在于缓解症状,称为治标。两者均很重要。我国医学认为应该"急则治标,缓则治本",最后达到标本兼治。

（一）不良反应

不良反应是药物在治疗剂量时出现的与治疗目的无关的作用。不良反应是与治疗作用同时发生的药物固有作用,会给患者带来不适,但多数可以自行恢复的功能性变化。不良反应的发生是药物选择性不高、作用广泛所致。当把某药的某一药理作用当作治疗作用时,其他药理作用就成为与治疗目的无关的不良反应。多数药物的作用并非单一,而是多靶位、多机制、多效应的。如阿托品可阻断多部位的 M 胆碱受体,产生扩瞳、心率加快、抑制腺体分泌和松弛平滑肌等多种效应。当阿托品用于缓解内脏绞痛时,其松弛平滑肌的作用符合用药目的,因此是治疗作用。而其他作用因不符合用药目的,就是不良反应,如抑制腺体分泌可致的口干等。而当阿托品用作麻醉前给药以预防呼吸道并发症时,其抑制腺体分泌的作用是治疗作用,而其他作用就是不良反应,如松弛平滑肌所致的腹胀等。所以,不良反应是可以随着用药目的的改变而改变的。

不良反应是药物本身所固有的,是在常用剂量下发生的,可以预知,难以避免,但可设法纠正。如吸入麻醉药可刺激呼吸道腺体分泌,合用抗胆碱药可有预防作用。

局部刺激性也是不良反应的一种。不论何种给药途径(口服、吸入、注射等)均可产生,主要由药物制剂本身的理化性质引起。口服药物刺激胃肠道黏膜可引起恶心、呕吐、腹痛、溃疡、出血等。静脉麻醉药羟丁酸钠口服虽能吸收,但因可引起呕吐,所以临床均静脉注射。吸入麻醉药中的乙醚对呼吸道的刺激性很强,可引起呛咳、屏气、喉痉挛和反射性呼吸停止,并引起呼吸道分泌物增加,同时可刺激眼球引起眼结膜炎。因此,乙醚麻醉前应给予阿托品以减少腺体分泌,用眼膏涂于眼部并敷以橡胶片。此外,异氟烷、地氟烷亦有一定的刺激性,但比乙醚刺激性小,恩氟烷、氟烷、甲氧氟烷、七氟烷和氧化亚氮对呼吸道无明显刺激性。

静脉麻醉药中,硫喷妥钠局部刺激性最强,因其药液为强碱性,pH>10,肌内注射时可引起疼痛、硬结和坏死,故应少用,必须应用时需深部注射。静脉注射时可引起局部疼痛、静脉炎,漏出血管外可造成组织坏死。一旦发生,应立即停药,局部热敷并给普鲁卡因封闭;若误入动脉,可引起动脉强烈收缩、肢体和指端剧痛、皮肤苍白、脉搏消失。此时应立即从动脉注入血管扩张药(利多卡因、罂粟碱等),以及作臂丛阻滞,以解除动脉痉挛。若处理不当,可造成肢体坏死。依托咪酯、丙泊酚均可引起注射部位疼痛和局部静脉炎。氯胺酮和羟丁酸钠则无明显刺激性。目前临床常用的局部麻醉药和肌松药的局部刺激性均不明显。瑞芬太尼制剂内含甘氨酸,不能用于椎管内注射。

（二）毒性反应

1.毒性反应的发生原因

主要由于药物剂量过大或用药时间过长所引起。有时剂量虽在规定范围内,但由于机体对药物的敏感性增高,也可引起毒性反应。毒性反应通常比不良反应严重,但也是可以预知、可以避免的。如所有的挥发性麻醉药都可因吸入浓度过高导致血压下降。恩氟烷吸入浓度过高时还可引起惊厥性脑电图变化和肢体抽搐等。即使是对呼吸抑制比较轻微的氯胺酮、羟丁酸钠,在剂量较大时,同时可引起严重的呼吸衰竭。

剂量不当是引起毒性反应的主要原因,控制剂量和给药间隔以及剂量个体化(用药剂量因人而异)是防止毒性反应的主要措施。必要时,可停药改用其他药物或联合使用可对抗其毒性的药物。如氟化吸入麻醉药与氧化亚氮合用,N_2O 的心血管兴奋作用可减轻氟化吸入麻醉药的心血管抑制作用。

2.急性毒性和慢性毒性

毒性反应中,因剂量过大而迅速发生者,称为急性毒性;因长期用药而逐渐发生者,称为慢性毒性或长期毒性。如毒性极低的 N_2O 长期使用可抑制骨髓功能。

3."三致"作用

致突变、致畸胎(简称致畸作用)和致癌作用统称为"三致"作用,属于特殊的慢性毒性反应,是药物损伤细胞遗传物质引起的,是评价药物安全性的重要指标。药物损伤 DNA,干扰 DNA 复制所引起的基因变异或染色体畸变称致突变,引起此变异的物质称为突变原。基因突变发生于胚胎生长细胞可致畸胎,发生于一般组织细胞可致癌。药物通过妊娠母体进入胚胎,干扰正常胚胎发育,导致胎儿发生永久性形态结构异常的作用称为致畸作用。具有致畸作用的物质称为致畸因子或致畸原,阿司匹林、苯二氮䓬类、华法林、苯妥英钠均有一定的致畸作用。妊娠第 3 周至第 3 个月末是胎儿器官的分化形成期,最易造成畸胎,此期最好不要用药。药物造成 DNA 或染色体损伤,使抑癌基因失活或原癌基因激活,导致正常细胞转化为肿瘤细胞的作用称为致癌作用。具有致癌作用的物质称为致癌因子。砷化合物、氯霉素、环磷酰胺等均有一定致癌作用。具有致突变作用的药物同样具有致癌和致畸作用,例如抗肿瘤药物烷化剂。

(三)后遗效应(后效应)

停药后血浆中的药物浓度已降至阈浓度(最低有效浓度)以下残存的药理效应称为后遗效应。如睡前服用长效巴比妥类苯巴比妥后,次晨仍感头晕、头痛、乏力、困倦、嗜睡等,被称为"宿醉"现象,便是后遗效应的一种。后遗效应也可能比较持久,如长期应用肾上腺皮质激素,由于其对腺垂体的负反馈抑制作用引起肾上腺皮质萎缩,一旦停药后,肾上腺皮质功能低下,数个月内难以恢复。

硫喷妥钠静脉注射后 10~20 秒即可使意识消失。由于该药迅速由脑组织"再分布"到肌肉、脂肪等组织,15~20 分钟便可出现初醒。醒后仍有"宿醉"现象,这就是后遗效应,系因硫喷妥钠由肌肉、脂肪组织缓慢释放到血液所致。

(四)继发反应

由药物的治疗作用(符合用药目的)所引起的直接不良后果(不符合用药目的)称为继发反应或治疗矛盾。例如长期应用广谱抗生素时,由于改变了肠道正常菌群,敏感细菌被消灭,不敏感的细菌如葡萄球菌或真菌大量繁殖,导致葡萄球菌肠炎(假膜性肠炎)或假丝酵母病(菌群交替症)等继发性感染(二重感染)即是继发反应。

(五)变态反应

变态反应又称超敏反应,是机体受到某些抗原刺激时,出现生理功能紊乱或组织细胞损伤的异常适应性免疫应答所致。

Gell 和 Coombs 根据超敏反应发生机制和临床特点,将其分为 4 型:Ⅰ型超敏反应,即速发型超敏反应,又称变态反应;Ⅱ型超敏反应,即细胞毒型或细胞溶解型超敏反应;Ⅲ型超敏反应,即免疫复合物型超敏反应;Ⅳ型超敏反应,即迟发型超敏反应。

药物引起的变态反应指药物引起的病理学免疫反应,包括免疫学中的 4 型变态反应,抗原刺激引起的免疫应答导致组织损伤或功能紊乱称为变态反应。变态反应按发生机制可分为 4 型,其中,Ⅰ型变态反应(反应素型或速发型)的反应类型、性质和严重程度与药物原有效应及剂量无关。药物本身、药物的代谢产物、制剂中的杂质或辅料均可成为变应原,即能引起变态反应的抗原。大分子多肽、蛋白质类药物可直接具有抗原性,小分子药物可能作为半抗原与体内蛋白质结合形成抗原。药物变态反应的特点是:①过敏体质容易发生;②首次用药很少发生,需在第一次接触药物后 7~14 天(敏化过程或致敏过程),第二次或多次用药后出现。但有少数人第一次用药即可出现,可能存在隐匿性敏化过程而自己不知;③已致敏者其过敏性可能消退,多数可能保持终生;④结构相似的药物可有交叉变态反应;⑤皮肤敏感试验可有假阳性或假阴性。

1.变态反应的表现

变态反应的表现各药不同,各人也不同,形式多样,严重程度不一。轻者有皮疹、发热、血管神经性水肿,重者有哮喘、血清病样反应、造血系统抑制和肝、肾功能损害,最严重的表现是变应性休克,以青霉素较为常见。值得一提的是,几乎所有的药物,包括一些抗过敏药都可能引起变态反应。有些变态反应是在以前多次用过该药均无明显不良反应而出现的。

2.麻醉药物引起的变态反应

有关吸入麻醉药引起变态反应的报道甚少。但在对"氟烷相关肝炎"发病机制的研究中,在部分病例体内检出了氟烷相关性抗体。这种抗体可诱导正常淋巴细胞对抗被抗体包裹的肝细胞的细胞毒性,提示免疫细胞是"氟烷相关肝炎"的发病机制之一。鉴于含氟吸入麻醉药之间存在交叉变态反应,故发生过"氟烷相关肝炎"者不宜再使用其他含氟吸入麻醉药。

静脉麻醉药中,安泰酮和丙泮尼地的变态反应发生率最高(0.1%),但病死率较低,硫喷妥钠变态反应的发生率虽较低,但病死率甚高,在报告的45例静脉注射硫喷妥钠后的变态反应中有6例死亡。氯胺酮、依托咪酯、丙泊酚变态反应甚少报道。

真正局麻药引起的变态反应极少,低于局麻药不良反应的1%。很多所谓的局麻药变态反应可能是毒性反应、高敏反应或加入肾上腺素引起的反应。酯类局麻药比酰胺类局麻药较易引起变态反应,同类局麻药之间有交叉变态反应,但两类局麻药之间无交叉变态反应。对疑为酯类局麻药过敏者应换用酰胺类局麻药,反之亦然。皮肤敏感试验的阳性符合率不高。

琥珀胆碱和非去极化肌松药的变态反应均有报道,但未见交叉过敏者。非去极化肌松药中,以筒箭毒碱、阿曲库铵较易引起变态反应。加拉碘铵的变态反应亦有报道。

3.变态反应的防治原则

变态反应的防治原则:①询问药物过敏史,避免使用可疑药物;②皮肤敏感试验;③严密观察患者,警惕过敏先兆;④做好抢救变应性休克的准备。

防治药物的作用:①脱敏;②阻止活性介质释放;③对抗活性介质作用;④改善效应器官的反应性。

4.防治变态反应的主要药物

肾上腺素是治疗变应性休克的首选药。肾上腺素激动心脏的 β_1 受体,使心肌收缩力增强、心率加快、血压升高;激动支气管平滑肌的 β_2 受体使之舒张,从而缓解哮喘;激动支气管黏膜血管的 α 受体使之收缩,从而降低毛细血管通透性,消除黏膜水肿;激动 β 受体抑制肥大细胞脱颗粒,减少过敏介质释放并能扩张冠状动脉。因此,肾上腺素能迅速缓解变应性休克的各种症状,挽救患者生命。

抗组胺药:组胺主要存在于肥大细胞和嗜碱性粒细胞中,在变态反应中起重要作用。组胺受体有 H_1、H_2、H_3 三型。H_1 受体阻断药(苯海拉明、异丙嗪、曲吡那敏、氯苯那敏、特非那定等)、H_2 受体阻断药(西咪替丁、雷尼替丁、法莫替丁、尼扎替丁、乙溴替丁等)均可用于变态反应性疾病。两类药物合用往往效果更好。

肾上腺糖皮质激素:此类药物具有强大的抗炎、抗休克及免疫抑制作用,对免疫过程的许多环节均有抑制作用,故可用于各种严重的变态反应。

5.变应性休克的抢救

变应性休克发病迅速、病情凶险、病死率高,必须争分夺秒积极抢救。变应性休克的主要症状有胸闷、呼吸困难、冷汗、发绀、血压下降、昏迷和抽搐等。一旦发现,应立即停药,迅速注射肾上腺素,可皮下注射或肌内注射,必要时稀释后缓慢静脉注射或静脉滴注。可酌情加用糖皮质激素和抗组胺药。同时应给予支持治疗,如吸氧、控制呼吸、输液及升压药物的应用等。

(六)类变态反应

类变态反应不需预先接触抗原,无敏化过程,也无抗体参与,可能与药物直接促使组胺释放有关。某些静脉麻醉药、局麻药、肌松药和麻醉性镇痛药均可直接促使肥大细胞和嗜碱性粒细胞释放组胺;有些药物则通过补体旁路系统激活 C3,释放介质;还有些药物(右旋糖酐等)因注射速度过快或与其他药物混合使蛋白质与循环中某些免疫球蛋白(IgM 或 IgG)发生沉淀而引起类变态反应。类变态反应的临床表现与变态反应相似。

输注右旋糖酐时应严密观察,对轻度变态反应可用抗组胺药治疗;一旦出现休克,则按变应性休克处理。

（七）特异质反应

机体对某些药物产生的遗传性异常反应称为特异质反应。目前认为特异质反应指少数遗传缺陷者，表现为特定的生化（蛋白质、酶）功能的缺损，造成对药物反应的异常（通常是特别敏感）。这种反应不是变态反应，不需要预先敏化过程，无免疫机制参与。如遗传性血浆胆碱酯酶缺陷者（西方人多见），常规剂量的琥珀胆碱就可引起长时间呼吸麻痹。又如葡萄糖-6-磷酸脱氢酶（G-6-PD）缺乏者，在接受伯氨喹、奎宁、氯霉素、磺胺类或维生素K治疗时，易发生高铁血红蛋白血症和溶血现象。先天性胆碱酯酶活性低下者，琥珀胆碱的肌松作用增强，易发生呼吸抑制。

（八）药物依赖性

药物依赖性是由长期使用有依赖性潜力的物质引起。

（九）停药反应

长期使用某些药物，突然停药使原有疾病症状迅速重现或加重的现象称为停药反应或反跳现象。例如长期使用β受体阻断药治疗高血压或冠心病，一旦突然停药就会出现血压升高或心绞痛发作。巴比妥类能延长睡眠时间，但缩短快波睡眠时间，当久用而停药后，快波睡眠时间会比用药前更长，并伴多梦。这种伴有多梦的反跳现象促使某些人不愿停药而长期服用，成为产生依赖性的原因之一。苯二氮䓬类和糖皮质激素类药物也可引起停药反应。

为避免停药反应，结束治疗时应逐渐减量后停药，或在减量的同时加用有类似治疗作用的其他药物。一旦出现停药反应，需要重新开始治疗。

三、药物作用的构效、时效和量效关系

（一）构效关系

药物的化学结构与其效应的关系称为构效关系。药物作用的特异性取决于化学反应的专一性，后者取决于药物的化学结构，包括基本骨架、活性基团、侧链长短、立体构型、旋光性、手型等。多数药物的左旋体药理活性较强，而右旋体较弱或全无。但也有少数药物的右旋体作用强，如右旋糖酐、氯化筒箭毒碱等。同类药物往往有相同的基本骨架，若其他结构稍有变化，便可有强度上或性质上（后者如同一受体的激动药和阻断药）的改变。但也有部分药物的作用与其结构关系不大，如吸入麻醉药。

了解药物的构效关系不仅有助于理解药物的作用机制，对寻找和合成新药也有指导意义。

（二）时效关系

药物效应与时间的关系称为时效关系。药物效应常随着时间变化而变化。从给药到开始出现效应的一段时间称为潜伏期，主要反映药物的吸收、分布过程和起效的快慢。静脉注射时无吸收过程，但可能有潜伏期。根据潜伏期可将药物分成（超）速效、中效、慢效药。从开始起效到效应消失称为持续期，反映了药物作用维持时间的长短。根据持续期可将药物分为（超）短效、中效、长效药。

机体"生物钟"对药物效应有明显影响，由此产生一门分支学科——时辰药理学。时辰药理学是研究药物与机体生物节律相互关系的科学，是时间生物学与药理学的交叉学科。生物节律对药物的药动学、药效学均有影响，药物也可影响生物节律。我国学者研究发现，7：00给人前臂注射利多卡因作用维持20分钟，13：00注射维持52分钟，23：00注射维持25分钟。镇痛药曲马多对小鼠的急性病死率、镇痛作用及药动学均存在昼夜节律性。

了解时辰药理学对制订合理的治疗方案、选择最佳给药时机、发挥最大疗效和减少不良反应均有重要意义。

（三）量效关系

药物的剂量（浓度）与其效应的关系称为量效关系。不同的药物有不同的量效关系，量效曲线也多种多样。但一般说来，在一定的范围内，药物效应随剂量的增大而增强（但并非成正比）。若剂量继续增大到一定限度，效应可不再增强甚至减弱，而不良反应往往加重，因此，不能为提高疗效而任意加大剂量。

（四）药物的效能和效价强度

药物（不受剂量限制）产生最大效应的能力称为效能。全麻药的效能通常指它所能达到的最大麻醉深度。例如，乙醚、氟烷等挥发性全麻药，如果给予足够高的浓度，均能使患者的麻醉达到三期四级，甚至延髓麻痹而死亡，故都是高效能全麻药。而氧化亚氮即使吸入浓度高达 80%，也只能引起浅麻醉，再加大浓度则势必引起缺氧，甚至吸入 100%氧化亚氮（临床上不允许）也不能产生深麻醉。如造成死亡，也是由缺氧引起的，而非麻醉太深之故。因此，氧化亚氮是低效能全麻药。又如东莨菪碱，即使与氯丙嗪、哌替啶合用，也只能引起浅麻醉，加大东莨菪碱剂量，不仅不能加深麻醉，反会引起患者兴奋，如烦躁、谵妄、肌肉紧张、抽搐等。因此，氧化亚氮和东莨菪碱的全麻效能均低。吗啡对锐痛有效，而阿司匹林等解热镇痛药仅对钝痛有效，无论使用多大剂量，也不能明显缓解锐痛和内脏绞痛，故吗啡的镇痛效能高而阿司匹林的镇痛效能低。

达到某一效应所需要的剂量或浓度称为药物的效价强度。达到此效应所需要的剂量或浓度越小，则效价强度越大。效价强度与效能既有联系又有区别。

如不说明是效能还是效价强度，仅说某药比另一药作用强若干倍，容易引起误解。

如不造成使用不便，效能高低往往比效价强度大小更有意义。

四、药物的作用机制

药物作用机制指药物在何处起作用、如何起作用和为什么起作用的问题。药理的作用机制可以归纳为下列两大类型。

（一）非特异性作用机制

非特异性作用机制一般是药物通过其理化性质，如酸碱性、脂溶性、解离度、表面张力、渗透压等发挥作用，而与药物的化学结构无明显关系，主要有以下几种。

1.改变细胞外环境的 pH

如给消化性溃疡、胃酸过多的患者用氢氧化铝或碳酸镁等抗酸药，通过中和作用降低胃酸酸度，促进溃疡愈合。

2.螯合作用

如给汞、砷、锑等重金属化合物中毒的患者用二巯丙醇，后者可与汞、砷、锑等离子螯合生成螯合物，促使毒物经尿排出。

3.渗透压作用

如口服硫酸镁，由于 Mg^{2+} 和 SO_4^{2-} 均不易由肠胃吸收，从而使肠腔内渗透压升高，阻止水分向肠腔吸收，肠内容物容积增大而刺激肠壁，促进肠蠕动，产生泻下效应。给脑水肿患者静脉注射甘露醇使血浆渗透压升高，可促使脑组织间液进入血液，经肾排泄时，由于甘露醇不被肾小管重吸收而使原尿的渗透压升高，阻止水分重吸收，产生利尿作用，使脑水肿减轻。

4.通过脂溶性影响神经细胞膜的功能

全身麻醉药由于脂溶性高，进入细胞膜时可引起膜膨胀，并使膜脂质分子排列紊乱、流动度增加，干扰细胞膜传导冲动的功能，产生全身麻醉作用。还有一些药物作用在于改变细胞膜兴奋性，但不影响其静息电位。膜稳定药可降低细胞膜对离子的通透性，如局部麻醉药、某些抗心律失常药等；膜易变药则增加细胞膜对离子的通透性，如藜芦碱等。这些都是作用特异性低的药物。

5.消毒防腐

如酸类、醛类、卤素类、重金属化合物、表面活性剂等，分别通过分子、离子或表面活性作用于病原微生物，或使蛋白质变性，或使细胞内物质外流，从而发挥杀灭微生物的作用。

（二）特异性作用机制

药物的特异性作用机制与其化学结构有密切的关系。

1.影响酶的活力

例如胆碱酯酶抑制药通过抑制胆碱酯酶,使神经末梢释放的乙酰胆碱灭活缓慢而堆积,通过乙酰胆碱引起药理效应或毒性;胆碱酯酶复活药解磷定通过使受有机磷酸酯类农药或战争毒剂抑制的胆碱酯酶恢复活性,而产生解毒作用。

2.影响离子通道

例如钙通道阻滞剂的作用机制中就包括对细胞膜钙通道的阻滞作用;局部麻醉药进入外周神经细胞后,能从膜内侧阻滞钠通道等。

3.影响自体活性物质的合成和储存

例如色甘酸钠通过稳定肥大细胞的细胞膜,阻止组胺和过敏介质的释放,从而发挥防止支气管哮喘发作的作用。

4.参与或干扰细胞代谢

补充生命代谢物质以治疗相应缺乏症的例子很多,如铁盐补血、胰岛素治疗糖尿病等。有些药物的化学结构与正常代谢物非常相似,掺入代谢过程却往往不能引起正常代谢的生理效果,实际上导致抑制或阻断代谢的后果,称为抗代谢药。例如氟尿嘧啶结构与尿嘧啶相似,掺入癌细胞 DNA 及 RNA 中干扰蛋白合成而发挥抗癌作用。

5.影响核酸代谢

核酸(DNA 及 RNA)是控制蛋白质合成及细胞分裂的生命物质。许多抗癌药是通过干扰癌细胞 DNA 或 RNA 的代谢过程而发挥疗效的,许多抗生素(包括喹诺酮类)也是作用于细菌核酸代谢而发挥抑菌或杀菌效应的。

6.影响免疫功能

除免疫血清及疫苗外,免疫增强药(左旋咪唑)及免疫抑制药(如环孢素)通过影响免疫功能发挥疗效。某些免疫成分可直接入药。

7.影响转运体、基因

转运体是细胞膜上可促进内源性递质或代谢产物转运的蛋白质成分。如丙磺舒可竞争性抑制肾小管对弱酸性代谢物的主动转运,抑制原尿中尿酸再吸收而治疗痛风。又如氢氯噻嗪抑制肾小管对 Na^+、K^+、Cl^- 的再吸收而利尿。基因是 DNA 分子上具有遗传效应的特定核苷酸序列的总称。基因治疗指用基因转移方式将正常基因或其他有功能的基因导入体内,并使之表达以获得疗效。

8.通过受体

相当多的药物作用都是直接或间接通过受体而产生的。

必须指出:一个药物可以有多种机制,甚至同时包括多种特异性和非特异性机制。如吸入麻醉药对神经、呼吸、循环、消化、泌尿、内分泌等各系统均有广泛而深刻的影响,有镇痛、催眠、镇静、遗忘、肌松、意识障碍等多种作用,各种作用的机制并不相同,既包括多种特异性机制,也包括多种非特异性机制。

五、受体

(一)常用术语

1.受体

受体是机体在进化中形成的细胞蛋白组分,能识别和传递信息,引起效应,即是能识别、结合特异性细胞外化学物质(配体)并介导信号传导的蛋白质。

(1)特点:见表 1-1。

(2)受体与酶的区别见表 1-2。

(3)受点:受体是蛋白质,分子很大,而配体(如药物)多为小分子,故只能与受体的某一部位结合,这一特定结合部位称为受点或结合部位。

表 1-1　受体的特点

概念	含义
特异性	一种特定的配体只与其特定受体结合而产生特定效应
饱和性	配体与受体达到最大结合值后,不再随配体浓度增高而加大
靶组织特异性	以不同密度存在于不同靶组织和靶细胞的不同区域
高亲和性	配体的表观解离常数 Kd 值应在 $10^{-12} \sim 10^{-9}$ mol/L 之间
结合可逆性	配体与受体复合物可以解离,也可被其他专一配体置换
多样性	多种受体、多种亚型

表 1-2　受体与酶的区别

	酶	受体
直接效应	有	无须通过第二信使
有效基团	活性中心	结合部位(受点)
作用对象	底物→分解产物	配体→解离后为原形

2.配体(配基)

能与受体特异性结合的物质,如神经递质、激素、自体活性物质(如生长因子)、药物等。

3.亲和力

与受体结合的能力。

4.内在活性

激动受体的能力。

根据药物与受体结合后所产生效应(其实质是内在活性)的不同,可将作用于受体的药物分为激动药和阻断药(拮抗药)两类。

(1)激动药:激动药既有亲和力又有内在活性,能与受体结合并激动受体而产生效应。依其内在活性大小又可分为完全激动药和部分激动药。前者具有较强的亲和力和内在活性(α＝1);后者有较强的亲和力,但内在活性较弱(α＜1),单独使用时起激动药的作用,而与激动药合用时则可拮抗激动药的部分效应。如吗啡为完全激动药,而喷他佐辛则为部分激动药。反向激动药则是激动受体后产生与完全激动药相反的效应,但可被特异性拮抗药取消。如苯二氮䓬类的 β-CCE,可引起惊厥和焦虑,此作用可被氟马西尼拮抗。反向激动药一般仅在受体基础活性高的实验对象中才能检出。反向激动药又称中性拮抗药、负性拮抗药或超拮抗药。

(2)阻断药:又称拮抗药,阻断药能与受体结合,具有较强亲和力而无内在活性(α＝0)。它们本身可能产生或不产生明显作用,但因占据受体而拮抗激动药的效应,如纳洛酮和普萘洛尔均属于拮抗药。

5.孤儿受体

尚未找到内源性配体的受体。

6.空闲受体

空闲受体又名储备受体或剩余受体,指未被配体占领的受体。

7.沉默受体

激动药在阈值以下时所占领的受体。此时尚未出现明显的效应。

8.平衡解离常数(K 或 KD)

见后面内容。

9.协同激动药

如受体分子上有两个以上配体结合位点,同时与受体结合,并使作用增强的两个配体称为协同激动药。如 GABA 是苯二氮䓬类的协同激动药;甘氨酸是谷氨酸(激活 NMDA 受体)的协同激动药。

10.竞争性抑制和非竞争性抑制

根据阻断药与受体结合是否具有可逆性而将其分为竞争性阻断药和非竞争性阻断药。竞争性阻断药能与激动药竞争相同受体(受点),其结合是可逆的。通过增加激动药的剂量与拮抗药竞争结合部位,可使量效曲线平行右移,但最大效应不变。拮抗参数(pA_2)可表示竞争阻断药的作用强度,其含义为:使激动药(A)的剂量提高到2倍仍产生原水平效应所需阻断药的摩尔浓度的负对数值。pA_2越大,表明拮抗作用越强。pA_2还可用于判断激动药的性质,如两种激动药被同一拮抗药拮抗,且两者pA_2相近,则说明此两种激动药作用于同一受体。

非竞争性阻断药与激动药并用时,不仅使激动药的量效曲线右移,而且也降低其最大效应。这可能是非竞争性阻断药与受体以共价键连接,结合非常牢固,产生不可逆结合。此时,即使增大激动药剂量也不能产生原最大效应。

(二)受体的功能

(1)识别和结合。

(2)信号转导。

(3)引发生理效应。内源性配体包括:神经递质或神经调质;内分泌激素;免疫或炎症活性物质,如免疫球蛋白、细胞因子、趋化因子、炎症介质等;生长因子类。

(三)受体的分类

分类方法很多,如突触前、突触后受体;膜上、膜内受体等。现多按下法分为以下4类。

1.G蛋白偶联受体

200多种,最多(肾上腺素、DA、M、阿片、5-HT……)。

2.(配体门控)含离子通道的受体

ACh、GABA、Glu。

3.具有酪氨酸激酶活性的受体

胰岛素受体、生长因子受体。

4.细胞内受体

甾体激素受体。

此外,受体还可分为亲离子型受体和亲代谢型受体。受体可激活效应子,改变细胞的膜电位、生化状态等,引发效应。因此,突触后受体按其与效应之间功能偶联的关系,还可分为两大类。

(1)亲离子型受体:能直接门控离子通道,受体与效应子门控功能由同一大分子不同的功能区完成。如含离子通道的受体。

(2)亲代谢型受体:能间接调节离子通道,受体与效应子调节功能分别由不同的分子完成,如G蛋白偶联受体和具有酪氨酸激酶活性的受体。

(四)受体学说

1.占领学说

占领学说为经典学说,1926年提出,认为受体必须与药物结合才能产生效应,效应强度与药物占领的受体数量成正比,但不能解释拮抗药。

2.速率学说

速率学说认为效应只发生于药物与受体接触的一瞬间,故与单位时间内药物与受体接触次数或速率成正比(例:拮抗药;琥珀胆碱)。

3.二态学说(变构学说、诱导契合学说)

药物与受体并非刚性的"锁-钥"关系,而是可塑的。受体分活化态(R*)和失活态(静息态,R)两种。

4.三态学说

三态模型学说是Leff等于1997年在二态模型学说的基础上提出的,是对二态模型的补充和完善。二态模型认为,同一受体有两种状态:失活态(inactive state,Ri)和激活态(active state,Ra),二者可互相转换。失活态亦称静息态。受体激动剂与 Ra 结合产生效应,并促进 Ri 变为 Ra;拮抗剂与 Ri 结合,并促进 Ra 变为 Ri,从而拮抗激动剂的作用。部分激动剂则与 Ra、Ri 均可结合,效应视其与 Ri 及 Ra 的亲和力的比例而定。三态模型也认为受体分为 Ra 和 Ri 两型。但 Ra 可与两种 G 蛋白(G1 和 G2)偶联,G1、G2 介导的效应可相同可不相同。与 G1 偶联者定义为 R＊,与 G2 偶联者定义为 R＊＊。若 G1、G2 介导相反的效应(如 G1、G2 分别为 Gs、Gi),与其中一种激活态(R＊ 或 R＊＊)有高亲和力的配体(配基)是激动剂;而与另一种激和态(R＊＊ 或 R＊)有高亲和力的是反向激动剂;与两种激和态有不同比率的亲和力则为部分激动剂;而与静息态受体有高亲和力的配体为拮抗剂。这一学说,对反向激动剂作出了解释。

5.浮动组装学说

假定受体是由几个悬浮于生物膜上的同质或异质的亚型组合而成,当药物分子接近生物膜时,可与组装好的受体结合,也可通过诱导、吸引而促进受体组装。因此认为,受体的空间结构是多态的,受体的数量是可变的。

(五)受体与药物反应动力学

1.K(平衡解离常数)的意义

(1)K 是平衡状态下的解离常数:$K = K_2/K_1 = K_D$。

(2)K 的倒数 $K-1 = 1/K = K_1/K_2$ 是平衡状态下的结合常数,也即药物与受体的亲和力。

(3)K_1 是使 50% 的受体成为结合受体的药物剂量或浓度,单位为 M。

(4)K_2 是使量反应产生 50% 全效强度的药物剂量。

(5)K 的负对数($-\log K = pD_2 = \log K^{-1}$)$pD_2$ 称"亲和力指数",pD_2 越大,亲和力越大,药效越强,如 $K = 0.307 \times 10^{-6}$ M,$pD_2 = -\log(0.307 \times 10^{-6}) = 6.52$。

2.基本公式

$$K_D = L \times R/R_D$$

$$E/E_{max} = L \times R/R_T = L/(K_D + L)$$

当 $LR/R_T = 1/2$ 时,$K_D = L$

故解离平衡常数 K_D 等于引起 50% 最大效应时(即 50% 受体被占领)的药物剂量,又称"半数作用量""半数浓度"(EC_{50}),表示 L 与 R 的亲和力,单位为 M。

K_D 越大,亲和力越小。

(六)受体的调节

1.脱敏

受体对激动药敏感性下降。

常见于使用激动药后,可因受体数量减少、亲和力下降(磷酸化、内移)"下调"。

2.增敏

受体对激动药敏感性增高。常见于使用拮抗药后或激动药减量,可因受体数量增加、亲和力增强(机制不清)"上调"。

3.受体脱敏的机制

受体脱敏(指使用受体激动药后,组织或细胞对激动药的敏感性下降。若脱敏仅限于该激动药本身,而对其他激动药的敏感性不变,称为同种脱敏或激动药特异性脱敏;若对其他激动药的敏感性也下降,则称为异种脱敏或激动药非特异性脱敏。同种脱敏可能因受体自身的变化(如磷酸化、内移等)引起;而异种脱敏可能是所有受影响的受体拥有一个共同的反馈调节机制,或者受到调节的是它们信号转导通路上的某个共同环节。

已知的受体脱敏的机制:①受体磷酸化;②受体内移;③其他。

G 蛋白偶联受体家族的快速脱敏主要是由于受体磷酸化,这一过程主要由蛋白激酶和 arrestins 两大蛋白家族介导。至少有两类蛋白激酶与受体脱敏有关:①第二信使激活的蛋白激酶 A(PKA)和蛋白激酶 C(PKC);②不依赖第二信使的 G 蛋白偶联受体激酶(GRKs)。PKA 和 PKC 主要介导异种脱敏。如

PKA可使受体磷酸化,进而使之与Gs脱偶联而引起脱敏。GRKs则与被激动药占领的受体结合并使之磷酸化,磷酸化的受体与arrestins(一类可溶性蛋白家族)的亲和力大增,后者的结合使得受体与Gs脱偶联。两种类型的脱敏机制有相互交叉。

受体内移即受体从细胞膜转移至胞内,其中部分被溶酶体酶解为多肽,是膜受体减少的重要原因。许多受体和配体结合后都会发生内移,而受体内移之前往往发生磷酸化。但内移与磷酸化之间是否有因果关系尚有待研究。

受体脱敏的机制还可能涉及膜磷脂代谢的变化、信号转导系统的改变及受体的负协同效应等。研究表明,某些受体的脱敏与膜磷脂酶A_2(PLA$_2$)的激活密切相关,PLA$_2$抑制药可有效地防止受体下调。而有些G蛋白偶联受体下调时,伴有G蛋白的相应变化。负协同效应指受体与配体结合后,引起相邻受体的构象改变,从而使其与配体的亲和力下降。胰岛素受体亲和力的下降就与此有关。

(谢 莹)

第二节 西药代谢动力学

药物代谢动力学(药动学)研究药物在体内的处置过程,包括药物的体内过程(吸收、分布、代谢和排泄)以及药物在体内随时间变化的速率过程。其中,"量时"变化或"血药浓度经时"变化为关键问题。

一、药物的体内过程

药物起效必须首先由用药部位吸收入血,再分布到它的作用部位。此过程中,药物分子都要通过各种生物膜,称为膜转运。

(一)膜转运的基本规律

药物经细胞膜转运时,可分为被动转运、载体转运和膜动转运,以下着重介绍前两者。

1.被动转运

其特点:①从高浓度向低浓度顺浓度梯度转运;②无需载体;③不消耗能量;④无饱和现象和竞争抑制现象。药物转运以被动转运为主。被动转运分为单纯扩散和膜孔转运两种。

(1)单纯扩散:又称脂溶扩散,是最常见、最重要的药物转运形式,主要受药物脂溶性、极性和解离度等因素的影响。脂溶性高、极性低的药物易直接溶于膜的脂质中,容易通过细胞膜。大多数药物属弱电解质,在体液中其解离型和非解离型处于动态平衡。因非解离型是脂溶性的,易通过细胞膜,而解离型较难溶于脂类,不易通过细胞膜,因此在考虑药物扩散速率时,除观察药物的脂溶性外,还要了解非解离型与解离型的浓度比。

(2)膜孔转运:又称滤过,指药物通过亲水膜孔的转运,主要与药物分子大小有关。无论是极性或非极性物质,只要分子小于膜孔且为水溶性,都可借助细胞膜两侧流体静压或渗透压差被水带到低压侧,如肾小球的滤过等。

2.载体转运

载体转运指细胞膜上的载体蛋白与药物结合并载运药物到膜的另一侧的过程,包括易化扩散和主动转运两种形式。

(1)易化扩散:指物质在细胞膜载体的帮助下由膜高浓度侧向低浓度侧扩散的过程。易化扩散时,药物与细胞膜上的载体蛋白在膜外侧结合,然后通过蛋白质的自动旋转或变构将药物转入细胞膜内。

易化扩散需载体参与,一种载体蛋白只能转运某种结构的物质,且其数量有限,故具有结构特异和饱和现象。一种物质的易化扩散作用往往会被其结构类似物竞争抑制。易化扩散与被动转运虽然都顺浓度梯度扩散,不消耗能量,但前者速率远快于后者。研究发现,在小肠上皮细胞、脂肪细胞、血-脑脊液屏障血液侧的细胞膜中,单糖类、氨基酸、季铵盐类药物的转运属于易化扩散。

(2)主动转运:指药物借助载体或酶促系统,从低浓度侧向高浓度侧的跨膜转运,是人体重要的物质转运方式。生物体内一些必需物质如单糖、氨基酸、水溶性维生素、K^+、Na^+、I^-及一些有机弱酸、弱碱等弱电解质的离子型都以主动转运方式通过生物膜。其特点:①逆浓度梯度;②耗能,能量主要来源于细胞代谢产生的 ATP;③需载体;④有结构特异性和部位特异性;⑤受代谢抑制药影响,如氟化物可抑制细胞代谢而影响主动转运过程;⑥有竞争性抑制作用;⑦转运速率与载体的量及其活性有关。

(二)药物的吸收及其影响因素

吸收指药物从给药部位进入体内的过程,除静脉给药外,其余途径均存在吸收过程。多数情况下,药物以被动转运方式进入体内。脂溶性大、极性小、分子量不大的药物易跨过生物膜,跨膜转运的速率与细胞膜两侧的浓度差、吸收面积成正比。不同给药途径有着不同的药物吸收过程和特点。研究药物吸收过程是新药研发、建立药物新剂型或仿制品治疗等效剂量不可或缺的组成部分。

1.胃肠道给药

(1)口服给药:多数药物在胃肠道内以简单扩散方式被吸收。胃肠道的广泛吸收面积、胃内容物的搅拌作用、小肠适度的酸碱性对药物解离影响小等是吸收的有利因素。但口服给药影响因素较多。

具体影响因素有以下几种。①制剂因素:溶解度和剂型影响药物崩解和溶解速度。大部分药物溶解后的吸收机制是非离子型被动转运,吸收程度与其分子大小、形状及脂溶性相关。②胃肠蠕动:胃并非药物主要吸收部位,但胃排空速度是影响吸收的重要因素。排空延缓有利于一些碱性药物在胃中溶解,促进其进入肠道吸收;酸性药物则相反。小肠 pH 接近中性,黏膜吸收面广,是主要吸收部位。适当的肠蠕动可促进固体药物制剂崩解和溶解,有利于药物吸收;但蠕动加快时药物在肠内停留时间缩短,药物吸收不完全。食物成分则对不同药物的胃肠道吸收影响不一。③首关消除:某些药物进入体循环之前,在胃肠道或肝脏被代谢灭活,进入体循环的实际药量减少。首关消除是药物生物利用度必须考虑的影响因素,首关消除明显的药物不宜口服。④吸收环境:环境 pH 影响药物的解离,如碱性药物在胃内酸性环境中解离度升高,吸收迟缓;而弱酸性药物在胃内的解离度降低,吸收较快。另外,高酸性环境还能使某些药物受到不同程度的破坏。

(2)舌下给药:口腔吸收面积 $0.5\sim1.0~m^2$,且血流丰富。舌下给药吸收迅速,随后经舌下静脉绕过肝脏直接进入体循环,无首关消除,适用于口服给药时易被破坏或首关消除明显的药物,如舌下给予硝酸甘油、异丙肾上腺素或甲睾酮等。

(3)直肠给药:药物经痔上、中和下静脉或直肠淋巴等进入循环系统。但痔上静脉仍然流经肝脏,不能完全避免首关消除。

2.注射给药

(1)静脉给药:直接进入体循环,无吸收过程,生物利用度完全。须严格控制静脉输注给药速度,油性赋形剂药物、沉淀血液成分或溶解红细胞药物不宜采用。

(2)肌内和皮下注射:肌内注射及皮下注射时药物吸收一般较口服快。吸收速率取决于局部循环,局部热敷或按摩可加速吸收;注射液中加入少量缩血管药则可延长药物的局部作用。

3.其他给药途径

(1)吸入给药:气体或挥发性药物可被肺上皮细胞或呼吸道黏膜吸收。吸入后药物经过呼吸道直接进入肺泡,经肺泡表面吸收后产生全身作用。

(2)鼻腔给药:鼻黏膜通透性高于胃肠道、口腔等处黏膜,黏膜细胞的微绒毛大大增加了药物有效吸收面积,鼻腔内酶的代谢作用又远低于胃肠道。因此,鼻腔给药吸收快速、方便、高效,但有刺激鼻黏膜和剂量受限的缺点。

(3)经皮给药:是指将药物涂搽于皮肤表面、经完整皮肤吸收的给药方式。儿童皮肤含水量较高,经皮肤吸收速率快于成人。药物可加入促皮吸收剂制成透皮吸收剂或软膏,经皮给药。

（三）药物分布及其影响因素

药物吸收入血后,随血液循环向各组织器官转运的过程称为分布。分布的程度和速率主要取决于血流速度、药物与组织器官的亲和力。此外,体液 pH、屏障作用及药物分子量、化学结构、脂溶性、pKa(水溶性药物)、极性、微粒制剂的粒径等,都能够影响药物的体内分布。

1.组织及其血流量

药物吸收入循环系统后,大部分转运至血流丰富的组织,少部分至血流相对不丰富的骨骼肌、脂肪等组织。在循环速度快的脏器如脑、肝、肾、甲状腺等组织药物分布较快,随后还可以再分布。如静脉注射硫喷妥钠,首先分布到血流量大的脑组织,随后由于其脂溶性高,又向血流量少的脂肪组织转移,所以单次注射后起效迅速,但维持时间短。

2.蛋白结合

多数药物均不同程度地与血浆蛋白结合。药物和血浆蛋白的结合与游离处于动态平衡,游离型药物有药理活性,被清除浓度降低时,结合型药物则解离补充,结合型药物无药理活性。血浆蛋白结合能力有限,饱和状态后药物浓度升高,游离浓度亦升高。合用两种与同一血浆蛋白结合的药物时可产生竞争性拮抗,尤其两者的血浆蛋白结合率均较高时。

3.体液 pH 和药物解离度

生理情况下,细胞内、外液的 pH 分别为 7.0 和 7.4。由于弱酸性药物在较碱性的细胞外液中解离增多,因而其在细胞外液的浓度高于细胞内液,升高血液 pH 可使弱酸性药物由细胞内向细胞外转运,降低血液 pH 则使弱酸性药物向细胞内转移,弱碱性药物则相反。口服碳酸氢钠碱化血液可促进巴比妥类弱酸性药物由脑细胞向血浆转运,同时碱化尿液,可减少其在肾小管的重吸收,促进药物从尿中排出,这是临床抢救巴比妥类药物中毒的措施之一。

4.生物屏障

机体有些组织对药物通透有特殊的屏障作用,具体如下。

(1)血-脑脊液屏障:脑组织毛细血管内皮细胞紧密相连,连续无膜孔的毛细血管壁外表面又包被星形胶质细胞。这种结构将血浆与脑细胞外液和脑脊液隔离,解离型、非脂溶性及与血浆蛋白结合的药物难以通过,非解离脂溶性药物虽可通过,但受限于脑血流。但某些病理状态下(脑膜炎),血-脑脊液屏障通透性增大,一般不易进入脑内的药物透入脑脊液明显增多。新生儿血-脑脊液屏障发育尚未完全,脑组织易受某些药物的影响。

(2)胎盘屏障:通透性与一般毛细血管无异,几乎所有药物都能穿过胎盘。因此孕妇用药应特别谨慎,禁用可引起畸胎或对胎儿有毒性的药物。

（四）药物的代谢

代谢是药物在体内化学结构发生改变的过程。代谢结果通常包括以下几种。①灭活:最常见,是活性药物转化为无活性物质;②活化:无活性药物转化为活性产物;③活性药物转化为其他活性代谢产物;④产生毒性代谢产物。代谢主要在肝内进行,某些药物也可发生在胃肠道、肾、肺、血浆、胎盘等组织。

1.药物代谢反应步骤

通常分为Ⅰ相反应和Ⅱ相反应。Ⅰ相反应指脂溶性大的药物通过氧化、还原和水解反应生成极性基团的反应。Ⅰ相反应后生成的代谢产物水溶性增加,有利于排出体外。Ⅱ相反应是指含有极性基团的药物或代谢产物与机体内源性物质发生结合反应,使药物极性和水溶性进一步增加,利于排泄。

(1)Ⅰ相反应:包括氧化、还原或水解,氧化反应最常见、最重要。肝酶催化的典型氧化反应有羟基化、脱氨、脱硫、脱烷基、脱卤素。羟化可发生于芳香环或侧链,如戊巴比妥侧链氧化生成戊巴比妥醇;地西泮脱甲基生成活性代谢产物去甲基地西泮属脱烷基作用;卤素挥发性麻醉药脱卤素后释放出溴、氯、氟离子。氧化代谢的环氧化中间产物与大分子形成共价键,可能有器官毒性作用,易发生于酶诱导中间产物大量积聚时。常见还原反应有硝基还原、偶氮还原及非线粒体酶催化的还原反应。水解多在血浆、组织和线粒体中的非微粒体酶作用下完成,底物多为含酯键或酯胺键药物,如常用琥珀胆碱、阿曲库铵、利多卡因等。

（2）Ⅱ相反应：为合成或共轭反应，增加分子亲水性而利于肾脏消除，反应产物大多失去药理活性，但也有某些结合反应产生有毒代谢产物。Ⅱ相反应包括葡萄糖醛酸转移酶、磺基转移酶、N-乙酰转移酶、谷胱甘肽 S-转移酶和甲基转移酶，将药物转变为较高极性，不易被再吸收至体循环，而较快由肾、胆汁或黏液排泄的产物。Ⅱ相反应需要能量和特异性转移酶，转移酶多位于微粒体和细胞质中。

尿苷葡萄糖醛酸转移酶参与的Ⅱ相反应最为熟知。此酶系包括许多同工酶，参与内源性化合物如胆红素的葡萄糖醛酸化。吗啡、对乙酰氨基酚和劳拉西泮经葡萄糖醛酸化代谢。儿童和成人代谢吗啡的主要步骤是 3-葡萄糖醛酸和 6-葡萄糖醛酸化。新生儿醛酸化吗啡能力有限，需要进行剂量调整。

2.药物代谢的酶系

少数药物体内代谢在体液环境下自发进行，如酯类药物可在体液的 pH 下发生水解反应。但绝大多数药物代谢反应需多种酶系统参与，包括微粒体酶系和非微粒体酶系，后者包括血浆、细胞质和线粒体中的多种药物代谢酶、肠道菌群酶系等。其中微粒体酶系是药物代谢的主要酶系，主要存在于肝脏。

（1）微粒体代谢酶系：主要存在于肝细胞或小肠黏膜、肾、肾上腺皮质细胞内质网亲脂性膜。其中肝微粒体混合功能氧化酶系最重要，催化的氧化反应类型极为广泛，是药物体内代谢的主要途径，大多数药物均经该酶系统生物转化。

（2）非微粒体酶系：主要指一些结合酶（除葡萄糖醛酸结合酶）、水解酶、还原酶等，其催化药物代谢常有结构特异性，如酯酶催化各类酯及内酯水解，酰胺水解酶催化酰胺水解等。尽管仅少数药物由非微粒体酶代谢，但这些酶也非常重要。通常凡是结构类似于体内正常物质、脂溶性较小、水溶性较大的药物都由这组酶系代谢。

3.影响药物代谢的因素

酶基因型差异、药物的诱导与抑制、肝脏血流及其他因素如环境、昼夜节律、生理因素、病理因素等。

（五）药物的排泄

排泄是指药物在体内吸收、分布、代谢以后，最终以原形或代谢产物排出体外的过程。主要排泄途径是肾，其次是胆汁、肺、肠道、唾液腺、乳腺和汗腺。

1.肾脏排泄

药物在肾脏的转运过程包括肾小球滤过、肾小管分泌和肾小管重吸收。游离型药物经肾小球滤过，与血浆蛋白结合的药物不易滤过。脂溶性药物的重吸收多，排泄慢。水溶性药物的重吸收少，排泄快。有的药物可在尿中形成较高浓度而发挥治疗作用，如呋喃妥因经肾排泄时，尿中可达有效抗菌浓度，故可治疗泌尿道感染。

药物滤过速率取决于肾小球滤过率和血浆蛋白结合率，肾小球滤过率降低或血浆蛋白结合率增加时滤过降低。后者是肾衰竭患者药物肾脏排泄的主要限速步骤。肾小管分泌为需载体参与的主动转运，有饱和现象，分泌机制相同的药物可呈现竞争性抑制。肾小管重吸收为被动转运，高脂溶性药物几乎可完全重吸收，反之则重吸收较少，易于从尿中排泄。非解离型药物可被重吸收，但解离型通透性较小，大部分不能被重吸收。肾小管重吸收率受尿量和尿液 pH 的影响，增加尿量可降低尿液药物浓度，减少重吸收并增加药物排泄。尿液呈酸性时，弱碱性药物在肾小管中大部分解离，因而重吸收少、排泄多。同样道理，碱性尿液时弱酸性药物重吸收少则排泄多。

肾功能不良时，药物及其代谢产物排泄速率较慢，反复用药易致蓄积甚至中毒，因此，肾功能减退患者使用主要经肾排泄且毒性较大的药物时，必须根据肾功能减退程度调整给药方案。

2.胆汁排泄

通常具有极性基团（如羟基、磺酸等）的原形药物及其代谢物（葡萄糖醛酸或谷胱甘肽结合的产物）可经胆汁排泄。主动转运是胆汁排泄的主要形式。有的抗菌药在胆道内形成较高浓度，有利于治疗肝胆系统感染；有的药物经胆汁排泄后，在肠道再次吸收形成肠肝循环。肠肝循环的意义取决于胆汁的药物排出率，如排泄量较多，药物反复循环于肝、胆汁与肠道之间，延缓排泄而使血药浓度维持时间延长。有肠肝循环的药物在肾脏尚未将药物最后从体内排出之前，胆道分泌和肠道重吸收将持续进行。如静脉注射地高辛后,57％～80％原药由肾排泄,20％～30％被代谢,6％进入肠肝循环。洋地黄毒苷的胆汁排泄更多,其大部分被肠重吸收入肠肝循环,这可能是洋地黄毒苷生物半衰期长的原因之一。

3.肺排泄

气体或挥发性麻醉药排出体外的主要方式是以原形经肺排出,机制为简单扩散。排出速率受肺通气量、肺血流量、药物的血气分配系数和组织/分配系数等影响。肺通气量大或血气分配系数低的药物易于排出。

4.其他排泄途径

某些药物可经乳腺、唾液腺、汗腺等途径分泌而排泄。经乳腺排泄药物的机制主要是简单扩散。由于乳汁略呈酸性又富含脂质,脂溶性高的药物和弱碱性药物如吗啡、阿托品等可自乳汁排出,故哺乳期妇女应予注意。也有些药物经唾液排泄,其唾液浓度与血药浓度有一定相关性,据此可利用唾液进行治疗药物浓度监测。

二、药物的速率过程

(一)药物浓度时间曲线

大多数药物的药理作用与其浓度平行,药物浓度(血浆、血清或全血浓度)较剂量更为重要,因为浓度-效应关系的变异性远低于剂量-效应关系。药物吸收、分布和消除过程具有较大的个体差异,这对剂量影响很大,但对药物浓度影响较小。

(二)药物速率类型

药物通过各种给药途径进入体内后,体内药物量或血药浓度处于动态变化过程。药动学研究中通常将药物体内转运的速率过程分为如下 3 种类型。

1.一级速率过程

一级速率过程是指药物在体内某部位的转运速率与该部位的药量或血药浓度的一次方成正比,也称一级动力学过程,有以下特点:①半衰期与剂量无关;②单次给药后血药浓度-时间曲线下面积(AUC)与剂量成正比;③单次给药后尿排泄量与剂量成正比。多数药物常用剂量时,体内吸收、分布、代谢、排泄等动态变化过程都表现一级速率过程的特点。

2.零级速率过程

零级速率过程是指药物的转运速率在任何时间都是恒定的,与药物量或浓度无关,亦称零级动力学过程。临床上恒速静脉滴注的给药速度以及控释剂中药物的释放速度即为零级速率过程。消除具零级速率过程的药物,其半衰期随剂量增加而不成比例的延长,药物从体内消除的时间取决于剂量大小。

3.非线性速率过程

药物半衰期与剂量无关、AUC 与剂量成正比时,其速率过程称为线性速率过程,一级速率过程即为线性速率过程;如药物浓度较高而出现饱和现象,其体内动态变化过程不具有上述特征,半衰期与剂量有关,AUC 与剂量不成比例,此为非线性速率过程,此类药物体内动态变化过程可用米氏方程描述。非线性过程的产生常因药物的体内过程有酶和载体参与,药物高浓度时,代谢酶或参与药物透膜过程的载体被饱和。因此,非线性速率过程的产生大都与给药剂量有关。非线性速率过程中,当药物浓度较高而出现酶被饱和时的速率过程称之为能力限定过程。

(三)药动学模型

定量描述药物体内过程的动态变化规律常需借助多种模型加以模拟,房室模型是目前最常用的药动学模型。房室模型是将整个机体视为一个系统,并将该系统按动力学特性划分为若干个房室,把机体看成是由若干个房室组成的一个完整的系统。根据药物在体内的动力学特性,房室模型可分为一室、二室和多室模型。

(四)药动学参数

1.速率常数

速率常数是描述速率过程的动力学参数,其大小可定量比较药物转运速率快慢,速率常数越大,转运过程也越快。速率常数用"时间"的倒数为单位。

2.半衰期

半衰期指药物在体内的量或血药浓度消除一半所需要的时间,常以$t_{1/2}$表示,取"时间"为单位。半衰期是衡量药物从体内消除快慢的指标。该参数由测定血浆或血清浓度的衰变求得,称为表观血浆(或血清)半衰期更确切。

3.表观分布容积

表观分布容积是指药物在体内达到动态平衡时,体内药量与血药浓度的一个比值,即体内药物按血药浓度分布时所需体液的总体积。

4.清除率

清除率是单位时间从体内消除的含药血浆体积或药物表观分布容积,又称为机体总清除率,是从血液或血浆中清除药物的速率或效率的药动学参数,单位为 L/h 或 L/(h·kg)。清除率可用于与消除有关的任何组织器官。

5.浓度-时间曲线下面积

浓度-时间曲线下面积是指血药浓度数据对时间作图所得的曲线下面积,它代表体内药物的量,常被用于评价药物的吸收程度。

6.生物利用度

生物利用度(F)是指药物活性成分从制剂释放经吸收进入血液循环的速度和程度,可分为绝对生物利用度(FA)和相对生物利用度(FR),前者主要用于比较两种给药途径的吸收差异,而后者主要用于比较两种制剂的吸收差异。

（王存洁）

第二章

中枢神经系统疾病用药

第一节 中枢兴奋药

中枢兴奋药系指能选择性地兴奋中枢神经系统,从而提高其功能活动的一类药,当中枢神经处于抑制状态或功能低下、紊乱时使用此类药物。中枢兴奋药与抢救危重症密切相关。这类药物主要作用于大脑皮质、延髓和脊髓,具有一定程度的选择性。主要包括苏醒药、精神兴奋药(如哌甲酯、苯丙胺、托莫西汀、莫达非尼、匹莫林等也都具有中枢神经兴奋作用)及大脑复健药(γ-氨基丁酸)等。苏醒药常用的有尼可刹米、二甲弗林、洛贝林、戊四氮、乙胺硫脲、细胞色素 C 等,用于治疗疾病或药物引起的呼吸衰竭及中枢抑制。

一、主要兴奋大脑皮质的药物

(一)咖啡因

1.别名

咖啡碱,无水咖啡因,甲基可可碱。

2.作用与应用

本品中枢兴奋作用较弱。小剂量咖啡因增强大脑皮质兴奋过程,振奋精神,减轻疲劳,改善思维;较大剂量可直接兴奋延髓呼吸中枢及血管运动中枢,当其处于抑制状态时,作用更为明显。此外,还有弱利尿作用(增加肾小球的血流量,减少肾小管的重吸收)。口服后容易吸收,峰浓度及血药浓度随用量而异。用于以下情况。

(1)解救因急性感染中毒,催眠药、麻醉药、镇痛药中毒引起的呼吸及循环衰竭。

(2)与溴化物合用治疗神经官能症,使大脑皮质的兴奋、抑制过程恢复平衡。

(3)与阿司匹林、对乙酰氨基酚组成复方制剂治疗一般性头痛;与麦角胺合用治疗偏头痛。

(4)小儿多动症(注意力缺陷综合征)。

(5)防治未成熟新生儿呼吸暂停或阵发性呼吸困难。

3.用法与用量

(1)皮下或肌内注射:安钠咖注射液解救中枢抑制,成人 1 次 1~2 mL,1 天 2~4 mL;极量 1 次 3 mL,1 天 12 mL。小儿 1 次 8 mg/kg,必要时可每 4 小时重复 1 次。

(2)口服:安钠咖片治疗中枢性呼吸及循环衰竭,1 次 1 片,1 天 4 次,餐后服;极量 1 次 2 片(咖啡因 0.3 g),1 天 10 片(咖啡因 1.5 g)。麦角胺咖啡因片用于偏头痛,1 次 1~2 片,1 天总量不超过 6 片。调节大脑皮质活动,口服咖溴合剂,1 次 10~15 mL,1 天 3 次,餐后服。

4.注意事项

(1)胃溃疡患者禁用。孕妇慎用(动物实验表明本品可引起仔鼠先天性缺损,骨骼发育迟缓)。

(2)偶有过量服用可致恶心、头痛或失眠,长期过多服用可出现头痛、紧张、激动、焦虑,甚至耐受性。过量的表现为烦躁、恐惧、耳鸣、视物不清、肌颤、心率增快及期前收缩。

(3)咖啡因的成人致死量一般为 10 g,有死于肝性脑病的报道。

(4)乳婴儿高热宜选用不含咖啡因的复方制剂。

(5)用药过量时宜静脉滴注葡萄糖氯化钠注射液,同时静脉注射 20% 甘露醇注射液,以加快药物排泄;烦躁不安或惊厥时可用短效巴比妥类药进行控制,同时给予相应的对症治疗和支持疗法。

5.药物相互作用

(1)异烟肼和甲丙氨酯能提高本品的组织浓度达 55%,使作用增强。

(2)口服避孕药可减慢本品的清除率。

(二)甲氯芬酯

1.别名

氯酯醒,遗尿丁,特维知。

2.作用与应用

本品是一种中枢兴奋药,对于抑制状态的中枢神经系统有明显的兴奋作用。主要作用于大脑皮质,能促进脑细胞的氧化还原代谢,增加对糖的利用,并能调节细胞代谢。用于:①颅脑外伤性昏迷、新生儿缺氧症及其他原因所致的意识障碍。②乙醇中毒及某些中枢和周围神经症状。③老年性精神病、儿童遗尿症等。

3.用法与用量

(1)口服:1 次 0.1～0.3 g,1 天 3 次,1 天最大剂量可达 1.5 g;儿童 1 次 0.1 g,1 天 3 次。

(2)肌内注射:1 次 0.25 g,1 天 1～3 次;儿童 1 次 0.06～0.1 g,1 天 2 次。

(3)静脉滴注:1 次 0.25 g,溶于 5% 葡萄糖注射液 250～500 mL 中滴注,1 天 1～3 次。儿童静脉滴注剂量同肌内注射。新生儿可注入脐静脉。新生儿缺氧症,1 次 0.06 g,每 2 小时 1 次。

4.注意事项

(1)对本品过敏、长期失眠、易激动或精神过度兴奋、锥体外系疾病、有明显炎症患者禁用。高血压患者慎用。

(2)可见胃部不适、兴奋、失眠、倦怠、头痛等;发生中毒的症状是焦虑不安、活动增多、共济失调、惊厥、心悸、心率加快、血压升高等。

(3)本品水溶液易水解,注射液应在肌内注射或静脉滴注前现配现用。

二、主要兴奋延髓呼吸中枢的药物(呼吸兴奋药)

代表药物为尼可刹米。

(一)别名

可拉明,二乙烟酰胺,烟酸乙胺,烟酸二乙胺,尼可拉明。

(二)作用与应用

本品选择性地直接兴奋延髓呼吸中枢,也可通过作用于颈动脉体和主动脉体化学感受器反射性地兴奋呼吸中枢,提高呼吸中枢对二氧化碳的敏感性,使呼吸加深、加快。对血管运动中枢有微弱的兴奋作用。对阿片类药物中毒的解救效力较戊四氮好,对吸入性麻醉药中毒次之,对巴比妥类药物中毒的解救不如印防己毒素及戊四氮。作用时间短暂,一次静脉注射仅可维持作用 5～10 分钟。本品对呼吸肌麻痹者无效。用于中枢性呼吸及循环衰竭、麻醉药及其他中枢抑制药中毒。

(三)用法与用量

皮下注射、肌内注射或静脉注射:1 次 0.25～0.5 g,必要时每 1～2 小时重复用药。极量 1 次 1.25 g。儿童 1 次 10～15 mg/kg,必要时每 30 分钟可重复1次;或 4～7 岁 1 次 175 mg,1 岁 1 次 125 mg,6 月龄以下婴儿 1 次 75 mg。

（四）注意事项

（1）抽搐及惊厥患者、小儿高热而无中枢性呼吸衰竭时禁用。急性卟啉症者慎用。本品对呼吸肌麻痹者无效。

（2）用药时须配合人工呼吸和给氧措施。

（3）不良反应少见。大剂量可致血压升高、心悸、出汗、呕吐、震颤及肌僵直，应及时停药以防惊厥，给予对症和支持治疗，静脉滴注10％葡萄糖注射液，促进药物排泄；如出现惊厥，应及时静脉注射苯二氮䓬类药或小剂量硫喷妥钠。

（五）药物相互作用

（1）与其他中枢兴奋药合用可引起惊厥。

（2）与鞣酸、有机碱的盐类及各种金属盐类配伍均可能产生沉淀；遇碱类物质加热可水解，并脱去乙二胺基生成烟酸盐。

三、主要兴奋脊髓的药物

代表药物为士的宁。

（一）别名

番木鳖碱，士的年。

（二）作用与应用

本品对脊髓有选择性兴奋作用，可提高骨骼肌的紧张度，对大脑皮质、呼吸和循环中枢也有一定的兴奋作用。用于以下情况。

（1）巴比妥类药物中毒，效果不及贝美格且不安全。

（2）偏瘫、瘫痪及因注射链霉素引起的骨骼肌松弛、弱视症等。因安全范围小，过量易产生惊厥，现已少用。

（三）用法与用量

1.皮下注射

1次1～3 mg，极量1次5 mg。

2.口服

1次1～3 mg，1天3次。对抗链霉素引起的骨骼肌松弛，1次1 mg，1天1次。

（四）注意事项

（1）癫痫、吗啡中毒、高血压、动脉硬化、肝肾功能不全、破伤风、突眼性甲状腺肿患者、孕妇及哺乳期妇女禁用。

（2）过量时有腹部或胃部不适、惊厥、呼吸麻痹。

（3）本品排泄缓慢，有蓄积作用，故使用时间不宜过长。

（4）如出现惊厥，可立即静脉注射戊巴比妥钠0.3～0.4 g以对抗，或用较大量的水合氯醛灌肠。如呼吸麻痹，须人工呼吸。

（5）口服本品中毒时，待惊厥控制后，以0.1％高锰酸钾溶液洗胃。

四、其他

如他替瑞林，为合成的促甲状腺素释放激素（TRH）类似物。本品经由脑TRH受体对中枢神经系统（CNS）产生强而持久的多重作用。本品对CNS的兴奋作用比TRH强10～100倍，作用持续时间比TRH长约8倍。本品对TRH受体的亲和力约为TRH的1/11，因而本品的内分泌作用比TRH弱，但本品在体内比TRH稳定。另外，本品对促甲状腺素（TSH）释放的作用为TRH的1/11～1/6。TSH释放是由一个包括甲状腺素的强负反馈系统调节的，该负反馈系统也会抑制本品潜在的内分泌作用。目前本品仅在欧洲上市。用于改善脊髓小脑变性患者的共济失调。

（王存洁）

第二节 镇静催眠药

一、苯二氮䓬类

(一)长效类

典型代表药物有地西泮。

1.别名

安定,苯甲二氮䓬。

2.作用与应用

本品为苯二氮䓬(BDZ)类药物的代表药。BDZ类药物为中枢神经抑制药,小剂量有抗焦虑作用,随着剂量的渐增可显示镇静、催眠、抗惊厥、抗癫痫及中枢性肌肉松弛作用。BDZ类药物主要是通过加强 γ-氨基丁酸(GABA)能神经元的抑制效应发挥作用。可通过促进 GABA 与 GABAA 受体的结合,也可通过提高 Cl^- 通道开放频率增强 GABA 对 GABAA 受体的作用,发挥中枢抑制效应。主要用于以下情况。①焦虑症及各种功能性神经症。②失眠:尤对焦虑性失眠疗效极佳。③癫痫:静脉注射控制癫痫持续状态,同时需用其他抗癫痫药巩固与维持;亦可与其他抗癫痫药合用,治疗癫痫强直阵挛发作或失神发作。④各种原因引起的惊厥:如子痫、破伤风、小儿高热、药物中毒等引起的惊厥。⑤缓解局部肌肉或关节炎症引起的反射性肌肉痉挛,上运动神经元的病变,手足徐动症和僵人综合征的肌肉痉挛,颞颌关节病变引起的咬肌痉挛,脑卒中或脊髓损伤性中枢性肌强直或腰肌劳损、内镜检查等。⑥作麻醉前给药:可缓解患者对手术的恐惧情绪,减少麻醉药用量,增加其安全性,使患者对手术中的不良刺激在术后不复记忆,这些作用优于吗啡和氯丙嗪。⑦其他:偏头痛、紧张性头痛;呃逆;惊恐症;乙醇戒断综合征;家族性、老年性及特发性震颤等。

3.用法与用量

(1)口服:抗焦虑,1 次 2.5～10 mg,1 天 3 次。催眠,5～10 mg 睡前服。麻醉前给药,1 次 10 mg。急性乙醇戒断,第 1 天 1 次 10 mg,1 天 3～4 次,以后按需要减少到 1 次 5 mg,1 天 3～4 次。抗惊厥、抗癫痫,1 次 2.5～10 mg,1 天 2～4 次。缓解肌肉痉挛,1 次 2.5～5 mg,1 天 3～4 次。儿童,1 岁以下 1 天 1～2.5 mg;幼儿 1 天不超过 5 mg;5～10 岁 1 天不超过 10 mg,均分 3 次服。

(2)静脉注射:成人基础麻醉,10～30 mg。癫痫持续状态,开始 5～10 mg,每隔 5～10 分钟可按需要重复,达 30 mg 后必要时每 2～4 小时重复治疗。静脉注射要缓慢。儿童 1 次 0.25～0.5 mg/kg,但 1 次不能超过 20 mg,缓慢注射。

4.注意事项

(1)本品可致嗜睡、轻微头痛、乏力、运动失调,与剂量有关。老年患者更易出现以上反应。偶见低血压、呼吸抑制、视力模糊、皮疹、尿潴留、忧郁、精神错乱、白细胞减少。用药过量可出现持续的精神错乱、严重嗜睡、颤抖、语言不清、蹒跚、心动过缓、呼吸急促或困难、严重乏力。少数人出现兴奋不安。久用可产生耐受性和依赖性,故不宜长期应用。不可突然停药,否则可出现反跳现象和戒断症状(出现失眠、焦虑、兴奋、心动过速、呕吐、出汗及震颤,甚至惊厥)。宜从小剂量用起。

(2)静脉注射时速度宜慢,至少历时 5 分钟以上注完,否则可引起心血管和呼吸抑制,静脉注射后应卧床观察 3 小时以上。在注射过程中患者出现嗜睡现象时,应立刻停止注射。

(3)剂量不宜过大,必要时可分次使用,分次注射时,总量应从初量算起;因属于长效药,原则上不应做连续静脉滴注。注射液不宜与其他药物或溶液混合。误入动脉可引起动脉痉挛,导致坏疽。

5.药物相互作用

(1)与中枢神经系统抑制药(如乙醇、全麻药、镇痛药、吩噻嗪类药物、单胺氧化酶 A 型抑制药、三环类抗抑郁药)、可乐定、筒箭毒碱、加拉碘铵合用,作用相互增强。

（2）与抗高血压药和利尿降压药合用，降压作用增强。

（3）与地高辛合用，地高辛的血药浓度增加。

（4）与左旋多巴合用，左旋多巴的疗效降低。

（5）与影响肝药酶细胞色素P450的药物合用，可发生复杂的相互作用：卡马西平、苯巴比妥、苯妥英、利福平为肝药酶的诱导剂，可增加本品的消除，使血药浓度降低；异烟肼为肝药酶的抑制药，可减少本品的消除，使半衰期延长。

（6）茶碱可逆转本品的镇静作用。高剂量咖啡与地西泮同服可干扰其抗焦虑作用。

（7）酗酒可明显增强地西泮的中枢抑制作用。吸烟可使地西泮的血浆半衰期明显缩短，疗效降低。

（8）与其他易成瘾的药物合用时，成瘾的危险性增加。

（二）中效类

如艾司唑仑，又称舒乐安定、三唑氯安定，为高效苯二氮䓬类镇静催眠药，作用与地西泮相似，具有较强的镇静、催眠、抗惊厥、抗焦虑作用，以及较弱的肌肉松弛作用。本品作用于BDZ受体，加强中枢神经内GABA受体作用，影响边缘系统功能而抗焦虑。可明显缩短或取消非快动眠睡眠（NREM）的第4期（减少发生于此期的夜惊或梦游症），阻滞对网状结构的激活，产生镇静催眠作用，且具有广谱抗惊厥作用，对癫痫强直阵挛发作、失神发作有一定疗效。口服吸收较快，2小时血药浓度达峰值，$t_{1/2}$为10～24小时，2～3天血药浓度达稳态。血浆蛋白结合率约为93%。在肝脏中主要经CYP3A代谢，经肾脏排泄缓慢。可通过胎盘，分泌入乳汁中。用于：①各种类型的失眠：催眠作用强，口服后20～60分钟可入睡，维持5～8小时。②焦虑、紧张、恐惧及癫痫强直阵挛发作、失神发作。③术前镇静、创伤性和神经性疼痛。

（三）短效类

如奥沙西泮，又称舒宁、去甲羟基安定、羟苯二氮䓬、氯羟氧二氮䓬。本品为地西泮、氯氮䓬的主要活性代谢产物，属短、中效的BDZ类药，作用与地西泮相似，但较弱，嗜睡、共济失调等不良反应较少。对焦虑、紧张、失眠、头晕以及部分神经症均有效。对控制癫痫强直阵挛发作、失神发作也有一定作用。口服吸收后2～3小时血药浓度达峰值，$t_{1/2}$为4～15小时。能透过胎盘屏障，并能从乳汁中分泌。用于焦虑障碍、伴有焦虑的失眠，并能缓解急性乙醇戒断症状。

（四）超短效类

如咪达唑仑，又称速眠安，咪唑安定，咪唑二氮䓬具有典型的苯二氮䓬类药理活性，可产生抗焦虑、镇静、催眠、抗惊厥及肌肉松弛作用。肌内注射或静脉注射后可产生短暂的顺行性记忆缺失，使患者不能回忆起在药物高峰期间所发生的事情。本品作用特点为起效迅速，而持续时间短。可缩短入睡时间（一般只需20分钟），延长总睡眠时间，而对快波睡眠（REM）无影响，次晨醒后患者可感到精力充沛、轻松愉快。无耐受性和戒断症状或反跳。毒性小，安全范围大。本品口服与肌内注射均吸收迅速而完全，血浆蛋白结合率为97%，消除半衰期为1.5～2.5小时（充血性心力衰竭患者$t_{1/2}$可延长2～3倍）。长期用药无蓄积作用。用于：①治疗失眠症。②外科手术或器械性诊断检查（如心血管造影、心律转复、支气管镜检查、消化道内镜检查等）时作诱导睡眠用。③全麻或局部麻醉时辅助用药。

二、巴比妥类

（一）长效类

如苯巴比妥，又称鲁米那，为长效巴比妥类，随着剂量的增加，其中枢抑制的程度和范围逐渐加深和扩大，可依次出现镇静、催眠、抗惊厥和抗癫痫、麻醉等作用。大剂量对心血管系统也有抑制作用，10倍的催眠量可引起呼吸中枢麻痹而致死。由于安全性差，易发生依赖性，其应用已日渐减少。本品还能增强解热镇痛药的作用，并能诱导肝脏微粒体葡萄糖醛酸转移酶活性，促进胆红素与葡萄糖醛酸结合，降低血浆胆红素浓度，治疗新生儿高胆红素血症（核黄疸）。因具有肝药酶诱导作用，不仅加速自身的代谢，还可加速其他多种药物的代谢。用于以下情况。①镇静：如焦虑不安、烦躁、甲状腺功能亢进、高血压、功能性恶心、小儿幽门痉挛等症。②催眠：偶用于顽固性失眠症，但醒后往往有疲倦、嗜睡等后遗效应。③抗惊厥：能对抗中枢兴奋药中毒或高热、破伤风、脑炎、脑出血等疾病引起的惊厥。④抗癫痫:对癫痫强直阵挛发作、简单部分发作(出现作用快)及癫痫持续状态有良效;对癫痫失神发作疗效差;而对复杂部分发作则往往无效,且单用本品治疗时还可能使发作加重。⑤麻醉前给药。⑥与解热镇痛药配伍,以增强其作用。⑦治疗新生儿高胆红素血症。⑧鲁米托品片用于自主神经功能失调所致的头痛、呕吐、颤抖、胃肠道紊乱性腹痛等。

(二)中效类

如异戊巴比妥,作用与苯巴比妥相似,但起效快(15～30分钟),且持续时间较短(3～6小时)。对中枢神经系统的抑制作用因剂量不同而表现为镇静、催眠、抗惊厥等。主要用于镇静、催眠(适用于难入睡者)、抗惊厥(如小儿高热、破伤风惊厥、子痫、癫痫持续状态等)以及麻醉前给药。

(三)短效类

如司可巴比妥钠,又称速可眠,为短效巴比妥类,因剂量不同而表现为镇静、催眠、抗惊厥作用。其催眠作用与异戊巴比妥相同,作用快(15～20分钟起效),持续时间短(约3小时)。主要用于入睡困难的失眠患者;也可用于镇静、抗惊厥(小儿高热惊厥、破伤风惊厥、子痫、癫痫持续状态)及麻醉前给药。

(四)超短效类

如硫喷妥钠,为超短时间作用的巴比妥类药物,脂溶性高。静脉注射后迅速通过血-脑脊液屏障,对中枢神经系统产生抑制作用,起效迅速,持续时间短,主要具有全身麻醉作用。可用于静脉麻醉、诱导麻醉、基础麻醉和抗惊厥。

三、其他镇静催眠药

如水合氯醛、唑吡坦、佐匹克隆等。

(王存洁)

第三节 镇 痛 药

一、吗啡

(一)别名
美菲康,美施康定,路泰,锐力通,史尼康。

(二)作用与应用
本品为阿片受体激动药。主要作用于中枢神经系统、胃肠道、胆道平滑肌、心血管系统及免疫系统。用于以下情况。

(1)镇痛,吗啡对多种原因引起的疼痛均有效,可缓解或消除严重创伤、烧伤、手术等引起的剧痛及晚期癌症疼痛;对内脏平滑肌痉挛引起的绞痛,如胆绞痛、肾绞痛加用解痉药(如阿托品)可有效缓解;对心肌梗死引起的剧痛,除能缓解疼痛和减轻焦虑外,其扩血管作用可减轻患者心脏负担;但对神经压迫性疼痛疗效较差。吗啡镇痛效果与个体对药物的敏感性以及疼痛程度有关,应根据不同患者对药物的反应性来调整用量。久用易成瘾,除癌症剧痛外,一般仅短期应用于其他镇痛药无效时。诊断未明前慎用,以免掩盖病情而延误诊断。

(2)心源性哮喘,对于左心衰竭突发急性肺水肿所致的呼吸困难(心源性哮喘),除应用强心苷、氨茶碱及吸入氧气外,静脉注射吗啡可迅速缓解患者的气促和窒息感,促进肺水肿液的吸收。其机制可能是由于吗啡扩张外周血管,降低外周阻力,减轻心脏前、后负荷,有利于肺水肿的消除;其镇静作用又有利于消除患者的焦虑、恐惧情绪。此外,吗啡降低呼吸中枢对二氧化碳的敏感性,减弱过度的反射性呼吸兴奋,使急促浅表的呼吸得以缓解,也有利于心源性哮喘的治疗。对其他原因(如尿毒症)引起的肺水肿也可应用。

(3)麻醉前给药,以保持患者安静并进入嗜睡状态。与麻醉药合用增强麻醉药的麻醉效果。

(4)偶用于恐惧性失眠、镇咳、止泻(适用于减轻急、慢性消耗性腹泻症状,可选用阿片酊或复方樟脑酊;如伴有细菌感染,应同时服用抗生素)。

(三)用法与用量

1.口服

成人1次5～15 mg,1天15～60 mg;极量1次30 mg,1天100 mg;缓释片和控释片1次10～20 mg,每12小时整片吞服,视镇痛效果调整剂量。

2.皮下注射

成人1次5～15 mg,1天15～40 mg。极量1次20 mg,1天60 mg。儿童1次0.1～0.2 mg/kg。

3.静脉注射

成人1次5～10 mg。

4.硬脊膜外腔注射

成人手术后镇痛,自腰椎部位注入硬脊膜外间隙,1次极量5 mg,胸脊部位1次2～3 mg,按一定的间歇时间可重复给药多次。

5.静脉滴注

小儿较大手术后镇痛,1次0.02～0.25 mg/(kg·h)。

6.舌下给药

儿童扁桃体切除术后镇痛,0.1 mg/kg。

(四)注意事项

(1)对本品或其他阿片类药物过敏、颅内压增高或颅脑损伤、慢性阻塞性肺疾病、支气管哮喘、急性左心衰竭晚期伴呼吸衰竭、肺源性心脏病代偿失调、前列腺肥大、排尿困难等患者和孕妇、哺乳期妇女、新生儿、婴儿、诊断不明的疼痛及分娩止痛(吗啡对抗缩宫素对子宫的兴奋作用而延长产程,且能通过胎盘屏障或经乳汁分泌,抑制新生儿和婴儿呼吸)患者禁用。心律失常、胃肠道手术后肠蠕动未恢复时、惊厥或有惊厥史、精神失常有自杀倾向、肝肾功能不全患者、老年人及小儿慎用。

(2)治疗量可引起眩晕、恶心、呕吐、便秘、呼吸抑制、尿少、排尿困难(老年多见)、胆道压力升高甚至胆绞痛、直立性低血压(低血容量者易发生)和免疫抑制等。偶见烦躁不安等情绪改变。

(3)长期反复应用易产生耐受性和药物依赖性。后者表现为生理依赖性,一旦停药则产生难以忍受的戒断症状,如兴奋、失眠、流泪、流涕、出汗、呕吐、腹泻,甚至虚脱、意识丧失等。患者出现病态人格,有明显强迫性觅药行为,即出现成瘾性(因用药出现的欣快、心情舒畅、情绪高涨以及飘飘欲仙等而产生瘾癖)。成瘾者有一种内在的渴求,驱使用药者不顾一切不断地寻觅和使用该药,以达到享受用药带来的欣快感和避免停药所致的戒断症状的目的。由此导致药物滥用,给社会带来极大的危害。

(4)按常规剂量连用2～3周即可产生耐受性,剂量越大,给药间隔越短,耐受发生越快越强,且与其他阿片类药物有交叉耐受性。

(5)本品为国家特殊管理的麻醉药品,必须严格按相关规定管理。

(6)硬脊膜外腔注射时,应监测呼吸(24小时)及循环(12小时)功能。

(7)过量可致急性中毒,主要表现为昏迷、深度呼吸抑制、瞳孔极度缩小(针尖样瞳孔),常伴有血压下降、严重缺氧及尿潴留。呼吸麻痹是致死的主要原因。抢救措施为人工呼吸、给氧及静脉或肌内注射阿片受体阻断药纳洛酮0.4～0.8 mg,必要时2～3分钟后可重复1次;或将纳洛酮2 mg溶于0.9%氯化钠注射液或5%葡萄糖注射液500 mL内静脉滴注。

(8)控(缓)释片必须整片完整地吞服,切勿嚼碎或掰开服用。

(四)药物相互作用

(1)与吩噻嗪类、镇静催眠药、三环类抗抑郁药、抗组胺药、硫喷妥钠、哌替啶、可待因、美沙酮、芬太尼等合用,可加剧和延长本品的呼吸抑制作用。

(2)与抗高血压药(如胍乙啶、美卡拉明)、利尿药(如氢氯噻嗪)、左旋多巴、金刚烷胺、利多卡因、普鲁卡因胺等同用,可发生直立性低血压。

(3)与二甲双胍合用,增加乳酸性酸中毒的危险。

(4)与M胆碱受体阻断药(尤其阿托品)合用,便秘加重,增加麻痹性肠梗阻和尿潴留的危险性。

(5)与西咪替丁合用可引起呼吸暂停、精神错乱、肌肉抽搐等。

(6)与头孢菌素类、林可霉素、克林霉素、青霉素等合用可诱发假膜性肠炎,出现严重的水样腹泻。

(7)本品可增强氮芥、环磷酰胺的毒性。

(8)与纳曲酮、卡马西平合用出现阿片戒断症状。

(9)本品注射液禁与氯丙嗪、异丙嗪、氨茶碱、巴比妥类、苯妥英钠、碳酸氢钠、肝素钠、哌替啶、磺胺嘧啶等药物混合注射,以免发生浑浊和沉淀。

二、阿片受体部分激动药与激动-拮抗药

主要代表药物为布托啡诺。

(一)别名

环丁羟吗喃,环丁甲二羟吗喃,丁啡喃,诺扬。

(二)作用与应用

本品为阿片受体部分激动药,即激动 κ 受体,对 μ 受体有弱的竞争性拮抗作用。镇痛效力和呼吸抑制作用是吗啡的 $3.5\sim7$ 倍,但呼吸抑制程度不随剂量增加而加重。对胃肠道平滑肌的兴奋作用较吗啡弱。本品可增加外周血管阻力和肺血管阻力而增加心脏做功,故不能用于心肌梗死的疼痛。口服可吸收,首过消除明显,生物利用度低($<17\%$)。肌内注射吸收迅速而完全,10 分钟起效,作用持续 $4\sim6$ 小时。可透过胎盘和乳汁。主要经肝脏代谢,大部分代谢产物和少量原形(5%)随尿排出。用于:①缓解中、重度疼痛。如术后、创伤和癌症疼痛及平滑肌痉挛引起的疼痛(肾或胆绞痛)等,对急性疼痛的止痛效果好于慢性疼痛。②作麻醉前用药。③各种原因引起的干咳。

(三)用法与用量

1.口服

1 次 $4\sim16$ mg,每 $3\sim4$ 小时 1 次。

2.肌内注射

一般 1 次 $1\sim4$ mg,必要时间隔 $4\sim6$ 小时重复 1 次。麻醉前用药,于手术前 $60\sim90$ 分钟肌内注射 2 mg。

3.静脉注射

1 次 $0.5\sim2$ mg。

4.经鼻喷药

一般初始剂量 1 mg,若 $1\sim1.5$ 小时未有较好的镇痛效果,可再喷 1 mg。必要时,给予初始剂量后3～4 小时可再次给药。用于剧痛,初始剂量可为 2 mg。患者可在止痛后休息和保持睡意,这种情况下 $3\sim4$ 小时内不要重复给药。

(四)注意事项

(1)对本品过敏者、对那可丁依赖(因本品具有阿片拮抗特性)及 18 岁以下的患者禁用。

(2)不良反应主要为嗜睡、头晕、恶心和(或)呕吐、出汗。较少见头痛、眩晕、飘浮感、精神错乱。偶见幻觉、异常梦境、人格解体感、心悸、皮疹。

(3)用药期间应避免饮酒,不宜从事机械操作或驾驶。

(4)久用产生依赖性。

(5)对阿片类药物依赖的患者,本品可诱发戒断症状。

(6)纳洛酮可拮抗本品的呼吸抑制作用。

（五）药物相互作用

（1）与中枢神经系统抑制药（如乙醇、巴比妥类、安定药、抗组胺药）合用会导致抑制中枢神经系统的作用加强。

（2）与影响肝脏代谢的药物（如西咪替丁、红霉素、茶碱等）合用应减小起始剂量并延长给药间隔时间。

三、其他镇痛药

如布桂嗪，为速效镇痛药，镇痛作用约为吗啡的 1/3，但比解热镇痛药强。口服 10～30 分钟后或皮下注射 10 分钟后起效，持续 3～6 小时。对皮肤、黏膜和运动器官的疼痛有明显的抑制作用，对内脏器官疼痛的镇痛效果较差。呼吸抑制和胃肠道作用较轻。此外，尚有中枢抑制、镇咳、降压、增加下肢及脑血流量、抗组胺、利胆和麻醉等作用。有成瘾性。用于偏头痛、三叉神经痛、炎症性及创伤性疼痛、关节痛、痛经及晚期癌症疼痛等。

曲马多为非阿片类中枢性镇痛药、合成的可待因类似物，具有较弱的 μ 受体激动作用，与 μ 受体的亲和力为吗啡的 1/6 000，并能抑制去甲肾上腺素和 5-羟色胺再摄取。镇痛效力与喷他佐辛相当。有镇咳作用，镇咳效力为可待因的 1/2。呼吸抑制作用弱，对胃肠道无影响，也无明显的心血管作用。因对呼吸和心血管系统影响较小，本品较适用于老年人和患有呼吸道疾病患者的镇痛。用于急性胰腺炎患者的镇痛较安全。长期应用也可成瘾。口服、注射吸收均好，口服后 10～20 分钟起效，25～30 分钟达峰值，作用维持 4～8 小时。用于中、重度急、慢性疼痛，如手术、创伤、分娩和晚期癌症疼痛，心脏病突发性痛，关节痛，神经痛，劳损性疼痛，骨折和肌肉骨骼疼痛，牙痛等；也可作为肾结石和胆结石体外电击波碎石术中的重要辅助用药。

（王存洁）

第四节 抗 癫 痫 药

一、苯妥英钠

（一）别名

苯妥英，大仑丁，二苯乙内酰脲，二苯乙内酰胺钠，奇非宁。

（二）作用与应用

本品为乙内酰脲类非镇静催眠性抗癫痫药，对大脑皮质运动区有高度选择性抑制作用，一般认为系通过稳定细胞膜的功能及增加脑内抑制性神经递质 5-羟色胺（5-HT）和 γ-氨基丁酸（GABA）的作用，来防止异常放电的传播而具有抗癫痫作用。本品不能抑制癫痫病灶异常放电，但可阻止癫痫病灶异常放电向周围正常脑组织扩散，这可能与其抑制突触传递的强直后增强（PTP）有关。用于：①治疗癫痫复杂部分发作（颞叶癫痫即精神运动性发作）、简单部分发作（局限性发作）、全身强直阵挛发作（大发作）和癫痫持续状态。本品在脑组织中达到有效浓度较慢，因此疗效出现缓慢，需要连续多次服药才能有效。对失神发作（小发作）无效，有时甚至使病情恶化。②治疗三叉神经痛、坐骨神经痛、发作性舞蹈手足徐动症、发作性控制障碍（包括发怒、焦虑、失眠、兴奋过度等行为障碍疾患）、肌强直症及隐形营养不良性大疱性表皮松解症。③抗心律失常，对心房和心室的异位性律点有抑制作用，也可加速房室的传导，降低心肌自律性。用于治疗室上性或室性期前收缩、室性心动过速，尤适用于强心苷中毒时的室性心动过速，室上性心动过速也可用。

（三）用法与用量

1.口服

治疗癫痫，宜从小剂量开始，酌情增量，但需注意避免过量。1 次 50～100 mg，1 天 2～3 次（1 天 100～

300 mg)。极量1次300 mg,1天500 mg。小儿3～8 mg/(kg·d),分2～3次服。三叉神经痛等,成人1次100～200 mg,1天2～3次。

2.静脉注射或滴注

癫痫持续状态,剂量应足够大才能迅速提高脑内药物浓度,1次150～250 mg,溶于5%葡萄糖注射液20～40 mL内,在6～10分钟内缓慢注射,每分钟不超过50 mg,需要时30分钟后可再静脉注射100～150 mg,1天总量不超过500 mg,或(16.4±2.7) mg/kg静脉滴注。小儿1次5～10 mg/kg,1次或分2次注射。

(四)注意事项

(1)对乙内酰脲类药有过敏史者(与乙内酰脲类或同类药有交叉过敏现象)、阿-斯综合征、二-三度房室传导阻滞、窦房传导阻滞、窦性心动过缓、低血压者禁用。嗜酒、贫血、糖尿病、肝肾功能损害、心血管病(尤其是老年患者)、甲状腺功能异常者、孕妇及哺乳期妇女慎用。

(2)除对胃肠道刺激外,本品其他不良反应均与血药浓度相平行,亦与患者特异质反应有关。一般血药浓度为10 μg/mL时可有效地抑制强直阵挛发作,而20 μg/mL左右即可出现毒性反应。

(3)较常见的不良反应有行为改变、笨拙、步态不稳、思维混乱、发音不清、手抖、神经质或烦躁易怒(这些反应往往是可逆的,一旦停药就很快消失)。另外较常见有齿龈肥厚、出血、面容粗糙、毛发增生。偶见颈部或腋部淋巴结肿大(IgA减少)、发热或皮疹(不能耐受或过敏)、白细胞数减少、紫癜。罕见双眼中毒性白内障、闭经、小脑损害及萎缩。

二、苯巴比妥

(一)作用与应用

本品是1921年即用于抗癫痫的第一个有机化合物,至今仍以其起效快、疗效好、毒性小和价廉而广泛用于临床。本品既能抑制病灶的异常放电,又能抑制异常放电向周围正常脑组织的扩散。增强中枢抑制性递质GABA的功能,减弱谷氨酸为代表的兴奋性递质的释放。主要用于癫痫强直阵挛发作(大发作)及癫痫持续状态,对各种部分发作(简单部分发作及复杂部分发作)也有效,但对失神发作(小发作)和婴儿痉挛效果差。因其中枢抑制作用明显,故均不作为首选药。在控制癫痫持续状态时,临床更倾向于用戊巴比妥钠静脉注射。

(二)用法与用量

(1)口服:抗癫痫,1次30 mg,1天3次;或90 mg睡前顿服。极量1次250 mg,1天500 mg。小儿2～3 mg/(kg·d),分2～3次(渐加量,直至发作控制后继用原剂量)。

(2)肌内注射:1次15～30 mg,1天2～3次。小儿抗惊厥,1次6～10 mg/kg,必要时过4小时可重复,1次极量不超过0.2 g。

(3)静脉注射:癫痫持续状态,1次200～250 mg,必要时每6小时重复1次,注射应缓慢。

(三)注意事项

(1)用药初期易出现嗜睡、精神萎靡等不良反应,长期使用因耐受性而自行消失。

(2)停药阶段应逐渐减量,以免导致癫痫发作,甚至出现癫痫持续状态。

(王存洁)

第五节　抗精神失常药

精神失常是由多种原因引起的精神活动障碍的一类疾病,包括精神分裂症、躁狂症、抑郁症和焦虑症。治疗这些疾病的药物统称为抗精神失常药。

一、抗精神病药

抗精神病药是用于治疗精神分裂症、器质性精神病及双相精神障碍（躁狂抑郁症）的躁狂期的药物。这类药物的特点是对精神活动具有较大的选择性抑制，能治疗各种精神病和多种精神症状，在通常的治疗剂量并不影响患者的智力和意识，却能有效地控制患者的精神运动兴奋、烦躁、焦虑、幻觉、妄想、敌对情绪、思维障碍和儿童行为异常等，达到安定的作用。精神分裂症是一组以思维、情感、行为之间不协调，精神活动与现实脱离为主要特征的最常见的一类精神病。根据临床症状，将精神分裂症分为Ⅰ型和Ⅱ型，前者以阳性症状（幻觉和妄想）为主，后者则以阴性症状（情感淡漠、主动性缺乏等）为主。本节述及的药物大多对Ⅰ型治疗效果好，对Ⅱ型则效果较差甚至无效。这类药物大多是强效多巴胺受体阻断药，在发挥治疗作用的同时，大多药物可引起情绪冷漠、精神运动迟缓和运动障碍等不良反应。

（一）吩噻嗪类

1.氯丙嗪

（1）别名：冬眠灵，氯普马嗪，可乐静，可平静，氯硫二苯胺，阿米那金。

（2）作用与应用。本品系吩噻嗪类的代表药，为中枢多巴胺受体的阻断药，具有多种药理活性。①抗精神病作用：主要是由于阻断了与情绪思维有关的中脑-边缘系统、中脑-皮质系统的多巴胺（D_2）受体所致。而阻断网状结构上行激活系统的 α 肾上腺素受体，则与镇静安定有关。精神分裂症患者服用后则显现良好的抗精神病作用，能迅速控制兴奋躁动状态，大剂量连续用药能消除患者的幻觉和妄想等症状，减轻思维障碍，使患者恢复理智，情绪安定，生活自理。对抑郁无效，甚至可使之加剧。长期应用，锥体外系反应的发生率较高。②镇吐作用：小剂量可抑制延髓催吐化学感受区的多巴胺受体，大剂量时可直接抑制呕吐中枢，产生强大的镇吐作用。但对刺激前庭所致的呕吐无效。对顽固性呃逆有效。③降温作用：抑制体温调节中枢，使体温降低，体温可随外环境变化而变化。用较大剂量时，置患者于冷环境中（如冰袋或用冰水浴）可出现"人工冬眠"状态。④增强催眠药、麻醉药、镇静药的作用。⑤对心血管系统的作用：可阻断外周 α 肾上腺素受体，直接扩张血管，引起血压下降，大剂量时可引起直立性低血压，应注意。还可解除小动脉、小静脉痉挛，改善微循环而有抗休克作用。同时由于扩张大静脉的作用大于动脉系统，可降低心脏前负荷而改善心脏功能（尤其是左心衰竭）。⑥对内分泌系统有一定影响，如使催乳素释放抑制因子释放减少，出现乳房肿大、乳溢。抑制促性腺激素释放、促肾上腺皮质激素及生长激素分泌，延迟排卵。⑦阻断 M 受体作用较弱，引起口干、便秘、视力模糊。口服易吸收，但吸收不规则，个体差异甚大。胃内容物或与抗胆碱药（如苯海索）同服时可影响其吸收。

主要用于：①治疗精神病。主要对控制精神分裂症或其他精神病的兴奋躁动、紧张不安、幻觉和妄想等症状有显著疗效。②镇吐。几乎对各种原因（如尿毒症、胃肠炎、恶性肿瘤、妊娠及药物）引起的呕吐均有效，也可治疗顽固性呃逆。但对晕动病呕吐无效。③低温麻醉及人工冬眠。配合物理降温，应用氯丙嗪于低温麻醉时可防止休克发生；人工冬眠时，与哌替啶、异丙嗪组成冬眠合剂用于创伤性休克、中毒性休克、烧伤、高热及甲状腺危象的辅助治疗。④与镇痛药合用，缓解晚期癌症患者的剧痛。⑤治疗心力衰竭。⑥试用于治疗巨人症。

（3）用法与用量。①口服：治疗精神病，1 天 50～600 mg。开始 1 天 25～50 mg，分 2～3 次服，渐增至 1 天 300～450 mg，症状减轻后减至维持量 1 天100～150 mg。极量 1 次 150 mg，1 天 600 mg。镇吐和顽固性呃逆，1 次 12.5～25 mg，1 天 2～3 次。②肌内注射或静脉注射：治疗精神病，1 次 25～50 mg，用氯化钠注射液稀释至 1 mg/mL，然后以每分钟不超过 1 mg 的速度缓慢注入。一般采用静脉滴注而避免静脉注射，以防意外。极量 1 次 100 mg，1 天 400 mg。待患者合作后改为口服。呕吐，1 次 25～50 mg。治疗心力衰竭，1 次 5～10 mg，1 天 1～2 次。也可静脉滴注，速度为每分钟 0.5 mg。③静脉滴注：从小剂量开始，25～50 mg 稀释于 500 mL 葡萄糖氯化钠注射液中缓慢滴注，1 天 1 次，每隔 1～2 天缓慢增加 25～50 mg，治疗剂量 1 天 100～200 mg。④小儿口服、肌内注射、静脉注射：1 次 0.5～1 mg/kg。

（4）注意事项：①对吩噻嗪类药物过敏、骨髓抑制、肝功能严重减退、青光眼、有癫痫或惊厥病史（能降低惊厥阈,诱发癫痫)及昏迷(特别是用中枢神经抑制药后)患者禁用。肝功能不全、尿毒症、高血压、冠心病患者慎用。6月龄以下婴儿不推荐使用。②常见的不良反应有中枢抑制症状(如嗜睡、淡漠、无力等)、α受体阻断症状(鼻塞、血压下降、直立性低血压及反射性心动过速等)、M受体阻断症状(口干、视物模糊、无汗、便秘、眼压升高等)。③本品局部刺激性较强,肌内注射局部疼痛较重,可加1%普鲁卡因溶液进行深部肌内注射。静脉注射可致血栓性静脉炎,应以0.9%氯化钠注射液或葡萄糖注射液稀释后缓慢注射。④注射或口服大剂量时可引起直立性低血压,注射给药后立即卧床休息1～2小时左右缓慢起立。血压过低时可静脉滴注去甲肾上腺素或麻黄碱升压,但不可用肾上腺素,以防血压降得更低。⑤长期大量服药可出现锥体外系反应,如帕金森综合征、静坐不能、急性肌张力障碍,可通过减少药量、停药来减轻或消除,也可用抗胆碱药缓解。⑥部分患者长期服用后可引起迟发性运动障碍,表现为不自主的刻板运动,停药后不消失,用抗胆碱药反使症状加重,抗多巴胺药可使此反应减轻。⑦本品有时可引起抑郁状态,用药时应注意。⑧老年人对本类药物的耐受性降低,且易产生低血压、过度镇静及不易消除的迟发性运动障碍。⑨可发生变态反应,常见有皮疹、接触性皮炎、剥脱性皮炎、粒细胞减少(此反应少见,一旦发生应立即停药)、哮喘、紫癜等。⑩长期用药还会引起内分泌系统紊乱,如乳腺增大、泌乳、肥胖、闭经、抑制儿童生长等。

(5)药物相互作用:①与单胺氧化酶抑制药、三环类抗抑郁药合用时,两者的抗胆碱作用增强,不良反应加重。②可增强其他中枢抑制药的作用,如乙醇、镇静催眠药、抗组胺药、镇痛药等,联合应用时注意调整剂量。特别是与吗啡、哌替啶等合用时,应注意呼吸抑制和血压降低。③肝药酶诱导剂苯巴比妥、苯妥英钠、卡马西平等可加速本品的代谢,使药效降低,减弱其抗精神病作用。④与抗高血压药合用易致直立性低血压。⑤与舒托必利合用有发生室性心律失常的危险。⑥抗酸药及苯海索可影响本品的吸收。⑦本品可逆转肾上腺素的升压作用而引起严重低血压。⑧与阿托品类药物合用,抗胆碱作用增强,不良反应增加。⑨与碳酸锂合用,可引起血锂浓度增高,导致运动障碍、锥体外系反应加重、脑病及脑损伤等。

2.奋乃静

(1)别名:羟哌氯丙嗪,得乐方,氯吩嗪。

(2)作用与应用:本品为吩噻嗪类的哌嗪衍生物。作用与氯丙嗪相似,但其抗精神病作用、镇吐作用较强,而镇静作用较弱。毒性较低。对幻觉、妄想、焦虑、紧张、激动等症状有效。对多巴胺受体的作用与氯丙嗪相同,其锥体外系不良反应较明显;对去甲肾上腺素受体影响较小,故对血压影响不大。肌内注射本品治疗急性精神病时10分钟起效,1～2小时达最大效应,作用可持续6小时。口服吸收慢而不规则,生物利用度为20%,达峰时间为4～8小时。主要在肝脏代谢,在肝脏中有明显的首过效应并存在肝肠循环。用于:①治疗偏执型精神病、反应性精神病、症状性精神病、单纯型及慢性精神分裂症。②治疗恶心、呕吐、呃逆等症。③神经症具有焦虑紧张症状者亦可用小剂量配合其他药物治疗。

(3)用法与用量。①口服:用于精神病,从小剂量开始,1次2～4 mg,1天6～12 mg,每隔1～2天增加6 mg,渐增至1天30～60 mg,分3次服。成人住院患者治疗量,1天20～50 mg,分2～4次服,或根据需要和耐受情况调整用量。门诊患者可缓慢加量逐渐增至需要量。用于呕吐和焦虑,1次2～4 mg,1天2～3次。②肌内注射:用于精神病,1次5～10 mg,隔6小时1次或酌情调整;用于呕吐,1次5 mg。

(4)注意事项:①对吩噻嗪类药物过敏、肝功能不全、有血液病、骨髓抑制、青光眼、帕金森病及帕金森综合征患者禁用。孕妇及哺乳期妇女慎用。②锥体外系症状较多见,一般服用苯海索可解除。长期服用也可以发生迟发性运动障碍。过量可引起木僵或昏迷。③少数患者有心悸、心动过速、口干、恶心、呕吐、便秘、尿频、食欲改变和体重增加等症状。有时可产生直立性虚脱。偶见皮疹、变应性皮炎、阻塞性黄疸、心电图ST-T波变化。④服药大约2周后才能充分显效。突然停药会导致恶心、呕吐、胃部刺激、头痛、心率加快、失眠或病情恶化,故应逐渐减量。⑤可与食物、水和牛奶同服以减少对胃的刺激。⑥本品可使尿液变成粉红色、红色或红棕色。⑦应选用去甲肾上腺素或去氧肾上腺素治疗低血压,禁用肾上腺素。

(5)药物相互作用:①与镇静催眠药、镇痛药合用可增强中枢抑制作用。②与锂制剂合用可导致衰弱无力、运动障碍、锥体外系反应加重、脑病及脑损伤。③与曲马多合用可引发癫痫。④可降低苯丙胺、胍乙啶、抗惊厥药和左旋多巴等的药效。⑤与氟西汀、帕罗西汀、舍曲林合用可出现严重的帕金森综合征。

⑥本品可逆转肾上腺素的升压作用而引起严重的低血压。⑦可增强单胺氧化酶抑制药、三环类抗抑郁药、普萘洛尔和苯妥英钠的不良反应。

(二)硫杂蒽类

1.氯普噻吨

(1)别名：氯丙硫蒽，泰尔登，泰来静，氯丙噻吨，氯丙硫新。

(2)作用与应用：本品药理作用与氯丙嗪相似。可通过阻断脑内神经突触后 D_1 和 D_2 受体而改善精神症状，抗精神病作用不及氯丙嗪。也可抑制脑干网状结构上行激活系统，镇静作用比氯丙嗪强。还可抑制延髓化学感受区而发挥止吐作用。并有较弱的抗抑郁、抗焦虑作用，故调整情绪、控制焦虑和抑郁的作用较氯丙嗪强，但抗幻觉、妄想的作用不如氯丙嗪。由于其抗肾上腺素与抗胆碱作用较弱，故不良反应较轻，锥体外系症状也较少。口服后吸收快，1～3 小时血药浓度可达峰值。肌内注射后作用时间可达 12 小时以上。用于伴有焦虑或抑郁症的精神分裂症、更年期抑郁症；亦用于改善焦虑、紧张、睡眠障碍。

(3)用法与用量。①口服：治疗精神病，从小剂量开始，1 天 75～200 mg，分 2～3 次服。必要时可用至每天 400～600 mg。老年患者起始剂量应减半，加量要缓慢，随后的剂量增加也应减慢。治疗儿童精神分裂症，6～12 岁，1 次 10～25 mg，1 天 3～4 次。治疗神经症，1 次 12.5～25 mg，1 天 3 次。治疗儿童精神分裂症，6～12 岁 1 次 10～25 mg，1 天 3～4 次。治疗神经症，1 次 12.5～25 mg，1 天 3 次。②肌内注射：对于精神病的兴奋躁动、不合作者，开始可肌内注射，1 天 90～150 mg，分次给予；好转后改为口服。

(4)注意事项：①对本品过敏、帕金森病及帕金森综合征、基底神经节病变、昏迷、骨髓抑制、青光眼、尿潴留患者、6 岁以下儿童禁用。肝功能受损、癫痫、心血管疾病、前列腺增生、溃疡病患者及孕妇慎用。哺乳期妇女用药期间应停止哺乳。②不良反应与氯丙嗪相似，也可引起直立性低血压，锥体外系反应较少见。长期大剂量用药也可产生迟发性运动障碍。大剂量时可引起癫痫强直阵挛发作。注射局部可见红肿、疼痛、硬结。③可引起血浆中催乳素浓度增加，可能有关的症状为乳溢、男子女性化乳房、月经失调、闭经。

(5)药物相互作用：①与三环类或单胺氧化酶抑制药合用时，镇静和抗胆碱作用增强。②与抗胆碱药合用，可使两者的作用均增强。③与锂剂合用可导致虚弱、运动障碍、锥体外系反应加重及脑损伤等。④与曲马多、佐替平合用发生惊厥的危险性增加。⑤与抗胃酸药或泻药合用时可减少本品的吸收。⑥本品与肾上腺素合用可导致血压下降。⑦可掩盖氨基糖苷类抗生素的耳毒性。

2.氯哌噻吨。

(1)别名：氯噻吨，氨噻吨。

(2)作用与应用。本品通过对 D_1 和 D_2 受体的阻断而起作用，其抗精神病作用与氯丙嗪相似，有较强的镇静作用。长期应用不会引起耐受性增加和多巴胺受体过敏。阻断 α 肾上腺素受体作用比较强。口服一般在 2～7 天出现疗效。速效针剂肌内注射后 4 小时起效。长效针剂在肌内注射后第 1 周出现疗效。用于：①精神分裂症。长期用药可预防复发，对慢性患者可改善症状。对幻觉、妄想、思维障碍、行为紊乱、兴奋躁动等有较好疗效。②对智力障碍伴精神运动性兴奋状态、儿童严重攻击性行为障碍、老年动脉硬化性痴呆疗效较好。

(3)用法与用量。①口服：开始剂量 1 天 10 mg，1 天 1 次。以后可逐渐增至 1 天 80 mg(首剂后每 2～3 天增加 5～10 mg)，分 2～3 次服。维持量 1 天 10～40 mg。②深部肌内注射：速效针剂，1 次 50～100 mg，一般每 72 小时 1 次，总量不超过 400 mg；老年人 1 次不宜超过 100 mg。长效制剂，一般 1 次 200 mg，每 2～4 周 1 次，根据情况调整。

(4)注意事项：①对硫杂蒽类及吩噻嗪类药物过敏(本品与其他硫杂蒽类及吩噻嗪类药物有交叉过敏性)、有惊厥病史，严重心、肝、肾功能不全患者，孕妇及哺乳期妇女禁用。不宜用于兴奋、躁动患者。②主要不良反应为锥体外系反应，使用苯海索可减轻，大剂量可出现头昏、乏力、嗜睡、口干、心动过速、直立性低血压等。多见于治疗开始的两周内，坚持治疗或减量可逐渐减轻或消失。③儿童不宜使用速效针剂。④注意剂量个体化，应从小剂量开始，根据疗效逐步调整至最适合剂量。⑤服药期间应避免饮酒。

(5)药物相互作用:①与催眠药、镇痛药或镇静药合用可相互增效。②与哌嗪合用可增加锥体外系反应的发生率。③不宜与其他抗精神病药合用。

(三)丁酰苯类

如氟哌啶醇,又称氟哌丁苯、氟哌醇、卤吡醇,作用与氯丙嗪相似,有较强的多巴胺受体阻断作用,属于强效低剂量的抗精神病药。其抗焦虑症、抗精神病作用强而持久,对精神分裂症及其他精神病的躁狂症状均有效。镇吐作用较强,但镇静作用弱,降温作用不明显。抗胆碱及抗去甲肾上腺素的作用较弱,心血管系统不良反应较少。口服吸收快,3~6小时血药浓度达高峰。主要用于:①各型急、慢性精神分裂症,尤其适合急性青春型和伴有敌对情绪及攻击行为的偏执型精神分裂症,亦可用于对吩噻嗪类药物治疗无效的其他类型或慢性精神分裂症。②焦虑性神经症。③儿童抽动秒语综合征,又称 Tourette 综合征(TS)。小剂量本品治疗有效,能消除不自主的运动,又能减轻和消除伴存的精神症状。④呕吐及顽固性呃逆。

(四)苯甲酰胺类

如舒必利,又称止吐灵,属苯甲酰胺类化合物,为非典型抗精神病药(锥体外系不良反应不明显)。在下丘脑、脑桥和延髓能阻断 D_1 受体、D_2 受体,对 D_3 受体、D_4 受体也有一定的阻断作用。具有激活情感作用。其抗木僵、退缩、幻觉、妄想及精神错乱的作用较强,并有一定的抗抑郁作用,对情绪低落、抑郁等症状也有治疗作用。有很强的中枢性止吐作用。抗胆碱作用较弱,无镇静催眠作用和抗兴奋躁动作用。本品自胃肠道吸收,2小时可达血药浓度峰值。可透过胎盘屏障及从母乳中排出。用于:①精神分裂症,适用于单纯型、偏执型、紧张型及慢性精神分裂症的孤僻、退缩、淡漠症状。对抑郁症状有一定疗效。②治疗呕吐、乙醇中毒性精神病、智力发育不全伴有人格障碍。③胃及十二指肠溃疡、眩晕、偏头痛等。

(五)新型结构抗精神病药

1.二苯丁酰哌啶类

如五氟利多,为口服长效抗精神分裂症药。阻断 D_2 受体,具有较强的抗精神病作用、镇吐作用和阻断 α 受体的作用。有效剂量时不会诱发癫痫,对心血管系统的不良反应小,镇静作用较弱,是一类口服作用维持时间较长、又较安全的抗精神病药,一次用药疗效可维持1周(吸收后能贮存在脂肪组织中并缓慢释放)。抗精神病作用与氟哌啶醇相似。对精神分裂症的各型、各病程均有疗效,控制幻觉、妄想、淡漠、退缩等症状疗效较好。主要用于慢性精神分裂症,尤其适用于病情缓解者的维持治疗,对急性患者也有效。

2.二苯二氮䓬类

如氯氮平,为一广谱抗精神病药,对精神分裂症的疗效与氯丙嗪相当,但起效迅速,多在1周内见效。作用于中脑-边缘系统的多巴胺受体,抑制多巴胺与 D_1 受体、D_2 受体结合,对黑质-纹状体的多巴胺受体影响较少,故有较强的抗精神病作用而锥体外系不良反应少见,也不引起僵直反应。并具有阻断 5-HT_2 受体的作用。能直接抑制中脑网状结构上行激活系统,具有强大的镇静催眠作用。此外,尚有抗胆碱作用、抗 α 肾上腺素能作用、肌松作用和抗组胺作用。口服吸收迅速、完全,食物对其吸收速率和程度无影响。可通过血-脑脊液屏障,蛋白结合率高达95%,有肝脏首过效应。女性患者的血药浓度明显高于男性患者。吸烟可加速本品的代谢。对精神分裂症的阳性或阴性症状有较好的疗效,适用于急性和慢性精神分裂症的各个亚型,对偏执型、青春型效果好;也可以减轻与精神分裂症有关的情感症状(如抑郁、负罪感、焦虑)。本品也用于治疗躁狂症或其他精神病性障碍的兴奋躁动和幻觉、妄想,适用于难治性精神分裂症。因可引起粒细胞减少症,一般不宜作为治疗精神分裂症的首选药物,而用于患者经历了其他两种抗精神病药充分治疗无效或不能耐受其他药物治疗时。

3.苯丙异噁唑类

如利培酮,是新一代非典型抗精神病药。与 5-HT_2 受体和多巴胺 D_2 受体有很高的亲和力。本品是强有力的 D_2 受体阻断药,可以改善精神分裂症的阳性症状,但它引起的运动功能抑制以及强直性昏厥都要比经典的抗精神病药少。对中枢神经系统的 5-HT 和多巴胺阻断作用的平衡可以减少发生锥体外系不良反应的可能,并将其治疗作用扩展到精神分裂症的阴性症状和情感症状。口服吸收迅速、完全,其吸收不受食物影响。老年患者和肾功能不全患者清除速度减慢。用于治疗急性和慢性精神分裂症,特别是对阳性及阴性症状及其伴发的情感症状(如焦虑、抑郁等)有较好的疗效;也可减轻与精神分裂症有关的情感障碍。对于急性期治疗有效的患者,在维持期治疗中本品可继续发挥其临床疗效。

4.吲哚类

如舍吲哚,为苯吲哚衍生物,对多巴胺 D_2 受体、$5\text{-}HT_{2A}$、$5\text{-}HT_2C$ 受体、α_1 受体均有较强的亲和力。控制精神分裂症阳性症状与氟哌啶醇相似,并有较强的改善阴性症状的作用。极少见锥体外系症状。口服后达峰时间长,约 10 小时,老年人及肾功能损害的患者对本品的药动学无影响。用于治疗精神分裂症阳性和阴性症状。

5.其他

阿立哌唑、曲美托嗪等药。

二、心境稳定药(抗躁狂症药)

心境稳定药即抗躁狂症药,主要用于治疗躁狂症。躁狂症是指以心境显著而持久的高涨为基本临床表现,并伴有相应思维和行为异常的一类精神疾病,是躁狂抑郁症的一种发作形式。以情感高涨、思维奔逸,以及言语动作增多为典型症状。通常有反复发作的倾向。虽然躁狂可以单纯急性发作,但是通常情况下躁狂发作后紧随抑郁。所以躁狂一般见于双相情感障碍(又称为躁狂抑郁症)的患者。抗躁狂药不是简单地抗躁狂,而有调整情绪稳定的作用,防止双相情感障碍的复发,是对躁狂症具有较好的治疗和预防发作的药物,专属性强,对精神分裂症往往无效。目前所指的抗躁狂症药,实际上只有锂盐一类,最常用的是碳酸锂。卡马西平和丙戊酸盐治疗躁狂症也有比较确切的疗效,而且长期服用对双相情感性精神障碍的反复发作具有预防作用,但是药物分类上它们属于抗癫痫药。此外,某些抗精神病药(如氯丙嗪、氟奋乃静、氟哌啶醇、氯氮平等)也具有抗躁狂作用,可治疗双相情感性精神障碍的躁狂相。

(一)碳酸锂

具有显著的抗躁狂症作用,特别是对急性躁狂和轻度躁狂疗效显著,有效率为 80%,还可改善精神分裂症的情感障碍。主要抗躁狂,有时对抑郁症也有效,故有情绪稳定药之称。治疗量时对正常人的精神行为无明显影响。尽管研究发现锂离子在细胞水平具有多个方面的作用,但其情绪安定作用的确切机制目前仍不清楚。其抗躁狂发作的机制主要在于:①在治疗浓度抑制除极化和 Ca^{2+} 依赖的 NA 和 DA 从神经末梢释放,而不影响或促进 5-HT 的释放。②摄取突触间隙中儿茶酚胺,并增加其灭活。③抑制腺苷酸环化酶和磷脂酶 C 所介导的反应。④影响 Na^+、Ca^{2+}、Mg^{2+} 的分布,影响葡萄糖的代谢。口服易吸收,$0.5\sim2$ 小时可达血药浓度高峰,按常规给药 $6\sim7$ 天达稳态血药浓度。分布于全身各组织中,脑脊液和脑组织中的药物浓度约为血浆中的 50%。主要经肾脏排泄,其速度因人而异,特别是与血浆内的钠离子有关,钠多则锂盐浓度低,反之则升高。多摄入氯化钠可促进锂盐排出。血浆半衰期为 $20\sim24$ 小时,老年人为 $36\sim48$ 小时。主要用于治疗躁狂症,对躁狂和抑郁交替发作的双相情感性精神障碍有很好的治疗和预防复发的作用,对反复发作的抑郁症也有预防发作的作用。一般于用药后 $6\sim7$ 天症状开始好转。因锂盐无镇静作用,一般主张对严重急性躁狂患者先与氯丙嗪或氟哌啶醇合用,急性症状控制后再单用碳酸锂维持。还可用于治疗分裂情感性精神病、粒细胞减少、再生障碍性贫血、月经过多症、急性细菌性痢疾。

(二)卡马西平

本品具有抗癫痫、抗神经性疼痛、抗躁狂抑郁症、改善某些精神疾病的症状、抗中枢性尿崩症的作用。可用于急性躁狂发作、抑郁发作以及双相情感性精神障碍的维持治疗。锂盐治疗无效或不能耐受时可考虑选用本品代替。

(三)丙戊酸钠

丙戊酸是 GABA 氨基转移酶的抑制药。通过抑制该酶的活性,阻断 GABA 的降解过程,从而增加脑内抑制性氨基酸 GABA 的浓度。具有抗癫痫、抗躁狂抑郁症作用。可用于急性躁狂发作的治疗,长期服用对双相情感性精神障碍的反复发作具有预防作用。

三、抗抑郁药

抑郁症属于情感性障碍,是一种常见的精神疾病。主要表现为情绪低落,兴趣减低,悲观,思维迟缓,缺乏主动性,自责自罪,饮食、睡眠差,担心自己患有各种疾病,感到全身多处不适,严重者可出现自杀念头和行为,常伴有某些躯体或生物学症状。一般分为反应性抑郁、内源性抑郁和双相情感障碍抑郁相。目前抑郁症的病因、病理生理学机制等尚不明确。但长期研究表明,其生理学基础可能是脑内单胺类递质 5-羟色胺(5-HT)和去甲肾上腺素(NA)的缺乏。解剖学基础是上述神经递质环路所在的影响情绪、心境的脑内结构,包括海马、边缘系统(基底神经节、杏仁核、伏隔核等)以及大脑皮质的某些特定脑区。抗抑郁药对上述抑郁症的临床症状具有明显的治疗作用,可使 70% 左右的抑郁症患者病情显著改善,长期治疗可使反复发作的抑郁减少复发;对焦虑性障碍、惊恐发作、强迫性障碍及恐惧症也有效。丙米嗪和选择性 5-HT 再摄取抑制药对非情感性障碍如遗尿症、贪食症等也有效。抗抑郁药主要分为以下各类。

(一)三环类抗抑郁药

三环类抗抑郁药(TCAs)可以抑制突触前膜对去甲肾上腺素(NA)和 5-羟色胺(5-HT)的再摄取,增加突触间隙中有效的 NA 和(或)5-HT 的水平,延长 NA 和 5-HT 作用于相应受体的时间,发挥抗抑郁作用。此外,TCAs 可阻断 M 胆碱受体,引起阿托品样不良反应,还可不同程度地阻断 α 肾上腺素受体和组胺受体。

1.丙米嗪

(1)别名:米帕明,丙帕明,依米帕明,托弗尼尔。

(2)作用与应用。本品具有较强的抗抑郁作用,但兴奋作用不明显,镇静作用和抗胆碱作用均属中等。因对中枢突触前膜 5-HT 与 NA 再摄取的拮抗作用,增加突触间隙 NA 和 5-HT 的含量而起到抗抑郁作用。抑郁症患者连续服药后出现精神振奋现象,连续 2～3 周后疗效才显著,使情绪高涨,症状减轻。此外,本品还能够阻断 M 胆碱受体,导致阿托品样作用的出现。本品亦可阻断肾上腺素 α 受体,与其 M 受体的阻断作用一起,对心脏产生直接的抑制作用。口服后吸收迅速而完全,主要在肝内代谢,活性代谢产物为地昔帕明。主要随尿液排出,还可随乳汁泌出。用于:①各种类型的抑郁症治疗。对内源性抑郁症、反应性抑郁症及更年期抑郁症均有效,但疗效出现慢(多在 1 周后才出现效果)。对精神分裂症伴发的抑郁状态则几乎无效或疗效差。②惊恐发作的治疗。其疗效与单胺氧化酶抑制药相当。③小儿遗尿症。

(3)用法与用量。口服:治疗抑郁症、惊恐发作,成人 1 次 12.5～25 mg,1 天 3 次。年老体弱者 1 次量从 12.5 mg 开始,逐渐增加剂量,须根据耐受情况而调整用量。极量 1 天 200～300 mg。小儿遗尿症,6 岁以上 1 次 12.5～25 mg,每晚 1 次(睡前 1 小时服),如在 1 周内未获满意效果,12 岁以下每天可增至 50 mg,12 岁以上每天可增至 75 mg。

(4)注意事项:①对三环类抗抑郁药过敏、高血压、严重心脏病、肝肾功能不全、青光眼、甲状腺功能亢进、尿潴留患者及孕妇禁用。有癫痫发作倾向、各种原因导致的排尿困难(如前列腺炎、膀胱炎)、心血管疾病、严重抑郁症患者及 6 岁以下儿童慎用。哺乳期妇女使用本品应停止哺乳。②较常见的不良反应有口干、心动过速、出汗、视力模糊、眩晕、便秘、尿潴留、失眠、精神错乱、皮疹、震颤、心肌损害。大剂量可引起癫痫样发作。偶见粒细胞减少。③长期、大剂量应用时应定期检查血常规和肝功能。④突然停药可产生停药症状(头痛、恶心等),宜缓慢撤药(在 1～2 个月内逐渐减少用量至停药)。⑤使用三环类抗抑郁药时须根据个体情况调整剂量。宜在餐后服药,以减少胃部刺激。⑥过量可致惊厥、严重嗜睡、呼吸困难、过度疲乏或虚弱、呕吐、瞳孔散大及发热,应给予对症处理和支持疗法。⑦老年人代谢、排泄功能下降,对本类药的敏感性增强,服药后产生不良反应(如头晕、排尿困难等)的危险更大,使用中应格外注意防止直立性低血压。

(5)药物相互作用:①本品禁止与单胺氧化酶抑制药(如吗氯贝胺、司来吉兰等)合用,因易发生致死性 5-HT 综合征(表现为高血压、心动过速、高热、肌阵挛、精神状态兴奋性改变等)。②与肝药酶 CYP2D6 抑制药(如奎尼丁、西咪替丁、帕罗西汀、舍曲林、氟西汀等)合用会增加本品的血药浓度,延长清除半衰期。

③与肝药酶诱导剂(如苯妥英、巴比妥类药物、卡马西平等)合用会使本品的血药浓度降低,清除速率加快。④与抗胆碱类药物或抗组胺药物合用会产生阿托品样作用(如口干、散瞳、肠蠕动降低等)。⑤与香豆素类药物(如华法林)合用会使抗凝血药的代谢减少,出血风险增加。⑥与奈福泮、曲马多、碘海醇合用会增加痫性发作发生的风险。⑦与甲状腺素制剂合用易相互增强作用,引起心律失常、甚至产生毒性反应。⑧与拟肾上腺素类药物合用,合用药物的升压作用被增强。

2.阿米替林

(1)别名:氨三环庚素,依拉维。

(2)作用与应用。本品为临床常用的三环类抗抑郁药,抗抑郁作用与丙米嗪极为相似,与后者相比,本品对 5-HT 再摄取的抑制作用强于对 NA 再摄取的抑制;其镇静及抗胆碱作用也较明显。可使抑郁症患者情绪提高,对思考缓慢、行动迟缓及食欲缺乏等症状能有所改善。本品还可通过作用于中枢阿片受体,缓解慢性疼痛。一般用药后 7～10 天可产生明显疗效。口服吸收完全,8～12 小时达血药峰浓度。经肝脏代谢,代谢产物去甲替林仍有活性。可透过胎盘屏障,从乳汁排泄,最终代谢产物自肾脏排出体外。排泄较慢,停药 3 周仍可在尿中检出。用于:①治疗各型抑郁症和抑郁状态。对内源性抑郁症和更年期抑郁症疗效较好,对反应性抑郁症及神经症的抑郁状态亦有效。对兼有焦虑和抑郁症状的患者,疗效优于丙米嗪。与电休克联合使用于重症抑郁症,可减少电休克次数。②缓解慢性疼痛。③治疗小儿遗尿症、儿童多动症。

(3)用法与用量。①口服:治疗抑郁症、慢性疼痛,1 次 25 mg,1 天 2～4 次,以后递增至 1 天 150～300 mg,分次服。维持量 1 天 50～200 mg。老年患者和青少年 1 天 50 mg,分次或夜间 1 次服。治疗遗尿症,睡前 1 次口服 10～25 mg。儿童多动症,7 岁以上儿童 1 次 10～25 mg,1 天 2～3 次。②静脉注射或肌内注射:重症抑郁症、严重的抑郁状态,1 次 20～30 mg,1 天 3～4 次。患者能配合治疗后改为口服给药。

(4)注意事项:①严重心脏病、青光眼、前列腺增生伴有排尿困难、麻痹性肠梗阻、重症肌无力、甲状腺功能亢进、有癫痫病史、使用单胺氧化酶抑制药者禁用。严重肝肾功能不全、支气管哮喘患者慎用。②不良反应比丙米嗪少且轻。常见口干、嗜睡、便秘、视力模糊、排尿困难、心悸。偶见心律失常、眩晕、运动失调、癫痫样发作、直立性低血压、肝损伤及迟发性运动障碍。有报道偶有加重糖尿病症状。③对易发生头昏、萎靡等不良反应者,可在晚间 1 次顿服,以免影响日常工作。④可导致光敏感性增加,应避免长时间暴露于阳光或日光灯下。⑤其他参见丙米嗪。

(5)药物相互作用:①与单胺氧化酶抑制药合用增强本品的不良反应。②与中枢神经系统抑制药合用,合用药的作用被增强。③与肾上腺素受体激动药合用,可引起严重的高血压与高热。④与胍乙啶合用,拮抗胍乙啶的降压作用。⑤与甲状腺素、吩噻嗪类药物合用,本品的作用被增强。⑥氯氮䓬、奥芬那君可增强本品的抗胆碱作用。

(二)去甲肾上腺素再摄取抑制药

该类药物选择性地抑制去甲肾上腺素(NA)的再摄取,用于以脑内 NA 缺乏为主的抑郁症,尤其适用于尿检 MH-PG(NA 的代谢物)显著减少的患者。这类药物的特点是奏效快,而镇静作用、抗胆碱作用和降压作用均比三环类抗抑郁药(TCAs)弱。

1.马普替林

(1)别名:麦普替林,路滴美,路地米尔,甲胺丙内乙蒽,吗丙啶,马普智林。

(2)作用与应用:本品为非典型抗抑郁药,选择性地抑制中枢神经元突触前膜对去甲肾上腺素(NA)的再摄取,但不能阻断对 5-羟色胺(5-HT)的再摄取。其抗抑郁效果与丙米嗪、阿米替林相似,且起效较快,不良反应较少。患者用药后,精神症状、对环境的适应能力及自制力均有改善。镇静作用与 TCAs 相当。对睡眠的影响与丙米嗪不同,延长 REMS 睡眠时间。口服、注射均可迅速吸收。静脉注射后 2 小时,海马中的药物浓度最高,其次为大脑、小脑皮质、丘脑和中脑。主要经肝脏代谢,活性代谢物为去甲马普替林。主要用于治疗内源性抑郁症、迟发性抑郁症(更年期性抑郁症)、精神性抑郁症、反应性和神经性抑郁症、耗竭性抑郁症;亦可用于疾病或精神因素引起的抑郁状态(如产后抑郁、脑动脉硬化伴发抑郁、精神分裂症伴有抑郁)。可用于伴有抑郁、激越行为障碍的儿童及夜尿者。

(3)用法与用量。①口服:治疗期间,应将患者置于医疗监督下,确定剂量时应个体化,并根据患者的情况和反应进行调整,以尽可能小的剂量达到治疗效果,并缓慢地增加剂量。每天用药量不宜超过150 mg。轻至中度抑郁症,特别是用于治疗可以自行就诊的患者,1次25 mg,1天3次;或1次75 mg,1天1次(黄昏顿服),应根据患者病情严重程度和反应而定,均用药至少2周。严重抑郁症,特别是住院患者,1次25 mg,1天3次,或75 mg,1天1次,必要时根据患者反应,将每天剂量逐渐增至150 mg,分数次或1次服用。儿童和青少年患者应逐渐增加剂量,开始用25 mg,1天1次。必要时根据患者的反应将每天剂量逐渐增至25 mg,1天3次;或75 mg,1天1次。对青少年,可按具体情况将剂量增至接近成人的水平。老年患者逐渐增加剂量,开始用25 mg,1天1次;必要时根据患者的反应将每天剂量逐渐增至25 mg,1天3次;或75 mg,1天1次。②静脉滴注:对急性严重抑郁症或口服抗抑郁药疗效不佳者可静脉给药,静脉滴注时将25~50 mg稀释于0.9%氯化钠注射液或5%葡萄糖注射液250 mL中,于2~3小时滴完,见效后改为口服;静脉注射时,25~50 mg稀释于0.9%氯化钠注射液10~20 mL中缓慢注射,1天剂量不得超过150 mg。

(4)注意事项:①对本品过敏、癫痫、伴有排尿困难的前列腺肥大、闭角型青光眼患者禁用。心、肝、肾功能严重不全者,18岁以下青少年及儿童,孕妇,哺乳期妇女慎用。②不良反应与三环类相似,但少而轻。以胆碱能拮抗症状最为常见,如口干、便秘、视力模糊等,尚可见嗜睡。偶可诱发躁狂症、癫痫强直阵挛发作。对心脏的影响为延长Q-T间期,增加心率。③用于双相抑郁症时,应注意诱发躁狂症出现。④应遵循剂量个体化原则,由小剂量开始,再根据症状和耐受情况调整。⑤可与食物同服,以减轻胃部刺激。⑥老年人维持治疗时不宜在晚间睡前单次服药,仍以分次服用为宜。⑦用药期间应避免驾驶车辆或操纵机器。⑧出现严重不良反应时应停药。停药后本品的作用可持续7天,仍应继续观察服药期间的所有不良反应。无特异解毒药,可采取支持和对症治疗。

(5)药物相互作用:①与单胺氧化酶抑制药合用可增强本品的不良反应。②其他参见丙米嗪。

2.瑞波西汀

(1)别名:叶洛抒。

(2)作用与应用:本品是一种选择性去甲肾上腺素(NA)再摄取抑制药,通过选择性地抑制突触前膜对NA再摄取,增强中枢去甲肾上腺素能神经的功能,从而发挥抗抑郁作用。对5-羟色胺(5-HT)的再摄取抑制作用微弱,对α_1受体和M受体几乎无亲和力,主要用于治疗抑郁症、焦虑症。

(3)用法与用量。口服:开始1天8 mg,分2次给药。用药3~4周后视需要可增至1天12 mg,分3次服。1天剂量不得超过12 mg。服用本品后不会立即减轻症状,通常症状的改善会在服用后几周内出现。因此,即使服药后没有立即出现病情好转也不应停药,直到服药几个月后医师建议停药为止。

(4)注意事项:①对本品过敏、肝肾功能不全、有惊厥史(如癫痫患者)、闭角型青光眼、前列腺增生、低血压、心脏病(如近期发生心血管意外事件)患者、孕妇及哺乳期妇女禁用。儿童及老年患者不宜使用。②可出现口干、便秘、多汗、排尿困难、静坐不能、眩晕或直立性低血压等。

(5)药物相互作用:①不应与单胺氧化酶抑制药同用。②本品主要经CYP3A4代谢,同时服用能抑制CYP3A4活性的药物(包括红霉素等大环内酯类抗生素、咪唑类和三环类抗真菌药,如酮康唑、氟康唑等)可能增加本品的血药浓度。

(三)选择性5-羟色胺再摄取抑制药

本类药物(SSRIs)的化学结构完全不同于三环类抗抑郁药(TCAs),并且不具有TCAs的抗胆碱、抗组胺以及阻断α肾上腺素受体的不良反应。SSRIs可以选择性地抑制5-HT转运体,拮抗突触前膜对5-HT的再摄取。

1.氟西汀

(1)别名:氟苯氧丙胺,百忧解,优克,艾旭,奥麦伦,开克,金开克,奥贝汀,氟苯氧苯胺,氟烷苯胺丙醚。

(2)作用与应用。本品是一种临床广泛应用的选择性5-HT再摄取抑制药(SSRIs),可选择性地抑制

5-HT 转运体,阻断突触前膜对 5-HT 的再摄取,延长和增加突触间隙 5-HT 的作用,从而产生抗抑郁作用,疗效与三环类药物相似。对肾上腺素能、组胺能、胆碱能受体的亲和力低,作用较弱,因而镇静、抗胆碱及心血管不良反应比三环类药小,耐受性与安全性优于三环类药。口服后吸收良好,易通过血-脑脊液屏障,另有少量可分泌入乳汁中。在肝脏经 CYP2D6 代谢生成的活性代谢物去甲氟西汀也有抗抑郁作用。用于:①治疗伴有焦虑的各种抑郁症,尤宜用于老年抑郁症。②治疗惊恐状态,对广泛性焦虑障碍也有一定疗效。③治疗强迫障碍,但药物剂量应相应加大。④社交恐怖症、进食障碍(神经性贪食)。

(3)用法与用量。口服:①治疗抑郁症,最初治疗建议 1 天 20 mg,早餐后服用为宜,一般 4 周后才能显效。若未能控制症状,可考虑增加剂量,每天可增加 20 mg,最大推荐剂量 1 天 80 mg。维持治疗可以 1 天 20 mg。②强迫症,建议初始剂量为每天晨 20 mg,维持治疗可以 1 天 20~60 mg。③神经性贪食,建议 1 天 60 mg。④惊恐障碍,初始剂量为 1 天 10 mg,1 周后可逐渐增加至 1 天 20 mg,如果症状没有有效控制,可适当增加剂量至 1 天 60 mg。老年人开始 1 天 10 mg,加药速度应放慢。

(4)注意事项:①对本品过敏者禁用。有癫痫病史、双相情感障碍病史、急性心脏病、自杀倾向、出血倾向者,儿童,孕妇及哺乳期妇女慎用。②不良反应较轻,大剂量时耐受性较好。常见的不良反应有失眠、恶心、易激动、头痛、运动性焦虑、精神紧张、震颤等,多发生于用药初期。有时出现皮疹(3%),大剂量用药(1 天 40~80 mg)时可出现精神症状,约 1% 的患者发生狂躁或轻躁狂。长期用药常发生食欲缺乏或性功能下降。③本品及其活性代谢产物的半衰期较长,原则上停药时无需逐渐减量,但应考虑药物的蓄积作用。目前已经有关于本品撤药后出现停药反应的病例报道,所以停药仍应慎重,逐渐减量,忌突然停药(参见氟伏沙明)。④服药期间不宜驾驶车辆或操作机器。⑤肝、肾功能损害患者的剂量应适当减少。⑥应注意密切观察在药物使用过程中特别是初期和剂量变动期时,患者的行为异常和精神情绪异常,及时发现并制止恶性事件发生。

(5)药物相互作用:①本类药物禁止与单胺氧化酶抑制药合用。在停用本类或单胺氧化酶抑制类药 14 天内禁止使用另一种药物,否则可能引起 5-HT 综合征(临床表现为高热、肌肉强直、肌阵挛、精神症状,甚至会出现生命体征的改变)。②与其他 5-HT 活性药物(锂盐、色氨酸、曲马多、圣·约翰草,或其他 SSRIs、SNRIs 和 TCAs)合用,可能会增加并导致 5-HT 能神经的活性亢进,而出现 5-HT 综合征。③与西沙必利、硫利达嗪、匹莫齐特、特非那定合用会引起心脏毒性,导致 Q-T 间期延长、心脏停搏等。应禁止合用。④与肝微粒体酶 CYP2D6 或者其他 CYP 同工酶的抑制药或作用底物(如西咪替丁、阿米替林、奋乃静、马普替林、丙米嗪、利托那韦、丁螺环酮、阿普唑仑等)合用,可使本品的血药浓度升高。⑤与 CYP 诱导剂(如卡马西平、苯巴比妥、苯妥英等)合用,会降低本品的血药浓度与药效。⑥与降血糖药合用可降低血糖,甚至导致低血糖症发生。停用本品时血糖升高。故在使用本品和停药后一段时间应监测血糖水平,及时采取干预措施。⑦SSRIs、5-HT 及 NA 双重再摄取抑制药(SNRIs)均有能增加出血的风险,特别是在与阿司匹林、华法林和其他抗凝血药合用时。⑧与地高辛合用可能会增加其血药浓度,增加发生洋地黄中毒的风险。

2.帕罗西汀

(1)别名:赛乐特,氟苯哌苯醚,帕罗克赛,乐友。

(2)作用与应用:本品为选择性 5-HT 再摄取抑制药(SSRIs),可选择性地抑制 5-HT 转运体,阻断突触前膜对 5-HT 的再摄取,通过增高突触间隙 5-HT 浓度而产生抗抑郁作用。常用剂量时,除微弱地抑制 NA 和 DA 的再摄取外,对其他递质无明显影响。抗抑郁疗效与三环类抗抑郁药相似,作用比三环类抗抑郁药快,远期疗效比丙米嗪好,而抗胆碱作用、体重增加、对心脏影响及镇静等不良反应均较三环类抗抑郁药轻。口服可完全吸收,生物利用度为 50%。有首过效应。血浆半衰期为 24 小时,老年人半衰期会延长。用于治疗抑郁症,适合治疗伴发焦虑症状的抑郁症患者;亦可用于强迫症、惊恐障碍与社交恐怖症的治疗。

(3)用法与用量。口服:通常 1 天剂量范围在 20~50 mg 之间,一般从 20 mg 开始,1 天 1 次,早餐时顿服,连续用药 3 周。以后根据临床反应增减剂量,每次增减 10 mg,间隔不得少于 1 周。最大推荐剂量为

1天50 mg(治疗强迫症可60 mg)。老年人或肝、肾功能不全者可从1天10 mg开始,1天最高用量不超过40 mg。对于肌酐清除率<30 mL/min的患者,推荐剂量为1天20 mg。

(4)注意事项:①对本品过敏者禁用。孕妇和哺乳期妇女不宜使用。有癫痫或躁狂病史、闭角型青光眼、有出血倾向、有自杀倾向者或严重抑郁状态病史者慎用。肝、肾功能不全者仍可安全使用,但应降低剂量。②不良反应轻微而短暂,常见的有轻度口干、恶心、畏食、便秘、头痛、震颤、乏力、失眠和性功能障碍。偶见神经性水肿、荨麻疹、直立性低血压。罕见锥体外系反应的报道。③服用本品前后2周内不能使用单胺氧化酶抑制类药(MAOIs)。④一次性给药后可出现轻微的心率减慢、血压波动,一般无临床意义,但对有心血管疾病或新发现有心肌梗死者应注意其反应。⑤本品服用1~3周后方可显效,用药时间足够长才可巩固疗效。抑郁症、强迫症、惊恐障碍的维持治疗期均较长。⑥有报道迅速停药可引起停药综合征,表现为睡眠障碍、激惹或焦虑、恶心、出汗、意识模糊。为避免停药反应,推荐撤药方案为:根据患者耐受情况,如果能够耐受,以每周10 mg的速度减量,至1天20 mg的剂量应维持口服1周再停药;如果不能耐受可降低所减剂量,如患者反应强烈,则可考虑恢复原剂量。停药后,药物的作用还可持续5周,故仍需继续监测服药期间的所有反应。⑦与食物、水同服可避免胃部刺激。患者由抑郁症转为躁狂症时应中断用药,必要时给予镇静药。⑧用药期间不宜驾驶车辆或从事机械操作、高空作业。⑨用药前后及用药时应当检查或监测肝肾功能、血压、脉搏、血常规、心电图。⑩过量时可出现恶心、呕吐、震颤、瞳孔散大、口干、烦躁、出汗和嗜睡。无特殊解救药,可按其他抗抑郁药过量中毒的解救方法处理。

(四)非典型抗抑郁药

非典型抗抑郁药包括一、二、三、四环结构的化合物,有的(如阿莫沙平)虽属三环结构,但中央杂环结构与三环类抗抑郁药(TCAs)有明显的不同。非典型抗抑郁药的作用机制比较复杂,大部分也是通过影响单胺神经递质的再摄取或代谢过程发挥抗抑郁作用。

(五)新型抗抑郁药

如阿戈美拉汀,是一种褪黑素受体激动剂和5-HT$_{2C}$受体拮抗剂。动物研究结果显示,本品能校正昼夜节律紊乱动物模型的昼夜节律,使节律得以重建,在多种抑郁症动物模型中显示出抗抑郁作用;能特异性地增加前额皮质去甲肾上腺素和多巴胺的释放,细胞外5-羟色胺水平未见明显影响。对单胺再摄取无明显影响,对α、β肾上腺素受体、组胺受体、胆碱能受体、多巴胺受体以及苯二氮䓬类受体无明显亲和力;人体研究中,本品对睡眠具有正向的时相调整作用,诱导睡眠时相提前,降低体温,引发类褪黑素作用。口服1~2小时达血药峰浓度,高剂量时,首过效应达到饱和。进食(标准饮食或高脂饮食)不影响生物利用度或吸收率。主要经细胞色素 P450 1A2(CYPIA2)(90%)和 CYP2C9/19(10%)代谢,与这些酶有相互作用的药物可能会降低或提高本品的生物利用度。用于治疗成人抑郁症。对老年(大于等于65岁)患者的疗效尚未得到明确证实。

四、抗焦虑药

焦虑症又称为焦虑性神经症,其病因及发病机制目前尚不明确。在研究参与焦虑形成和发展的机制中发现,边缘系统中的下丘脑、杏仁核、海马是主要的焦虑、恐惧产生的解剖部位。与上述部位有纤维联系的蓝斑核、额叶皮质等功能结构的改变,会引起焦虑及恐惧的产生。脑内兴奋性和抑制性神经递质的失衡也是疾病发生的可能机制之一。目前临床治疗焦虑症的药物主要包括。

(一)苯二氮䓬类

苯二氮䓬(BDZ)类药在临床治疗焦虑症属于一线主要药物,它们对海马和杏仁核具有高度的选择作用,针对上述部位的BDZ受体,加强GABA能神经传递所起的抑制作用,从而增强杏仁核、下丘脑腹中部核皮质运动区引起的海马神经元抑制性放电活动,达到抗焦虑的作用。常用的BDZ类药物一般均有效,但以强效-中效类为佳,比如阿普唑仑、地西泮、劳拉西泮、艾司唑仑、氯硝西泮、奥沙西泮、氟西泮、溴西泮等。但是,现有的BDZ类抗焦虑药还是有严重缺点的,可导致困倦、易激、头晕,最为突出的是发生依赖性和耐受性,尤其在长期大剂量使用以及突然停药时都会产生不良反应。

（二）其他抗焦虑药

丁螺环酮等药。

五、精神兴奋药

（一）哌甲酯

为精神兴奋药,通过拮抗中枢神经系统内 DA 转运体,起到抑制 DA 再摄取的作用。能提高精神活动,促使思路敏捷、精神振作,可对抗抑郁症。作用比苯丙胺弱,不良反应亦较少。并可制止小儿好动,使小儿安静、注意力集中。呼吸兴奋作用及拟交感作用弱。长期用药可产生依赖性。口服易吸收,存在首过效应,1 次服药作用可维持 4 小时左右,控释剂能使达峰时间延迟至 6～8 小时。用于:①消除催眠药引起的嗜睡、倦怠及呼吸抑制。②治疗儿童多动综合征、脑功能失调。③治疗抑郁症、痴呆、创伤性脑损伤等(国外报道)。

对本品过敏、青光眼、严重焦虑、激动或过度兴奋禁用。癫痫、高血压、有药物或乙醇滥用史和成瘾史及精神病患者(处于兴奋性症状期间)慎用。

（二）苯丙胺

作用与麻黄碱相似,但对中枢的兴奋作用较强。主要作用于大脑皮质和网状激活系统,使之保持机灵警觉状态。亦可作用于外周,能使支气管平滑肌松弛,通过刺激化学感受器反射性地兴奋呼吸,同时使血压微升。本品可以增加神经元兴奋性,降低痫性发作阈值。口服易为胃肠道吸收,经肝代谢,随酸性尿排出,而碱性尿排出较缓慢。$t_{1/2}$ 为 10～12 小时。由于本品成瘾性强,长期使用产生依赖性、耐受性,我国按一类精神药品管理。主要用于:①各种精神抑制状态、发作性睡病、老年性沉思抑郁、TCAs 不适用时,以及中枢神经抑制药中毒等。②雾化吸入可缓解鼻炎的阻塞症状。

（王存洁）

第六节　抗帕金森病药

一、拟多巴胺类药

（一）多巴胺前药

最典型的为左旋多巴。

1.作用与应用

本品是多巴胺(DA)的前药,本身无药理活性,通过血-脑脊液屏障进入中枢,经多巴脱羧酶作用转化成 DA,补充纹状体中多巴胺的不足,协调多巴胺能神经和胆碱能神经的平衡而产生抗帕金森病作用。可治疗各种类型的帕金森病(PD)患者,不论年龄、性别差异和病程长短均适用,但对吩噻嗪类等抗精神病药所引起的帕金森综合征无效。用于:①帕金森病(原发性震颤麻痹)、脑炎后或合并有脑动脉硬化及中枢神经系统一氧化碳与锰中毒后的症状性帕金森综合征(非药源性震颤麻痹综合征),用药早期可使 80% 的PD 患者症状明显改善,其中 20% 的患者可恢复到正常的运动状态。服用后先改善肌肉强直和运动迟缓,后改善肌肉震颤;其他运动功能如姿态步态联合动作、面部表情、言语、书写、吞咽、呼吸均可改善。也可使情绪好转,对周围事物反应增加,但对痴呆症状效果不明显。随着用药时间的延长,本品的疗效逐渐下降,3～5 年后疗效已不显著。同时服用 COMT 抑制药恩他卡朋对此有一定的预防作用。据统计,服用本品的 PD 患者的寿命比未服药者明显延长,生活质量明显提高。②肝性脑病,可使患者清醒,症状改善,但不能改善肝脏损害与肝功能。③神经痛,早期服用可缓解神经痛。④高催乳素血症,可抑制下丘脑的促甲状腺素释放激素,兴奋催乳素释放抑制因子,因而减少催乳素的分泌,用于治疗高催乳素血症,对乳溢症有一定疗效。⑤脱毛症,其机制可能是增加血液到组织的儿茶酚胺浓度,促进毛发生长。⑥促进小儿生长发育,可通过促进生长激素的分泌加速小儿骨骼的生长发育。治疗垂体功能低下患儿。

2.用法与用量

口服:抗帕金森病,开始1天250～500 mg,分2～3次服。以后视患者的耐受情况,每隔2～4天增加125～500 mg,直至达到最佳疗效。维持量1天3～6 g,分4～6次服。在剂量递增过程中如出现恶心等,应停止增量,待症状消失后再增量。脑炎后帕金森综合征及老年患者对本品更敏感,应酌减剂量。

3.注意事项

(1)高血压、精神病、糖尿病、心律失常、闭角型青光眼患者及孕妇、哺乳期妇女禁用。支气管哮喘、肺气肿、严重心血管疾病、肝肾功能障碍等患者慎用。

(2)不良反应:胃肠反应,治疗初期约80%的患者出现恶心、呕吐、食欲缺乏,餐后服药或剂量递增,速度减慢,可减轻上述反应。心血管反应,治疗初期30%的患者出现直立性低血压;还有些患者出现心律失常,可用β受体阻断药治疗;不自主的异常动作,如咬牙、吐舌、点头、怪相及舞蹈样动作等,应注意调整剂量,必要时停药;"开-关现象"(患者突然多动不安是为"开",而后又出现肌强直运动不能是为"关"),见于年龄较小的患者,在用药一年以上的部分患者出现,可采用减少剂量或静脉注射左旋多巴翻转或控制这一现象;日内波动现象,当服本品后多巴胺浓度达高峰时出现运动障碍,当多巴胺浓度降低时反转为无动状态,产生一天内运动症状的显著波动,为减轻症状波动可用左旋多巴-卡比多巴缓释剂或用多巴胺受体激动药,或加用MAO抑制药如司来吉兰等,也可适当调整服用时间与方法,小剂量分多次服,可减轻日内波动现象;精神症状,10%～15%的患者用药3个月后可出现不安、失眠、幻觉、逼真的梦幻、幻想、幻视等,也有抑郁症等精神病症状,用非经典安定药氯氮平治疗有效,它不引起或加重PD患者锥体外系运动功能失调或迟发性运动失调;排尿困难,老年人更易发生。

(3)长期用药对肝脏有损害,可发生黄疸、氨基转移酶升高。

(4)长期用药可引起嗅、味觉改变或消失,唾液、尿液及阴道分泌物变棕色。

(5)可增强患者的性功能。青春期应用可使第二性征发育过度,增强性功能。

(6)治疗帕金森病时需与外周多巴脱羧酶抑制药同用,不仅左旋多巴用量可大大缩减,并可减少不良反应。

(7)过量中毒应立即洗胃并用一般支持疗法,必要时需用抗心律失常药。维生素B_6并不能逆转左旋多巴的急性过量。

4.药物相互作用

(1)与维生素B_6合用,则增加本品在外周脱羧变成多巴胺,使疗效降低,不良反应增加。

(2)吩噻嗪类、丁酰苯类抗精神病药及利血平均能引起锥体外系运动失调,出现药源性PD,对抗本品疗效。

(3)抗抑郁药可引起直立性低血压,加强左旋多巴的不良反应,宜在睡觉期间服用。

(4)与单胺氧化酶抑制药、利血平及拟肾上腺素药等合用,可增加心血管不良反应。

(二)左旋多巴增效药

1.氨基酸脱羧酶(AADC)抑制药及其复方制剂

常见的为卡比多巴。与左旋多巴合用时既可降低左旋多巴的外周性心血管系统的不良反应,又可减少左旋多巴的用量,是治疗帕金森病的辅助药。此外,左旋多巴联合卡比多巴可改善视锥、视杆细胞的光活动,完善光感受器的横向抑制功能,唤醒视觉塑形的敏感期。本品可通过胎盘,可从乳汁中分泌。用于:①主要与左旋多巴合用治疗各种原因引起的帕金森病,可获较好的临床治疗效果,但晚期重型患者的疗效较差。②本品与左旋多巴联合应用,治疗单眼弱视疗效好,尤其是对屈光参差性单眼弱视、弱视性质为中心注视的弱视。

复方卡比多巴也多见,是由卡比多巴与左旋多巴按1:10或1:4的比例组成的复方制剂。两者合用增强了左旋多巴的抗帕金森病作用,且胃肠道及心血管不良反应较单用左旋多巴少,对改善帕金森病的强直、运动迟缓、平衡障碍及震颤有效,对强直和运动迟缓的疗效尤为显著;对流涎、吞咽困难、姿势异常等也有效,其疗效优于苯海索、金刚烷胺。用于治疗帕金森病和帕金森综合征,控释剂型可以维持更加稳定的血药浓度,减轻左旋多巴的"开-关反应"及其他症状波动。

2.单胺氧化酶 B

如司来吉兰,选择性地抑制中枢神经系统 MAO-B,迅速通过血-脑脊液屏障,阻断多巴胺的代谢,抑制多巴胺的降解;也可抑制突触处多巴胺的再摄取,而使脑内多巴胺浓度增加,有效时间延长,增强中枢多巴胺能神经的作用。与左旋多巴合用可增强左旋多巴的作用,并可减轻左旋多巴引起的运动障碍("开-关反应")。在 PD 早期应用可起到神经细胞保护作用,延缓 PD 的发展,延缓患者必须使用左旋多巴的时间;在疾病发展后与左旋多巴合用,可预防或改善久用左旋多巴所引起的终末运动不能及药效消失等。神经科临床将本品与维生素 E 合用,以抗氧化的作用来治疗早期 PD,称为 DATATOP 方案。总之本品有成为早期 PD 首选药的趋势。此外,本品有抗抑郁作用,对阿尔茨海默病的智能状态亦有改善的报道。用于:①原发性帕金森病、帕金森综合征。常作为左旋多巴、多巴丝肼、卡比多巴-左旋多巴(信尼麦)的辅助用药。②阿尔茨海默病和血管性痴呆。③抑郁症。

3.儿茶酚胺氧位甲基转移酶(COMT)抑制药

如托卡朋,为儿茶酚氧位甲基转移酶(COMT)抑制药,能延长左旋多巴的半衰期,稳定血药浓度,明显增加左旋多巴进入脑内的量,进而增加疗效。本品能同时抑制外周和中枢 COMT 活性。与左旋多巴合用于帕金森病的治疗,对左旋多巴治疗帕金森病时出现的"剂末药效减退"和"开-关反应"有效。因有明显的肝脏毒性,一般不常规应用,尤其是肝功能障碍者更需慎重考虑。仅适用于其他抗 PD 药无效时。

(三)多巴胺受体激动药

代表药物为溴隐亭。

1.作用与应用

本品系多肽类麦角生物碱,选择性地激动多巴胺受体。小剂量溴隐亭首先激动结节-漏斗通路 D_2 受体,抑制催乳素和生长激素分泌,用于治疗乳溢-闭经综合征和肢端肥大症;增大剂量可激动黑质-纹状体多巴胺通路的 D_2 受体,发挥抗帕金森病作用,显效快,持续时间长。用于:①帕金森病或帕金森综合征,以及不宁腿综合征。其抗帕金森病疗效优于金刚烷胺和苯海索,对僵直、少动效果好,对左旋多巴或其复方制剂无效或不能耐受的帕金森病重症病例常可有效。本品也可与左旋多巴复方制剂同用,以减少其用量,减少症状波动。②治疗慢性精神分裂症和躁狂症,尤其是以阴性症状为主的精神病病理基础是多巴胺功能降低所致,本品能增加多巴胺受体的活性;治疗抑郁症,通过增强多巴胺能神经元的活性而对抑郁症有效;治疗抗精神病药恶性综合征。③闭经或乳溢,包括各种原因所致的催乳素过高引起的闭经或乳溢。对于垂体瘤诱发者,可作为手术或放射治疗的辅助治疗。④抑制生理性泌乳。⑤催乳素过高引起的经前期综合征,对周期性乳房痛和乳房结节,可使症状改善,但对非周期性乳房痛和月经正常者几无效。⑥治疗肢端肥大症、无功能性垂体肿瘤、垂体性甲状腺功能亢进、库欣综合征。⑦女性不育症。⑧男性性功能减退,对男性乳腺发育、阳痿、精液不足等有一定的疗效。⑨治疗可卡因戒断综合征,可有效减轻可卡因的瘾欲和戒断的焦虑症状。⑩治疗亨廷顿舞蹈症。

2.用法与用量

口服:帕金森病,开始 1 天 0.625 mg,1 周后每周 1 天增加 0.625～1.25 mg,分次服。1 天治疗量为 7.5～15 mg,1 天不超过 25 mg。不宁腿综合征,1.25～2.5 mg,睡前 2 小时服。

3.注意事项

(1)对本品及其他麦角生物碱过敏、心脏病、周围血管性疾病、心肌梗死、有严重精神病史者、孕妇及哺乳期妇女禁用。肝功能损害、精神病、有室性心律失常的心肌梗死、消化性溃疡患者慎用。

(2)不良反应主要有口干、恶心、呕吐、食欲丧失、便秘、腹泻、腹痛、头痛、眩晕、疲倦、精神抑郁、雷诺现象、夜间小腿痉挛等。也可出现低血压、多动症、运动障碍及精神症状。不良反应发生率约 68％,连续用药后可减轻,与食物同服也可减轻。约有 3％的患者需终止用药。

(3)用于治疗闭经或乳溢可产生短期疗效,但不宜久用。

(4)治疗期间可以妊娠,如需计划生育,应使用不含雌激素的避孕药或其他措施。

(5)用药期间不宜驾驶或从事有危险性的工作。

4.药物相互作用

(1)与吩噻嗪类药、抗高血压药、H_2 受体阻断药合用,增强合用药的心血管效应。

(2)与左旋多巴合用治疗帕金森病可提高疗效,但需酌情减量(应用本品 10 mg,须减少左旋多巴用量 12.5%)。

(3)口服激素类避孕药可致闭经或乳溢,干扰本品的作用,不宜同时应用。

(4)与其他麦角生物碱合用时,可使本品偶尔引起的高血压加重,但较为罕见,两者应避免合用。

(四)促多巴胺释放药

如金刚烷胺,原为抗病毒药,也有多巴胺受体激动药的作用,可促进左旋多巴进入脑循环,增加多巴胺的合成和释放,减少多巴胺的重摄取及具较弱的抗胆碱作用等。抗帕金森病的疗效优于抗胆碱药,略逊于左旋多巴,对缓解震颤、肌肉强直、运动障碍效果好。用药后显效快,作用持续时间短,应用数天即可获得最大疗效,但连用 6～8 周后疗效逐渐减弱。用于不能耐受左旋多巴治疗的帕金森病患者;脑梗死所致的自发性意识低下;本品还可用于亚洲甲型流行性感冒的预防和早期治疗。

二、抗胆碱药

苯海索是一种常见的抗胆碱药。

(一)作用与应用

本品系中枢性抗胆碱药,通过阻断胆碱受体而减弱大脑黑质-纹状体通路中乙酰胆碱的作用,协调胆碱能神经与多巴胺能神经的平衡。抗震颤效果好,对改善流涎有效,而缓解僵直、运动迟缓疗效较差,抗帕金森病的总疗效不及左旋多巴、金刚烷胺。外周抗胆碱作用较弱,为阿托品的 1/10～1/3,因此不良反应轻。对平滑肌有直接抗痉挛作用,小量时可有抑制中枢神经系统的作用,大量时则引起脑兴奋。口服胃肠道吸收快而完全,1 小时起效,持续 6～12 小时。药物可分泌入乳汁中。用于:①抗帕金森病、脑炎后或动脉硬化引起的帕金森综合征:主要用于轻症及不能耐受左旋多巴的患者,常与左旋多巴合用。②药物(利血平和吩噻嗪类)引起的锥体外系反应(迟发性运动失调除外)。③肝豆状核变性。④畸形性肌张力障碍、癫痫、慢性精神分裂症、抗精神病药所致的静坐不能。

(二)用法与用量

口服:帕金森病,开始 1 天 1～2 mg,逐日递增至 1 天 5～10 mg,分次服用。药物引起的锥体外系反应,第 1 天 1 mg,以后逐渐增加至 1 天 5～10 mg,1 天最多不超过 10 mg。老年患者对本品更敏感,注意控制剂量。小儿>5 岁,1 次 1～2 mg,1 天 3 次。

(三)注意事项

(1)青光眼、尿潴留、前列腺肥大患者禁用。心血管功能不全、迟发性运动障碍、肾功能障碍、高血压、肠梗阻或有此病史、重症肌无力、有锥体外系反应的精神病患者、孕妇及哺乳期妇女、高龄老年患者慎用。4 岁以下儿童不用或慎用。

(2)常见不良反应有心动过速、口干、便秘、尿潴留、视力模糊等抗胆碱反应。大剂量可有中枢神经系统症状,如幻觉、谵妄、精神病样表现等。老年患者可产生不可逆的脑功能衰竭。

(3)与食物同服或餐后服用可避免胃部刺激。

(4)用药期间不宜从事驾驶等工作,不宜暴露于炎热的环境下。

(5)停用时剂量应逐渐递减,以防症状突然加重。

(6)过量表现为步态不稳或蹒跚,严重口渴、呼吸短促或困难、心率加快、皮肤异常红润干燥,也可出现惊厥、幻觉、睡眠障碍或严重嗜睡,应催吐或洗胃;对心血管与中枢神经系统的毒性反应,可肌内注射或缓慢静脉滴注毒扁豆碱 1～2 mg,按需每隔 2 小时可重复;控制兴奋或激动可用小量的短效巴比妥类药;必要时可进行辅助呼吸和对症支持治疗。

（四）药物相互作用

（1）与中枢抑制药及乙醇同用，可加强其镇静作用。

（2）与吩噻嗪类药物（氯丙嗪、奋乃静等）合用，可减少它们的锥体外系症状，同时本品的不良反应增加。

（3）与金刚烷胺、抗胆碱药、单胺氧化酶抑制药同用，抗胆碱作用增强，并可发生麻痹性肠梗阻。

（4）与抗酸药或吸附性止泻药同用，本品疗效减弱。

（王存洁）

第三章

呼吸系统疾病用药

第一节 祛 痰 药

痰是呼吸道炎症的产物,可刺激呼吸道黏膜引起咳嗽,并可加重感染。祛痰药可稀释痰液或液化黏痰,使之易于咳出。按其作用方式可将祛痰药分为三类:①恶心性祛痰药和刺激性祛痰药。前者如氯化铵、碘化钾、愈创木酚甘油醚、桔梗流浸膏、远志流浸膏等口服后可刺激胃黏膜,引起轻微的恶心,反射性地促进呼吸道腺体分泌增加,使痰液稀释,易于咳出。后者是一些挥发性物质,如桉叶油、安息香酊等加入沸水中,其蒸气亦可刺激呼吸道黏膜,增加腺体分泌,使痰液变稀,易于咳出。②黏痰溶解剂。如氨溴索、乙酰半胱氨酸、沙雷肽酶等可分解痰液的黏性成分如黏多糖和黏蛋白,使黏痰液化,黏滞性降低而易于咳出。③黏液稀释剂。如羧甲司坦、稀化黏素等主要作用于气管、支气管的黏液产生细胞,促其分泌黏滞性低的分泌物,使呼吸道分泌的流变性恢复正常,痰液由黏变稀,易于咳出。

一、氯化铵

(一)其他名称

氯化铔,卤砂,Ammonium Muriate,SALMAIC。

(二)性状

为无色结晶或白色结晶性粉末,无臭,味咸、凉。有引湿性。在水中易溶,在酒精中微溶。

(三)药理学

口服后刺激胃黏膜的迷走神经末梢,引起轻度的恶心,反射性地引起气管、支气管腺体分泌增加。部分氯化铵吸收入血后,经呼吸道排出,由于盐类的渗透压作用而带出水分,使痰液稀释,易于咳出。能增加肾小管氯离子浓度,因而增加钠和水的排出,具利尿作用。口服吸收完全,其氯离子吸收入血后可酸化体液和尿液,并可纠正代谢性碱中毒。

(四)适应证

用于急性呼吸道炎症时痰黏稠不易咳出的病例。常与其他止咳祛痰药配成复方制剂应用。纠正代谢性碱中毒(碱血症)。其酸化尿液作用可使一些需在酸性尿液中显效的药物如乌洛托品产生作用;也可增强汞剂的利尿作用以及四环素和青霉素的抗菌作用;还可促进碱性药物如哌替啶、苯丙胺、普鲁卡因的排泄。

(五)用法和用量

(1)祛痰:口服,成人一次 0.3～0.6 g,一日 3 次。

(2)治疗代谢性碱中毒或酸化尿液:静脉点滴,每日 2～20 g,每小时不超过 5 g。

(六)不良反应

(1)吞服片剂或剂量过大可引起恶心、呕吐、胃痛等胃刺激症状,宜溶于水中、餐后服用。

(2)本品可增加血氨浓度,于肝功能不全者可能诱发肝昏迷。

（七）禁忌证

(1)肝、肾功能不全者禁用。

(2)应用过量或长期服用易致高氯性酸中毒,代谢性酸血症患者禁用。

（八）注意

静脉点滴速度过快,可致惊厥或呼吸停止。溃疡病患者慎用。

（九）药物相互作用

(1)与阿司匹林合用,本品可减慢阿司匹林排泄,增强其疗效。

(2)与氯磺丙脲合用,可增强氯磺丙脲的降血糖作用。

(3)与氟卡尼合用,可减弱氟卡尼的抗心律失常作用。

(4)本品可促进美沙酮的体内清除,降低其疗效。

(5)本品可增加氟卡尼的排泄,降低其疗效。

(6)本品不宜与排钾利尿药、磺胺嘧啶、呋喃妥因等合用。

（十）制剂

片剂:每片 0.3 g。注射液:每支 5 g(500 mL)。

二、溴己新

（一）其他名称

溴己铵,必消痰,必嗽平,溴苄环己铵。

（二）性状

本品为鸭嘴花碱经结构改造得到的半合成品,常用其盐酸盐。系白色或类白色结晶性粉末;无臭,无味。在酒精或三氯甲烷中微溶,在水中极微溶解。熔点 239～243 ℃。

（三）药理学

本品具有较强的黏痰溶解作用。主要作用于气管、支气管黏膜的黏液产生细胞,抑制痰液中酸性黏多糖蛋白的合成,并可使痰中的黏蛋白纤维断裂,因此使气管、支气管分泌的流变学特性恢复正常,黏痰减少,痰液稀释易于咳出。本品的祛痰作用尚与其促进呼吸道黏膜的纤毛运动及具有恶心性祛痰作用有关。服药后约 1 小时起效,4～5 小时作用达高峰,疗效维持 6～8 小时。

（四）适应证

用于慢性支气管炎、哮喘、支气管扩张、硅肺等有白色黏痰又不易咳出的患者。脓性痰患者需加用抗生素控制感染。

（五）用法和用量

口服:成人一次 8～16 mg。肌内注射:一次 4～8 mg,一日 2 次。静脉滴注:一日 4～8 mg,加入 5%葡萄糖氯化钠溶液 500 mL。气雾吸入:一次 2 mL,一日 2～3 次。

（六）不良反应

偶有恶心、胃部不适,减量或停药后可消失。

严重的不良反应为皮疹、遗尿。

（七）禁忌证

对本药过敏者禁用。

（八）注意

本品宜餐后服用,胃溃疡患者慎用。

（九）药物相互作用

本品能增加阿莫西林、四环素类抗生素在肺内或支气管的分布浓度,合用时能增强抗菌疗效。

（十）制剂

片剂:每片 4 mg;8 mg。注射液:每支 0.2%,2 mg(1 mL);4 mg(2 mL)。气雾剂:0.2%溶液。

复方氯丙那林溴已新片:含盐酸氯丙那林 5 mg、盐酸溴己新 10 mg、盐酸去氯羟嗪 25 mg。

复方氯丙那林溴己新胶囊:含盐酸氯丙那林 5 mg、盐酸溴己新 10 mg、盐酸去氯羟嗪 25 mg。

三、氨溴索

(一)其他名称

溴环己胺醇,沐舒坦,美舒咳,安布索,百沫舒,平坦,瑞艾乐,兰苏,兰勃素。

(二)性状

常用其盐酸盐。白色或类白色结晶性粉末,无臭。溶于甲醇,在水或酒精中微溶。

(三)药理学

本品为溴己新在体内的活性代谢产物。能促进肺表面活性物质的分泌及气道液体分泌,使痰中的黏多糖蛋白纤维断裂,促进黏痰溶解,显著降低痰黏度,增强支气管黏膜纤毛运动,促进痰液排出。改善通气功能和呼吸困难状况。其祛痰作用显著超过溴己新,且毒性小,耐受性好。

雾化吸入或口服后 1 小时内生效,作用维持 3～6 小时。

(四)适应证

用于急、慢性支气管炎及支气管哮喘、支气管扩张、肺气肿、肺结核、肺尘埃沉着病、手术后的咳痰困难等。注射给药可用于术后肺部并发症的预防及早产儿、新生儿呼吸窘迫综合征的治疗。

本品高剂量(每次 250～500 mg,一日 2 次)有降低血浆尿酸浓度和促进尿酸排泄的作用,可用于治疗痛风。

(五)用法和用量

口服:成人及 12 岁以上儿童每次 30 mg,每日 3 次。长期使用(14 天后)剂量可减半。静脉注射、肌内注射及皮下注射:成人每次 15 mg,每日 2 次。亦可加入生理盐水或葡萄糖溶液中静脉点滴。

(六)不良反应

不良反应较少,仅少数患者出现轻微的胃肠道反应如胃部不适、胃痛、腹泻等。偶见皮疹等变态反应,出现过敏症状应立即停药。

(七)禁忌证

对本品过敏者禁用。

(八)注意

妊娠头 3 个月慎用。注射液不应与 pH 大于 6.3 的其他溶液混合。

(九)药物相互作用

(1)本品与阿莫西林、阿莫西林/克拉维酸、氨苄西林、头孢呋辛、红霉素、多西环素等抗生素合用,可增加这些抗生素在肺内的分布浓度,增强其抗菌疗效。

(2)本品与 β_2 受体激动药及茶碱等支气管扩张剂合用有协同作用。

(十)制剂

片剂:每片 15 mg;30 mg。胶囊剂:每粒 30 mg。缓释胶囊:每粒 75 mg。口服溶液剂:每支 15 mg(5 mL);180 mg(60 mL);300 mg(100 mL);600 mg(100 mL)。气雾剂:每瓶 15 mg(2 mL)。注射液:每支15 mg(2 mL)。

氨溴特罗口服液:每 100 mL(含盐酸氨溴索 150 mg,盐酸克伦特罗 0.1 mg)。一次 20 mL,一日 2 次。

(十一)贮法

遮光、密闭保存。

四、溴凡克新

(一)其他名称

溴环己酰胺。

（二）药理学

本品亦为溴己新的活性代谢物,可使痰中酸性黏多糖纤维断裂,降低痰液黏度,使其液化而易于咳出,同时改善肺通气功能。本品口服或直肠给药吸收良好,服后 3～4 小时,血浓度达到最高峰。毒性低。

（三）适应证

用于急、慢性支气管炎。

（四）用法和用量

口服,成人每次 15～30 mg,一日 3 次。

（五）制剂

片剂:每片 15 mg;30 mg。

五、乙酰半胱氨酸

（一）其他名称

痰易净,易咳净,富露施。

（二）性状

白色结晶性粉末,有类似蒜的臭气,味酸,有引湿性。在水或酒精中易溶。熔点 101～107 ℃。

（三）药理学

本品具有较强的黏痰溶解作用。其分子中所含巯基(-SH)能使白色黏痰中的黏多糖蛋白多肽链中的二硫键(-S-S-)断裂,还可通过分解核糖核酸酶,使脓性痰中的 DNA 纤维断裂,故不仅能溶解白色黏痰而且也能溶解脓性痰,从而降低痰的黏滞性,并使之液化,易于咳出。此外,本品进入细胞内后,可脱去乙酰基形成 L-半胱氨酸,参与谷胱甘肽(GSH)的合成,故有助于保护细胞免受氧自由基等毒性物质的损害。

（四）适应证

(1)用于手术后、急性和慢性支气管炎、支气管扩张、肺结核、肺炎、肺气肿等引起的黏稠分泌物过多所致的咳痰困难。

(2)可用于对乙酰氨基酚中毒的解毒以及环磷酰胺引起的出血性膀胱炎的治疗。

（五）用法和用量

(1)喷雾吸入:仅用于非应急情况下。临用前用氯化钠溶液使其溶解成 10％溶液,每次 1～3 mL,一日 2～3 次。

(2)气管滴入:急救时以 5％溶液经气管插管或气管套管直接滴入气管内,每次 0.5～2 mL,一日 2～4 次。

(3)气管注入:急救时以 5％溶液用 1 mL 注射器自气管的甲状软骨环骨膜处注入气管腔内,每次 0.5～2 mL(婴儿每次 0.5 mL,儿童每次 1 mL,成人每次 2 mL)。

(4)口服:成人一次 200 mg,一日 2～3 次。

（六）不良反应

此药可引起咳呛、支气管痉挛、恶心、呕吐、胃炎等不良反应,减量即可缓解,如遇恶心、呕吐,可暂停给药。支气管痉挛可用异丙肾上腺素缓解。

（七）禁忌证

支气管哮喘者禁用。

（八）注意

(1)本品直接滴入呼吸道可产生大量痰液,需用吸痰器吸引排痰。

(2)不宜与金属、橡皮、氧化剂、氧气接触,故喷雾器须用玻璃或塑料制作。

(3)本品应临用前配制,用剩的溶液应严封贮于冰箱中,48 小时内用完。

（九）药物相互作用

（1）本品可减弱青霉素、四环素、头孢菌素类的抗菌活性，故不宜同时应用；必要时间隔 4 小时交替使用。

（2）与硝酸甘油合用可增加低血压和头痛的发生。

（3）与金制剂合用，可增加金制剂的排泄。

（4）与异丙肾上腺素合用或交替使用可提高药效，减少不良反应。

（5）与碘化油、糜蛋白酶、胰蛋白酶有配伍禁忌。

（十）制剂

片剂：每片 200 mg；500 mg。喷雾剂：每瓶 0.5 g；1 g。颗粒剂：每袋 100 mg。泡腾片：每片 600 mg。

六、羧甲司坦

（一）其他名称

羧甲基半胱氨酸，贝莱，费立，卡立宁，康普利，强利灵，强利痰灵，美咳片。

（二）性状

为白色结晶性粉末；无臭。在热水中略溶，在水中极微溶解，在酒精或丙酮中不溶，在酸或碱溶液中易溶。

（三）药理学

为黏液稀释剂，主要在细胞水平影响支气管腺体的分泌，使低黏度的唾液黏蛋白分泌增加，而高黏度的岩藻黏蛋白产生减少，因而使痰液的黏滞性降低，易于咳出。本品口服有效，起效快，服后 4 小时即可见明显疗效。

（四）适应证

用于慢性支气管炎、支气管哮喘等疾病引起的痰液黏稠、咳痰困难和痰阻气管等。亦可用于防治手术后咳痰困难和肺炎并发症。用于小儿非化脓性中耳炎，有预防耳聋效果。

（五）用法和用量

口服，成人每次 0.25～0.5 g，一日 3 次。儿童一日 30 mg/kg。

（六）不良反应

偶有轻头晕、恶心、胃部不适、腹泻、胃肠道出血、皮疹等不良反应。

（七）注意

（1）本品与强效镇咳药合用，会导致稀化的痰液堵塞气道。

（2）有消化道溃疡病史者慎用。

（3）有慢性肝脏疾病的老年患者应减量。

（八）制剂

口服液：每支 0.2 g（10 mL）；0.5 g（10 mL）。糖浆剂：2%（20 mg/mL）。片剂：每片 0.25 g。泡腾剂：每包 0.25 g。

（九）贮法

密闭，于阴凉干燥处保存。

七、沙雷肽酶

（一）其他名称

舍雷肽酶，达先，敦净，释炎达。

（二）性状

从沙雷杆菌提取的蛋白水解酶，系稍有特殊臭味的灰白色到淡褐色粉末。

（三）药理学

本品具有很强的抗炎症、消肿胀作用和分解变性蛋白质、缓激肽、纤维蛋白凝块作用，故可加速痰、脓和血肿液化与排出，促进血管、淋巴管对分解物的吸收，改善炎症病灶的循环，从而起到消炎消肿作用，还能增加抗生素在感染灶和血中的浓度，从而增强抗生素的作用。

（四）适应证

用于手术后和外伤后消炎及鼻窦炎、乳腺淤积、膀胱炎、附睾炎、牙周炎、牙槽肿胀等疾病的消炎，还可用于支气管炎、肺结核、支气管哮喘、麻醉后的排痰困难等。国外报道本品可用于治疗儿童耳炎。

（五）用法和用量

口服：成人每次 5～10 mg，每日 3 次，餐后服。

（六）不良反应

（1）偶见黄疸、转氨酶（ALT、AST、γ-GTP）升高、厌食、恶心、呕吐、腹泻等。

（2）偶见鼻出血、血痰等出血倾向。

（3）偶见皮肤发红，瘙痒、药疹等变态反应。

（七）注意

（1）有严重肝肾功能障碍和血液凝固异常者慎用。

（2）使用本品时应让患者及时咳出痰液，呼吸道插管患者应及时吸出痰液，以防止痰液阻塞呼吸道。

（八）药物相互作用

（1）本品增加青霉素、氨苄西林、磺苄西林等抗生素在感染灶和血中的浓度，增强抗生素的作用。

（2）与抗凝血药合用时，可增强抗凝血药的作用。

（3）与促凝血药合用时可产生部分药理性拮抗作用。

（九）制剂

肠溶片：每片 5 mg（10 000 单位）；10 mg（20 000 单位）。

八、脱氧核糖核酸酶

（一）其他名称

胰去氧核糖核酸酶，胰道酶，DNA 酶，Pancreatic，Dornase，DORNAVAC，DNAase。

（二）性状

白色粉末，可溶于水。溶液 pH 为 6～7 时活性最大。在室温中或过度稀释可迅速灭活。

（三）药理学

本品是从哺乳动物胰脏中提取的一种核酸内切酶，可使脓痰中的大分子脱氧核糖核酸（DNA）迅速水解成平均链长为 4 个单位的核苷酸，并使原来与 DNA 结合的蛋白质失去保护，进而产生继发性蛋白溶解作用，使痰液黏度降低，易于咳出。与抗生素合用，可使抗生素易于达到感染灶，充分发挥其抗菌作用。

（四）适应证

用于有大量脓痰的呼吸系统感染患者。

（五）用法和用量

气雾吸入：每次 50 000～100 000 U，溶于 2～3 mL 的 10％丙二醇或生理盐水中，一日 3～4 次，可连续用药 4～6 天。腔内注射：每次 50 000 U。

（六）不良反应

咽部疼痛，每次喷雾后应立即漱口。长期应用可见皮疹、发热等变态反应。

（七）禁忌证

急性化脓性蜂窝组织炎及有支气管胸腔瘘管的活动性结核患者禁用。

（八）注意

本品应临用前新鲜配制。

（九）制剂

注射用脱氧核糖核酸酶:每支 100 000 U。

九、稀化黏素

为桃金娘科植物蓝桉、樟科植物樟树叶提取物的复方制剂。每粒胶囊含桃金娘油 300 mg,其中至少含 α-松油萜 30 mg、柠檬烯 75 mg、桉油精 75 mg。

（一）其他名称

吉诺通,强力稀化黏素,标准桃金娘油,复方桃金娘油。

（二）性状

本品为无色或微黄色的澄清液体,有特异的芳香气,微似樟脑,味辛,凉。贮存日久,色稍变深。在 70%酒精中易溶。

（三）药理学

本品为脂溶性挥发油,口服给药经小肠吸收后,再经呼吸道排出。可在呼吸道黏膜发挥溶解黏液、促进腺体分泌的作用。亦可产生 β-拟交感神经效应,刺激黏膜纤毛运动,增加黏液移动速度,有助于痰液排出。本品尚具有轻度抗炎作用,通过减轻支气管黏膜肿胀而舒张支气管,减轻气道阻塞所致呼吸困难。

（四）适应证

用于急性和慢性支气管炎、鼻窦炎、支气管扩张、肺结核、硅肺及各种原因所致慢性阻塞性肺疾患。亦可用于支气管造影术后,以促进造影剂的排出。

（五）用法和用量

口服。成人:每次 300 mg,一日 2～3 次;4～10 岁儿童:每次 120 mg,一日 2 次。

（六）不良反应

偶见恶心、胃肠道不适。

（七）禁忌证

妊娠期妇女禁用。

（八）注意

胶囊不可打开或嚼破后服用。宜在餐前 30 分钟整粒吞服。

（九）制剂

胶囊剂:每粒 120 mg;300 mg。

十、碘化钾

为刺激性祛痰剂,可使痰液变稀,易于咳出,并可增加支气管分泌。又配成含碘食盐(含本品 0.001%～0.02%)供食用,可预防地方性甲状腺肿。合剂:每 100 mL 中含碘化钾 5 g,碳酸氢钠 2.5 g,三氯甲烷适量。遇酸性药物能游离出碘。口服:每次 6～10 mL,一日 3 次。

十一、愈创甘油醚

愈创甘油醚为恶心祛痰剂,并有轻度的镇咳、防腐作用,大剂量尚有平滑肌松弛作用。用于慢性气管炎的多痰咳嗽,多与其他镇咳平喘药合用或配成复方应用。可见头晕、嗜睡、恶心、胃肠不适及过敏等不良反应。片剂:每片 0.2 g,每次 0.2 g,一日 3～4 次。糖浆剂:2%(120 mL),每次 10～20 mL,一日 3 次。

十二、愈创木酚磺酸钾

刺激性祛痰药,促进支气管分泌,使痰液变稀易于咳出。尚有微弱抗炎作用。用于慢性支气管炎、支气管扩张等。多与其他镇咳、平喘药配成复方应用。口服:每次 0.5～1 g,一日 3 次。

十三、美司坦

美司坦为黏痰溶解剂,用于大量黏痰引起的呼吸困难。不良反应参见乙酰半胱氨酸。雾化吸入:每次10%溶液1~3 mL,一日2~3次;气管滴入或注入:每次5%溶液0.5~2 mL,一日2次;口服:每次0.1 g,一日2~3次。片剂:0.1 g。粉剂:0.5 g;1 g。

十四、厄多司坦

黏痰溶解剂,通过使支气管分泌液中糖蛋白二硫键断裂而降低黏液黏性,并保护α_1-抗胰蛋白酶使之不被氧化失活。用于急性和慢性支气管炎、鼻窦炎、耳炎、咽炎和感冒等引起的呼吸道阻塞及痰液黏稠。偶见轻微的头痛和口干、腹隐痛、恶心、呕吐、腹泻等胃肠道反应。

胶囊剂:100 mg;300 mg。口服:成人,每次300 mg,每日2次。儿童,每日10 mg/kg,分2次餐后服。

十五、美司钠

供局部吸入或滴入的速效、强效黏痰溶解剂。作用机制与乙酰半胱氨酸相似。疗效较乙酰半胱氨酸强2倍。用于慢性支气管炎、肺炎、肺癌患者痰液黏稠、术后肺不张等所致咳痰困难者。雾化吸入或气管内滴入,每次20%溶液1~2 mL。有局部刺激作用,可引起咳嗽及支气管痉挛。不宜与红霉素、四环素、氨茶碱合用。气雾剂:0.2 g/1 mL。溶液剂:10%水溶液。

(李惊雷)

第二节 镇 咳 药

咳嗽是呼吸道受到刺激时所产生的一种保护性反射活动,即呼吸道感受器(化学感受器、机械感受器和牵张感受器)受到刺激时,神经冲动沿迷走神经传到咳嗽中枢,咳嗽中枢被兴奋后,其神经冲动又沿迷走神经和运动神经传到效应器(呼吸道平滑肌、呼吸肌和喉头肌),并引发咳嗽。

轻度咳嗽有利于排痰,一般不需用镇咳药。但严重的咳嗽,特别是剧烈无痰的干咳可影响休息与睡眠,甚至使病情加重或引起其他并发症。此时须在对因治疗的同时,加用镇咳药。由于可能引起痰液增稠和贮留,止咳药应避免用于慢性肺部感染,由于可能增加呼吸抑制的风险也应避免用于哮喘。

一般说来,药物抑制咳嗽反射的任一环节均可产生镇咳作用。目前常用的镇咳药按其作用部位可分为两大类:①中枢性镇咳药。此类药直接抑制延脑咳嗽中枢而产生镇咳作用,其中吗啡类生物碱及其衍生物如可卡因、福尔可定、羟蒂巴酚等因具有成瘾性而又称为依赖性或成瘾性止咳药,此类药物往往还具有较强的呼吸抑制作用;而右美沙芬、喷托维林、氯哌司汀、普罗吗酯等,则属于非成瘾性或非依赖性中枢镇咳药,且在治疗剂量条件下对呼吸中枢的抑制作用不明显。中枢性镇咳药多用于无痰的干咳。②外周性(末梢性)镇咳药。凡抑制咳嗽反射弧中感受器、传入神经、传出神经以及效应器中任何一环节而止咳者,均属此类。如甘草流浸膏、糖浆可保护呼吸道黏膜;祛痰药可减少痰液对呼吸道的刺激而止咳;平喘药可缓解支气管痉挛而止咳;那可丁、苯佐那酯的局麻作用可麻醉呼吸道黏膜上的牵张感受器而发挥止咳作用等。有些药如苯丙哌林兼具中枢性及外周性镇咳作用。

一、可待因

(一)其他名称

甲基吗啡。

(二)性状

常用其磷酸盐,为白色细微的针状结晶性粉末。无臭,有风化性,水溶液显酸性反应。在水中易溶,在酒精中微溶,在三氯甲烷或乙醚中极微溶解。

（三）药理学

能直接抑制延脑的咳嗽中枢,止咳作用迅速而强大,其作用强度约为吗啡的1/4。也有镇痛作用,为吗啡的1/12～1/7,但强于一般解热镇痛药。其镇静、呼吸抑制、便秘、耐受性及成瘾性等作用均较吗啡弱。

口服吸收快而完全,其生物利用度为40%～70%。一次口服后,约1小时血药浓度达高峰,$t_{1/2}$为3～4小时。易于透过血-脑脊液屏障及胎盘,主要在肝脏与葡萄糖醛酸结合,约15%经脱甲基变为吗啡。其代谢产物主要经尿排泄。

（四）适应证

(1)各种原因引起的剧烈干咳和刺激性咳嗽,尤适用于伴有胸痛的剧烈干咳。由于本品能抑制呼吸道腺体分泌和纤毛运动,故对有少量痰液的剧烈咳嗽,应与祛痰药并用。

(2)可用于中等度疼痛的镇痛。

(3)局部麻醉或全身麻醉时的辅助用药,具有镇静作用。

（五）用法和用量

(1)成人。①常用量:口服或皮下注射,一次15～30 mg,一日30～90 mg。缓释片剂一次1片(45 mg),一日2次。②极量:一次100 mg,一日250 mg。

(2)儿童。镇痛,口服,每次0.5～1 mg/kg,一日3次,或一日3 mg/kg;镇咳,为镇痛剂量的1/3～1/2。

（六）不良反应

一次口服剂量超过60 mg时,一些患者可出现兴奋、烦躁不安、瞳孔缩小、呼吸抑制、低血压、心率过缓。小儿过量可致惊厥,可用纳洛酮对抗。亦可见恶心、呕吐、便秘及眩晕。

（七）禁忌证

多痰患者禁用,以防因抑制咳嗽反射,使大量痰液阻塞呼吸道,继发感染而加重病情。

（八）注意

(1)长期应用亦可产生耐受性、成瘾性。

(2)妊娠期应用本品可透过胎盘使胎儿成瘾,引起新生儿戒断症状,如腹泻、呕吐、打哈欠、过度啼哭等。分娩期应用可致新生儿呼吸抑制。

(3)缓释片必须整片吞服,不可嚼碎或掰开。

（九）药物相互作用

(1)本品与抗胆碱药合用时,可加重便秘或尿潴留的不良反应。

(2)与美沙酮或其他吗啡类中枢抑制药合用时,可加重中枢性呼吸抑制作用。

(3)与肌肉松弛药合用时,呼吸抑制更为显著。

(4)本品抑制齐多夫定代谢,避免两者合用。

(5)与甲喹酮合用,可增强本品的镇咳和镇痛作用。

(6)本品可增强解热镇痛药的镇痛作用。

(7)与巴比妥类药物合用,可加重中枢抑制作用。

(8)与西咪替丁合用,可诱发精神错乱,定向力障碍及呼吸急促。

（十）制剂

普通片剂:每片15 mg;30 mg。缓释片剂:每片45 mg。注射液:每支15 mg(1 mL);30 mg(1 mL)。糖浆剂:0.5%,10 mL,100 mL。

含有可待因的复方制剂:①可愈糖浆,每10 mL中含磷酸可待因20 mg,愈创木酚甘油醚200 mg。②菲迪克止咳糖浆,每5 mL含磷酸可待因5 mg,盐酸麻黄碱(或右旋麻黄碱)7 mg,愈创磺酸钾70 mg,盐酸曲普利定0.7 mg。③联邦止咳露糖浆,每5 mL溶液中含磷酸可待因5 mg,盐酸麻黄碱4 mg,氯苯那敏

1 mg,氯化铵 110 mg。④联邦小儿止咳露,每 5 mL 溶液中含磷酸可待因 5 mg,盐酸异丙嗪5 mg,盐酸麻黄碱 4 mg,愈创木酚磺酸钾 50 mg。

二、福尔可定

（一）其他名称

吗啉吗啡,福可定,吗啉乙基吗啡。

（二）性状

白色或类白色的结晶性粉末;无臭,味苦;水溶液显碱性反应。在酒精、丙酮或三氯甲烷中易溶,在水中略溶,在乙醚中微溶,在稀盐酸中溶解。

（三）药理学

本品与磷酸可待因相似,具有中枢性镇咳作用,也有镇静和镇痛作用,但成瘾性较磷酸可待因弱。

（四）适应证

用于剧烈干咳和中等度疼痛。

（五）不良反应

偶见恶心、嗜睡等。可致依赖性。

（六）禁忌证

禁用于痰多者。

（七）用法和用量

口服:常用量,一次 5～10 mg,一日 3～4 次;极量,一日 60 mg。

（八）注意

新生儿和儿童易于耐受此药,不致引起便秘和消化紊乱。

（九）制剂

片剂:每片 5 mg;10 mg;15 mg;30 mg。

（十）贮法

本品有引湿性,遇光易变质。应密封,在干燥处避光保存。

复方福尔可定口服溶液:每 1 mL 含福尔可定 1 mg,盐酸苯丙烯啶 0.12 mg,盐酸伪麻黄碱 3 mg,愈创甘油醚 10 mg,海葱流浸液 0.001 mL,远志流浸液 0.001 mL。

复方福尔可定口服液:每支 10 mL 含福尔可定 10 mg,盐酸伪麻黄碱 30 mg,马来酸氯苯那敏 4 mg。

三、喷托维林

（一）其他名称

维静宁,咳必清,托可拉斯。

（二）性状

常用其枸橼酸盐,为白色或类白色的结晶性或颗粒性粉末;无臭,味苦。在水中易溶,在酒精中溶解,在三氯甲烷中略溶,在乙醚中几乎不溶。熔点 88～93 ℃。

（三）药理学

本品对咳嗽中枢有选择性抑制作用,尚有轻度的阿托品样作用和局麻作用,大剂量对支气管平滑肌有解痉作用,故它兼有中枢性和末梢性镇咳作用。其镇咳作用的强度约为可待因的1/3。但无成瘾性。一次给药作用可持续 4～6 小时。

（四）适应证

用于上呼吸道感染引起的无痰干咳和百日咳等,对小儿疗效优于成人。

（五）用法和用量

口服,成人,每次 25 mg,一日 3～4 次。

（六）不良反应

偶有轻度头晕、口干、恶心、腹胀、便秘等不良反应,乃其阿托品样作用所致。

（七）注意

(1)青光眼及心功能不全伴有肺瘀血的患者慎用。

(2)痰多者宜与祛痰药合用。

（八）制剂

片剂:每片 25 mg。滴丸:每丸 25 mg。冲剂:每袋 10 g。糖浆剂:0.145％;0.2％;0.25％。

喷托维林氯化铵糖浆:每 100 mL 内含喷托维林 0.2 g,氯化铵 3 g(含 25 mg 喷托维林)。口服,一次 10 mL,一日 3 或 4 次。

喷托维林愈创甘油醚片:含枸橼酸喷托维林 25 mg,愈创甘油醚 0.15 g。口服,一次 1 片,一日 3 次。

四、氯哌斯汀

（一）其他名称

氯哌啶,氯苯息定,咳平,咳安宁。

（二）性状

白色或类白色结晶性粉末,无臭,味苦有麻木感。在水中易溶解。熔点 145～156 ℃。

（三）药理学

非成瘾性中枢性镇咳药,主要抑制咳嗽中枢,还具有 H_1 受体拮抗作用,能轻度缓解支气管平滑肌痉挛及支气管黏膜充血、水肿,这亦有助于其镇咳作用。本品镇咳作用较可待因弱,但无耐受性及成瘾性。服药后 20～30 分钟生效,作用可维持 3～4 小时。

（四）适应证

用于急性上呼吸道炎症、慢性支气管炎、肺结核及肺癌所致的频繁咳嗽。

（五）不良反应

偶有轻度口干、嗜睡等不良反应。

（六）用法和用量

口服:成人,每次 10～30 mg,一日 3 次;儿童,每次 0.5～1 mg/kg,一日 3 次。

（七）制剂

片剂:每片 5 mg;10 mg。

（八）贮法

遮光密封保存。

五、苯丙哌林

（一）其他名称

咳快好,咳哌宁,二苯哌丙烷,咳福乐。

（二）性状

常用其磷酸盐,为白色或类白色粉末;微带特臭,味苦。在水中易溶,在酒精、三氯甲烷或苯中略溶,在乙醚或丙酮中不溶。熔点 148～153 ℃。

（三）药理学

本品为非麻醉性镇咳剂,具有较强镇咳作用。药理研究结果证明,狗口服或静脉注射本品 2 mg/kg 可完全抑制多种刺激引起的咳嗽,其作用较可待因强 2～4 倍。本品除抑制咳嗽中枢外,尚可阻断肺-胸膜的牵张感受器产生的肺-迷走神经反射,并具有罂粟碱样平滑肌解痉作用,故其镇咳作用兼具中枢性和末梢性双重机制。

本品口服易吸收,服后 15～20 分钟即生效,镇咳作用可持续 4～7 小时。本品不抑制呼吸,不引起胆道及十二指肠痉挛或收缩,不引起便秘,未发现耐受性及成瘾性。

(四)适应证

用于治疗急性支气管炎及各种原因如感染、吸烟、刺激物、过敏等引起的咳嗽,对刺激性干咳效佳。有报道本品的镇咳疗效优于磷酸可待因。

(五)不良反应

偶见口干、胃部烧灼感、食欲缺乏、乏力、头晕和药疹等不良反应。

(六)用法和用量

成人,口服,一次 20～40 mg,一日 3 次;缓释片一次 1 片,一日 2 次。儿童用量酌减。

(七)禁忌证

对本品过敏者禁用。

(八)注意

(1)服用时需整片吞服,切勿嚼碎,以免引起口腔麻木。

(2)妊娠期妇女应在医师指导下应用。

(九)制剂

片(胶囊)剂:每片(粒)20 mg。泡腾片:每片 20 mg。缓释片剂:每片 40 mg。口服液:10 mg/10 mL;20 mg/10 mL。冲剂:每袋 20 mg。

(十)贮法

密闭、避光保存。

六、二氧丙嗪

(一)其他名称

双氧异丙嗪,克咳敏。

(二)性状

其盐酸盐为白色至微黄色粉末或结晶性粉末;无臭,味苦。在水中溶解,在酒精中极微溶解。

(三)药理学

本品具有较强的镇咳作用,并具有抗组胺、解除平滑肌痉挛、抗炎和局部麻醉作用,还可增加免疫功能,尤其是细胞免疫。

(四)适应证

用于慢性支气管炎,镇咳疗效显著。双盲法对照试验指出,本品 10 mg 的镇咳作用约与可待因 15 mg 相当。多于服药后 30～60 分钟显效,作用持续 4～6 小时或更长。尚可用于变应性哮喘、荨麻疹、皮肤瘙痒症等。未见耐药性与成瘾性。

(五)用法和用量

口服。常用量:每次 5 mg,一日 2 次或 3 次;极量:一次 10 mg,一日 30 mg。

(六)不良反应

常见困倦、乏力等不良反应。

(七)禁忌证

高空作业及驾驶车辆、操纵机器者禁用。

(八)注意

(1)治疗量与中毒量接近,不得超过极量。

(2)癫痫、肝功能不全者慎用。

(九)制剂

片剂:每片 5 mg。颗粒剂:每袋 3 g(含 1.5 mg 二氧丙嗪)。复方二氧丙嗪茶碱片:每片含盐酸二氧丙嗪 5 mg,茶碱 55 mg,盐酸克仑特罗 15 μg。

七、右美沙芬

（一）其他名称

美沙芬，右甲吗喃。

（二）性状

本品氢溴酸盐为白色或类白色结晶性粉末，无味或微苦，溶于水、酒精，不溶于乙醚。熔点 125 ℃左右。

（三）药理学

本品为吗啡类左吗喃甲基醚的右旋异构体，通过抑制延髓咳嗽中枢而发挥中枢性镇咳作用。其镇咳强度与可待因相等或略强。无镇痛作用，长期应用未见耐受性和成瘾性。治疗剂量不抑制呼吸。

口服吸收好，15～30 分钟起效，作用可维持 3～6 小时。血浆中原形药物浓度很低。其主要活性代谢产物 3-甲氧吗啡烷在血浆中浓度高，$t_{1/2}$ 为 5 小时。

（四）适应证

用于干咳，适用于感冒、急性或慢性支气管炎、支气管哮喘、咽喉炎、肺结核以及其他上呼吸道感染时的咳嗽。

（五）用法和用量

口服，成人，每次 10～30 mg，一日 3 次。一日最大剂量 120 mg。

（六）不良反应

偶有头晕、轻度嗜睡、口干、便秘等不良反应。

（七）禁忌证

妊娠 3 个月内妇女及有精神病史者禁用。

（八）注意

妊娠期妇女及痰多患者慎用。

（九）药物相互作用

(1) 与奎尼丁、胺碘酮合用，可增高本品的血药浓度，出现中毒反应。

(2) 与氟西汀、帕罗西汀合用，可加重本品的不良反应。

(3) 与单胺氧化酶抑制剂并用时，可致高烧、昏迷等症状。

(4) 与其他中枢抑制药合用可增强本品的中枢抑制作用。

(5) 酒精可增强本品的中枢抑制作用。

（十）制剂

普通片剂：每片 10 mg；15 mg。分散片：每片 15 mg。缓释片：每片 15 mg；30 mg。胶囊剂：每粒 15 mg。颗粒剂：每袋 7.5 mg；15 mg。糖浆剂：每瓶 15 mg(20 mL)；150 mg(100 mL)。注射剂：每支 5 mg。

复方美沙芬片：每片含对乙酰氨基酚 0.5 g、氢溴酸右美沙芬 15 mg、盐酸苯丙醇胺 12.5 mg、氯苯那敏 2 mg。用于流行性感冒、普通感冒及上呼吸道感染，可减轻发热、咳嗽、咽痛、头痛、周身痛、流涕、打喷嚏、眼部发痒、流泪、鼻塞等症状。口服，每次 1～2 片，一日 3～4 次。12 岁以下儿童遵医嘱服。主要不良反应为嗜睡，偶有头晕、口干、胃不适及一过性转氨酶（ALT）升高。肝病患者慎用。

复方氢溴酸右美沙芬糖浆：每 10 mL 内含氢溴酸右美沙芬 30 mg，愈创甘油醚 0.2 g。

（十一）贮法

遮光密闭保存。

八、福米诺苯

（一）其他名称

胺酰苯吗啉。

（二）性状

白色或类白色粉末，无臭，味苦，具强烈刺激味。在酸中易溶，在酒精中略溶，在三氯甲烷中微溶，在水中极微溶解。熔点 206～208 ℃（熔融时分解）。

（三）药理学

本品镇咳特点是抑制咳嗽中枢的同时，具有呼吸中枢兴奋作用。其镇咳作用与可待因接近。呼吸道阻塞和呼吸功能不全者使用本品后，可改善换气功能，使动脉氧分压升高，二氧化碳分压降低。

（四）适应证

用于各种原因引起的慢性咳嗽及呼吸困难。用于小儿顽固性百日咳，奏效较二氢可待因快，且无成瘾性。在某些病例本品还能促进支气管的分泌，降低痰液的黏滞性，有利于咳痰。

（五）用法和用量

口服，每次 80～160 mg，一日 2～3 次。静脉注射，40～80 mg，加入 25％葡萄糖溶液中缓慢注入。

（六）注意

大剂量时可致血压降低。

（七）制剂

片剂：每片 80 mg。注射剂：每支 40 mg(1 mL)。

九、苯佐那酯

（一）其他名称

退嗽，退嗽露。

（二）性状

淡黄色黏稠液体，可溶于冷水，但不溶于热水。能溶于大多数有机溶剂内。

（三）药理学

本品化学结构与丁卡因相似，故具有较强的局部麻醉作用。吸收后分布于呼吸道，对肺脏的牵张感受器及感觉神经末梢有明显抑制作用，抑制肺-迷走神经反射，从而阻断咳嗽反射的传入冲动，产生镇咳作用。本品镇咳作用强度略低于可待因，但不抑制呼吸，支气管哮喘患者用药后，反能使呼吸加深加快，每分通气量增加。口服后 10～20 分钟开始产生作用，持续 2～8 小时。

（四）适应证

用于急性支气管炎、支气管哮喘、肺炎、肺癌所引起的刺激性干咳、阵咳等，也可用于支气管镜、喉镜或支气管造影前预防咳嗽。

（五）用法和用量

口服，每次 50～100 mg，一日 3 次。

（六）不良反应

有时可引起嗜睡、恶心、眩晕、胸部紧迫感和麻木感、皮疹等不良反应。

（七）禁忌证

多痰患者禁用。

（八）注意

服用时勿嚼碎，以免引起口腔麻木。

（九）制剂

糖衣丸或胶囊剂：每粒 25 mg；50 mg；100 mg。

十、那可丁

（一）性状

白色结晶性粉末或有光泽的棱柱状结晶，无臭。常用其盐酸盐。在三氯甲烷中易溶，苯中略溶，酒精或乙醚中微溶,在水中几乎不溶。熔点 174～177 ℃。

（二）药理学

本品通过抑制肺牵张反射、解除支气管平滑肌痉挛,而产生外周性镇咳作用。尚具有呼吸中枢兴奋作用。无成瘾性。

（三）适应证

用于阵发性咳嗽。

（四）用法和用量

口服,每次 15～30 mg,一日 2～3 次,剧咳可用至每次 60 mg。

（五）不良反应

偶有恶心、头痛、嗜睡等反应。

（六）注意

大剂量可引起支气管痉挛。不宜用于多痰患者。

（七）制剂

片剂:每片 10 mg;15 mg。糖浆剂:每瓶 100 mL。

阿斯美胶囊:每粒胶囊含那可丁 7 mg,盐酸甲氧那明 12.5 mg,氨茶碱 25 mg,氯苯那敏 2 mg。口服,成人,一次 2 粒,一日 3 次;15 岁以下儿童减半。

十一、左丙氧芬

其他名称:左旋扑嗽芬,挪尔外。非成瘾性中枢镇咳药,其作用约为可待因的 1/5,无镇痛和抑制呼吸作用。每次服 50～100 mg,一日 3 次。偶有头痛、头晕、恶心等反应。片剂(胶囊):50 mg。

十二、布他米酯

其他名称:咳息定。中枢性镇咳药,镇咳效力强于可待因,适用于各种原因所致干咳。每次服 10 mg,一日 3 次。偶有恶心、腹泻等反应。片剂:10 mg。

十三、地美索酯

其他名称:咳散,咳舒,咳盼嗪,咳舒平。

镇咳作用比可待因弱,兼有局麻及微弱的解痉作用,无成瘾性。口服 5～10 分钟即起效,维持 3～7 小时。对急性呼吸道炎症引起的咳嗽效果较好,亦可用于支气管镜检查时的剧咳。

每次服 25～50 mg,一日 3 次。有头晕、唇麻、嗜睡等不良反应;不宜用于多痰患者;肝功能减退者慎用。片剂:25 mg。

十四、替培啶

其他名称:安嗽灵,必嗽定,双噻哌啶,阿斯维林,压嗽灵。

有较强的镇咳作用,同时也有祛痰作用,能促进支气管分泌及气管纤毛的运动而使痰液变稀并易于咳出。适用于急慢性支气管炎引起的咳嗽。每次服 30 mg(枸橼酸盐),一日 3 次。偶有头晕、胃不适、嗜睡、瘙痒等反应。片剂:15 mg;30 mg。

十五、依普拉酮

其他名称:双苯丙哌酮,易咳嗪,咳净酮。

兼具中枢性和末梢性镇咳作用。其等效镇咳剂量约为可待因的 2 倍。尚具镇静作用、局麻作用、抗组胺和抗胆碱作用。此外,尚有较强的黏痰溶解作用。用于急慢性支气管炎、肺炎、肺结核等症。每次服 40～80 mg,一日 3 次或 4 次。偶有头晕、口干、恶心、胃不适等不良反应。片剂:40 mg。

十六、地布酸钠

其他名称:咳宁,双丁萘磺钠。

除抑制咳嗽中枢外,本品还能抑制咳嗽冲动的传入途径,并有一定的祛痰作用,无成瘾性。适用于上呼吸道感染引起的咳嗽。每次 30～100 mg,一日 3 次,餐后及睡前服,必要时可增至一日 6 次,最大剂量可用至每日 1～2 g。大剂量能引起呕吐、腹泻、食欲缺乏等症状。片剂:30 mg。

十七、氯苯达诺

其他名称:敌退咳,氯苯胺丙醇。

除有中枢性镇咳作用外,还有抗组胺作用和阿托品样作用,能减轻支气管痉挛和黏膜充血性水肿,无成瘾性。适用于呼吸道急性感染引起的干咳或阵咳,常与祛痰药合用。每次服 25～50 mg,一日 3～4 次。小儿酌减。偶有荨麻疹、头晕、恶心等反应。不宜单独用于多痰的患者。片剂:25 mg。

十八、异米尼尔

其他名称:异丙苯戊腈,咳得平。

其止咳作用主要通过抑制咳嗽中枢,其局麻作用和松弛支气管平滑肌作用亦与止咳作用有关。无成瘾性。用于各种原因引起的咳嗽。每次服 40 mg,一日 3 次。偶有恶心,食欲缺乏、便秘等胃肠道反应及药疹。片剂:20 mg;40 mg。

十九、羟蒂巴酚

其他名称:羟甲吗喃醇,羟甲吗啡。

成瘾性中枢性镇咳药,其镇咳有效量仅为可待因的 1/10,作用迅速而持久,口服作用可持续 6～8 小时,皮下注射作用可持续 4～8 小时。其成瘾性、抑制呼吸等不良反应较可待因弱。对急慢性支气管炎、肺结核、肺癌引起的咳嗽有效,尤适用于干咳。口服,每次 2 mg,一日 3 次。皮下或肌内注射,每次 2 mg,一日 2 次。偶有口干、食欲缺乏、恶心、呕吐、便秘、眩晕、嗜睡、头痛等不良反应。片剂:2 mg。注射剂:2 mg。

二十、普诺地嗪

其他名称:哌乙唑。

末梢性镇咳药,镇咳作用可能与其局麻作用和解除支气管平滑肌痉挛作用有关。用于上呼吸道感染、慢性支气管炎、支气管肺炎、哮喘及肺气肿所致咳嗽。也可与阿托品并用于气管镜检查。成人每次 100 mg,儿童每次 25～50 mg,一日 3 次。服用时不可嚼碎,以免引起口腔黏膜麻木感。片剂:25 mg;100 mg。

二十一、普罗吗酯

其他名称:咳必定,咳吗宁。

非成瘾性中枢性镇咳药,其镇咳作用强度较可待因弱。本品尚能缓解气管平滑肌痉挛,并有一定的镇静作用。用于治疗各种原因引起的咳嗽,对轻、中度咳嗽的疗效较重度者为好。口服,每次200～250 mg,一日 3 次。偶有口干,恶心,胃部不适。片剂:250 mg。胶囊剂:200 mg。

二十二、奥昔拉定

其他名称:咳乃定,压咳定。

非成瘾性中枢性镇咳药,能选择性地抑制咳嗽中枢,而对呼吸中枢无抑制作用。尚有表面麻醉作用和罂粟碱样解痉作用。可用于各种原因引起的咳嗽,其镇咳疗效不如可待因。口服,每次 10～20 mg,一日

4 次。可引起恶心、嗜睡、头晕等不良反应,心功能不全及肺瘀血患者慎用。片剂 10 mg;20 mg。

二十三、左羟丙哌嗪

新型外周性镇咳药,兼有抗过敏和抑制支气管收缩作用,中枢及心血管不良反应较羟丙哌嗪少。用于各种原因所致咳嗽。口服,每次 60 mg,一日 3 次。胶囊:60 mg。

二十四、齐培丙醇

其他名称:镇咳嗪,双苯哌丙醇。

非麻醉性中枢性镇咳药,其镇咳作用不及可待因,但优于喷托维林。尚有局麻作用和松弛支气管平滑肌作用,并有较弱的抗胆碱、抗组胺作用。本品在体外尚有黏痰溶解作用。用于各种原因引起的咳嗽。口服,每次 75 mg,一日 3 次。片剂:75 mg。

(李惊雷)

第三节 平 喘 药

平喘药是指能作用于哮喘发病的不同环节,以缓解或预防哮喘发作的药物。临床常用的平喘药按作用方式可分为抗炎平喘药、支气管扩张药和抗过敏平喘药。近年来的发展趋势是将各类药物制成吸入型制剂,或配伍制成复方制剂,以增强呼吸道局部疗效并减少全身用药的不良反应。

一、抗炎平喘药

气道炎症和气道高反应性是哮喘发病的重要机制,抗炎平喘药通过抑制气道炎症反应,抑制气道对冷空气、烟尘、气道感染、过度运动、精神负荷等刺激的反应性亢进,具有显著而稳定的平喘疗效,可以达到长期防止哮喘发作的效果,已成为平喘药中的一线药物。

糖皮质激素类(GCs)是目前治疗支气管哮喘最有效的抗炎药物,也是哮喘持续状态或危重发作的重要抢救药物。其平喘作用机制:①抑制参与炎症反应的免疫细胞(如 T 或 B 淋巴细胞、巨噬细胞、嗜酸性粒细胞)的活性和数量。②干扰花生四烯酸代谢,减少白三烯和前列腺素的合成。③抑制炎性细胞因子,如白细胞介素(IL-1β)、肿瘤坏死因子(TNF-α)及干扰素(IFN-γ)等的生成。④稳定肥大细胞溶酶体膜,减少炎症介质(细胞黏附分子、趋化因子等)的合成与释放。⑤增强机体对儿茶酚胺的反应性,减少血管渗出及通透性。此外,还可能与抑制磷酸二酯酶,增加细胞内 cAMP 含量,增加肺组织中 β 受体的密度,具有黏液溶解作用等有关。

根据哮喘患者的病情,糖皮质激素类的给药方式可有以下两种:①全身用药。②吸入给药。因上述两种方式给药后均需一潜伏期,在哮喘急性发作时不能立即奏效,故应作为预防性平喘用药,或与其他速效平喘药联合应用。

(一)全身用药

当严重哮喘或哮喘持续状态经其他药物治疗无效时,可通过口服或注射给予糖皮质激素控制症状,待症状缓解后改用维持量,直至停用。因全身应用糖皮质激素会产生一系列不良反应,故不能滥用,必须严格控制适应证。常用泼尼松、泼尼松龙、地塞米松、曲安奈德。

(二)吸入给药

吸入型糖皮质激素是哮喘治疗的第一线药物。因局部吸入将药物直接送入气道,支气管局部药物浓度高,可充分发挥其气道抗炎作用,并可避免全身用药的不良反应。目前常用的吸入型糖皮质激素有丙酸倍氯米松(BDP)、丙酸氟替卡松(FP)、布地奈德(BUD),还有长效 β₂ 受体激动药的复方制剂沙美特罗-丙酸氟替卡松、布地奈德-福莫特罗。这些吸入型糖皮质激素的脂溶性高低顺序为 FP＞BDP＞BUD。高脂溶性者在气道内浓度高,容易转运进入细胞内与局部糖皮质激素受体结合,产生较强的抗炎活性。

以丙酸倍氯米松为例,具体内容如下。

1.别名

倍氯米松,二丙酸氯地米松,倍氯美松,倍氯美松双丙酸酯,培氯美松双丙酸酯。

2.作用与应用

本品为局部强效糖皮质激素,因其亲脂性强,气雾吸入后可迅速透过呼吸道和肺组织而发挥平喘作用。其局部抗炎、抗过敏疗效是泼尼松的 75 倍,是氢化可的松的 300 倍。1 天 200～400 μg 即能有效地控制哮喘发作,平喘作用可持续 4～6 小时。一般常用量不抑制肾上腺皮质功能,无全身性不良反应。用于:①吸入给药控制慢性哮喘。对依赖激素的慢性支气管哮喘患者,局部吸入可部分或完全代替糖皮质激素的全身给药,既可改善症状,又可减少长期全身应用皮质激素对肾上腺皮质功能的损害。但因起效较慢,不能用于急性发作的抢救,也不宜用于哮喘持续状态。②鼻喷治疗变应性鼻炎。③外用治疗过敏所致的炎症性皮肤病,如湿疹、神经性皮炎、接触性皮炎、瘙痒症等。

3.用法与用量

(1)气雾吸入:成人开始剂量 1 次 50～200 μg,1 天 2～3 次,1 天最大量 1 mg。重症用全身性皮质激素控制后再用本品治疗。儿童 6 岁以上 1 次 50～100 μg,1 天 2～4 次。长期吸入的维持量应个体化,以减至最低剂量又能控制症状为准。

(2)粉雾吸入:成人 1 次 200 μg,1 天 3～4 次;小儿碟式干粉剂用量同气雾吸入。

4.注意事项

(1)哮喘持续状态、支气管被黏痰阻塞者因不能吸入足够的气雾,常不能发挥应有的效果,不宜用。妊娠期若非必需,最好忌用。活动性肺结核患者慎用。

(2)长期用药时,药物在咽部和呼吸道存留的不良反应可引起声音嘶哑、声带萎缩变形、诱发口咽部假丝酵母感染,每次吸药后用水含漱口咽部,不使药液残留可有一定的预防作用。

(3)本品为糖皮质激素,儿童长期吸入要监测身高和骨龄发育。

(4)长期大量吸入时(1 天超过 1 000 μg)仍可抑制下丘脑-垂体-肾上腺皮质轴,导致继发性肾上腺皮质功能减退等不良反应。

(5)对依赖口服糖皮质激素的哮喘患者,由于本品奏效较慢,在吸入本品后仍需继续口服糖皮质激素,数日后再逐渐减少口服量。

二、支气管扩张药

(一)β 肾上腺素受体激动药

本类药物是治疗急性哮喘的一线药物。主要通过激动呼吸道的 β_2 受体,激活腺苷酸环化酶,使细胞内的环腺苷酸(cAMP)含量增加,游离 Ca^{2+} 减少,从而松弛支气管平滑肌,抑制炎症细胞释放变态反应介质,增强纤毛运动与黏液清除,降低血管通透性,减轻呼吸道水肿而发挥平喘作用。

1.非选择性 β 肾上腺素受体激动药

如肾上腺素(副肾素)。对 α 和 β 受体均有强大的激动作用,能迅速控制支气管哮喘的急性发作,皮下注射后 3～5 分钟显效。但对 β_1 受体、β_2 受体的激动作用无选择性,易产生心血管不良反应,且作用持续时间短暂,仅维持 1 小时。只用于控制支气管哮喘急性发作。

2.β_2 肾上腺素受体激动药

如沙丁胺醇。为选择性激动 β_2 受体,在扩张支气管,改善呼吸功能时不易引起动脉血氧分压(PaO_2)下降,对呼吸道的选择性较高。其支气管舒张作用与异丙肾上腺素相近,但作用时间更长;对心脏的 β_1 受体激动作用较弱,其增加心率作用仅为异丙肾上腺素的 1/10。气雾吸入后 1～5 分钟生效,1 小时作用达高峰,持续 4～6 小时;口服 15～30 分钟生效,2～4 小时作用达高峰,持续 6 小时以上。用于:①防治支气管哮喘、喘息性支气管炎和肺气肿患者的支气管痉挛。制止发作多用气雾吸入；口服给药起效较慢，有一定的心脏反应，一般用于频发性或慢性哮喘的症状控制和预防发作；缓释片口服适用于慢性迁延性哮喘，尤其是夜间哮喘较重者；静脉注射或静脉滴注的平喘作用持续时间短，仅用于病情紧急，需要即刻缓解气道痉挛者。②预防高危妊娠早产、先兆流产、胎儿宫内生长迟缓。

此类常见药物还有特布他林、氯丙那林等。

（二）茶碱类

如氨茶碱为茶碱与二乙胺形成的复盐，含茶碱 77%～83%；乙二胺可增加茶碱的水溶性，并增强其作用。其主要作用：①松弛支气管平滑肌，在解痉的同时还可减轻支气管黏膜的充血和水肿；促进纤毛运动，加速黏膜纤毛的清除速度；近年发现治疗浓度的茶碱具有抗炎与免疫调节作用，可抑制肥大细胞释放过敏介质。②增强呼吸肌如膈肌、肋间肌的收缩力，减少呼吸肌疲劳，有利于慢性阻塞性肺疾病的治疗。③增强心肌收缩力，增加心排血量，低剂量一般不加快心率。④舒张冠状动脉、外周血管和胆管平滑肌。⑤增加肾血流量，提高肾小球滤过率，减少肾小管对钠和水的重吸收，具有利尿作用。⑥中枢神经兴奋作用。本品碱性较强，局部刺激性大，口服疗效不及静脉给药，易引起胃肠道刺激症状。静脉给药控制急性重度哮喘及哮喘持续状态，可迅速缓解喘息及呼吸困难等症状。

主要用于：①支气管哮喘、喘息性支气管炎，与 β 受体激动药合用可提高疗效。对哮喘持续状态，常选用本品与肾上腺皮质激素配伍进行治疗。口服预防急性发作。②急性心力衰竭和心源性哮喘。③胆绞痛。

需要注意的是：①对本品、乙二胺或茶碱过敏者，急性心肌梗死伴有血压显著降低者，严重心律失常及活动性消化性溃疡患者禁用。肝肾功能不全、甲状腺功能亢进患者、孕妇及哺乳期妇女慎用。②常见恶心、呕吐、胃部不适、食欲缺乏、头痛、烦躁、易激动、失眠等。少数患者可出现皮肤变态反应。③本品的中枢兴奋作用可使少数患者发生激动不安、失眠等不良反应。剂量过大时甚至发生谵妄、惊厥，可用镇静药对抗。④静脉滴注过快或浓度过高（血药浓度＞25 μg/mL）可强烈兴奋心脏，引起头晕、心悸、心律失常、血压骤降，严重者可致惊厥，故必须稀释后缓慢注射。⑤本品呈较强的碱性，局部刺激作用强。口服可致恶心、呕吐，宜餐后服或用肠溶片。肌内注射可引起局部红肿、疼痛，现已极少用。⑥有效血药浓度安全范围较窄，个体差异大，有条件者应进行血药浓度监测。⑦不可露置于空气中，以免变黄失效。

此类常见药物还有茶碱、多索茶碱等。

（三）吸入性抗胆碱药（M 胆碱受体阻断药）

呼吸道 M 胆碱受体有 M_1、M_2 和 M_3 受体亚型，选择性阻断 M_1、M_3 胆碱受体后可产生支气管扩张作用。抗胆碱药松弛支气管平滑肌的作用比 β 受体激动药弱，持续时间与 β 受体激动药相同或略长，对慢性哮喘患者两药有协同效果。由于慢性阻塞性肺疾病（COPD）患者往往副交感神经亢进，而 β 受体数减少，因此对抗胆碱药更为敏感。对于合并 COPD 的慢性哮喘，特别是合并 COPD 的高龄哮喘患者，伍用抗胆碱药是有益的。

抗胆碱药虽可降低气道阻力，但因减少呼吸道分泌，抑制纤毛运动，反而加重气道阻塞。因此应选用无分泌抑制作用的 M 胆碱受体阻断药。

如异丙托溴铵，为阿托品的异丙基衍生物，是对支气管平滑肌 M 受体有较高选择性的强效吸入性抗胆碱药，气雾吸入后松弛支气管平滑肌的作用较强，对呼吸道腺体和心血管系统的作用较弱。用药后痰量和痰液的黏滞性均无明显改变，但国外报道，本品可促进支气管黏膜的纤毛运动，利于痰液排出。本品为季铵盐，口服不易吸收。气雾吸入后 5 分钟左右起效，30～60 分钟作用达峰值，维持 4～6 小时。本品较短效 $β_2$ 受体激动药起效慢，但对 $β_2$ 受体激动药耐受的患者有效，对老年性哮喘尤为适用。用于：①缓解慢性阻塞性肺疾病（COPD），如慢性支气管炎、肺气肿等引起的支气管痉挛、喘息症状，并维持治疗。与 $β_2$ 受体激动药及茶碱类合用，疗效明显提高。②防治哮喘，尤适用于因用 β 受体激动药产生肌肉震颤、心动过速而不能耐受此类药物的患者。

复方异丙托溴铵也属于此类药物。

三、抗过敏平喘药

抗过敏平喘药的主要作用是抗过敏作用和轻度的抗炎作用。通过抑制免疫球蛋白E介导的肥大细胞释放介质起作用,对巨噬细胞、嗜酸性粒细胞、单核细胞等炎症细胞的活性也有抑制作用。其平喘作用起效较慢,不宜用于哮喘急性发作期的治疗,临床上主要用于预防哮喘的发作。本类药物包括炎症细胞膜稳定药(变态反应介质阻释剂)、抗组胺药(H_1 受体阻断药)及抗白三烯药物。

(一)变态反应介质阻释剂(肥大细胞膜稳定药)

代表药物为色甘酸钠。本品无松弛支气管平滑肌作用和 β 受体激动作用,也无直接拮抗组胺、白三烯等过敏介质的作用和抗炎作用。但在抗原攻击前给药,可预防速发型和迟发型变应性哮喘,一般应于接触抗原前1周给药。其平喘作用可能是通过:①稳定肥大细胞膜,阻止肥大细胞释放过敏介质。②直接抑制由于兴奋刺激感受器而引起的神经反射,抑制反射性支气管痉挛。③抑制非特异性支气管高反应性(BHR)。④抑制血小板活化因子(PAF)引起的支气管痉挛。口服极少吸收。干粉喷雾吸入时其生物利用度约10%。吸入剂量的80%以上沉着于口腔和咽部,并被吞咽入胃肠道。吸入后10~20分钟可达血浆峰浓度。用于预防各型变应性支气管哮喘发作。对外源性哮喘疗效显著,特别是对已知抗原的年轻患者疗效更佳,患有慢性难治性哮喘的儿童应用本品者大都部分或完全缓解;对内源性哮喘和慢性哮喘也有一定疗效,约半数患者的症状改善或完全控制;对于依赖糖皮质激素的哮喘患者,服用本品后可使糖皮质激素减量或完全停用;运动性哮喘患者预先给药几乎可防止全部病例发作,可在运动前15分钟给药。与 β 肾上腺素受体激动药合用可提高疗效。本品不仅对变态反应因素起主要作用的变应性哮喘有效,对变态反应作用不明显的慢性哮喘也有效。但因起效较慢,须连续用药数日后才能见效,保持规律用药非常重要。

此类常见药物还有酮替芬。

(二)抗组胺药

用于平喘的 H_1 受体阻断药去氯羟嗪、西替利嗪等。

(三)抗白三烯药

半胱氨酰白三烯(CysLTs)是哮喘发病中的一种重要的炎症介质。肺组织受抗原攻击时,多种炎症细胞(嗜酸性粒细胞、巨噬细胞、肥大细胞等)能释放 CysLTs。CysLTs 可引起支气管黏液分泌,降低支气管纤毛功能,增加气道微血管通透性,引起气道水肿和嗜酸性粒细胞在组织浸润,刺激 C 神经纤维末梢释放缓激肽,引起气道炎症反应。其作用强度要比组胺强1 000倍。抗白三烯药可拮抗 CysLTs 的上述作用,与糖皮质激素合用可获得协同抗炎作用,并减少糖皮质激素的用量。对有些吸入糖皮质激素不能控制的哮喘患者有效。抗白三烯药有两种途径可拮抗白三烯的作用,一为阻断半胱氨酸白三烯受体(即白三烯受体阻断药);二为抑制 5-脂加氧酶活性(即白三烯合成抑制药)。本类药物已逐渐成为减轻气道炎症和高反应性、预防和治疗哮喘、减少激素用量的重要治疗手段。

1.白三烯受体拮抗剂

如孟鲁司特,为高选择性半胱氨酰白三烯受体拮抗剂,通过抑制白三烯 C_4(LTC_4)、白三烯 E_4(LTE_4)与受体的结合,可缓解白三烯介导的支气管炎症和痉挛状态,减轻白三烯所致的激惹症状,改善肺功能。口服吸收迅速而完全。成人空腹服用 10 mg 薄膜包衣片后,于 3 小时达到血浆峰浓度。普通饮食对口服生物利用度和 Cmax 无影响。几乎被完全代谢,CYP3A4 和 CYP2C9 与其代谢有关。其代谢物几乎全经胆汁排泄,$t_{1/2}$ 为 2.7~5.5 小时。用于:①预防成人和儿童支气管哮喘和哮喘的长期治疗,包括预防白天和夜间的哮喘症状。②治疗阿司匹林敏感的哮喘。③预防运动性哮喘。对激素已耐药的患者本品也有效。

2.白三烯合成抑制剂

如齐留通,为一选择性口服有效的 5-脂加氧酶(5-LOX)抑制剂,通过抑制白三烯生物合成途径中的起始酶(5-LOX)的活性,抑制白三烯的合成;也可拮抗白三烯产物 LTB_4 的作用。在体内外都具有明显的抗过敏及抗炎作用。可抑制白三烯的收缩支气管和致炎症作用。对骨髓过氧化物酶活性、中性粒细胞脱颗粒、肥大细胞的组胺释放或磷脂酶 A_2 活性无影响。口服迅速吸收，30 分钟起效，1～3 小时血药浓度达高峰，持续 5～8 小时。被细胞色素 P450 同工酶 CYP1A2、CYP2C9 和 CYP3A4 代谢，$t_{1/2}$ 为 2.1～2.5 小时。用于：①支气管哮喘，尤其是抗原、阿司匹林等引起的气管、支气管痉挛性收缩，从而改善肺功能。②特应性皮炎。③溃疡性结肠炎。④变应性鼻炎。

（四）抗免疫球蛋白 E(IgE)抗体

如奥马佐单抗，是一种抗免疫球蛋白 E(IgE)的重组人源化单克隆抗体，是第一个被作为治疗哮喘的"生物制剂"，能特异性地识别循环 IgE 的 Fc 段，阻断 IgE 与其高亲和力受体的结合。IgE 与本品结合后，失去了与肥大细胞和嗜碱性粒细胞表面的 IgE 受体相结合的能力，因此把变态反应阻断在极早期阶段。用于成年或＞12 岁的青少年变态反应和中、重度常年性变应性哮喘。能有效降低患者对糖皮质激素类药物的依赖性，降低哮喘加重的次数。多项临床研究结果显示，本品可减少哮喘发作率达 38%，减少急诊率达 61% 和住院治疗率达 52%。但本品不能作为急救用药，也不能用于治疗哮喘持续状态。

需要注意的是：对本品过敏者禁用。肝、肾功能不全者慎用；可见头痛、头晕、疲乏、皮疹等不良反应。

（李惊雷）

第四章

心血管系统疾病用药

第一节 抗高血压药

高血压是危害人类健康的常见病。一般认为,在安静休息时,成年人血压持续高于 140/90 mmHg (18.7/12.0 kPa)者即为高血压。绝大部分高血压病因不明,称为原发性高血压或高血压病;少数高血压有因可查,称为继发性高血压或症状性高血压。无论原发性高血压或继发性高血压,其共同的病理基础是小动脉痉挛性收缩,周围血管阻力增加,从而使血压升高。应用抗高血压药来降低血压虽不能解决高血压的病因治疗问题,但及时而恰当地进行降压,确能减轻因高血压引起的头痛、头昏、心悸、失眠等症状,并可减少由于持续性的高血压所引起的心、脑、肾等重要生命器官的功能障碍和器质性病变。因此,合理应用抗高血压药仍然是目前治疗高血压的重要措施之一。

一、常用抗高血压药

(一)利尿药

1.氢氯噻嗪

(1)降压作用与应用:以本品为代表的噻嗪类利尿药是利尿降压药中最常用的一类。大规模临床试验表明,本类药可降低高血压并发症如脑卒中和心力衰竭的发病率和病死率。利尿药降低血管阻力最可能的作用机制是持续地降低体内 Na^+ 浓度及降低细胞外液容量。平滑肌细胞内 Na^+ 浓度降低可能导致细胞内 Ca^{2+} 浓度降低,从而使血管平滑肌对缩血管物质的反应性减弱。单独应用噻嗪类利尿药作降压治疗时,剂量应尽可能小,超过 25 mg 时降压作用并不一定增强,反而可能使不良反应发生率增加。长期大量使用除引起电解质紊乱外,尚对脂质代谢、糖代谢产生不良影响。本类药物是治疗高血压的基础药物之一,可单独应用治疗轻度高血压,但多与其他抗高血压药合用治疗中、重度高血压,以减少其他抗高血压药的剂量,减少不良反应。单用噻嗪类抗高血压药治疗,尤其是长期使用时,应合并使用留钾利尿药或合用血管紧张素转换酶抑制药,以减少 K^+ 的排出。

(2)用法与用量。口服:1 天 25~100 mg,分早、晚 2 次分服,见效后酌减,维持量 1 天 25~50 mg。单独使用噻嗪类作降压治疗时,剂量应尽量小,使用<12.5 mg 的剂量即有降压作用,不宜超过 25 mg。

2.螺内酯

螺内酯、氨苯蝶啶均为留钾利尿药,它们的降压作用强度与噻嗪类相似,优点是降压时不引起低钾血症、高血糖症与高尿酸血症,也不影响血脂水平,但有可能致高钾血症,故肾功能受损者不宜应用。可作为治疗高血压的辅助药物或对抗其他利尿药的失钾作用及发挥协同利尿作用。

(二)钙通道阻滞剂

硝苯地平为其代表药物,可通过抑制 Ca^{2+} 内流,使细胞内 Ca^{2+} 浓度降低,导致小动脉扩张,总外周血管阻力下降而降低血压。由于周围血管扩张,可引起交感神经活性反射性增强而引起心率加快。用于轻、中、重度高血压,亦适用于合并有心绞痛、肾脏疾病、糖尿病、哮喘、高脂血症及恶性高血压的患者。目前多推荐使用缓释片剂,以减轻迅速降压造成的反射性交感活性增加。

临床用于抗高血压药的钙通道阻滞药还有非洛地平、复方非洛地平、左旋氨氯地平、尼索地平、乐卡地平、西尼地平、巴尼地平、贝尼地平、伊拉地平、尼伐地平、尼卡地平、马尼地平、苄普地尔、维拉帕米、地尔硫䓬、粉防己碱等。

（三）肾上腺素受体阻断药

1.β受体阻断药

普萘洛尔为常见β受体阻断药。普萘洛尔为非选择性β受体阻断药,对β_1受体和β_2受体具有相同的亲和力,缺乏内在拟交感活性。通过多种机制产生降压作用,即减少心排血量,抑制肾素释放,在不同水平抑制交感神经系统活性(中枢部位、压力感受性反射及外周神经水平)和增加前列环素的合成等。用于各种程度的原发性高血压,可作为抗高血压药的首选药单独应用,也可与其他抗高血压药合用。对心排血量及肾素活性偏高者疗效较好,高血压伴有心绞痛、偏头痛、焦虑症等选用本类药较为合适。

临床用于抗高血压的β受体阻断药还有阿替洛尔、美托洛尔等。

2.α、β受体阻断药

卡维地洛为常见α、β受体阻断药,阻断β受体的同时具有舒张血管作用。口服首过消除显著,生物利用度约30%,药效维持可达24小时。不良反应与普萘洛尔相似,但不影响血脂代谢。用于治疗轻、中度高血压或伴有肾功能不全、糖尿病的高血压患者。

（四）血管紧张素Ⅰ转化酶抑制药

血管紧张素Ⅰ转化酶(ACE)抑制药的应用是抗高血压药物治疗学上的一大进步。该类药能抑制ACE活性,使血管紧张素Ⅱ(AngⅡ)的生成减少以及缓激肽的降解减少,扩张血管,降低血压。该类药不仅具有良好的降压效果,对高血压患者的并发症及一些伴发疾病亦具有良好影响。该类药物亦作为伴有糖尿病、左心室肥厚、左心功能障碍及急性心肌梗死的高血压患者的首选药物。因阻断醛固酮,可以增强利尿药的作用。有轻度潴留K^+的作用,这对有高钾血症倾向的患者尤应注意。血管神经性水肿是该类药少见而严重的不良反应。服药后患者发生顽固性咳嗽往往是停药的原因之一。

常见的血管紧张素Ⅰ转化酶抑制药为卡托普利。是第一个用于临床口服有效的含巯基(-SH)血管紧张素Ⅰ转化酶(ACE)抑制药,直接抑制ACE,具有轻至中等强度的降压作用,可增加肾血流量,不伴反射性心率加快。可用于:①各型高血压,特别是常规疗法无效的严重高血压。60%～70%的患者单用本品能使血压控制在理想水平,加用利尿药则95%的患者有效。本品尤其适用于合并有糖尿病及胰岛素抵抗、左心室肥厚、心力衰竭、急性心肌梗死的高血压患者,可明显改善生活质量且无耐受性,连续用药一年以上疗效不会下降,而且停药不反跳。本品与利尿药及β受体阻断药合用于重型或顽固性高血压疗效较好。②顽固性慢性心力衰竭。③高血压急症(注射剂)。④诊断肾血管性高血压试验用药。

需要注意的是:①对本品或其他血管紧张素Ⅰ转化酶(ACE)抑制药过敏者,孤立肾、移植肾、双侧肾动脉狭窄、严重肾功能减退者,孕妇及哺乳期妇女禁用。自身免疫性疾病(如严重系统性红斑狼疮,此时白细胞或粒细胞减少的机会增多)、骨髓抑制、脑动脉或冠状动脉供血不足、血钾过高、肾功能障碍、主动脉瓣狭窄、严格饮食限制钠盐或进行透析者慎用。②不良反应常见有皮疹、瘙痒、味觉障碍。个别有蛋白尿、白细胞和中性粒细胞减少,但减量或停药后可消失或避免。约20%的患者发生持续性干咳。③用本品期间随访检查白细胞计数及分类计数,最初3个月内每2周1次,此后定期检查,有感染迹象时随即检查;尿蛋白检查,每月1次。④给药剂量须遵循个体化原则,按疗效予以调整。开始用本品前建议停用其他抗高血压药1周。⑤对恶性或重度高血压,在停用其他药物后,立即给予本品最小剂量,在密切观察下每24小时递增剂量,直至疗效充分或达最大剂量。⑥肾功能差者应采用小剂量或减少给药次数,缓慢递增。若需合用利尿药,建议用呋塞米而不用噻嗪类。血尿素氮和肌酐增高时,本品应减量,同时应停用利尿药。⑦用本品时若蛋白尿渐增多,应暂停药或减少用量。⑧在手术或麻醉时用本品如发生低血压,可用扩容纠正。⑨一旦出现血管神经性水肿,应立即停药,并迅速皮下注射1∶1 000的肾上腺素注射液0.3～0.5 mL。

⑩食物能影响其吸收,因此宜在餐前1小时服。增加剂量可延长作用时间,但不增加降压效应。⑪老年人对降压作用较敏感,应用本品须酌减剂量,特别是首次服用。

此类药物与利尿药及其他扩血管药合用可致低血压,如合用,应从小剂量开始;与留钾利尿药或补钾药合用可引起血钾过高;与内源性前列腺素合成抑制药如阿司匹林等非甾体抗炎药合用,可使本品降压疗效减低。

其他常见的血管紧张素Ⅰ转化酶抑制药有复方卡托普利、依那普利、贝那普利等。

（五）血管紧张素Ⅱ受体（AT1）拮抗药

现已知血管紧张素Ⅱ（AngⅡ）的作用是由血管紧张素Ⅱ受体介导的,AngⅡ受体有两种亚型（AT1和AT2受体）,而AngⅡ的作用是由AT1受体所介导。AT1受体在体内分布广泛,主要分布于心脏、血管、肾上腺皮质、肾脏以及心血管运动中枢、口渴中枢、垂体等,因而AngⅡ在维持心脏、血管、肾脏等功能方面具有重要的作用。AT1受体拮抗药在受体水平阻断肾素-血管紧张素系统（RAS）,与血管紧张素转化酶（ACE）抑制药比较,具有作用专一的特点。AT1受体被阻断后,血管紧张素Ⅱ（AngⅡ）收缩血管与刺激肾上腺释放醛固酮的作用受到抑制,导致血压降低,具有与ACE抑制药相似的抗高血压作用,并能通过减轻心脏的后负荷,治疗充血性心力衰竭,其阻止AngⅡ的促心血管细胞增殖肥大作用能防治心血管的重构。AT1受体被阻断后,反馈性地增加血浆肾素2～3倍,导致血浆血管紧张素Ⅱ（AngⅡ）浓度升高。但由于AT1受体已被阻断,这些反馈性作用难以表现。但是血浆中升高的血管紧张素Ⅱ通过激活AT2受体,可激活缓激肽-NO途径,产生舒张血管、降低血压、抑制心血管重构等作用,有利于高血压与心力衰竭的治疗。AT1受体被阻断后,醛固酮产生减少,水钠潴留随之减轻,但对血钾影响甚微。

代表药物为氯沙坦,为新型的非肽类血管紧张素Ⅱ（AngⅡ）受体AT1的拮抗药。具有口服有效、高亲和力（AT1受体的亲和力）、高选择性（只拮抗AT1受体）、高专一性（只影响AngⅡ受体）、无激动活性的特点。EXP3174是本品在体内的活性代谢物,它们可降低血压;能改善心力衰竭,防治高血压并发的血管壁增厚和心肌肥厚;具有肾脏保护作用,增加肾血流量和肾小球滤过率,增加尿液和尿钠、尿酸的排出;可减少肾上腺醛固酮和肾上腺素的分泌,但也可引起血浆肾素活性增加为其不良反应。用于:①治疗高血压,可单独应用或与其他抗高血压药如利尿药合用。②治疗心力衰竭,可单独应用或与强心苷、利尿药合用。③预防高血压伴左心室肥厚患者发生脑卒中。④减慢伴有肾病和高血压的2型糖尿病患者的肾病进程。

（六）肾素抑制药

如阿利吉仑,为口服有效的非肽类肾素抑制药,通过抑制肾素防止血管紧张素原转换成血管紧张素Ⅰ,进而抑制血管紧张素Ⅱ和醛固酮的生成。与血管紧张素转换酶（ACE）抑制药及血管紧张素（AT）Ⅱ受体拮抗药不同,本品不引起血浆肾素活性代偿性升高。口服吸收差,生物利用度为2.5%,口服1～3小时达血浆峰浓度。高脂肪食物会降低本品的吸收。血浆蛋白结合率为50%。几乎不被代谢,主要经粪便和尿液以原形药排泄。消除半衰期为24～40小时。用于治疗高血压。

二、其他经典抗高血压药

（一）中枢性降压药

如可乐定,本品的降压作用中等偏强,并可抑制胃肠分泌及运动,对中枢神经系统有明显的抑制作用。其降压机制主要是激动延髓腹外侧核吻侧端的咪唑啉受体（Ⅰ1受体）,使交感神经张力下降,外周血管阻力降低,从而产生降压作用。其降压作用多在服药后0.5～1小时出现,2～3小时达最高峰,可持续4～6小时。在降压明显时不出现直立性低血压。过大剂量的可乐定也可兴奋外周血管平滑肌上的α2受体,使血管收缩,降压作用减弱。用于:①高血压,对多数高血压有效,对原发性高血压疗效较好。与利尿药（如氢氯噻嗪）或其他抗高血压药（如利血平）合用,比单服本品疗效有明显提高。②口服预防偏头痛、绝经期潮热、痛经以及作为吗啡类镇痛药成瘾者的戒毒药。③滴眼治疗开角型青光眼,尤其适用于不能耐受缩瞳药的青光眼患者。

(二)血管平滑肌扩张药

本类药物通过直接扩张血管而产生降压作用,由于不良反应较多,一般不单独用于治疗高血压,仅在利尿药、β受体阻断药或其他抗高血压药无效时才加用该类药物。

如硝普钠,为强有力的速效血管扩张药,可直接松弛小动脉和静脉平滑肌,通过扩张周围血管,使血压下降,作用强而迅速,给药后5分钟即见效,停药后作用能维持2~15分钟。很少影响局部血流分布,一般不降低冠状动脉血流、肾血流及肾小球滤过率。其扩张血管作用能降低心脏的前、后负荷以及减轻瓣膜关闭不全时主动脉和左心室的阻抗而减少血液反流,缓解心力衰竭症状。用于:①高血压急症,如高血压危象、高血压脑病、恶性高血压,嗜铬细胞瘤手术前后阵发性高血压等的紧急降压,手术麻醉时的控制性降压。其疗效可靠,作用持续时间较短,易于掌握。②急性心力衰竭,包括急性肺水肿,亦用于瓣膜(二尖瓣或主动脉瓣)关闭不全时的急性心力衰竭,能使衰竭的左心室排血量增加,心力衰竭症状得以缓解。

(三)神经节阻断药

本类药物由于不良反应较多,降压作用过强、过快,现仅限用于一些特殊情况,如高血压危象、主动脉夹层动脉瘤、外科手术中的控制性低血压等。如环轮宁。

1.别名

溴化二甲基轮环藤宁。

2.作用与应用

本品为神经节阻断药,具有明显的降压作用,并伴有心率减慢。其降压机制与阻断交感神经节、释放组胺和降低总外周阻力等作用有关,使血管扩张,血压明显下降。此外,还具有非除极化型肌松作用,这也有利于降压效应。静脉注射后1~4分钟血压开始下降,有效降压时间为8~20分钟。停药后约5分钟血压自行回升,8~20分钟恢复至原水平。其降压效应的可控性和可逆性均较好,且对心、肾、肝功能均无影响,是一种较好的控制性抗高血压药。用于心血管和脑外科、颌面外科及一般外科手术,作手术麻醉期间控制血压之用,其效果满意。此时应用神经节阻断药,不仅能降压,而且能有效地防止因手术剥离而撕拉组织所造成的交感神经反射,使患者血压不致明显升高。

3.用法与用量

静脉给药:在全麻期间根据指征以不同方法用药。①单次静脉注射,成人0.4~1.2 mg/kg,小儿0.8~1.2 mg/kg。如果静脉注射后血压下降不理想或降压作用消失,则可重复静脉注射,用量为开始时的1/2~2/3。②连续静脉滴注0.05%~0.2%等渗液,开始时一般为30滴/分钟,逐渐加快至100滴/分钟,最快为150滴/分钟。③单次静脉注射0.5 mg/kg,继以0.05%~0.1%注射液连续静脉滴注维持;也可在连续静脉滴注的基础上,酌量补充单次静脉注射。

4.注意事项

静脉注射常可引起呼吸抑制(多数患者于手术完毕时自发呼吸即已恢复),应用新斯的明可加速呼吸抑制的恢复。也可引起心率减慢、颜面潮红、瞳孔扩大,在停药后4~6小时可恢复,一般不影响视力。

(四)α_1受体阻断药

用于抗高血压治疗的α受体阻断药主要为具有α_1受体阻断作用而不影响α_2受体的药物。

哌唑嗪为常见的α_1受体阻断药,可扩张小动脉及静脉血管,从而发挥降压作用。它不影响α_2受体,不会引起明显的反射性心动过速,也不增加肾素的分泌。口服吸收良好,半小时起效,t_{max}为1~2小时,$t_{1/2}$2~3小时,作用可持续6~10小时。用于治疗轻、中度高血压,常与β受体阻断药及利尿药合用,降压效果更好。可以谨慎地用于妊娠、肾功能不良、合并糖尿病及前列腺增生的高血压患者。

(五)去甲肾上腺素能神经末梢阻滞药

以利血平为代表的去甲肾上腺素能神经末梢阻滞药主要通过影响儿茶酚胺的贮存及释放产生降压作用。本品降压作用较弱,并兼有安定作用,能降低血压,减慢心率,对精神躁狂症状有安定之效。其降压作用的特点为缓慢、温和而持久。服药后2~3天至1周血压缓慢下降,数周后达到最低点。停药后血压在2~6周内回升。用于轻至中度早期高血压,疗效显著(伴有精神紧张的高血压患者疗效尤好)。长期应用小量可将多数患者的血压稳定于正常范围内,但对严重和晚期病例单用本品疗效较差,常与肼屈嗪、氢氯噻嗪等合用,以增加疗效。亦可用于高血压危象。当前不推荐为第一线用抗高血压药。

（六）钾通道开放药（钾外流促进药）

钾通道开放,K^+外流增加,细胞膜超极化,膜兴奋性降低,Ca^{2+}内流减少,从而使血管平滑肌舒张,血压下降。这类药物在降压时常伴有反射性心动过速和心排血量增加。血管扩张作用具有选择性,见于冠状动脉、胃肠道血管和脑血管,但不扩张肾和皮肤血管。若与利尿药和（或）β受体阻断药合用,则可纠正其水钠潴留和（或）反射性心动过速的不良反应。

以米诺地尔为例,它主要作用于血管平滑肌,开放 ATP 敏感性钾通道而降低血压,起效快,作用持久,1 次用药可维持作用 24 小时以上。其降压作用比肼屈嗪强。不引起直立性低血压,长期用药未见药效降低。此外,本品外用溶液还有刺激毛发生长作用,局部长期使用时可刺激男性秃发和斑秃患者的毛发生长。用于:①高血压,可作为二、三线抗高血压药,治疗顽固性高血压及肾性高血压。②外用治疗男性秃发和斑秃。

需要注意的是:①嗜铬细胞瘤患者禁用。肺源性心脏病、脑血管疾病、冠心病、心绞痛、心肌梗死、心包积液、非高血压所致心力衰竭、严重肝功能不全、肾功能障碍患者、老年人及孕妇慎用。②可引起心悸、心动过速、下肢水肿、毛发增生等不良反应。用药后出现心包积液应停药。③肾功能不全者需加用利尿药。④突然停用本品可致血压反跳,故宜逐渐撤药。

（七）5-羟色胺受体阻断药

酮色林为常见 5-羟色胺受体阻断药,本品对 5-羟色胺（5-HT$_{2A}$）受体有选择性阻断作用,亦有较弱的 α_1 和 H_1 受体阻断作用,降低高血压患者的外周阻力,肾血管阻力的下降更明显。对有阻塞性血管病变者可改善下肢血液供应。对雷诺病患者可改善组织的血流灌注,使皮肤血流增加。静脉注射后可降低右房压、肺动脉压及肺毛细血管楔压。口服吸收迅速完全,食物不影响其吸收。t_{max} 为 0.5～2 小时。血浆蛋白结合率为 95%。生物利用度约 50%。在肝内代谢。$t_{1/2}$ 约 15 小时。用于各型高血压、充血性心力衰竭、雷诺病及间歇性跛行。

但不宜与排钾利尿药合用。

（谢　莹）

第二节　抗心律失常药

心律失常即心动节律和频率异常。心律失常时心脏泵血功能发生障碍,影响全身器官的供血。某些类型的心律失常如心室颤动可危及生命,必须及时纠正。药物治疗在抗心律失常方面发挥了重要作用,但抗心律失常药又存在致心律失常的毒不良反应,应用时需根据各药的作用特点及心律失常的原因选用相应的药物。一般情况下,在心动过速时需应用抑制心脏自律性的药物（如奎尼丁、普鲁卡因胺等）;心房颤动时需应用抑制房室间传导的药物（如奎尼丁、普萘洛尔等）;房室传导阻滞时则需应用能改善传导的药物（如苯妥英钠、阿托品等）;对于自律性过低所引起的心动过缓型心律失常则应采用肾上腺素或阿托品类药物。

一、Ⅰ类——钠通道阻滞药（膜稳定药）

能拮抗钠通道,抑制 0 相除极化速率,并延缓复极过程。

（一）Ⅰa 类（适度阻滞钠通道药）

Ⅰa 类药物是对 0 相除极化与复极过程抑制均强的药物,常见药物以奎尼丁为例,为金鸡纳树皮所含生物碱,是奎宁的异构体,属Ⅰa 类抗心律失常药,可延长心肌的不应期,降低自律性、传导性和心肌收缩力,减少异位节律点冲动的形成。适用于:①心房颤动、心房扑动、室上性和室性心动过速的转复和预防;对心房颤动、心房扑动目前虽采用电转复律法,但奎尼丁可用于转复后维持窦性心律。②频发室上性和室性期前收缩的治疗。

(二) Ⅰb类(轻度阻滞钠通道药)

Ⅰb类药物是对0相除极及复极的抑制作用均弱的药物。以利多卡因为代表的Ⅰb类主要作用于浦肯野纤维和心室肌。本品适用于心肌梗死、洋地黄中毒、锑剂中毒、外科手术(如心脏手术、心导管术)等所致的室性心律失常,包括室性期前收缩、室性心动过速和心室颤动。对急性心肌梗死,虽可降低心室颤动的发生,但总病死率并不降低,故不推荐常规预防性使用。不宜用于无器质性心脏病的单纯室性期前收缩。对室上性心律失常通常无效。

苯妥英钠也是常见的Ⅰb类药物。

(三) Ⅰc类(明显阻滞钠通道药)

明显抑制0相除极化,对复极的抑制作用较弱的药物。

以普罗帕酮为代表的Ⅰc类明显阻滞钠通道,显著降低动作电位0相上升速率和幅度,减慢传导性的作用最为明显。本品为具有局麻作用的Ⅰc类抗心律失常药,有膜稳定性。其电生理效应是抑制钠离子内流,减慢0相除极速度,能减慢心房、心室和浦肯野纤维的传导,轻度延长动作电位时间(APD)和有效不应期(ERP),心电图可表现为P-R间期和QRS波延长。对房室旁路的前向及逆向传导速度也有延长作用。可提高心肌细胞阈电位,降低自律性,抑制触发激动。此外,尚具有弱的β肾上腺素受体阻断作用,常规剂量对钙离子通道阻滞作用较弱。轻至中度抑制心肌收缩力,程度与剂量相关。可使动脉压下降,心率减慢,还可增加冠状动脉流量。口服吸收良好,2～3小时作用达高峰,作用可持续8小时以上,$t_{1/2}$为3.5～4小时。用于预防或治疗室性或室上性异位搏动、室性或室上性心动过速、预激综合征、电转复律后心室颤动发作等。对冠心病、高血压引起的心律失常有较好疗效。

二、Ⅱ类——β肾上腺素受体阻断药

普萘洛尔为常见的β肾上腺素受体阻断药。β肾上腺素受体阻断作用和直接细胞膜作用是本类药物抗心律失常的基本机制。本品能降低窦房结、心房和浦肯野纤维自律性,在运动及情绪激动时作用明显。能减少儿茶酚胺所致的滞后除极发生,减慢房室结传导,延长房室结有效不应期。用于治疗多种原因所致的心律失常,如房性及室性期前收缩(效果较好)、窦性及室上性心动过速、心房颤动等,但室性心动过速宜慎用。锑剂中毒引起的心律失常,当其他药物无效时也可试用。对于交感神经兴奋性过高、甲状腺功能亢进及嗜铬细胞瘤等引起的效果良好。与强心苷或地尔硫䓬合用,控制心房颤动、心房扑动及阵发性心动过速时的室性频率过快效果较好。心肌梗死患者应用本品可减少心律失常的发生,缩小心肌梗死范围,降低病死率。对由运动、情绪变动所引发的室性心律失常、肥厚型心肌病所致的心律失常也有效。

三、Ⅲ类——延长动作电位时程药

胺碘酮为常见的延长动作电位时程药。本品原为抗心绞痛药,具有选择性冠状动脉扩张作用,能增加冠状动脉血流量,降低心肌耗氧量。本品为广谱抗心律失常药,用于:①房性心律失常(心房扑动和心房颤动转律和转律后窦性心律的维持)、结性心律失常、室性心律失常(治疗危及生命的**室性期**前收缩、室性心动过速以及心室颤动的预防)、伴预激综合征(WPW综合征)的心律失常。②伴有充血性心力衰竭和急性心肌梗死的心律失常患者。③其他抗心律失常药(如丙吡胺、维拉帕米、奎尼丁、β受体阻断药)治疗无效的顽固性阵发性心动过速,常能奏效。④慢性冠状动脉功能不全和心绞痛。⑤注射剂用于治疗严重心律失常,尤其适用于:急诊控制房性心律失常(心房颤动、心房扑动)伴快速心室率;预激综合征的心动过速;严重的室性心律失常;体外电除颤无效的心室颤动相关心脏停搏的心肺复苏。

四、Ⅳ类——钙通道阻滞药

维拉帕米为常见的钙通道阻滞药。对激活状态和失活态的L-型钙通道均有抑制作用,对I_{kr}钾通道亦有抑制作用。表现：①降低窦房结自律性，降低缺血时心房、心室和浦肯野纤维的异常自律性，减少或取消后除极所引发的触发活动。②减慢房室结传导性，此作用除可终止房室结折返，尚能防止心房扑动、心房颤动引起的心室率加快。③延长窦房结、房室结的有效不应期（ERP），大剂量延长浦肯野纤维的 APD（动作电位时程）和 ERP。用于治疗室上性和房室结折返引起的心律失常效果好，对急性心肌梗死、心肌缺血和洋地黄中毒引起的室性期前收缩有效。为阵发性室上性心动过速首选药。

临床用于抗心律失常的钙通道阻滞药还有地尔硫䓬、苄普地尔等。

五、其他抗心律失常药

常见的有腺苷、三磷酸腺苷二钠。

（谢　莹）

第三节　抗心绞痛药

心绞痛是冠状动脉粥样硬化性心脏病（冠心病）的一个重要临床症状。其发生原因一般认为是由于冠状动脉粥样硬化，引起管腔狭窄，心肌血液供应不足，造成心肌需氧与供氧之间的平衡失调。目前应用的抗心绞痛药，其作用或者是减轻心脏的工作负荷，以降低心肌的需氧量；或者是扩张冠状动脉，促进侧支循环的形成，以增加心肌的供氧量，从而缓解心绞痛。冠状动脉粥样硬化斑块变化、血小板聚集和血栓形成是诱发不稳定型心绞痛的重要因素，临床应用抗血小板药、抗血栓药也有助于心绞痛的防治。

一、硝酸酯类

常见药物为硝酸甘油，基本作用是松弛平滑肌，但对不同组织器官的选择性有差别，以对血管平滑肌的作用最显著。在对血管平滑肌的作用上，其对静脉的扩张作用超过对小动脉的扩张。硝酸甘油的血管扩张作用是通过一氧化氮（NO）的释放，后者刺激血管平滑肌细胞的鸟苷酸环化酶，导致环鸟苷酸（cGMP）增加，继而降低细胞液中的游离钙浓度而松弛平滑肌细胞。

由于扩张了体循环血管及冠状血管，因而具有以下作用：①降低心肌耗氧量，最小有效量的硝酸甘油即可明显扩张静脉血管，特别是较大的静脉血管，从而减少回心血量，降低心脏的前负荷，使心腔容积缩小，心室内压减小，室壁张力降低，射血时间缩短，心肌耗氧量减少；稍大剂量也可显著舒张动脉血管，特别是较大的动脉血管，动脉血管的舒张降低了心脏的射血阻力，从而降低左室内压和心室壁张力，降低心肌耗氧量。②扩张冠状动脉，增加缺血区血液灌注。③降低左室充盈压，增加心内膜供血，改善左室顺应性。④保护缺血的心肌细胞，减轻缺血损伤。硝酸甘油释放 NO，促进内源性的 PGI_2、降钙素基因相关肽（CGRP）等物质生成与释放，这些物质对心肌细胞均具有直接保护作用。硝酸甘油不仅保护心肌，减轻缺血损伤，缩小心肌梗死范围，改善左室重构，还能增强缺血心肌的电稳定性，提高心室颤动阈，消除折返，改善房室传导等，减少心肌缺血并发症。此外，硝酸甘油通过产生 NO 而抑制血小板聚集、黏附，也有利于冠心病的治疗。

本品口服因受首过消除等的影响，生物利用度仅为 8%，故不作口服用药。舌下含服极易通过口腔黏膜吸收，含服后 2～3 分钟即可起效，5 分钟达最大效应，作用持续 10～30 分钟。也可经皮肤吸收，用其软膏或贴膜剂涂抹在前臂或贴在胸部皮肤，有效浓度可持续较长时间。用于：①防治心绞痛，舌下含服硝酸甘油能迅速缓解各种类型的心绞痛，在预计可能发作前用药也可预防发作。②急性心肌梗死，多采用静脉给药，可缩小梗死范围。反复连续使用要限制用量，以免血压过度降低引起心、脑等重要器官灌注压过低，反而加重缺血。③心力衰竭，由于可降低心脏前、后负荷，故也可治疗心力衰竭。④急性呼吸衰竭及肺动脉高压，可舒张肺血管，降低肺血管阻力，改善肺通气。⑤外科手术中诱导低血压和控制高血压。

二、β 受体阻断药

β 受体阻断药可使心绞痛患者心绞痛发作次数减少,改善缺血性心电图,增加患者运动耐量,减少心肌耗氧量,改善缺血区代谢,缩小心肌梗死范围。现已作为一线防治心绞痛的药物。

普萘洛尔为常见的 β 受体阻断药。具有降低心肌耗氧量、改善心肌缺血区供血、抑制脂肪分解酶活性等作用。长期使用 β 受体阻断药能缩短仅有缺血心电图改变而无症状的心绞痛患者的缺血时间,还能降低近期有心肌梗死者心绞痛的发病率和病死率;也用于心肌梗死,能缩小梗死区范围,但因抑制心肌收缩力,应慎用。易致冠状动脉收缩,故不宜用于冠状动脉痉挛引起的变异型心绞痛。

临床用于治疗心绞痛的 β 受体阻断药还有噻吗洛尔、吲哚洛尔、阿替洛尔、美托洛尔等。

三、钙通道阻滞剂

钙通道阻滞剂是临床用于预防和治疗心绞痛的常用药物,特别是对变异型心绞痛疗效较好。心肌缺血伴高血压或心律失常者可选其中某些药物。

抗心绞痛作用与应用。钙通道阻滞剂通过阻滞 Ca^{2+} 通道,抑制 Ca^{2+} 内流而产生以下作用:①降低心肌耗氧量。钙通道阻滞剂能使心肌收缩力减弱,心率减慢,血管平滑肌松弛,血压下降,心脏负荷减轻,从而使心肌耗氧量减少。②舒张冠状血管。本类药物对冠状动脉中较大的输送血管及小阻力血管有扩张作用,特别是对处于痉挛状态的血管有显著的解除痉挛作用,从而增加缺血区的血液灌注。此外还可增加侧支循环,改善缺血区的供血和供氧。③保护缺血心肌细胞。钙通道阻滞剂通过抑制外钙内流,减轻缺血心肌细胞的 Ca^{2+} 超负荷而保护心肌细胞,对急性心肌梗死者能缩小梗死范围。④抑制血小板聚集。不稳定型心绞痛与血小板黏附和聚集、冠状动脉血流减少有关,大多数急性心肌梗死也是由动脉粥样硬化斑块破裂、局部形成血栓突然阻塞冠状动脉所致。钙通道阻滞剂阻滞 Ca^{2+} 内流,降低血小板内 Ca^{2+} 浓度,抑制血小板聚集。有报道,钙通道阻滞剂还有促进血管内皮细胞产生及释放内源性 NO 的作用。用于防治各型心绞痛均有不同程度的疗效,对冠状动脉痉挛所致的变异型心绞痛疗效较好;也可用于稳定型(劳累性)心绞痛及急性心肌梗死等;对伴有高血压的心绞痛患者尤为适用;因有松弛支气管平滑肌作用,也适用于伴有呼吸道阻塞疾患的心绞痛患者;对禁用 β 受体阻断药的心肌缺血伴外周血管痉挛性疾病患者,本类药物也适用。

硝苯地平为常见的钙通道阻滞剂。其扩张冠状动脉和外周小动脉的作用强,抑制血管痉挛效果显著,对变异型心绞痛最有效,对伴高血压患者尤为适用。对稳定型心绞痛也有效。对急性心肌梗死患者能促进侧支循环,缩小梗死区范围。普萘洛尔与硝酸酯类合用控制稳定型心绞痛有良好疗效,但有报道称患者可逐渐发展为不稳定型心绞痛或称梗死前心绞痛,即在动脉粥样硬化的基础上出现痉挛,运动休息时均可发作,此时增加上述药物的剂量很少收效,但如用硝苯地平常可获得显著疗效。本品与 β 受体阻断药合用对降低心肌耗氧量起协同作用,可增加疗效。但有报道称硝苯地平可增加发生心肌梗死的危险,应引起重视。

四、其他抗心绞痛药

如雷诺嗪、心肌肽、丹参、川芎嗪、葛根素、银杏叶提取物等。

(谢 莹)

第五章

消化系统疾病用药

第一节 抗 酸 药

一、氢氧化铝

（一）理化性质

分子式：$Al(OH)_3$，分子量：77.98。由明矾（硫酸钾铝）与碳酸钠两溶液相作用，生成氢氧化铝沉淀后低温干燥而得。白色无晶粉末，无臭、无味。在水、乙醇中不溶解，在稀无机酸或氢氧化钠溶液中溶解。

（二）药理作用

1.药效学

氢氧化铝极难溶于水，抗酸作用中度、缓慢而持久。通过和胃酸反应而抗胃酸，口服后与胃酸混合形成凝胶覆盖于溃疡面而起保护作用。抗胃酸产生的氯化铝具有收敛、止血及引起便秘等作用。

2.药动学

仅少量自肠道吸收，大部分从粪便中排出。在胃内作用时效长短与胃排空的快慢有关，空腹服药作用时间持续 20～30 分钟，餐后 1～2 小时服药作用时间可延长 3 个小时。有极少量的本品在胃内转化为可溶性的氯化铝被吸收并从尿液中排泄，肾功能不全者可导致血中铝离子浓度过高，引起痴呆等中枢神经系统病变。

（三）临床应用

主要用于治疗胃及十二指肠溃疡、反流性食管炎、上消化道出血及胃酸过多等。

（四）用法与用量

口服，片剂：一次 0.6～1.0 g，一日 3 次；氢氧化铝凝胶：一次 10～15 mL，一日 3 次。饭前 1 小时和睡前服。病情严重时使用剂量可加倍。

（五）不良反应

（1）多见便秘。

（2）铝离子在肠道吸收很少，可与食物中磷酸盐形成不溶性、不被吸收的磷酸铝排出体外，减少肠道对磷酸盐的吸收，若长期应用可导致骨软化。

（六）注意事项

（1）因本品能妨碍磷的吸收，故不宜长期大剂量使用。

（2）对长期便秘者慎用。为防止便秘，可与三硅酸镁或氧化镁交替服用。

（3）治疗胃出血时宜用凝胶剂。

（4）肾功能不全者慎用。因肾功能不全可能导致血中铝离子浓度升高，引起痴呆等中枢神经系统病变。

(5)本品含多价铝离子,可与四环素类形成络合物而影响其吸收,故不宜合用。

(6)可通过多种机制干扰地高辛、华法林、双香豆素、奎宁、奎尼丁、氯丙嗪、普萘洛尔、吲哚美辛、异烟肼、维生素及巴比妥类等药物的吸收或消除,使上述药物的疗效受到影响,应尽量避免同时使用。

（六）药物相互作用

(1)本品含多价铝离子,可与四环素类形成络合物而影响其吸收,故不宜合用;

(2)可通过多种机制干扰地高辛、华法林、双香豆素、奎宁、奎尼丁、氯丙嗪、普萘洛尔、吲哚美辛、异烟肼、维生素及巴比妥类的吸收或消除,使上述药物的疗效受到影响,应尽量避免同时使用。

（七）制剂和规格

1.片剂

0.3 g,0.6 g。

2.氢氧化铝凝胶

含氢氧化铝,作为氧化铝计算应为3.6%～4.4%,另加有适量矫味剂及防腐剂。密闭凉处保存,但不得冰冻。

3.复方氢氧化铝

每片含干燥氢氧化铝凝胶0.245 g、三硅酸镁0.105 g及颠茄浸膏0.0026 g。药理作用和临床用途同氢氧化铝,并有轻度抑制胃腺分泌及解痉作用。用法为一次2～4片,一日3～4次,饭前半小时或胃痛发作时嚼碎后服。

二、铝碳酸镁

（一）理化性质

分子式:$Mg_6Al_2(OH)_{16}CO_3 \cdot 4H_2O$,分子量:604.0。无色、无臭、无味。不溶于水。4%水悬液的pH为8.0～10.0。

（二）药理作用

1.中和胃酸的作用

本品是一种抗酸药,当pH<3时,本品开始中和反应;pH＝5时,则反应停止;pH<3时,反应重新开始,它可使胃液pH维持在3～5,可使99%的胃酸被中和,使80%的胃蛋白酶失去活性。

2.吸附和结合作用

本品通过吸附和结合胃蛋白酶而直接抑制其活性,并结合胆汁酸,吸附、溶解卵磷脂而防止这些物质对胃黏膜的损伤。

3.黏膜保护作用

本品可刺激前列腺素的分泌和表皮生长因子的释放。

4.口服吸收慢,约10%的镁自肠道吸收,作用时效一般在服药后8～12小时开始,持续时间长,但中和胃酸的能力低。

5.铝碳酸镁的毒性低微,小鼠口服给药LD_{50}>5.0 g/kg,腹腔给药LD_{50}为939～960 mg/kg。

（三）临床应用

用于胃及十二指肠溃疡、胃炎、反流性食管炎等与胃酸分泌有关的其他疾患。针对胃灼痛、胃烧灼感、反酸、腹胀、恶心、呕吐对症治疗。可预防非甾体类药物对胃黏膜的损伤。

（四）用量及用法

口服,一次1.0 g,一日3次,饭后1～2小时服用,治疗十二指肠球部溃疡时,6周为1疗程,治疗胃溃疡8周为1疗程。

（五）不良反应

不良反应轻。大剂量服用可能有胃肠道不适,如消化不良和软糊状便。

（六）注意事项

肾功能不全者（肌酐清除率＜30 mL/min）长期服用应定期监测血中的铝含量。

（七）药物相互作用

可影响四环素、环丙沙星、氧氟沙星、含铁药物、抗凝剂、鹅去氧胆酸、地高辛及 H_2 受体拮抗剂等药物的吸收，因此上述药物应用在本品之前或之后 1～2 小时再服。

三、氧化镁

（一）理化性质

白色粉末，无臭，无味，在空气中能缓慢吸收二氧化碳。在水中几乎不溶，在乙醇中也不溶，在稀酸中溶解。

（二）药理作用

由碳酸镁加热而成。有重质（5 g 占 10％～20％体积）和轻质（5 g 占 40％～50％体积）两种，一般所指的氧化镁是重质氧化镁。分子式：MgO，分子量：40。氧化镁合剂由氧化镁 60 g、重质碳酸镁 60 g（另加颠茄酊 60 mL 者为复方氧化镁合剂），蒸馏水加至 1 000 mL 而得。镁乳为含氢氧化镁 7.75％～8.75％ 的乳剂。

抗酸作用较碳酸氢钠强、缓慢而持久，不产生二氧化碳。与胃酸作用生成氯化镁，释放出镁离子，刺激肠道蠕动，具有轻度致泻作用。约 10％ 的氧化镁自肠道吸收，其轻度致泻作用发生在用药后 2～8 小时。

（三）临床应用

适用于伴有便秘的胃酸过多症、胃及十二指肠溃疡患者，对不伴便秘者，其轻度致泻作用可同服碳酸钙纠正。

（四）用法与用量

抗酸，口服，一次 0.2～1 g，一日 3 次；缓下，口服，一次 3 g，一日 3 次。

（五）不良反应

(1)肾病患者长期大剂量服用本品可出现眩晕、头昏、心跳异常及精神状态改变。

(2)长期大剂量服用可致血清钾浓度降低。

(3)有轻微的腹泻作用。

（六）注意事项

肾功能不全者服用本品可能产生滞留性中毒，如证实为高镁血症可静脉注射钙盐对抗。

（七）药物相互作用

(1)本品可干扰四环素类的吸收，应避免同时服用。

(2)与维生素 D 类药物服用，可致高钙血症。

四、铝镁加

（一）理化性质

分子式：$Al_2Mg_6(OH)_{14}(CO_3)_2 \cdot 4H_2O$，分子量为：630.0。

（二）药理作用

该药为作用快、抗酸性强而持久的抗酸药，每克药物能中和胃酸 28.3 mmol/L，持续 90 分钟，使胃内 pH 值长时间维持在 3～5，还能抑制五肽促胃液素分泌和吸附胆汁并使之失活。治疗效果、作用持续时间均优于氢氧化铝。本品稳定性好，连续服用数日时，在肠道中铝、镁几乎不被吸收，对血中铝、镁离子也无明显影响。

（三）临床应用

用于胃及十二指肠溃疡、胃炎、胆汁反流性食管炎、食管裂孔疝、消化不良或与胃酸分泌有关的其他疾患。

（四）用法与用量

口服，一次 1.0 g，一日 4 次，于饭后 1～2 小时或睡前服用。

（五）不良反应

偶见恶心、肠蠕动增加、水样泻或便秘。

五、碳酸氢钠

（一）理化性质

复方碳酸氢钠片每片含碳酸氢钠 0.25～0.35 g、薄荷油、糖少许。大黄苏打片每片含碳酸氢钠及大黄粉各 0.15 g、薄荷油适量。为白色结晶粉末，无臭，味咸，在潮湿空气中即缓慢分解。在水中溶解，在乙醇中不溶。

（二）药理作用

(1)本品口服后能迅速中和胃中过剩的胃酸，减轻疼痛，但作用持续时间较短。

(2)与酸发生中和反应生成氯化钠、水和二氧化碳，CO_2 经肺排出纠正代谢性酸中毒。

(3)本品为弱碱，口服吸收或静脉注射后能直接增加机体的碱储备。

（三）临床应用

(1)用于胃及十二指肠溃疡及酸过多的疾病。

(2)治疗轻至中度代谢性酸中毒，以口服为宜。

(3)用于碱化尿液。

(4)用于治疗高钾及伴有酸中毒症状的休克等。

（四）用法与用量

(1)口服，一次 0.5～2 g，一日 3 次，饭前服用。

(2)用于代谢性酸血症、碱化尿液等病。

（五）不良反应

(1)剂量偏大或患有肾功能不全时，由于代谢性碱中毒，可出现水肿、精神症状、肌肉疼痛或抽搐、口内异味等。

(2)长期应用时可导致高钙血症伴轻度代谢性碱中毒，引起尿频、尿急、持续性头痛、食欲减退、恶心呕吐等。

(3)静脉注射过量时，因代谢性碱中毒引起低钾血症，可出现心律失常、肌肉痉挛、疼痛等。

（六）注意事项

(1)口服中和胃酸时产生大量二氧化碳，增加胃内压力，使胃扩张，常见嗳气，并刺激溃疡面，对严重溃疡患者有引起胃穿孔的危险。

(2)由于本品有一定的缺点，治疗溃疡时常与其他碱性药物组成的复方使用。

(3)充血性心力衰竭、水肿和肾衰竭的酸中毒患者，使用本品应十分慎重。

(4)口服本品后 1～2 小时不宜服用其他药物。

（七）药物相互作用

(1)不宜与胃蛋白酶合剂、维生素 C 等酸性药物合用，因可使各自的疗效降低。

(2)由于可能产生沉淀或分解反应，本品不宜与重酒石酸间羟胺、庆大霉素、四环素、肾上腺素、多巴酚丁胺、苯妥英钠、钙盐等药同瓶滴注。

（石　岩）

第二节　抑制胃酸分泌药

一、质子泵抑制剂

（一）奥美拉唑

1.理化性质

奥美拉唑胶囊,化学名称:5-甲氧基-2-{[(4-甲氧基-3,5-二甲基-2-吡啶基)-甲基]-亚砜}-1H-苯并咪唑,分子式:$C_{17}H_{19}N_3O_3S$,分子量:345.41。注射用奥美拉唑钠,主要成分:奥美拉唑钠,化学名称:5-甲氧基-2-{[(4-甲氧基-3,5-二甲基-2-吡啶基)-甲基]-亚磺酰基}-1H-苯并咪唑钠盐-水合物,分子式:$C_{17}H_{18}N_3NaO_3S \cdot H_2O$,分子量:385.41。奥美拉唑具有脂溶性,呈弱碱性,易浓集于酸性环境中。奥美拉唑胶囊内含类白色肠衣小颗粒;注射用奥美拉唑钠为白色疏松块状物或粉末,专用溶剂为无色的透明液体。

2.药理作用

(1)药效学:本品为脂溶性、弱碱性药物,易浓集于酸性环境中,能特异地分布于胃黏膜壁细胞的分泌小管中,并转化为亚磺酰胺的活性形式,然后通过二硫键与壁细胞分泌膜中的 H^+,K^+-ATP 酶(又称质子泵)的巯基呈不可逆性的结合,生成亚磺酰胺与质子泵的复合物,从而抑制该酶活性,阻断胃酸分泌的最后步骤,因此本品对各种原因引起的胃酸分泌具有强而持久的抑制作用。

(2)药动学:本品口服经小肠吸收,1 小时内起效,食物可延迟其吸收,但不影响其吸收总量。单次给药生物利用度约 35%,多次给药生物利用度可达 60%。本品口服后 0.5～3.5 小时血药浓度达峰值,作用持续 24 小时以上,可分布到肝、肾、胃、十二指肠、甲状腺等组织,且易透过胎盘,不易透过血-脑脊液屏障。血浆蛋白结合率为 95%～96%,血浆半衰期为 0.5～1 小时,慢性肝病患者为 3 小时。本品在体内经肝脏微粒体细胞色素 P450 氧化酶系统代谢,代谢物约 80% 经尿液排泄,其余由胆汁分泌后从粪便排泄。肾衰竭患者对本品的清除无明显变化,肝功能受损者清除半衰期可有延长。

3.临床应用

(1)用于胃溃疡、十二指肠溃疡、应激性溃疡。

(2)用于反流性食管炎和卓-艾综合征(促胃液素瘤)。

(3)本品注射剂还可用于:①消化道出血,如消化性溃疡出血、吻合口溃疡出血等,以及预防重症疾病(如脑出血、严重创伤等)和胃手术后引起的上消化道出血;②应激状态时并发或由非甾体类抗炎药引起的急性胃黏膜损伤;③对于全身麻醉或大手术后,以及衰弱昏迷患者,防止胃酸反流合并吸入性肺炎。

(4)与阿莫西林和克拉霉素,或与甲硝唑和克拉霉素合用,可有效杀灭幽门螺杆菌(Hp)。

4.用法与用量

(1)常规剂量具体如下。

1)口服。①消化性溃疡:一次 20 mg,一日 1～2 次。一日晨起吞服或早晚各 1 次,胃溃疡疗程通常为 4～8 周,十二指肠溃疡疗程通常 2～4 周。②反流性食管炎:一次 20～60 mg,一日 1～2 次。晨起吞服或早晚各 1 次,疗程通常为 4～8 周。③卓-艾综合征:一次 60 mg,一日 1 次,以后一日总剂量可根据病情调整为 20～120 mg,若一日总剂量需超过 80 mg 时,应分为 2 次服用。

2)静脉注射。一次 40 mg,一日 1～2 次。①消化性溃疡出血:一次 40 mg,每 12 小时 1 次,连用 3 日。②促胃液素瘤:初始剂量为一次 60 mg,一日 1 次,一日剂量可更高,剂量应个体化。当一日剂量超过 60 mg 时,分 2 次给药。

3)静脉滴注。一次 40 mg,每 8～12 小时 1 次。

(2)肝肾功能不全时剂量:严重肝功能不全者必要时剂量减半,肠溶制剂一日不超过 20 mg。

5.不良反应

本品的耐受性良好,不良反应多为轻度并具有可逆性。常见不良反应有腹泻、头痛、恶心、腹痛、胃肠胀气及便秘,偶见血清氨基转移酶(ALT、AST)增高、皮疹、眩晕、嗜睡、失眠等,这些反应通常是轻微的,可自动消失,与剂量无关。长期治疗未见严重的不良反应,但在有些病例中可发生胃黏膜细胞增生和萎缩性胃炎。动物实验表明本品可引起胃底部和胃体部主要内分泌细胞(胃肠嗜铬样细胞)增生,长期服药还可发生胃部类癌。

6.注意事项

(1)对本品过敏者、严重肾功能不全者、婴幼儿及孕妇禁用。

(2)治疗胃溃疡时,应首先排除溃疡型胃癌的可能,因用本品治疗可减轻其症状,从而延误治疗。

(3)肝、肾功能不全者慎用。

(4)尚无儿童用药经验。

(5)本品可使^{13}C尿素呼气试验(UBT)结果出现假阴性,临床上应在本品治疗至少 4 周后才能进行^{13}C尿素呼气试验。

7.药物相互作用

(1)本品在肝脏通过 CYP2C19 代谢,会延长其他酶解物在体内的消除,如地西泮、苯妥英钠、华法林、硝苯地平、双香豆素、安替比林、双硫仑等,当本品和上述药物一起使用时,应减少后者的用量。

(2)本品可提高胰酶的生物利用度,增强其疗效。

(3)本品与地高辛合用时,地高辛的吸收增加,有加重地高辛中毒的危险,因此合用时应减少地高辛剂量。

(4)本品可抑制泼尼松转化为其活性形式,降低其药效。

(5)本品可使四环素、氨苄西林、酮康唑、伊曲康唑等吸收减少,血药浓度降低,这与本品造成的胃内碱性环境有关。

(6)本品抑制胃酸,使胃内细菌数量增加,致使亚硝酸盐转化为致癌性亚硝酸。

(7)本品的抑酸作用可影响铁剂的吸收。

(二)兰索拉唑

1.理化性质

分子式:$C_{16}H_{14}F_3N_3O_2S$,分子量:369.37。本品为白色肠溶片,除去肠溶衣后显白色或类白色。

2.药理作用

(1)药效学:本品是继奥美拉唑之后的第二代质子泵抑制剂,两者的化学结构很相似,均为苯并咪唑衍生物,不同之处为本品在吡啶环上多一个氟。本品在胃黏膜壁细胞微管的酸性环境中形成活性亚磺酰胺代谢物,此种活性物与质子泵的巯基结合,从而抑制该酶的活性,进而抑制胃酸分泌的最后一个步骤,阻断H^+分泌入胃内。对基础胃酸和所有刺激物所致的胃酸分泌均有明显的抑制作用,其抑制作用明显优于H_2受体阻滞剂。一次口服 30 mg,可维持作用 24 小时。对胃蛋白酶有轻、中度抑制作用。可使血清促胃液素的分泌增加。对幽门螺杆菌(Hp)有抑制作用。单用本品虽然对 Hp 无根除作用,但与抗生素联合应用可明显提高 Hp 的根除率。

(2)药动学:本品口服易吸收,绝对生物利用度约为 85%,抑酸作用可以达 24 小时以上。餐后服用可延缓吸收,并使峰值浓度降低,但曲线下面积与空腹服用无明显差异。健康成人空腹时单次口服 30 mg,经 1.5～2.2 小时达血药浓度峰值(0.75～1.15 mg/L),其值随剂量的增加而递增。药物血浆蛋白结合率为 97.7%～99.4%。本品在体内经肝脏微粒体细胞色素 P450 氧化酶系统代谢,主要经胆汁和尿液排泄,尿液中测不出原形药物,全部为代谢产物。本品半衰期 β 相为 1.3～1.7 小时,老年人半衰期约为 2 小时,严重肝功能衰竭患者半衰期延长至 7 小时。药物在体内无蓄积作用。

3.临床应用

(1)胃溃疡、十二指肠溃疡、吻合口溃疡。

(2)反流性食管炎。

(3)卓-艾综合征(促胃液素瘤)。

(4)幽门螺杆菌(Hp)感染。

4.用法与用量

(1)十二指肠溃疡:通常成人一日1次,口服,一次15～30 mg,连续服用4～6周。

(2)胃溃疡、反流性食管炎、卓-艾综合征、吻合口溃疡:通常成人一日1次,口服,一次30 mg,连续服用6～8周。

(3)合并Hp感染的胃或十二指肠溃疡:可一次30 mg,一日1～2次,与1～2种抗生素联合应用,1～2周为1疗程。用于维持治疗、高龄患者、有肝功能障碍或肾功能低下的患者,一日1次,口服,一次15 mg。

5.不良反应

本品安全性较好,一般能很好耐受,不良反应发生率为2%～4%。常见不良反应有便秘、腹泻、便血、口干、恶心、纳差、腹胀,偶有GOT、GPT、ALP、LDH、γ-GTP上升等现象,口服本品可致胃黏膜轻度肠嗜铬样(ECL)细胞增生,停药后可恢复正常。偶有贫血、白细胞减少、嗜酸性粒细胞增多、血小板减少、头痛、嗜睡、发热、皮疹、瘙痒、总胆固醇上升、尿酸上升等症状,失眠、头晕等症状极少发生。有报道对大白鼠经口服(剂量为临床用量的100倍)的实验中,发生了1例胃部类癌。

6.注意事项

(1)对本品过敏者禁用。

(2)有药物过敏史者、老人、肝功能不全者慎用。

(3)小儿用药的安全性尚未确定,不推荐使用。

(4)已确认本品在大白鼠胎仔的血浆浓度比在母鼠中高。又在兔子(经口给药30 mg/kg)的实验发现胎仔死亡率增加,故对孕妇或有可能怀孕的妇女,须事先判断治疗上的益处超过危险性时,方可用药。

(5)动物实验中本品可经乳汁分泌,哺乳妇女应避免用药,必须使用时应暂停哺乳。

(6)本品可使^{13}C尿素呼气试验(UBT)结果出现假阴性,可使血清促胃液素水平升高。

(7)本品会掩盖胃癌的症状,所以须先排除胃癌,方可给药。

7.药物相互作用

(1)会延迟地西泮及苯妥英钠的代谢与排泄。

(2)与硫糖铝合用,可干扰后者的吸收,降低其生物利用度。

(3)与抗酸剂合用,能降低本品的生物利用度。

(4)与茶碱合用,可轻度降低茶碱的血药浓度。

(5)与对乙酰氨基酚合用,可使后者的血药浓度峰值升高,达峰时间缩短。

(6)与伊曲康唑、酮康唑合用,可使后两者的吸收减少。

(7)与克拉霉素合用,有发生舌炎、口腔炎或舌头变黑的报道。

(三)泮托拉唑

1.理化性质

分子式:$C_{16}H_{14}F_2N_3NaO_4S \cdot H_2O$,分子量:423.38。泮托拉唑钠肠溶胶囊内容物为白色或类白色粉末;泮托拉唑钠肠溶片为红棕色肠溶薄膜衣片,除去薄膜后,显白色;注射用泮托拉唑钠为白色或类白色疏松块状物或粉末,专用溶剂为无色的澄明液体。

2.药理作用

(1)药效学:本品第三代质子泵抑制剂,在中性和弱酸性条件下相对稳定,在强酸性条件下迅速活化,其pH依赖的活化特性,使其对H^+,K^+-ATP酶的作用具有更好的选择性。本品能特异性地抑制壁细胞顶端膜构成的分泌性微管和细胞质内的管状泡上的H^+,K^+-ATP酶,引起该酶不可逆性的抑制,从而有效地抑制胃酸的分泌。由于H^+,K^+-ATP酶是壁细胞分泌酸的最后一个过程,故本品抑酸能力强大。它不仅能非竞争性抑制促胃液素、组胺、胆碱引起的胃酸分泌,而且能抑制不受胆碱或 H_2 受体阻断剂影响的部分基础胃酸分泌。本品能减少胃液分泌量并抑制胃蛋白酶的分泌及活性,还可抑制 Hp 生长。本品对肝细胞内的细胞色素 P450 酶系的亲和力较低,同时也可以通过第 Ⅱ 系统进行代谢,故其他通过 P450 酶系代谢的药物与本品间相互作用较少。

(2)药动学:本品生物利用度高且相对稳定,单次或多次给药后的生物利用度均保持在 77%,且不受食物或其他抗酸药物的影响。口服 40 mg 肠溶片 2.5 小时后达血药浓度峰值(C_{max})2~3 $\mu g/mL$。泮托拉唑的血浆蛋白结合率为 98%,主要在肝脏代谢为去甲基泮托拉唑硫酸脂。泮托拉唑的半衰期为 1 小时,约 80% 的代谢物经尿液排泄,其余经胆汁分泌后进入粪便排出,肾功能不全不影响药代动力学,肝功能不全时可延缓清除。半衰期、清除率和表观分布容积与给药剂量无关。

3.临床应用

(1)主要用于消化性溃疡(胃溃疡、十二指肠溃疡、吻合口溃疡等)及其出血,包括非甾体类抗炎药引起的急性胃黏膜损伤和应激状态下溃疡出血。

(2)用于反流性食管炎,也用于全身麻醉或大手术后以及衰弱昏迷患者,防止胃酸反流合并吸入性肺炎。

(3)与其他抗菌药物(如克拉霉素、阿莫西林和甲硝唑)联用能够根除幽门螺杆菌感染。

(4)卓-艾综合征。

4.用法与用量

口服,一次 40 mg,一日 1 次,个别对其他药物无反应的病例可一日 2 次,最好于早餐前服用。十二指肠溃疡一般疗程 2~4 周,胃溃疡及反流性食管炎疗程 4~8 周。静脉滴注,一次 40 mg,一日 1~2 次,临用前将 10 mL 专用溶剂注入冻干粉小瓶内,将上述溶解后的药液加入 0.9% 氯化钠注射液 100 mL 中稀释后供静脉滴注,时间要求在 15~30 分钟内滴完。本品溶解和稀释后必须在 3 小时内用完,禁止用其他溶剂或其他药物溶解和稀释。肾功能受损和老年患者,剂量一日不宜超过 40 mg。严重肝衰竭的患者一次 40 mg,隔日 1 次。

5.不良反应

本品不良反应较少。偶见头晕、失眠、嗜睡、恶心、腹泻、便秘、皮疹和肌肉疼痛等症状。大剂量使用时可出现心律不齐、转氨酶升高、肾功能改变、粒细胞降低等。

6.注意事项

(1)对本品过敏者、哺乳期妇女、妊娠早期妇女、婴幼儿禁用。

(2)肝、肾功能不全者慎用。

(3)尚无儿童用药经验,老年人用药剂量无须调整。

(4)本品抑制胃酸分泌的作用强、时间长,故应用本品时不宜同时再服用其他抗酸剂或抑酸剂。为防止抑酸过度,在一般消化性溃疡等病时,不建议大剂量长期应用(卓-艾综合征例外)。

(5)肾功能受损者不需调整剂量;肝功能受损者需要酌情减量。

(6)治疗胃溃疡时应排除胃癌后才能使用本品,以免延误诊断和治疗。

(7)动物实验中,长期大量使用本品后,观察到高促胃液素血症及继发胃 ECL 细胞增大和良性肿瘤的发生,这种变化在应用其他抑酸剂及施行胃大部切除术后亦可出现。

7.药物相互作用

本品可能减少生物利用度取决于胃 pH 值的药物(如伊曲康唑、酮康唑)的吸收。凡通过细胞色素 P450 酶系代谢的其他药物均不能除外与本品有相互作用的可能性。

(四)雷贝拉唑

1.理化性质

分子式:$C_{18}H_{20}N_3NaO_3S$,分子量:381.43。本品呈纯白色粉末状,无味。易溶于水、甲醇,可少量溶解于纯酒精和乙醚。

2.药理作用

(1)药效学:本品是一种新型的质子泵抑制剂,对基础胃酸和由刺激引起的大量胃酸分泌均有抑制作用。通过特异性抑制 H^+,K^+-ATP 酶,强烈抑制胃酸分泌,并使胃 pH 产生较大且持久的升高。其抗胃酸分泌活性与奥美拉唑相比,雷贝拉唑抑制 H^+,K^+-ATP 酶作用更强,而且抑制可恢复,对血浆促胃液素水平影响较少,具有选择性强烈抑制幽门螺杆菌作用。本品无抗胆碱能及抗 H_2 组胺的特性。

(2)药动学:本品口服后 1 小时左右可在血中检出,达峰时间为(2.83±1.56)小时,消除相半衰期为(2.17±1.05)小时。雷贝拉唑钠在给药后 72 小时之内尿液中未检出原形药物,代谢产物羧酸化物及葡萄糖酸结合体经尿液排泄约占给药量的 30%。据国外文献报道:该药是经胃后在肠道内才开始被吸收的。在 20 mg 剂量组,血药浓度峰值是在用药后 3.5 小时达到的。在 10~40 mg 剂量范围内,血药浓度峰值和曲线下面积与剂量呈线性关系。口服 20 mg 剂量组的绝对生物利用度约为 52%。重复用药后生物利用度不升高。健康受试者的药物半衰期约为 1 小时(在 0.7~1.5 小时范围内),体内药物清除率为(283±98)mL/min。在慢性肝病患者体内,血药浓度的曲线下面积提高 2~3 倍。雷贝拉唑钠的血浆蛋白结合率约为 97%,主要的代谢产物为硫醚(M1)和羧酸(M6)。次要代谢物还有砜(M2)、乙基硫醚(M4)和硫醚氨酸(M5)。只有乙基代谢物(M3)具有少量抑制分泌的活性,但不存在于血浆中。该药 90% 主要随尿液排出,其他代谢物随粪便排出。在需要血液透析的晚期稳定的肾衰患者体内[肌酐清除率≤5 mL/(min·1.73m²)],雷贝拉唑钠的分布与在健康受试者体内的分布相似。本品用于老年患者时,药物清除率有所降低。当老年患者用雷贝拉唑钠一次 20 mg,一日 1 次,连续用 7 日,出现血药浓度的曲线下面积加倍,浓度峰值相对于年轻健康受试者升高 60%。本品在体内无累积现象。

3.临床应用

(1)用于活动性十二指肠溃疡、良性活动性胃溃疡。

(2)用于减轻侵蚀性或溃疡性的胃-食管反流病(GERD)症状及其维持期的治疗。

(3)与适当的抗生素合用可根治幽门螺旋杆菌。

(4)用于卓-艾综合征的治疗(国外资料)。

4.用法与用量

通常成人一日口服 1 次,一次 10 mg,根据病情也可一日口服 1 次,一次 20 mg。在一般情况下,胃溃疡、吻合口溃疡、反流性食管炎的给药以 8 周为限,十二指肠溃疡的给药以 6 周为限。

5.不良反应

本品耐受性良好,不良反应与其他质子泵抑制药相似。

(1)心血管系统:罕见心悸、心动过缓、胸痛。

(2)精神、神经系统:可见眩晕、四肢乏力、感觉迟钝,偶见头痛,罕见失眠、困倦、握持力低下、口齿不清、步态蹒跚。据国外资料个案报道,既往有肝性脑病的肝硬化患者用药后出现精神错乱、识辨力丧失和嗜睡。

(3)泌尿、生殖系统:偶见血尿素氮升高、蛋白尿。

(4)消化系统:可见口干、腹胀、腹痛,偶见恶心、呕吐、便秘、腹泻以及丙氨酸氨基转移酶(ALT)、天门冬氨酸氨基转移酶(AST)、碱性磷酸酶(ALP)、γ-谷氨酰胺转移酶(γ-GTP)、乳酸脱氢酶(LDH)、总胆红素、总胆固醇升高,罕见消化不良。

(5)血液系统:偶见红细胞、淋巴细胞减少、白细胞减少或增多、嗜酸粒细胞、中性粒细胞增多,罕见溶血性贫血(出现此类状况时,应停药并采取适当措施)。

(6)其他:可见光敏性反应、皮疹、荨麻疹、瘙痒、浮肿、休克、视力障碍、肌痛、鼻炎(出现此类状况时,应停药并采取适当措施)。此外,动物实验发现本品有致癌性。

6.注意事项

(1)对本品过敏者、哺乳期妇女、孕妇禁用。

(2)有药物过敏史的患者、肝功能障碍患者及高龄患者应慎用。

(3)使用本品时,有可能掩盖由胃癌引起的症状,故应在确诊无恶性肿瘤的前提下再进行给药。

(4)治疗时应密切观察其临床动态,根据病情将用量控制在治疗所需的最低限度内。

(5)服药时不要咀嚼或咬碎。

(6)对于小儿的安全性尚未确定,不推荐使用。

7.药物相互作用

(1)由于本品可升高胃内 pH 值,与地高辛合用时,会使地高辛的 AUC 和 C_{max} 值分别增加 19% 和 29%,故合用时应监测地高辛的浓度。

(2)本品与含氢氧化铝、氢氧化镁的制酸剂同时服用,或在服用制酸剂 1 小时后再服用本品时,本品的平均血药浓度和 AUC 分别下降 8% 和 6%。

(3)本品可减少酮康唑、伊曲康唑的胃肠道吸收,使其疗效降低。

(4)本品对通过细胞色素 P4502C4 途径代谢的药物(如地西泮、茶碱、华法林、苯妥英等)没有影响。

(五)埃索美拉唑

1.理化性质

分子式:$C_{34}H_{36}MgN_6O_6S_2 \cdot H_2O$,分子量:767.15。弱碱性,对酸不稳定。

2.药理作用

(1)药效学:本品为质子泵抑制剂,是奥美拉唑的 S-异构体,能在壁细胞泌酸管的高酸环境中浓集并转化为活性形式,特异性抑制该部位的 H^+,K^+-ATP 酶,从而抑制基础酸及刺激所致的胃酸分泌。人体试验证实 S 型异构体的抑酸作用为 R 型的 4 倍。原因在于 S 型异构体口服后的生物利用度较 R 型为高。

(2)药动学:本品口服后吸收迅速,1~2 小时血药浓度达高峰。一日 1 次重复给药后,绝对生物利用度为 89%,血浆蛋白结合率为 97%,本品通过肝脏细胞色素 P450 酶系代谢,埃索美拉唑的曲线下面积(AUC)值及血浓度峰值(C_{max})随剂量增多而相应增高,且与剂量呈非线性正相关,剂量加倍时,AUC 值升高约 3 倍。埃索美拉唑仅有 73% 经 CYP2C19 代谢,其内在清除率明显低于 R-异构体。埃索美拉唑 80% 代谢物从尿液中排泄,其余经粪便排出,仅 1% 以原形经肾脏排出。国外研究表明,老年患者、肾功能不全患者、轻、中度肝功能不全的患者 AUC 与正常人无显著差异,在这部分人群中使用时无须调整剂量。在重度肝功能不全(Child-Pugh 分级)患者中使用时则应酌情调整剂量。

3.临床应用

(1)胃食管反流性疾病(GERD)、糜烂性反流性食管炎的治疗;已经治愈的食管炎患者防止复发的长期维持治疗;胃食管反流性疾病(GERD)的症状控制。

(2)与适当的抗菌疗法联合用药根除幽门螺杆菌,并且愈合与幽门螺杆感染相关的十二指肠溃疡,以及防止与幽门螺杆菌相关的消化性溃疡复发。

4.用法与用量

(1)糜烂性反流性食管炎的治疗:一次 40 mg,一日 1 次,连服 4 周。对于食管炎未治愈或持续有症状的患者建议再服药治疗 4 周。

(2)已经治愈的食管炎患者防止复发的长期维持治疗:一次 20 mg,一日 1 次。

(3)胃食管反流性疾病的症状控制:无食管炎的患者:一次 20 mg,一日 1 次,如果用药 4 周症状未获控制,应对患者做进一步的检查,一旦症状消除,随后的症状控制可采用即时疗法,即需要时口服,一次 20 mg,一日 1 次。

(4)与适当的抗菌疗法联合用药根除幽门螺杆菌,并且愈合与幽门螺杆菌相关的十二指肠溃疡以及预防与幽门螺杆菌相关的消化性溃疡复发埃索美拉唑镁肠溶片 20 mg 加阿莫西林 1 g 加克拉霉素 500 mg,一日 2 次,连用 7 日。

5.不良反应

在埃索美拉唑的临床试验中已确定或怀疑有下列不良反应,这些反应均无剂量相关性。常见不良反应有($>1/100$,$<1/10$)头痛、腹痛、腹泻、腹胀、恶心、呕吐、便秘。少见不良反应有($>1/1\,000$,$<1/100$)

皮炎、瘙痒、荨麻疹、头昏、口干。罕见不良反应有($>1/10\ 000$,$<1/1\ 000$)变态反应,如血管性水肿、肝转氨酶升高。

6.注意事项

(1)已知对埃索美拉唑、其他苯并咪唑类化合物或本品的任何其他成分过敏者禁用。

(2)当出现任何报警症状(如显著的非有意的体重下降、反复呕吐、吞咽困难、呕血或黑便),怀疑有胃溃疡或已患有胃溃疡时,应排除恶性肿瘤,因为使用埃索美拉唑肠溶片治疗可减轻恶性肿瘤的症状,避免延误诊断。

(3)肾功能损害的患者无须调整剂量,对于严重肾功能不全的患者,由于使用该药的经验有限,治疗时应慎重。

(4)轻到中度肝功能损害的患者无须调整剂量,对于严重肝功能损害的患者,应服用的埃索美拉唑镁肠溶片剂量为 20 mg。

(5)长期使用该药治疗的患者(特别是使用 1 年以上者)应定期进行监测。

(6)无妊娠期使用埃索美拉唑的临床资料可供参考,动物实验未显示埃索美拉唑对胚胎或胎儿发育有直接或间接的损害作用,用消旋混合物进行的动物实验未显示对妊娠、分娩或出生后发育有直接或间接的有害影响,但给妊娠期妇女使用埃索美拉唑时应慎重。尚不清楚埃索美拉唑是否会经乳汁排泄,也未在哺乳期妇女中进行过埃索美拉唑的研究,因此在哺乳期间不应使用埃索美拉唑镁肠溶片。

(7)尚无在儿童中使用埃索美拉唑的经验。

(8)老年患者无须调整剂量。

7.药物相互作用

(1)治疗期间若使用酮康唑和依曲康唑,此两种药物的吸收会降低。

(2)与经 CYP2C19 代谢的药物(如地西泮、西酞普兰、丙米嗪、氯米帕明、苯妥英钠等)合用时,这些药物的血浆浓度可被升高,可能需要降低剂量。

二、组胺 H_2 受体阻断药

(一)西咪替丁

1.理化性质

分子式:$C_{10}H_{16}N_6S$,分子量:252.34。片剂为白色片或加有着色剂的淡蓝色或浅绿色片,或为薄膜衣片,无臭,味苦,易溶于甲醇、热水和稀酸中,溶于乙醇,几乎不溶于水和氯仿,对湿、热稳定,但在过量盐酸中可逐渐分解;针剂为无色至淡黄色的透明液体。

2.药理作用

(1)药效学:外源性或内源性的组胺作用于胃腺体壁细胞上的 H_2 受体后,能刺激胃酸分泌。西咪替丁通过阻断组胺 H_2 受体而发挥显著的抑制胃酸分泌的作用,使胃中酸度降低。西咪替丁既能明显抑制昼夜基础胃酸分泌,也能抑制由五肽促胃液素、组胺、胰岛素和试餐等刺激后胃酸分泌的容量和浓度;同时还具有轻度抑制胃蛋白酶分泌、保护胃黏膜细胞、增加胃黏膜血流量的作用;并可保护胃黏膜不受阿司匹林的损害;对各种化学性刺激引起的腐蚀性胃炎也有预防和保护作用。本品对心脏窦房结、子宫、回肠、支气管平滑肌、皮肤血管床、甲状旁腺和 T 淋巴细胞的 H_2 受体也有一定的拮抗作用。由于西咪替丁有抗雄性激素作用,在治疗多毛症方面也有一定价值。本品还能减弱免疫抑制细胞的活性,增强免疫反应,从而阻止肿瘤转移和延长存活期。

(2)药动学:西咪替丁口服后 $60\%\sim70\%$ 由肠道迅速吸收,生物利用度约为 70%,血药浓度达峰时间为 $45\sim90$ 分钟,年轻人较老年人更易吸收。血浆蛋白结合率低,为 $15\%\sim20\%$。服用 300 mg 平均峰浓度为 $1.44\ \mu g/mL$,可抑制基础胃酸分泌降低 50% 达 $4\sim5$ 小时。本品广泛分布于全身组织(除脑以外),在肝脏内代谢,主要经肾脏排泄。24 小时后口服量的约 48% 以原形自肾脏排出,10% 可从粪便排出。本品可经血液透析清除。肾功能正常时半衰期为 2 小时,肌酐清除率在 $20\sim50$ mL/min,半衰期为 2.9 小时,当小于 20 mL/min 时为 3.7 小时,肾功能不全时为 5 小时。本品还可经胎盘转运和从乳汁排出。

(3)毒理学:对于大鼠、狗和小鼠,口服的半数致死量为 2～3 g/kg,静脉给药的半数致死量为100～150 mg/kg,对狗的慢性毒性实验中,给药 54 mg/kg 后,一些动物显示出有肝脏和肾脏受损迹象。大鼠和狗的亚急性、慢性中毒性试验证明本品有轻度抗雄激素作用,可引起前列腺和精囊重量减少,出现乳汁分泌,但停药后消失。剂量水平为 150～950 mg/kg 的药物给予大鼠 12 个月后,各剂量组雄性大鼠的前列腺缩小,而且在高剂量组睾丸和精囊腺缩小;剂量水平为 41～54 mg/kg 的药物给予狗 12 个月之后,导致前列腺的重量减轻。西咪替丁无致突变、致癌、致畸胎作用,亦无依赖性和抗药性。

3.临床应用

(1)主要用于治疗胃酸过多引起的胃烧灼感、十二指肠溃疡、术后溃疡、良性胃溃疡、反流性食管炎、上消化道出血。

(2)西咪替丁是二氢睾丸酮的竞争性抑制剂,能减少皮脂分泌,用于治疗痤疮,还可治疗女性雄激素性多毛症。

(3)西咪替丁作为 H_2 受体拮抗剂,可用于治疗麻疹、药疹、湿疹等多种皮肤病。

(4)用于治疗疱疹病毒感染所致的皮肤病,如水痘、单纯疱疹、带状疱疹等,都有明显疗效,特别是用于治疗带状疱疹,能显著缩短病程、减轻神经痛症状。

(5)西咪替丁是一种免疫调节剂,对于顽固性感染、恶性黑色素瘤以及早期的皮肤 T 细胞淋巴瘤等均有一定疗效,对食管症状明显的系统性硬皮病也很有效。

(6)用于结肠癌、肾细胞癌的辅助治疗。

(7)其他:西咪替丁还可用于预防输血反应、治疗小儿秋季腹泻以及治疗慢性溃疡性结肠炎等。

4.用法与用量

(1)口服,用于治疗胃酸过多导致的烧灼感症状时,一次 200～400 mg,一日 3～4 次,24 小时不超过800 mg,于饭后及睡前各服 1 次;用于治疗消化性溃疡和反流性食管炎,成人一次 300～600 mg,一日 1～2 次,于进餐时或餐后立即服用和睡前服用,儿童一日 20～40 mg/kg。维持疗法:一日 400 mg,睡前服用,当需控制疼痛时,可服用制酸药,但需间隔至少 1 小时。治疗时应按时服药,坚持全疗程,一般在进餐时和睡前服药效果较好。

(2)静脉间隔滴注:静脉给药可以是间断给药,200 mg 本品注射液稀释于 100 mL 葡萄糖注射(5%)或其他可配伍静脉溶液中,滴注 15～20 分钟,每 4～6 小时重复 1 次。对于一些患者如有必要增加剂量,需增加给药次数,但一日不应超过 2 g 为准。

静脉连续滴注:也可以使用连续静脉滴注,通常正常的滴注速度在 24 小时内不应超过 75 mg/h。

静脉注射:200 mg 本品注射液应用 0.9%氯化钠溶液稀释至 20 mL,缓慢注射,注射时间不应短于2 分钟,可间隔 3～6 小时重复使用。

(3)肌内注射的剂量通常为 200 mg,在 4～6 小时后可重复给药。

5.不良反应

由于本品在体内分布广泛,药理作用复杂,故不良反应较多。

(1)消化系统反应。较常见的有腹泻、腹胀、口苦、口干、血清转氨酶轻度升高等,偶见严重肝炎、肝坏死、肝脂肪性变等。由于西咪替丁能进入乳汁,并能通过胎盘屏障,故哺乳期妇女和孕妇禁用,以避免婴儿及胎儿肝功能障碍。突然停药有可能引起慢性消化性溃疡穿孔,估计为停药后胃酸反跳增加所致。动物试验有应用西咪替丁致急性胰腺炎的报道,故不宜用于急性胰腺炎患者。

(2)泌尿系统反应。有报道本品能引起急性间质性肾炎,导致肾衰竭,但此种毒性反应是可逆的,停药后肾功能一般均可恢复正常。

(3)造血系统反应。本品对骨髓有一定的抑制作用,少数患者可发生可逆性中等程度的白细胞或粒细胞减少,也可出现血小板减少以及自身免疫性溶血性贫血,其发生率为用药者的 0.02‰。

(4)中枢神经系统反应。本品可通过血-脑脊液屏障,具有一定的神经毒性。主要表现为头晕、头痛、疲乏、嗜睡等较常见,少数患者可出现不安、感觉迟钝、语言含糊不清、出汗、局部抽搐或癫痫样发作,以及幻觉、妄想等症状,停药后 48 小时内能恢复。引起中毒症状的血药浓度多在 2 μg/mL 以上,而且多发生于老人、幼儿或肝、肾功能不全的患者,故宜慎用。在治疗酗酒者的胃肠道合并症时,可出现震颤性谵妄,酷似戒酒综合征。

(5)心血管系统反应。可有心动过缓或过速、面部潮红等。静脉注射时偶见血压骤降、房性期前收缩甚至心跳骤停等。

(6)内分泌系统和皮肤的反应。在长期用标准剂量治疗或应用大于常用剂量时(一日剂量>1.6 g),一些患者可引起男性乳房发育、女性溢乳、性欲减退、阳痿、精子计数减少等,停药后即可消失。西咪替丁可抑制皮脂分泌,诱发剥脱性皮炎、皮肤干燥、皮脂缺乏性皮炎、脱发、口腔溃疡等。皮疹、巨型荨麻疹、药物热等也有发生。

(7)过量服用本品可造成急性中毒,在动物毒性研究中可观察到中枢神经系统受到抑制、血压降低、心动过速、肝酶升高、肾功能异常。

6.注意事项

(1)口服 15 分钟内胃液隐血试验可出现假阳性;血液水杨酸浓度、血清肌酐、催乳素、氨基转移酶等浓度均可能升高;甲状旁腺激素浓度则可能降低。

(2)孕妇和哺乳期妇女禁用。

(3)用组胺 H_2 受体拮抗剂治疗可能会掩盖与胃癌有关的症状。因此有可能耽误疾病的诊断。对于中老年患者,近期伴有消化道症状的改变,尤应引起注意。原则上,对怀疑患有胃溃疡的患者,用本品治疗前,应当排除恶性病变的可能性。本品治疗 8~12 周后,内镜复查治愈的胃溃疡病也是重要的。

(4)本品的神经毒性症状与中枢抗胆碱药所致者极为相似,且用拟胆碱药毒扁豆碱治疗可改善症状。故应避免本品与中枢抗胆碱药同时使用,以防加重中枢神经毒性反应。

(5)老年患者由于肾功能减退,对本品清除减少、减慢,可导致血药浓度升高,因此更易发生毒性反应,出现眩晕、谵妄等症状。

(6)本品对骨髓有一定的抑制作用,用药期间应注意检查血象。

(7)为避免肾毒性,用药期间应注意检查肾功能。

(8)下列情况应慎用:①严重心脏及呼吸系统疾患;②用于系统性红斑狼疮(SLE)患者时,西咪替丁的骨髓毒性可能增高;③器质性脑病;④幼儿或肝功能不全。

7.药物相互作用

(1)由于本品是抑制胃酸分泌,而硫糖铝需经胃酸水解后才发挥作用,所以二者合用可使硫糖铝的作用降低,故应避免同时服用。

(2)本品若与氢氧化铝、氢氧化镁等抗酸药或甲氧氯普胺合用时,西咪替丁的吸收可能减少,本品的血中药物浓度下降,故一般不提倡合用。如必须合用,两者应至少相隔 1 小时再服用。

(3)本品抑制细胞色素 P450 催化的氧化代谢途径,并能降低肝血流量,故它与其他药物合用时,本品可降低另一些药物的代谢,导致其药理活性或毒性增强。这些药物包括:①与苯二氮䓬类药物(地西泮、硝西泮等)长期合用,肝内代谢可被抑制,导致后者的血药浓度升高,加重镇静及其他中枢神经抑制作用,并有可能导致呼吸及循环衰竭。但是其中劳拉西泮、奥沙西泮、替马西泮似乎不受影响。②与普萘洛尔、美托洛尔、甲硝唑合用时,血药浓度可能增高。③与香豆素类抗凝血药合用时,凝血酶原时间可进一步延长,因此须密切注意病情变化,并调整抗凝血药用量。④与苯妥英钠或其他乙内酰脲类合用,可能使后者的血药浓度增高,导致苯妥英钠中毒,必须合用时,应在 5 天后测定苯妥英钠血药浓度以便调整剂量,并注意定期复查周围血象。⑤与茶碱、咖啡因、氨茶碱等黄嘌呤类药合用时,肝代谢降低,可导致清除延缓,血药浓度升高,可能发生中毒反应。⑥本品可使维拉帕米的绝对生物利用度由 26.3%±16.8%提高到 49.3%±23.6%,由于维拉帕米可发生少见但很严重的不良反应,因此应引起注意。⑦本品可抑制奎尼丁代谢,患者同时服用地高辛和奎尼丁时,不宜再用本品。因为奎尼丁可将地高辛从其结合部位置换出来,结果奎尼丁和地高辛的血药浓度均升高。此时应对血药浓度进行监测。⑧与其他肝内代谢药如利多卡因及三环类抗抑郁药等合用时,均应慎用。

（4）西咪替丁与阿片类药物合用,有报道在慢性肾衰竭患者身上可产生呼吸抑制、精神错乱、定向力丧失等不良反应。对此类患者应减少阿片类制剂的用量。

（5）由于本品能使胃液 pH 升高,因此与四环素合用时,可使四环素溶解变慢,使其吸收减少,抗菌作用减弱;本品与阿司匹林合用,可使后者作用增强。

（6）西咪替丁有与氨基糖苷类抗生素类似的肌神经阻断作用,这种作用不被新斯的明所对抗,只能被氯化钙所对抗,因此,本品与氨基糖苷类抗生素合用时有可能导致呼吸抑制甚至呼吸停止。

（7）西咪替丁与酮康唑合用可干扰后者的吸收,降低其抗真菌的活性。

（二）雷尼替丁

1.理化性质

分子式:$C_{13}H_{22}N_4O_3S \cdot HCl$,分子量:350.87。盐酸盐为类白色至淡黄色结晶性粉末,味微苦、带涩,极易潮解,吸潮后颜色变深,易溶于水,可溶于甲醇,略溶于乙醇。

2.药理作用

（1）药效学:本品为 H_2 受体拮抗剂,以呋喃环取代了西咪替丁的咪唑环,对 H_2 受体具有更高的选择性,能显著抑制正常人和溃疡患者的基础和夜间胃酸分泌,以及五肽促胃液素、组胺和进餐引起的胃酸分泌,其抑制胃酸作用较西咪替丁强 $5 \sim 12$ 倍。静脉注射本品可使胃酸分泌降低 90%;对胃蛋白酶原的分泌也有一定的抑制作用。对实验性胃黏膜损伤和急性溃疡具有保护作用。对促胃液素的分泌无影响。抗雄性激素作用很少,因而极少产生男性乳房发育。本品抑制肝药酶作用也不明显。

（2）药动学:雷尼替丁口服后自胃肠道吸收迅速,生物利用度约为 50%,血药浓度达峰时间 $1 \sim 2$ 小时,一次给药后作用时间可持续 12 小时,血浆蛋白结合率为 $15\% \pm 3\%$,有效血浓度为 100 ng/mL,在体内分布广泛,且可通过血-脑脊液屏障,脑脊液药物浓度为血浓度的 $1/30 \sim 1/20$。本品 30% 经肝脏代谢,其代谢产物有 N-氧化物、S-氧化物和去甲基代谢物,50% 以原形自肾脏随尿液排出。半衰期（$t_{1/2}$）为 $2 \sim 3$ 小时,与西咪替丁相似,肾功能不全时,半衰期相应延长。本品可经胎盘转运,乳汁内药物浓度高于血浆,但对肝脏微粒体药酶抑制作用也不明显,很少影响其他药物代谢。

（3）毒理学:对于小鼠,口服雷尼替丁的半数致死量为 $1\ 440 \sim 1\ 750$ mg/kg。连续口服 5 周的每天最大无毒剂量,大鼠（雄）为 500 mg/kg,大鼠（雌）250 mg/kg,狗为 40 mg/kg。连续 26 周的每天最大无毒剂量,大鼠为 100 mg/kg,狗为 40 mg/kg。小鼠口服 $100 \sim 200$ mg/kg 114 周,大鼠口服 $100 \sim 2\ 000$ mg/kg,129 周,均未见致癌作用。大鼠和家兔经口给予雷尼替丁（剂量达人口服用药剂量的 160 倍）,对动物的生育力或胎仔未见明显影响。但目前尚无有关妊娠妇女的充分和严格控制的研究。鉴于动物生殖毒性试验不能完全预测人体的反应,只有在确实必要时,本品才可用于妊娠妇女。

3.临床应用

（1）用于消化性溃疡出血、吻合口溃疡出血、弥漫性胃黏膜病变出血、胃手术后预防再出血等。

（2）用于应激状态时并发的急性胃黏膜损害和阿司匹林引起的急性胃黏膜损伤;也常用于预防重症疾病（如严重创伤、脑出血等）应激状态下应激性溃疡大出血的发生。

（3）用于胃酸过多、反流性食管炎以及卓-艾综合征等病的治疗;适用于很多对用西咪替丁治疗无效的消化性溃疡患者及不能耐受西咪替丁的患者。

（4）用于全身麻醉或大手术后以及衰弱昏迷患者,防止胃酸反流合并吸入性肺炎。

4.用法与用量

（1）片剂。治疗消化性溃疡,一日 2 次,一次 150 mg,早、晚饭时服,或 300 mg,睡前顿服,疗程 $4 \sim 8$ 周,多数病例可于 4 周内收到良好效果,4 周溃疡愈合率为 46%,6 周为 66%,用药 8 周愈合率可达 97%,当需控制疼痛时,可服用制酸药,但需间隔至少 1 小时再服用;有慢性溃疡病复发史者,应在睡前给予维持量,长期（不少于半年）在晚上服用 150 mg,可避免溃疡愈合后复发。用于反流性食管炎的治疗,一日

2 次,一次 150 mg,共用 8 周。对卓-艾综合征,开始一日 3 次,一次 150 mg,必要时剂量可加至一日 900 mg。

(2)针剂。①成人,用于上消化道出血:一次 50 mg,稀释后缓慢静脉滴注(1～2 小时);用于术前给药:一次 50 mg,全身麻醉或大手术前 60～90 分钟缓慢静脉滴注 1～2 小时。②小儿,静脉滴注,一次 2～4 mg/kg,24 小时连续滴注。

5.不良反应

与西咪替丁相比,雷尼替丁不良反应发生相对较少,发生率低于 3%。

(1)消化系统:常见的有恶心、呕吐、便秘、腹泻、腹部不适、疼痛等,偶有胰腺炎的报道。本品还可引起 ALT 可逆性升高,停药后症状即消失,肝功能也恢复正常。偶有报道会导致肝炎,有上述症状应立即停用本品。这些不良反应通常是可逆的,但偶有致死的情况发生。罕有导致肝衰竭的报道。

(2)心血管系统:雷尼替丁的心血管系统不良反应发生率较低,主要表现为窦性心动过缓和房室传导阻滞。

(3)血液系统:本品对骨髓有一定的抑制作用,少数患者可发生血小板减少、白细胞减少症或粒细胞减少,这些变化通常是可逆的。偶有粒细胞缺乏症、全血细胞减少症(有时候伴有骨髓发育不全)、再生障碍性贫血症的报道。

(4)中枢神经系统:偶有头痛、眩晕、失眠、嗜睡。重症老年患者中偶出现可逆性精神混乱、兴奋、抑郁、幻觉,和偶有眼睛适应性调节变化导致的视觉混乱的报道。

(5)内分泌系统:偶有使用本品的男性患者出现乳房女性化、阳痿与性欲降低的状况。

(6)肌肉、骨骼系统:偶见关节痛和肌痛。

(7)其他:静脉注射时局部可有烧灼感与瘙痒感。偶有超敏反应(如支气管痉挛、发热、皮疹、多种红斑)、变态反应、血管神经水肿和血清肌酐的少量增加。偶有脱发、脉管炎、间质性肾炎以及胃类癌的报道。

6.注意事项

(1)长期使用可持续降低胃液酸度,有利于细菌在胃内繁殖,从而使食物内硝酸盐还原为亚硝酸盐,形成 N-亚硝基化合物。

(2)本品可掩盖胃癌症状,用药前首先要排除癌性溃疡。

(3)严重肝、肾功能不全患者慎用,必须使用时应减少剂量和进行血药浓度监测;肝功能不全者偶见服药后出现定向力障碍、嗜睡、焦虑等精神状态。

(4)使用本品时,血清肌酐及转氨酶可轻度升高,容易干扰诊断,治疗后期可恢复到原来水平。

(5)本品可通过胎盘,并从母乳中排出,鉴于目前尚无有关妊娠妇女的充分和严格控制的研究,故孕妇及哺乳期妇女慎用,只有确实必要时才可用本品。8 岁以下儿童禁用。婴儿仅限于必要的病例才用。

(6)对本品有过敏史的患者应禁用。

(7)雷尼替丁可降低维生素 B_{12} 的吸收,长期使用可致维生素 B_{12} 缺乏。

7.药物相互作用

(1)本品能减少肝血流量,当与某些经肝代谢、受肝血流影响较大的药物合用时,如利多卡因、环孢素、地西泮、普萘洛尔等,可增加上述药物的血浓度,延长其作用时间和强度,有可能增加某些药物的毒性,值得注意。

(2)有报道与华法林合用可以降低或增加凝血酶原时间。

(3)与普鲁卡因合用,可使普鲁卡因胺的消除率降低。

(4)雷尼替丁减少胃酸分泌,可能导致三唑仑的生物利用度增加,二者之间这种相互作用的临床意义不明。

(三)法莫替丁

1.理化性质

分子式:$C_8H_{15}N_7O_2S_3$,分子量为 337.45。为白色或微黄色结晶性粉末,无臭味、略苦,对光敏感,易溶于稀醋酸,难溶于甲醇,极难溶于水和无水乙醇。

2.药理作用

(1)药效学:法莫替丁是继西咪替丁和雷尼替丁之后出现的含有噻唑环及脒丙基的第三代 H_2 受体拮抗剂,具有对 H_2 受体亲和力高的特点,对胃酸的分泌有明显抑制作用,尤其对夜间胃酸分泌的抑制作用显著,也可抑制五肽促胃液素刺激的胃酸分泌,对基础胃酸分泌及各种刺激引起的胃酸及胃蛋白酶增加有抑制作用。口服 20 mg 法莫替丁对夜间 7 小时内胃酸及胃蛋白酶分泌量的抑制分别为 91.8% 和 71.8%。其抑酸作用强度比西咪替丁大 30～100 倍,比雷尼替丁大 6～10 倍,维持时间较西咪替丁和雷尼替丁长约 30%,口服 20 mg 对胃酸分泌量的抑制作用能维持 12 小时以上。本品不改变胃排空速率,不干扰胰腺功能,对心血管系统和肾脏功能也无不良影响。本品长时间、大剂量治疗时不并发雄激素拮抗的不良反应,如男性乳房发育、阳痿、性欲缺乏及女性乳房胀痛、溢乳等,无致畸、致癌、抑制肝药酶和抑制雄性激素作用。

(2)药动学:法莫替丁口服后吸收迅速,2～4 小时血中药物浓度达峰值,血浆半衰期为 2.7～4.2 小时,生物利用度 30%～40%。口服 40 mg 可维持有效血药浓度约 12 小时。文献报道,大鼠口服或静脉注射[14]C-法莫替丁后放射性在消化道、肝脏、肾脏、腭下腺及胰腺中较高,但不透过胎盘屏障。主要以原形及代谢物(S-氧化物)自肾脏(80%)排泄,健康人对法莫替丁清除率为 2.5～5 mL/min,比肌酐清除率多 2～3 倍。肾功能损害者对法莫替丁代谢有明显影响。肌酐清除率低于 30 mL/min,患者半衰期可延长至 10～12 小时,无尿者可达 18～27 小时。少部分经胆汁排泄,也可出现于乳汁中。本品对肝药酶的抑制作用较轻微。动物实验表明,应用较大剂量和长期应用本品未见有致畸、致癌或影响实验鼠生育功能的作用。

3.临床应用

本品口服主要用来治疗胃及十二指肠溃疡、手术后吻合口溃疡、反流性食管炎;口服或静脉注射用来治疗上消化道出血(由消化性溃疡、急性应激性溃疡,出血性胃炎等引起)和卓-艾综合征。静脉注射一次 20 mg,一日 2 次,上消化道出血的止血有效率达 91%,静脉给药止血后,口服一次 20 mg,一日 2 次,可较好地维持止血效果。

4.用法与用量

口服,一次 20 mg,一日 2 次(早餐后、晚餐后或临睡前),也可一日服 1 次,临睡前服 40 mg,4～6 周为 1 疗程,溃疡愈合后维持量减半,肾功能不全者应调整剂量。静脉注射或滴注,一次 20 mg,溶于生理盐水或葡萄糖液 20 mL 中,缓慢静脉注射或静脉滴注,一日 2 次(间隔 12 小时)。一旦病情许可,应迅速将静脉给药改为口服。

5.不良反应

法莫替丁不良反应较少,主要累及的系统为中枢神经系统,以及皮肤及其附件。中枢神经系统受损表现为头痛、头晕、躁狂、谵妄、抽搐、精神异常以及锥体外系反应等。其他常见的不良反应有真菌过度生长、便秘、腹泻、口渴、恶心、呕吐;偶见皮疹、荨麻疹、白细胞减少、氨基转移酶升高等;罕见腹部胀满感、食欲不振及心率增加、血压上升、颜面潮红、月经不调等。

6.注意事项

(1)应排除胃癌后才能使用。

(2)孕妇、哺乳期妇女以及对本品过敏者禁用。高龄患者、儿童以及肝、肾功能障碍者慎用。

7.药物相互作用

本品不与肝脏细胞色素 P450 酶作用,故不影响茶碱、苯妥英钠、华法林及地西泮等药物的代谢,也不影响普鲁卡因胺等的体内分布。但丙磺舒会抑制法莫替丁从肾小管的排泄。

(四)尼扎替丁

1.理化性质

分子式: $C_{12}H_{21}N_5O_2S_2$,分子量:331.45。为一种淡白色至浅黄色的晶体,可溶于水,味苦,略带硫磺气味。

2.药理作用

(1)药效学:尼扎替丁和组胺竞争与组胺 H_2 受体相结合,可抑制其功能,特别是对胃壁细胞的 H_2 受体作用显著,亦显著抑制食物、咖啡因、倍他唑和五肽促胃液素刺激的胃酸分泌。动物试验表明,本品对组胺、促胃液素和食物等刺激引起的胃酸分泌的抑制作用比西咪替丁强8～9倍,其抗溃疡作用比西咪替丁强3～4倍,而与雷尼替丁相似。临床研究证明,本品能显著抑制夜间胃酸分泌达12小时,健康受试者一次口服本品300 mg,抑制夜间胃酸分泌平均为90%,10小时后胃酸分泌仍然减少52%。对胃蛋白酶、内因子分泌也有抑制作用,口服本品75～300 mg并不影响胃分泌物中胃蛋白酶的活性,胃蛋白酶总分泌量的减少与胃分泌物体积的减少成比例。但不影响促性腺激素、泌乳素、生长激素、抗利尿激素、皮质醇、甲状腺素、睾酮、5α-二氢睾酮、雄甾烯二酮或雌二醇的血清浓度。

(2)药动学:口服本品后,绝对生物利用度超过90%,血浆蛋白结合率约为35%,给药150 mg或300 mg,血药峰浓度为700～1800 μg/L和1400～3600 μg/L,血药浓度达峰时间为0.5～5小时,给药后12小时血药浓度低于10 μg/L,半衰期为1～2小时。由于本品半衰期短,清除迅速,肾功能正常的个体一般不发生蓄积。本品口服剂量的90%以上在12小时内随尿液排泄,少于6%的剂量随粪便排泄,约60%的口服剂量以原形排泄。由于本品系经肾小管主动分泌而排泄,中至重度肾功能障碍明显延长本品半衰期,并降低清除率。

3.临床应用

主要用于治疗胃酸过多引起的胃灼热感、十二指肠溃疡、良性胃溃疡、术后吻合口溃疡、上消化道出血、反流性食管炎,以及活动性溃疡愈合后进行预防等。

4.用法与用量

(1)活动性十二指肠溃疡:成人剂量为一次300 mg,一日1次,睡前服,或一次150 mg,一日2次。对内镜检查确诊的活动性十二指肠溃疡患者,用安慰剂做对照进行双盲试验,发现给予本品后溃疡愈合比安慰剂快,在第4周至少有2/3使用本品的患者溃疡已愈合,而使用安慰剂者仅占1/3。

(2)愈合十二指肠溃疡的维持治疗:推荐的成人剂量为一次150 mg,一日1次,睡前服。对复发性十二指肠溃疡患者进行多中心双盲研究,临睡前服用本品150 mg可使十二指肠溃疡复发率明显降低,在最初3个月内本品与安慰剂组复发率分别为13%和40%,在6个月内分别为24%和57%,在12月内分别为34%和64%,两组均有明显差异。

(2)胃食管反流性疾病:推荐的成人剂量为一次150 mg,一日2次。

(2)良性活动性胃溃疡:成人口服剂量为一日300 mg,可睡前1次服,或一次150 mg,一日2次。

5.不良反应

尼扎替丁不良反应少见,发生率约2%。

(1)消化系统:主要有便秘、腹泻、口渴、恶心、呕吐等,一些患者有肝脏谷丙转氨酶、谷草转氨酶或碱性磷酸酶的升高,已有导致肝炎和黄疸的报道。

(2)神经系统:头晕、失眠、多梦、头痛等,偶有可逆性精神错乱病例报道。

(3)心血管系统

偶可发生短暂、无症状的室性心动过速。

(4)血液系统:尼扎替丁可导致贫血,重者发生致死性的血小板减少症,偶可导致血小板减少性紫癜、嗜酸性粒细胞增多。

(5)变态反应:表现为支气管痉挛、喉头水肿、皮疹和嗜酸性粒细胞增多症。

(6)皮肤:服用尼扎替丁可发生流汗和荨麻疹,偶有皮疹、剥脱性皮炎及血管炎。

(7)其他:罕见男性乳房发育、阳痿以及高尿酸血症等。

6.注意事项

(1)尼扎替丁主要从肾脏排出,对中、重度肾功能不全者应减少剂量。

(2)妊娠妇女和儿童的安全性尚未明确,必须使用时应谨慎。对本品过敏者禁用。

(3)服用本品后尿胆素原测定可呈假阳性。

7.药物相互作用

与茶碱、甲氧心安、苯妥英钠、地西泮、利多卡因和华法林之间的无互相作用。

（五）罗沙替丁

1.理化性质

分子式：$C_{19}H_{28}N_2O_4 \cdot HCl$，分子量：384.90。

2.药理作用

(1)药效学：罗沙替丁为选择性 H_2 受体拮抗剂，对由组胺、五肽促胃液素及卡巴胆碱引起的胃酸分泌有抑制作用，其抗胃酸分泌作用为西咪替丁的 3～6 倍、雷尼替丁的 2 倍。本品显著及呈剂量依赖性地抑制胃酸分泌。本品还显著减少消化性溃疡患者的胃蛋白酶总量，而对血清中胃蛋白酶原 I 和促胃液素水平无明显影响。与西咪替丁、雷尼替丁和法莫替丁不同，本品对药物所致大鼠的胃黏膜损伤有预防作用。因此，对这种实验模型具有黏膜保护作用。罗沙替丁对下丘脑-垂体-性腺或下丘脑-肾上腺功能无显著影响，因此它没有抗雄激素活性。与西咪替丁相反，本品对肝脏混合功能氧化酶系统无显著影响，所以它不干扰经肝脏代谢药物的清除。

(2)药动学：罗沙替丁醋酸酯口服后吸收迅速、完全（>95%），并通过酯解作用脱乙酰基，迅速转化为活性代谢物罗沙替丁。健康人口服 75 mg，血药浓度达峰时间为 3 小时，健康人的半衰期为 4～8 小时。本品主要在血浆和尿液中代谢，主要代谢物为罗沙替丁，从尿液中回收总的放射性活性物质大约占给药量的 96%，罗沙替丁约占其中 55%，尿液中没有罗沙替丁醋酸酯。食物和抗酸剂几乎不影响本品的药动学。

3.临床应用

本品主要用于治疗胃溃疡、十二指肠溃疡、吻合口溃疡、卓-艾综合征、反流性食道炎等，也可用于麻醉前给药防止吸入性肺炎等。

4.用法与用量

口服，治疗胃溃疡、十二指肠溃疡、吻合口溃疡、卓-艾综合征及反流性食管炎时，通常成人一次 75 mg，一日 2 次，早餐后及睡前服用，可按年龄和症状适当增减。麻醉前给药，通常成人于手术前 1 日临睡前及手术诱导麻醉前 2 小时各服 75 mg。肝、肾功能不全患者应适当调整剂量。

5.不良反应

罗沙替丁不良反应发生率约为 1.7%。偶见变应性皮疹、瘙痒感、嗜酸性粒细胞增多、白细胞数减少、便秘、腹泻、恶心、腹部胀满感、谷草转氨酶和谷丙转氨酶升高、嗜睡，罕见失眠、头痛、倦怠感、血压上升。

6.注意事项

(1)有药物过敏史者及肝、肾功能不全者慎用。

(2)用药前诊断未明确者不宜应用，因本品可能掩盖胃癌的症状。

(3)哺乳妇女给药时应停止哺乳，对孕妇及小儿的安全性尚未确定。

(4)应注意对肝、肾功能及血象的检测。

（六）拉呋替丁

1.理化性质

分子式：$C_{22}H_{29}N_3O_4S$，分子量：431.56。拉呋替丁属于手性药物，易溶于二甲基甲酰胺和冰醋酸，稍溶于甲醇，微溶于无水乙醚，几乎不溶于水。

2.药理作用

(1)药效学：本品为 H_2 受体拮抗剂，其对 H_2 受体的阻断能力分别是法莫替丁和西咪替丁的 1.9 倍和 85.5 倍。拉呋替丁可减少胃酸的基础分泌量，抑制组胺、促胃液素、乌拉坦刺激的胃酸分泌。拉呋替丁抑制大鼠胃酸分泌的作用分别是法莫替丁的 0.1 倍，西咪替丁的 2.3 倍。拉呋替丁抑制胃酸分泌作用虽比法莫替丁弱，但抑制组胺、四肽促胃液素和氯贝胆碱等刺激胃酸分泌的作用较法莫替丁和西咪替丁的作用持续时间长。本品还有另一个药理作用即很强的黏膜保护作用，所以在低于抗胃酸分泌剂量下就可产生抗溃疡活性，而西咪替丁和法莫替丁只有在高于抗胃酸分泌剂量下才能发挥抗溃疡活性，动物实验中，拉呋替丁在低于抗胃酸分泌剂量下就可产生抑制溃疡作用,而西咪替丁和法莫替丁只有在高于抗分泌剂量下才能发挥抗溃疡活性。拉呋替丁可使胃黏膜损伤加速愈合,包括恢复变薄的胃黏膜厚度和减少的胃壁细胞数量,而西咪替丁和法莫替丁在产生相同程度的抗胃酸分泌作用的同时没有这些生物形态学作用。本品还能刺激黏液增生,产生前列腺素、一氧化氮和表皮生长因子。除此之外,拉呋替丁还能抑制胃再生黏膜炎性细胞浸润。

(2)药动学:大鼠胃、十二指肠袢、空肠袢、回肠及结肠袢内灌注^{14}C-拉呋替丁的研究结果表明:小肠是拉呋替丁主要吸收部位。大鼠^{14}C-拉呋替丁 10 mg/kg 灌胃的吸收率为 90.3%,1.2 小时血中药物浓度达峰值,峰浓度为 1.09 mg/L,半衰期为 4.4 小时。药物吸收后迅速分布到体内各组织,给药后 0.5 小时放射活性除胃、小肠、膀胱及尿道外,肝脏的浓度最高,其次为肾、胰腺、脾和肺,给药后 120 小时组织药物浓度仅为最高浓度时的 1/10。大鼠、狗和人体外的血浆蛋白结合率分别是 61%～62%、67%～70% 和 88%～89%。药物自尿液和粪便排泄率分别是给药量的 33%(0～168 小时)和 68%(0～168 小时)。胆汁排泄率是给药量的 53%(0～48 小时),其中部分进入肝肠循环。放射自显影显示:拉呋替丁几乎不进入血-脑脊液屏障和胎儿体内,给药 1 小时后,乳汁放射浓度约为血浆的 1/2,4 小时后在检出界值以下。拉呋替丁主要经粪便排泄,自人尿液排泄率为 20%(原药及代谢物)。高龄者及肾功能低下者血浆浓度及尿液排泄率同健康成人的差别无显著意义。

(3)毒理学:系小鼠拉呋替丁灌胃的 LD_{50} 值,雄鼠为 1 034 mg/kg,雌鼠为 2 000 mg/kg;静脉给药 LD_{50} 值,雄鼠为 47.9 mg/kg,雌鼠为 55.7 mg/kg。SD 雄性大鼠灌胃的 LD_{50} 值为 1 934 mg/kg,雌鼠为 1 240 mg/kg;静脉途径给药,雄鼠为 84 mg/kg,雌鼠为 91.6 mg/kg。雌雄大鼠和小鼠经口给药和静脉给药的死亡鼠剖检可见肺内出血,存活鼠未见异常表现。Beagle 犬的致死量约为 400 mg/kg 以上。经微生物回复突变试验、小鼠微核试验和哺乳动物培养细胞染色体畸变试验研究表明拉呋替丁体内外试验均无致突变作用。

3.临床应用

胃溃疡、十二指肠溃疡及吻合部溃疡、急性胃炎、慢性胃炎急性期。

4.用法与用量

口服,成人一次 10 mg,一日 2 次。麻醉前给药,通常成人在手术前日睡前及手术当日麻醉前 2 小时分别口服 10 mg。

5.不良反应

本品安全性较好,不良反应发生率约为 2.5%。主要的不良反应为便秘、腹泻等消化系统症状以及头痛等。部分患者可出现谷草转氨酶(AST)、谷丙转氨酶(ALT)、γ-谷氨酰转肽酶(γ-GTP)升高等肝功能异常和白细胞数增加等检查值异常。偶见休克、变态反应、全血细胞减少、再生障碍性贫血、血小板减少、间质性肾炎、房室传导阻滞和不全收缩等。

三、胆碱受体阻断药

常用的为哌仑西平。

(一)理化性质

分子量:424.4。本品为白色结晶粉末,无臭,味苦;易溶于水、甲酸,难溶于甲醇,极易溶于无水乙醇,熔点约243 ℃(分解)。

(二)药理作用

1.药效学

由于哌仑西平的 M_1 受体高选择性,其与 M_1 受体的亲和力较 M_2 受体的亲和力高 5 倍,较 M_3 受体的亲和力高 20 倍,它能较多地结合在胃壁细胞的胆碱 M_1 受体,而很少与平滑肌、心肌和唾液腺的胆碱 M_2 受体结合,因此治疗剂量的哌仑西平仅抑制胃酸分泌,很少出现抗胆碱药物影响瞳孔、胃肠平滑肌、心脏、唾液腺和膀胱肌的不良反应,大剂量应用时可抑制胃肠平滑肌收缩和引起心动过速。抑制胃酸的程度与剂量有关。50 mg 哌仑西平可使胃酸分泌减少 32％,治疗剂量的哌仑西平可抑制正常人基础胃酸分泌量(BAO)的 53％～62％,十二指肠溃疡患者 BAO 的 75.7％,胃溃疡患者 BAO 的 70％。也可使胃酸最大分泌量(MAO)下降,还可抑制五肽促胃液素刺激引起的胃酸分泌。哌仑西平可降低胃蛋白酶、胰淀粉酶、胰蛋白酶、糜蛋白酶、脂酶、胰多肽、降钙素等的分泌。故哌仑西平对胃液的 pH 影响不大,主要是胃液(含胃蛋白酶)的分泌量减少,从而使胃酸减少。

2.药动学

哌仑西平口服吸收不完全,有效生物利用度 25％。本品不能通过血-脑脊液屏障,故无中枢作用。食物对吸收有影响,餐前服用药物血浆水平较高。药物除脑和胚胎组织外,广泛分布于全身,尤以肝、肾浓度最高,其次为脾、肺、心、皮肤、肌肉和血浆。药物在体内仅少数被代谢为甲基化合物,80％以原形通过肾脏和胆汁排出。口服量的 4％～8％自尿液排出,91％随粪便排出。口服血浆达峰时间在 2～3 小时,口服血浆半衰期为 10～12 小时。停药 3～4 天可全部排出体外,无药物蓄积性。

(三)临床应用

哌仑西平主要适用于胃及十二指肠溃疡,有效率 50％～80％,疼痛缓解率达 44％～60％,与 H_2 受体阻断剂西咪替丁合用可增强抑制胃酸的效果。亦可用于应激性溃疡、急性胃黏膜出血等的防治。

(四)用法与用量

口服,一次 50 mg,一日 2 次,严重者一日 3 次。疗程为 4～6 周,必要时可连续服用 3 个月。溃疡愈合后可给予哌仑西平维持治疗,剂量为一日 50 mg,可明显减少溃疡复发率。

(五)不良反应

最常见的不良反应是口干和视物模糊,口服一日 150 mg 引起口干发生率为 16.7％,视物模糊发生率5.6％,因此而停药的约占 1％。少见的不良反应还有腹泻或便秘、头痛、神经错乱等。通常停药后症状即消失。

(六)注意事项

妊娠期妇女禁用本品。用药超量中毒者无特异解毒药,仅做对症处理。

(七)药物相互作用

与 H_2 受体阻断剂合用可增强抑制胃酸的效果。

(谢　莹)

第三节　胃黏膜保护药

一、胶体铋剂

(一)胶体果胶铋

1.理化性质

胶体果胶铋,是一种果胶与铋生成的组成不定的复合物。其为三价铋的复合物,无固定结构。分子式:$[KBiC_{12}H_{10}O_8(OH)_6]_n$。黄色粉末或颗粒。

2.药理作用

(1)药效学:本品是一种新型的胶体铋制剂,通过应用生物大分子果胶酸代替现有铋制剂中的小分子酸根(如碳酸根、硝酸根及枸橼酸根等),从而增强了本品的胶体特性,使其在酸性介质中能形成高黏度溶胶。该溶胶与溃疡面及炎症表面有强的亲和力,可在胃黏膜表面形成一层牢固的保护膜,增强胃黏膜的屏障作用,故对消化性溃疡和慢性胃炎有较好的治疗作用。有研究表明,与其他胶体铋制剂比较,本品的胶体特性好,特性黏数为胶体碱式枸橼酸铋钾的 7.4 倍,此外,本品对受损黏膜具有高度选择性,胶体碱式枸橼酸铋钾在受损组织中的铋浓度为正常组织中的 3.1 倍,而本品为 4.34 倍。

另一方面,本品可沉积于幽门螺杆菌的细胞壁,使菌体内出现不同程度的空泡,导致细胞壁破裂,并抑制细菌酶的活性,干扰细菌的代谢,使细菌对人体的正常防御功能变得更敏感,从而起到杀灭幽门螺杆菌、提高消化性溃疡的愈合率和降低复发率的作用。

此外,本品还可刺激胃肠黏膜上皮细胞分泌黏液,促进上皮细胞的自身修复,以及直接刺激前列腺素和表皮生长因子的产生,使溃疡面和糜烂面快速愈合而止血。另有文献报道,果胶本身也有止血作用。

(2)药动学:本品口服后在肠道内吸收甚微,血药浓度和尿中药物浓度极低,绝大部分药物随粪便排出体外。

3.临床应用

(1)用于消化性溃疡(特别是幽门螺杆菌相关性溃疡)。

(2)治疗慢性浅表性胃炎、慢性萎缩性胃炎及消化道出血。

4.用法与用量

(1)消化性溃疡和慢性胃炎:一次 150 mg,一日 4 次,分别于 3 餐前 1 小时及临睡时服用。疗程一般为 4 周。

(2)并发消化道出血:将日服剂量 1 次服用。方法:将胶囊内药物取出,用水冲开搅匀后服用。

5.不良反应

按常规剂量服用本品无肝、肾、神经系统等不良反应,偶见恶心、便秘等消化道症状。

6.注意事项

(1)服药期间若出现黑褐色、无光泽大便,但无其他不适,为正常现象。停药 1～2 天后粪便色泽可转为正常。

(2)服用本品期间不得服用其他铋制剂,且本品不宜大剂量长期服用。

(3)若大剂量长期服用本品,会出现铋中毒现象,表现为皮肤变为黑褐色,此时需立即停药并作适当处理。

(4)孕妇禁用。哺乳期妇女应用本品时应暂停哺乳。

(5)对本品过敏者及严重肾功能不全者禁用。

7.药物相互作用

(1)与强力制酸药及 H₂受体阻滞药同时服用,会降低本品疗效。

(2)饮用牛奶时服用本品,会降低本品疗效。

(二)复方铝酸铋

1.理化性质

铝酸铋、甘草浸膏、碳酸镁、碳酸氢钠、弗朗鼠李皮及茴香果实的复合物。片剂:每片含铝酸铋 200 mg、甘草浸膏 300 mg、碳酸镁 400 mg、碳酸氢钠 200 mg、弗朗鼠李皮 25 mg、茴香果实 10 mg;颗粒剂:每袋 1.3 g,含铝酸铋 200 mg、甘草浸膏 300 mg、碳酸镁 400 mg、碳酸氢钠 200 mg、弗朗鼠李皮 25 mg、茴香果实 10 mg;胶囊剂:每粒含铝酸铋 66.7 mg、甘草浸膏粉 100 mg、重质碳酸镁 133.3 mg、碳酸氢钠 66.7 mg、弗朗鼠李皮 8.3 mg、茴香果实 3.3 mg。本品为黄褐色或浅黄褐色片或颗粒。

2.药理作用

(1)药效学:本品为抗消化性溃疡药,内含的主要成分为铝酸铋,口服后可在溃疡表面形成一层保护性的铋钛复合物膜,碳酸氢钠和碳酸镁可中和部分胃酸,从而防止胃酸和胃蛋白酶对胃黏膜的侵蚀和破坏,促进黏膜再生和溃疡的愈合。甘草浸膏、弗朗鼠李皮、茴香果实分别具有消炎、解痉、止痛和驱风等作用,可以消除便秘和缓解胃肠胀气,增强胃及十二指肠黏膜屏障的保护作用。

动物实验表明,本品能显著减轻大鼠实验性胃炎的发生,对大鼠应激性和幽门结扎性胃溃疡有明显的防治作用,但对调节胃液分泌没有明显影响。

(2)药动学:本品口服后在胃黏膜及溃疡表面形成保护膜,不被胃肠道吸收,通过肠道排出体外。

3.临床应用

(1)用于胃及十二指肠溃疡。

(2)治疗慢性浅表性胃炎、十二指肠球部炎。

(3)缓解胃酸过多引起的胃痛、胃灼热感、反酸及功能性消化不良等症状。

4.用法与用量

(1)片剂。一次1～2片,一日3次,饭后嚼碎服用或将药片压碎后用温开水送服,疗程1～3月。以后可以减量维持,防止复发。

(2)颗粒。一次1～2袋,一日3次,饭后用温开水送服,疗程1～2个月。

(3)胶囊。一次3～6片,一日3次,饭后用温开水送服。

5.不良反应

本品不良反应较少,偶见便秘、稀便、口干、失眠、恶心、腹泻等症状,停药后可自行消失。

6.注意事项

(1)用药不可间断,服药后10天左右,自觉症状可见减轻或消失,但这只说明病情的好转,并不表示已经痊愈,仍应按上述继续用药,直到完成1个疗程。病愈后,为避免复发,可将剂量减至一日1～2片,在主餐后服用。

(2)服用本品时,一般不需禁忌任何食品,但如有严重胃病者,应禁忌饮酒,少食煎炸油腻食品。

(3)服药期间,粪便呈黑色属正常现象;如呈稀便时,可减量服用。

(4)不宜长期服用,以防发生铋性脑病。

(5)孕妇、哺乳期妇女、对本品过敏者及肾功能不全者禁用。

7.药物相互作用

(1)本品能干扰四环素类药物的吸收,两者应避免合用。

(2)本品不能与抗酸药同时服用,如需合用,应至少间隔半小时以上。

(3)本品与能较强络合多价金属离子的喹诺酮类药物(如诺氟沙星、环丙沙星等)合用时,两者的活性均可降低,故应间隔2～3小时使用。

(4)本品治疗期间,应避免饮酒。

(5)本品不能与牛奶同服,如需合用,应至少间隔半小时以上。

(三)枸橼酸铋钾

1.理化性质

片剂:300 mg:110 mg(以铋计);颗粒剂:1 g:110 mg(以铋计);胶囊剂:300 mg:110 mg(以铋计)。本品为白色片、颗粒或粉末。

2.药理作用

(1)药效学:本品为抗溃疡药,作用方式独特,既不中和胃酸,也不抑制胃酸分泌,而通过以下几个方面起作用。①在胃液 pH 值条件下,本品可在溃疡表面或溃疡基底肉芽组织形成一种坚固的氧化铋胶体沉淀,形成保护性薄膜,从而隔绝胃酸、酶及食物对溃疡黏膜的侵蚀作用,促进溃疡组织的修复和愈合。体外实验证明,本品在酸性条件下能与蛋白质及氨基酸发生络合作用而凝结,而溃疡部位的氨基酸残基较正常黏膜丰富得多,因此本品更易沉积在溃疡黏膜上。②抗胃蛋白酶作用,本品能与胃蛋白酶发生络合而使其失活。③改变胃黏液成分,促进碳酸氢盐和黏液分泌,防止黏液糖蛋白被分解,增强胃黏膜屏障功能。④防止氢离子逆弥散。⑤刺激内源性前列腺素的释放,提高胃及十二指肠黏膜中前列腺素 E_2 浓度,并使唾液腺分泌的上皮生长因子富集于溃疡部位并保护其不受胃酸灭活,从而起到保护胃黏膜、促进溃疡组织修复和愈合的作用。⑥改善胃黏膜血流,杀灭幽门螺杆菌(Hp),延缓 Hp 对抗菌药耐药性的产生,这对治疗消化性溃疡和胃炎均有益。

临床研究和应用证明本品对治疗胃、十二指肠溃疡,促进溃疡的愈合有较好的效果;对西咪替丁耐药的患者,使用本品治疗仍有80%以上的愈合率。

(2)药动学:本品在胃中形成不溶性的胶体沉淀,很难被消化道吸收,仅有少量铋可被吸收。吸收入体内的铋约4周后达稳态浓度。本品血药浓度与给药剂量有关,动物实验证明,以常规剂量给药,稳态血铋

浓度在 $5\sim14$ μg/L 之间。痕量的铋吸收后主要分布在肝、肾及其他组织中,以肾脏分布居多,且主要经肾脏排泄,清除率约为 50 mL/min。血液和尿液中铋的排泄过程符合三室模型。本品未吸收部分经粪便排出体外,半衰期为 $5\sim11$ 日。

3.临床应用

(1)用于胃、十二指肠溃疡及慢性胃炎。

(2)缓解胃酸过多引起的胃痛、胃灼热感及反酸等。

4.用法与用量

口服,一次 0.3 g,一日 4 次。餐前半小时及睡前服用。用于胃、十二指肠溃疡及慢性胃炎时,$4\sim8$ 周为一疗程,然后停药 $4\sim8$ 周,如有必要可再继续服用 $4\sim8$ 周。

5.不良反应

(1)神经系统:少数患者可有轻微头痛、头晕、失眠等,但可耐受。当血铋浓度大于 0.1 μg/mL 时,有发生神经毒性危险,可能导致铋性脑病,但目前尚未发现服用本品的患者血铋浓度超过 0.05 μg/mL 者。

(2)消化系统:服用本品期间,口中可能带有氨味,且舌、粪便可被染成黑色,易与黑粪症相混淆;个别患者服用时可出现恶心、呕吐、便秘、食欲减退、腹泻等消化道症状。以上表现停药后均可消失。

(3)泌尿系统:本品长期大剂量服用可能引起肾脏毒性,导致可逆性肾衰。

(4)骨骼肌肉:骨骼的不良反应常发生在不同的部位,与骨内铋的浓度过高有关。较常见的是与铋性脑病相关的骨性关节炎,常以单侧或双侧肩疼痛为先兆症状。

(5)其他;个别患者可出现皮疹。

6.注意事项

(1)服药期间不得服用其他含铋制剂。

(2)正处于急性胃黏膜病变时的患者,不推荐使用本品。

(3)服药前后半小时需禁食,不得饮用牛奶、服用其他饮料和药物,否则会干扰本品治疗溃疡的作用。

(4)本品与阿莫西林或甲硝唑或奥美拉唑联合应用时,可增加对 Hp 根除率。

(5)不宜大剂量长期服用,连续用药不宜超过 2 个月,以防发生铋性脑病。

(6)孕妇、哺乳期妇女、对本品过敏者及肾功能不全者禁用。

7.药物相互作用

(1)本品能干扰四环素类药物的吸收,两者应避免合用。

(2)制酸药可干扰本品的作用,不宜同时进服。

(四)枸橼酸铋钾-克拉霉素-替硝唑

1.理化性质

片剂:白片(枸橼酸铋钾,以铋计)110 mg,黄片(克拉霉素)250 mg,绿片(替硝唑)500 mg。本品含白色、黄色、绿色片。

2.药理作用

本品中的枸橼酸铋钾在胃酸作用下迅速崩解而形成微小的胶态物质,与溃疡面的蛋白质密切结合并形成致密、均匀的保护膜,阻止胃酸和胃蛋白酶对溃疡面的侵蚀,促进内源性前列腺素的生成、上皮细胞的再生,加速溃疡组织的自身修复,此外还有较强的杀灭幽门螺杆菌的作用。替硝唑为 5-硝基咪唑类抗菌药,对厌氧菌和幽门螺杆菌都有杀灭作用。克拉霉素是大环内酯类抗生素,对幽门螺杆菌也有较强的杀灭作用。

3.临床应用

(1)用于十二指肠溃疡、胃溃疡(伴幽门螺杆菌感染者),尤其是复发性和难治性溃疡。

(2)用于慢性胃炎(伴幽门螺杆菌感染者),尤其是其他药物治疗无效且症状较重者。

4.用法与用量

口服,枸橼酸铋钾片(白片):一日 2 次,一次 2 片,早、晚餐前半小时空腹服用;克拉霉素片(黄片):一日 2 次,一次 1 片,早、晚餐后服用;替硝唑片(绿片):一日 2 次,一次 1 片,早、晚餐后服用。疗程为 1 周,根据病情,必要时可加服 1 疗程。

5.不良反应

本品不良反应症状轻微,停药后可自行消失。

(1)消化系统:主要有口内金属味、恶心、呕吐、便秘、腹泻等。

(2)中枢神经系统:可出现头晕、头痛、失眠、乏力。

(3)泌尿系统:可出现尿色变深。

(4)皮肤:可出现皮疹等变态反应症状。

6.注意事项

(1)服药期间,粪便呈黑色属正常现象;如呈稀便时,可减量服用。

(1)孕妇、哺乳期妇女、对本品过敏者及肝、肾功能不全者禁用。

7.药物相互作用

(1)本品中的克拉霉素可增加卡马西平的血药浓度,联用时应调整后者的用量。

(2)曾有报道,克拉霉素可能改变特非那定的代谢,使其浓度增加而偶致心律失常。

(3)本品治疗期间,应避免饮酒,以免影响疗效。

(4)本品不能与牛奶或碳酸类饮料同服,如需合用,应至少间隔半小时以上。

(五)碱式碳酸铋

1.理化性质

本品为一种组成不定的碱式盐。按干燥品计算,含铋(Bi)应为 80.0%~82.5%。分子式:CBi_2O_5,分子量:509.9688。本品为白色或微带淡黄色的粉末,无臭,无味,遇光即缓慢变质。

2.药理作用

(1)药效学:本品为中和胃酸及收敛药,有中和胃酸及收敛止、泻作用。可通过吸附肠道内毒素、细菌、梅毒,并在胃肠黏膜创面形成一层薄的保护膜,在毒素与黏膜细胞结合之前将其阻止在肠腔内,从而起到保护胃肠黏膜及收敛作用。同时,本品可与肠腔内异常发酵所产生的 H_2S 相结合,抑制肠蠕动,起到止泻作用。此外,本品渗透入胃黏液还能杀灭居于其中的幽门螺杆菌。

(2)药动学:本品口服仅微量吸收,随粪便排出。

3.临床应用

(1)用于缓解胃肠功能不全及吸收不良引起的腹泻、腹胀等症状。

(2)缓解胃酸过多引起的胃痛、胃灼热感、反酸等症状,亦可用于慢性胃炎。

(3)与抗生素合用可治疗与幽门螺杆菌感染有关的消化性溃疡。

(4)本品糊剂可用于轻度烧伤、溃疡及湿疹等。

4.用法与用量

口服:一次 0.3~0.6 g,饭前服用;外用:涂患处。

5.不良反应

(1)用药期间舌苔和大便可呈黑色。

(2)中和胃酸时所产生的二氧化碳可能引起嗳气和继发性胃酸分泌增加,以及引起严重胃溃疡者的溃疡穿孔。

(3)偶可引起可逆性精神失常。

(4)大量及长期服用,可致便秘和碱血症。

6.注意事项

(1)一般应用本品不宜超过 2 日。

(2)由细菌感染所致的肠炎,宜先控制感染后再用本品。

(3)孕妇、对本品过敏者及肾功能不全者禁用,3 岁以下儿童禁用或慎用。

7.药物相互作用

(1)本品可减低乳酸杆菌活力,减低乳酶生的疗效,两者应避免合用。

(2)本品可使地高辛的口服吸收减少。

(3)与四环素、土霉素、环丙沙星、诺氟沙星等口服抗生素合用,可因螯合作用而减少后者的吸收,并减少其抗菌活性,应避免同时服用。

(4)本品不能与牛奶同服,如需合用,应至少间隔半小时以上。

(5)抗酸剂可减弱本品疗效,不能同时服用。

(六)碱式硝酸铋

1.理化性质

本品为一种组成不定的碱式盐。按干燥品计算,含氧化铋(Bi_2O_3)不得少于79%。分子式:$Bi_5O(OH)_9(NO_3)_4$,分子量:1461.99。本品为白色片状。

2.药理作用

(1)药效学:本品为不定的碱式盐,作用与碱式碳酸铋相似,有中和胃酸和收敛止泻的作用,其收敛作用较其他铋盐强,而抗酸及黏膜保护作用较弱。其中铋盐能与肠内异常发酵所产生的硫化氢结合,在肠黏膜上形成不溶性硫化铋,使肠蠕动减慢;同时,本品不溶于水,可在胃黏膜创面形成一层保护膜,减轻食物等对胃肠黏膜的刺激;此外,铋盐尚有抑菌作用。临床实验表明,本品治疗胃肠炎时效力较碱式碳酸铋弱,治疗阿米巴痢疾时用量较大,效果较好。

(2)药动学:本品口服在肠道内分解,在尿液中及内脏中均有微量铋的分布。

3.临床应用

用于消化性溃疡,治疗腹泻及肠炎等。

4.用法与用量

口服,一次 0.3~2 g,一日 3 次,饭前服用。

5.不良反应

(1)可出现胃肠功能障碍及食欲减退。

(2)大量服用易致亚硝酸盐中毒,出现高铁血红蛋白血症。

6.注意事项

(1)本品不可与碳酸盐、碘化物及有机酸盐配伍应用。

(2)由细菌感染所致的肠炎,宜先控制感染后再用本品。

(3)用药期间若出现便秘,须防止发生亚硝酸盐中毒。

(4)用药期间可能出现黑便,为正常现象。

7.药物相互作用

尚不明确。

(七)次水杨酸铋

1.理化性质

分子式:$C_7H_5BiO_4$,分子量:362.0947。本品为白色或类白色颗粒或粉末。干混悬剂:1.5 g:151.2 mg(以铋计);片剂:262 mg;胶囊剂:262 mg;口服混悬液:262 mg:15 mL,525 mg:30 mL;注射液:2 mL:200 g。

2.药理作用

(1)药效学:本品为三价铋化合物。具有止泻及抗溃疡作用。①其止泻作用与抗分泌及抗微生物作用有关。本品对沙门菌、艰难梭菌及志贺菌及厌氧菌也有抑制作用。另外,本品还可直接吸附细菌毒素。②本品可破坏 Hp 的完整性,防止菌体与胃上皮粘连。还可通过抑制蛋白分解以及尿素酶和磷脂酶的活性而抑制 Hp,故对 Hp 相关性消化性溃疡有一定疗效。另外,本品还可覆盖胃黏膜表面保护胃黏膜,缓解消化不良症状。

(2)药动学:口服本品1.8~5 小时达血药浓度峰值。其中铋剂的生物利用度不足1%,水杨酸的生物利用度超过 80%。口服后 4 小时发挥止泻作用,4 周起抗溃疡作用。分布半衰期 5～11 日,分布容积为 170 mg/kg。代谢产物有氯氧化铋、碱式碳酸铋、水杨酸等,已知水杨酸为活性代谢产物,其他代谢物活性尚不明确。消除半衰期为 33 小时。其中水杨酸可分泌入乳汁中。95% 的水杨酸经肾脏从尿液排出,铋剂主要从粪便排出。

3.临床应用

(1)用于急、慢性腹泻。

(2)用于缓解上腹隐痛不适、餐后饱胀、嗳气、恶心、反酸等消化不良症状。

(3)联合应用甲硝唑、四环素治疗与幽门螺杆菌相关性十二指肠溃疡。

(4)用于梅毒的配合治疗,也可用于治疗扁平疣。

4.用法与用量

口服:干混悬剂,一次 3 g,一日 3 次,用温开水冲服。如腹泻症状在 24 小时内控制不满意,可增加服药次数,服药间隔时间可为 0.5～1 小时,但 24 小时内服药不应超过 8 次,连续用药不能超过 8 周。肌内注射:用于梅毒的配合治疗,一次 0.2 g,一周 1 次。

5.不良反应

常见轻度便秘,停药后可自行消失。

6.注意事项

(1)如与阿司匹林合用发生耳鸣者应停药。

(2)正在使用抗凝药、降糖药和抗痛风药者慎用。

(3)腹泻伴有高热超过 2 天者,请遵医嘱。

(4)由感冒引起恶心、呕吐者慎用。

(5)肝、肾功能不全者慎用。

(6)本品可能引起一过性舌苔和大便变黑,对人体无害。

7.药物相互作用

(1)罗望子可降低胃肠道 pH 值,从而促进水杨酸自胃肠道吸收,使水杨酸血药浓度增加而导致水杨酸中毒,两者应避免合用。

(2)与甲氨蝶呤联用,可降低肾脏对甲氨蝶呤的清除,使其血药浓度增加而致中毒,故两者不宜联用。

(3)本品可降低多西环素、地美环素、美他环素、米诺环素、土霉素、罗利环素、四环素等药物的吸收,减弱这些药物的疗效,应避免同时服用。

(4)本品可拮抗丙磺舒的促尿酸尿作用,故两者不宜合用。

(5)与华法林之间有潜在相互作用,使华法林从蛋白结合部位移出,导致出血的危险性增加。

(八)胶体酒石酸铋

1.组成成分

胶体酒石酸铋。

2.药理作用

(1)药效学:本品为胃肠黏膜保护药。口服后在胃液内形成胶体性能甚佳的溶胶,与溃疡面及炎症表面有很强的亲和力,能形成有效的保护膜,隔离胃酸,保护受损的黏膜,并刺激胃肠黏膜上皮细胞分泌黏液,促进上皮细胞自身修复。本品对受损黏膜的黏附性甚佳而且具有止血作用。本品尚能杀灭胃幽门螺杆菌。动物实验显示,本品可使实验性溃疡性结肠炎家兔溃疡个数减少,溃疡直径缩小,使实验性溃疡性结肠炎家兔和大鼠排便次数和稀便减少。

(2)药动学:本品口服后在肠道内吸收甚微,血药浓度和尿液药浓度极低,绝大部分随粪便排出体外。铋吸收后主要分布于肝、肾等组织中,以肾脏居多,主要通过肾脏排泄。

3.临床应用

(1)用于消化性溃疡,特别是幽门螺杆菌相关性溃疡。

（2）用于慢性结肠炎、溃疡性结肠炎所致腹泻。

（3）用于慢性浅表性和萎缩性胃炎。

4.用法与用量

口服，一次 165 mg，一日 4 次，分别于三餐前 1 小时及临睡时服用。

5.不良反应

偶可出现恶心、便秘等消化道症状。

6.注意事项

（1）服药期间若出现黑褐色、无光泽大便但无其他不适，为正常现象。停药后 1～2 天后粪便色泽可转为正常。

（2）不宜大剂量长期服用，若大剂量长期服用，会出现铋中毒现象，表现为皮肤变为黑褐色，应立即停药并作适当处理。

（3）孕妇、对本品过敏者及肾功能不全者禁用。

7.药物相互作用

（1）本品不能与牛奶同服，如需合用，应至少间隔半小时以上。

（2）抗酸剂和 H_2 受体阻滞药可减弱本品疗效，不能同时服用。

二、前列腺素及其衍生物

（一）概述

前列腺素及其衍生物，对胃黏膜及其屏障有加强和修复作用。该类药物作为一种黏膜保护剂，用于治疗消化性溃疡已有二十余年的历史。随着对溃疡及酸相关疾病认识的不断深化，其在临床上的应用愈来愈受到重视。

消化性溃疡是一种全球性的多发病，随着社会的发展、医疗科技的进步，其疾病谱也不断地发生变化。19 世纪本病少见，且胃溃疡（GU）的发病多于十二指肠溃疡（DU）。20 世纪开始溃疡的发病逐渐增多，50 年代达到发病高峰，以 DU 更为多见。当时的治疗以抑酸剂和抗胆碱能药物为主。随着 H_2 受体拮抗剂（H_2RA）的问世（被称为治疗史上的第一次革命），至 70 年代，发病率已开始下降。此后质子泵抑制剂的出现，更增强了治疗效果，溃疡治愈已不困难，但复发率仍居高不下。到 80 年代，幽门螺杆菌（H.pylori Hp）的发现被视为现代消化疾病研究领域划时代的大事件（也被称为第二次革命），Hp 及其在胃炎和消化性溃疡中作用的阐明，使此后溃疡的治疗进入了"Hp 时代"，溃疡不再是一个慢性且经常复发的顽症，愈后大大改善，并发症及手术治疗大大减少。但是，尽管医学上取得了如此多的进展，消化性溃疡作为一种多病因所致的异质性疾病，仍在世界范围内流行。比如现代社会高节奏、高竞争、高压力的社会生活方式容易导致消化性溃疡的发生；人口老龄化，慢性心血管疾患、风湿性疾患，以及遗传或自身免疫性疾病患者预防性使用阿司匹林、糖皮质激素及其他选择性或非选择性非甾体类抗炎药物（NSAIDs）的使用，以及吸烟、酒精、免疫抑制剂及其他药物等，都可引起溃疡性疾病的发生。所以，对这类疾病的治疗不仅仅是传统的抑酸、抗 Hp、胃黏膜保护作为一种新的治疗策略，其临床意义愈来愈受到重视。其中前列腺素及其衍生物由于其广泛的全身及局部效应，以及特异性针对前列腺素这一机体炎症反应中重要的炎性介质，在消化性溃疡的治疗中有着广阔的应用前景。

（二）作用原理

1.胃黏膜的防御机制

正常情况下，胃容纳食物、药物及其他理化性质各异的物质，同时受到各种情绪的影响。在中枢神经系统和胃肠道神经系统的调控下，胃黏膜能有效抵抗各种侵袭因子，维持正常的结构与功能。其关键在于胃黏膜具有很好的保护屏障，提供了一系列的防御和修复作用。

胃黏膜的防御体系主要包括三层结构。

（1）黏液-碳酸氢盐屏障。黏膜上皮细胞表面附着一层厚度为黏膜上皮 10 倍以上的黏液，主要成分为糖蛋白、黏液与上皮细胞分泌的碳酸氢盐,以及免疫球蛋白、表面活性磷脂等其他物质,共同构成了的黏液-碳酸氢盐屏障。一方面减轻外来物质对胃黏膜的机械摩擦损伤,另一方面形成了由胃腔到黏膜上皮的pH梯度,至上皮细胞表面时已接近电中性,减少了胃酸对上皮的侵袭,同时与黏液内免疫活性物质一起构成胃黏膜的第一道防线。

(2)黏膜屏障。包括三部分的内容,组成了胃黏膜的第二道防线。一是胃黏膜上皮细胞间的紧密连接,为一层致密脂蛋白结构,外侧含疏水侧链,构成黏膜屏障的结构基础。一方面能显著抵抗 H^+ 的逆向扩散,利于保护黏膜上皮;另一方面对 Na^+ 通透性低,利于膜内外离子梯度的形成,对正常泌酸功能的维持也非常重要。二是清除自由基功能。黏膜上皮细胞能合成高浓度还原型谷胱甘肽(GSSH),可以清除各种炎性刺激产生的自由基,发挥细胞保护作用。三是更新旺盛,上皮细胞移行、增殖迅速,每4～6天就可完成一次更新,利于维持上皮结构和功能的完整。

(3)黏膜血流。包括体液、血液、神经递质及黏膜的微循环。对于黏膜与血液的物质交换、HCO_3^- 及其他代谢产物和有害物质的转运,及维持正常黏膜上皮结构和功能具有重要的意义。黏膜血流占全胃血流的70%以上,应激时减少到30%以下,故应激性溃疡皆发生在胃体部,而胃溃疡好发于血流最少的胃角、胃窦部,都说明了胃血流的黏膜保护作用。此外,老年人由于胃血流明显减少,易患消化性溃疡,同时也容易迁延。

2.前列腺素的合成与功能

前列腺素(PG)是一类含20个碳原子的不饱和脂肪酸组成的活性物质,广泛分布于全身多组织器官中。PG可由多种细胞合成,但由于其半衰期很短,也被认为是一种局部激素。在各种致炎因子和炎症介质的作用下,磷脂酶 A_2 被激活,分解胞膜磷脂产生花生四烯酸,后者进一步经环氧合酶途径生成前列环素(PGI)、前列腺素(PG)和血栓素(TxA_2),或经脂质氧化酶途径生成白细胞三烯(LT)。环氧合酶(COX)存在两种异构体,COX-1和COX-2,两者的区别在于第523位氨基酸的不同,COX-1为异亮氨酸,而COX-2为缬氨酸。COX-1在组织细胞中恒量表达,催化生理性PG合成,参与机体生理功能的调节,主要是细胞保护作用(尤其是胃肠道黏膜细胞)和血小板聚积,故也被称为"持家酶"或"结构酶"。COX-2为一种诱导型酶,主要在病理情况下由致炎细胞因子、脂多糖及其他生长因子等诱导产生,促进前列腺素(尤其前列环素/PGI)的合成,参与局部炎症反应。

消化道黏膜细胞富含合成PG的环氧合酶,胃内主要合成PGA、PGE、GPF和 PGI_2,以PGE和 PGI_2 最多,可提供直接细胞保护作用和适应性细胞保护作用。其作用的主要机制为:①舒血管效应,增加胃黏膜血流;②促进黏膜细胞 HCO_3^- 分泌,增强黏液/碳酸氢盐屏障;③抑制胃酸、胃蛋白酶分泌,减少侵袭因子;④诱导上皮生长因子(EFG)和成纤维细胞生长因子(FGF)合成,促进受损上皮增殖、再生与迁移;⑤内源性、负性调节作用,舒血管、抑制血小板聚积,对抗白三烯(LT)、血栓素(TxA_2)的局部作用,减轻局部炎性反应对胃黏膜的损伤。

PG引起的黏膜再生表现为表面上皮细胞和胃小凹黏液细胞的高度增生,且与剂量相关。

根据病因和发病机制的不同,消化性溃疡可以分为:幽门螺旋杆菌(Hp)相关溃疡,非甾体类抗炎药(NSAIDs)相关溃疡,及非Hp、非NSAIDs相关溃疡(non-H.pylori,non-NSAIDs ulcers)。随着强效抑酸药物(如PPIs)及有效的清除Hp治疗,目前Hp相关溃疡的预后有较大的改善,而后二者在临床的比例有所增加。尤其是传统非选择性非甾体类抗炎药(non-NSAIDs,包括阿司匹林)及选择性COX-2抑制剂类NSAIDs药物所致消化道损伤的比例增加明显,已引起世界范围的普遍关注。

3.non-NSAIDs所致消化道损伤的主要机制

(1)黏膜PG合成减少。NSAIDs的系统作用主要是不可逆也抑制COX活性,进而减少滤膜PG的合成。内源性PG合成受阻,一方面大量花生四烯酸经脂质氧化酶途径生成白细胞三烯(LT),趋化并激活中性粒细胞,致明显的局部炎性反应(包括氧自由基的增加等),并引起血管收缩和通透性的增加,同时局部血栓素(TxA_2)合成减少加重溃疡出血或不利于出血的控制;另一方面COX-2的抑制影响了黏膜的保护性局部炎症反应,尤其是内源性 PGI_2 合成的减少。后者是一种内源性负性调节因子,对抗血栓素

(TxA_2)的血小板聚积效应,同时舒血管并抑制血管内膜平滑肌增生。此外 PG 可诱导黏膜上皮增生以修复损伤,PG 合成受抑,则消化道黏膜的抗损伤能力降低。

(2)NSAIDs 的直接损伤作用。NSAIDs 为一种弱酸性的脂溶性化合物,可穿透黏液层向黏膜渗透。其产生的 H^+ 中和了 HCO_3^- 使黏液-碳酸氢盐屏障受损,增强了胃酸、胃蛋白酶的侵袭作用。在黏膜细胞内,H^+ 干扰正常细胞功能和代谢,损伤胞膜及细胞器,同时也不利于上皮细胞的分裂更新,延缓了黏膜修复与溃疡愈合。

(3)协同效应。NSAIDs 可与自身、Hp、抗凝药物、类固醇皮质激素、酒精、吸烟等,产生协同效应,加重消化道损伤。

新型的选择性 COX-2 抑制类 NSAIDs 药物由于特异性作用于 COX-2,对 COX-1 的功能无明显影响,故消化道不良反应相对较少。该类药物抑制了正常炎性反应中 COX-2 的消化道黏膜保护作用,降低了黏膜对侵袭因子的抵抗,增加了溃疡发病的概率,所以也并不能完全减少消化道损伤的发生;另一方面因其破坏了内源性 PGI_2 与 TxA_2 的平衡,TxA_2 功能占优势,潜在增加了患者血栓形成的可能(已有两药 rofecoxib 和 valdecoxib 因之而被撤出临床,目前只有 celecoxib 还在使用),故其应用需综合评价其抗炎效益与心血管和胃肠道的风险。

总之,无论选择性还是非选择性 NSAIDs 的使用必须综合权衡其抗炎、镇痛效应与消化道、心血管风险之间的利弊。NSAIDs 相关溃疡发病的风险因素:①既往溃疡及其并发症史;②发病年龄高;③有其他并存疾病存在,及使用类固醇皮质激素、阿司匹林或抗凝药物等,或已在使用某种 NSAIDs 药物;④Hp 阳性。其中既往病史与其他药物的使用两项尤为重要。

(三)临床应用

目前,临床上用于消化性溃疡治疗的药物较多,就其主要药效作用来看,不外乎着眼于降低损害作用(抑酸、抗 Hp)及增强黏膜防御两个方面。在"Hp 时代",同样强调胃酸、胃蛋白酶的侵袭作用。"无酸无溃疡"的观点依然得到普遍认同。治疗上,抑酸、抗 Hp 依然传统且至关重要,而强调细胞保护、增强黏膜防御则开辟了一条新的治疗途径。

黏膜保护剂可广泛应用于各种胃黏膜损伤,有些情况充当主药,有些情况为辅助用药。主要用于急性应激、抗 Hp、抗 GU 和各种胃炎、抗胆汁反流及功能性消化不良的治疗。当必须长期应用 NSAIDs、激素或抗凝药物治疗时,可预防应用黏膜保护剂以降低其胃肠道损伤及并发症。此外,还可用于外科术后吻合口溃疡及急性中毒洗胃后、误食异物后或鼻胃管操作后的机械损伤等。

天然 PG 口服后可迅速被胃酸和胃蛋白酶分解破坏。为克服这一缺点,已人工合成了数种前列腺素衍生物。目前上市的有米索前列醇、罗沙前列醇、恩前列醇和奥诺前列醇等。

(四)米索前列醇

本品是目前临床应用最为广泛的一种人工合成 PGE_1 衍生物。其 15、16 位碳原子分别连接酮基和甲基,口服后 63%～73% 小肠吸收,1.5 小时血药浓度达峰值,半衰期 0.5 小时,4 小时后血液中完全消失,代谢产物主要经肾脏和粪便排出体外。Misoprostol 与壁细胞 EP3 受体结合,抑制组胺和胃酸合成,引起基础或食物刺激胃酸分泌的减少。同时还增加黏膜血流与粘蛋白和 HCO_3^- 的分泌。该药被美国 FAD 唯一授权的适应证是 NSAIDs 相关溃疡及其并发症的预防。其抗溃疡作用与 PPIs 相似,但较抑酸药的优势在于 NSAIDs 可致刺激原有溃疡出血并引起全消化道的损伤,米索前列醇可作用于全消化道,尤其对肠道损伤亦有较,而 PPIs 主要作用于上消化道,同时在重症应激性溃疡时,有引起肺炎并发症的可能。

米索前列醇治疗溃疡的常用剂量为一次 $200\ \mu g$,一日 4 次,疗程 4～8 周。常见不良反应是腹泻和腹部痉挛性疼痛,其发生呈剂量依赖性,可有约 5% 患者因不能耐受而撤药。半剂量治疗,可提供生理性前列腺素补充,患者耐受良好,但抗溃疡效果降低。因前列腺素类可致子宫收缩,故禁用于妊娠期妇女。但因此也常用于引产、流产和产后出血。

(五)恩前列醇

本品为合成去氢 PGE_2 衍生物,药理作用及不良反应似米索前列醇。其特点是代谢相对缓慢,半衰期为 34.3 小时。用药相对方便。常用剂量为一次 35 μg，一日 2 次，早餐及睡前服，疗程 4～8 周。

（六）其他

如罗沙前列醇和奥诺前列醇等，药理作用与不良反应与米索前列醇相似。

三、其他胃黏膜保护药

（一）硫糖铝

1.理化性质

组成成分：硫酸化二糖和氢氧化铝的复合物。分子式：$C_{12}H_{54}Al_{16}O_{75}S_8$；分子量：2085.74。本品为白色或类白色粉末，无臭，无味，有一定的引湿性，可溶于酸或碱，不溶于水，几乎不溶于乙醇和氯仿。

2.药理作用

（1）药效学：本品为蔗糖硫酸酯碱式铝盐，是一种胃黏膜保护剂，具有保护溃疡面、促进溃疡愈合的作用。其机制如下：①在酸性环境下，本品可解离为带负电荷的八硫酸蔗糖，并聚合成不溶性胶体，保护胃黏膜；能与溃疡或炎症处的带正电荷的渗出蛋白质结合，在溃疡面或炎症处形成一层薄膜，保护溃疡或炎症黏膜抵御胃酸的侵袭，促进溃疡愈合。且与溃疡病灶有较高的亲和力，为正常黏膜的 6～7 倍。②能吸附胃蛋白酶和胆盐，抑制它们的活性，有利用黏膜的再生和溃疡的愈合。③促进胃黏液分泌，刺激局部前列腺素的合成与释放，提高对细胞的保护。

（2）药动学：本品口服后在胃酸作用下解离成铝离子和八硫酸蔗糖复合离子。胃肠道吸收微量，仅 5%，作用持续约 5 小时。主要随粪便排出，少量以双糖硫酸盐的形式随尿液排出体外。

（3）毒理学。生殖毒性：硫糖铝大鼠给予剂量达人用剂量的 38 倍时，生育力未受明显影响。大鼠、小鼠和家兔给药达人用剂量的 50 倍时，未见对动物胎仔的致畸作用。因缺乏本品用于妊娠妇女的充分和严格控制的临床研究数据，且动物生殖毒性的研究结果并不能完全代表人体试验的结果，所以只有在确实需要时，妊娠妇女才可服用本品。

致癌性：大鼠和小鼠连续 24 个月经口给予硫糖铝 1 g/kg（人用剂量的 12 倍），结果未表现出致癌性。

3.临床应用

（1）用于消化性溃疡、慢性胃炎、溃疡性结肠炎。

（2）防治胃黏膜糜烂性出血、应激性溃疡。

4.用法与用量

用于治疗，成人常用量一次 1 g，一日 4 次，于饭前 1 小时和睡前服，嚼碎成糊状后温开水送下，连续用 4～8 周，也可根据不同剂型给药：片剂、颗粒、胶囊一次 1 g，一日 3～4 次；混悬液一次 10 mL，一日 3～4 次；混悬凝胶一次 1 g，一日 2 次，儿童遵医嘱。用于预防，一次 1 g，一日 2～3 次，于饭前 1 小时和睡前服，嚼碎成糊状后温开水送下。

5.不良反应

本品毒性很低，可见口干、便秘；偶见腰痛、恶心、眩晕、嗜睡、疲劳、瘙痒等；长期及大剂量使用本品可引起低磷血症，可能出现骨软化。

6.注意事项

（1）治疗收效后应继续服药数周，以免溃疡复发，但连续使用不宜超过 8 周。

（2）肾功能不全患者、正在接受透析疗法的患者不宜长期应用本品。

（3）对本品过敏者禁用，习惯性便秘者不宜使用。

（4）本品可通过乳汁排泄，哺乳期妇女慎用。

（5）用药期间应检测血清铝浓度。

（6）必须在空腹时将药片嚼碎后吞服，否则疗效差。

（7）本品与抗酸剂合用，间隔时间半小时以上。

7.药物相互作用

(1)本品与四环素类、喹诺酮类抗生素、各种脂溶性维生素,以及西咪替丁、苯妥英钠、华法林、地高辛等药物同服,可干扰它们的吸收,应间隔2小时以上。

(2)制酸剂能影响本品的疗效,服药前半小时不宜服制酸剂。

(3)本品不宜与含胃蛋白酶的药物合用,因它可抑制胃蛋白酶的活性。

(二)瑞巴派特

1.理化性质

分子式:$C_{19}H_{15}ClN_2O_4$,分子量:370.79。本品为白色薄膜包衣片。

2.药理作用

(1)药效学:本品为胃黏膜保护剂,具有保护胃黏膜及促进溃疡愈合的作用。具体包括:①抑制幽门螺杆菌(Hp)作用,本品不具有细胞毒活性,而是通过阻止Hp黏附至胃上皮细胞、减少氧化应激、降低Hp产生的细胞因子浓度等而用于治疗Hp感染;②清除羟基自由基的作用,通过降低脂质过氧化等作用保护因自由基所致的胃黏膜损伤;③抑制炎性细胞浸润。此外,动物实验显示本品可增加大白鼠的胃黏液量、胃黏膜血流及胃黏膜前列腺素含量,并可促进大白鼠胃黏膜细胞再生,使胃碱性物质分泌增多等,但对基础胃液分泌几乎不起作用,对刺激胃酸分泌也未显示出抑制作用。

(2)药动学:本品口服吸收较好,但餐后吸收较缓慢。口服后0.5~4小时血药浓度达峰值,血浆蛋白结合率为98%以上,在胃、十二指肠分布良好,半衰期为2小时,大部分以原形从尿液中排出。

3.临床应用

(1)胃溃疡。

(2)急性胃炎、慢性胃炎的急性加重期胃黏膜病变(如糜烂、出血、充血、水肿)的改善。

4.用法与用量

(1)胃溃疡:通常成人一次100 mg,一日3次,早、晚及睡前口服。

(2)急性胃炎、慢性胃炎的急性加重期胃黏膜病变:如糜烂、出血、充血、水肿的改善,成人一次100 mg,一日3次,口服。

5.不良反应

(1)血液系统:白细胞减少(发生率0.1%以下)、血小板减少。

(2)消化系统:肝功能障碍(发生率0.1%以下)(可出现GOT、GPT、γ-GPT、ALP上升等),有时候出现黄疸,可出现便秘、腹胀、腹泻、恶心、呕吐、烧灼感、腹痛、嗳气、口渴、味觉异常等。

(3)精神、神经系统:有导致麻木、眩晕、嗜睡的报道。

(4)变态反应:可有皮疹、瘙痒感、荨麻疹、药疹样湿疹等过敏症状(发生率不足0.1%)。

(5)呼吸系统:偶可出现咳嗽、呼吸困难。

(6)内分泌系统:有引起乳腺肿胀、乳房痛、乳房女性化、诱发乳汁分泌的报道。

(7)其他:可有月经异常、BUN上升、浮肿等(发生率不足0.1%)。

另外有引起心慌、发热、颜面潮红、舌麻木等报道。

6.注意事项

(1)对高龄患者的给药:高龄患者发现的不良反应的种类及不良反应发现率与非高龄患者间无差异。但由于高龄患者生理功能低下,应注意消化系统的不良反应。

(2)对孕妇、哺乳期妇女的给药。由于妊娠时给药的安全性尚未确认,对于孕妇或可能已妊娠的妇女,只有在判断治疗上的有益性大于危险时才可以给药。

在动物实验(大白鼠)中报告药物可向母乳中转移,故给哺乳妇女用药时应避免哺乳。

(3)对小儿的给药:该药对于小儿的安全性尚未确认(使用经验少)。

(4)其他:交给患者药时,应指导患者将药片从PTP包装中取出服用,(如误食了PTP,其坚硬部分可刺伤食道黏膜,甚至引起穿孔、并发纵隔炎等严重后果)。

(石 岩)

第六章

泌尿系统疾病用药

第一节 利 尿 药

利尿药是一类促进体内电解质(钠离子为主)和水分排出而增加尿量的药物,主要通过影响肾小管的重吸收而实现其利尿作用。本类药物主要用于治疗水肿性疾病,或与抗高血压药合用治疗高血压。在某些经肾脏排泄的药物或毒物中毒时,该类药物能促使这些物质的排泄。

一、高效能利尿药(袢利尿药)

呋塞米为常见的高效利尿剂。因其有利尿、扩张血管床、降低肺毛细血管通透性、增加肾血流量等作用,可用于以下方面:①急性肺水肿和脑水肿,静脉注射能迅速扩张容量血管,使回心血量减少,在利尿作用发生之前即可缓解急性肺水肿,是急性肺水肿迅速有效的治疗手段之一;同时因利尿使血液浓缩,血浆渗透压增高,也有利于消除脑水肿,对脑水肿合并心力衰竭尤为适用。②其他严重水肿,包括心源性水肿、肝硬化腹水、肾性水肿(肾炎、肾病及各种原因所致的急、慢性肾衰竭)、功能障碍或血管障碍所引起的周围性水肿等各类水肿,主要用于其他利尿药无效的严重水肿患者。③预防急性肾衰竭及治疗慢性肾衰竭,用于各种原因(如失水、休克、中毒、麻醉意外以及循环功能不全等)导致的肾脏血流灌注不足,及时应用可减少急性肾小管坏死的机会。对急性肾衰竭,袢利尿药可增加尿量和 K^+ 的排出,冲洗肾小管,减少肾小管的萎缩和坏死,但不延缓肾衰竭的进程。大剂量本品可治疗慢性肾衰竭,增加尿量,在其他药物无效时仍能产生作用。其扩张肾血管,增加肾血流量和肾小球滤过率,对肾衰竭也有一定的好处。④急性药物中毒,加速某些毒物的排泄。应用本类药物,结合输液可使尿量增加,在一天内达到 5 升以上。主要用于某些经肾脏排泄的药物中毒的抢救,如长效巴比妥类、水杨酸类、溴剂、氟化物、碘化物等。⑤高钾血症及高钙血症,通过联合静脉输入 0.9% 氯化钠注射液,大大增加 Ca^{2+} 的排泄,可迅速控制高钙血症。⑥稀释性低钠血症,尤其是当血钠浓度低于 120 mmol/L 时。⑦高血压,本品不作为治疗原发性高血压的首选药,但当噻嗪类药物疗效不佳,尤其当伴有肾功能不全或出现高血压危象时,尤为适用。⑧抗利尿激素分泌失调综合征(SIADH)。

需要注意的是:①对本品及噻嗪类利尿药或其他含磺酰胺基类药过敏、低钾血症、肝性脑病、超量服用强心苷类药物者及孕妇禁用。无尿或严重肾功能损害、高尿酸血症或有痛风史、严重肝功能损害、糖尿病、红斑狼疮、急性心肌梗死、有低钾血症倾向(尤其是应用强心苷类药物或有室性心律失常者)、前列腺增生、胰腺炎或有此病史者及哺乳期妇女慎用。②可引起水与电解质紊乱,表现为低血容量、低钾血症、低钠血症、低氯性碱血症。常见口干、口渴、心律失常、肌肉酸痛、疲乏无力、恶心、呕吐等。还可引起低镁血症、高尿酸血症、高血糖症、听力障碍、视力模糊、直立性低血压,有时可发生起立性眩晕等。极少数病例可发生胰腺炎、中性粒细胞减少、血小板减少性紫癜、皮疹、多形红斑、肝功能障碍而出现黄疸,长期应用可致胃及十二指肠溃疡。③大剂量静脉注射过快时可出现听力减退或暂时性耳聋,故应缓慢注射。④老年人应用本品时发生低血压、电解质紊乱、血栓形成和肾功能损害的机会增多。⑤本品在新生儿体内的半衰期明显延长,故新生儿的用药间隔应延长。⑥应注意及时补充钾盐或加服留钾利尿药。低钾血症可增加强心苷对心脏的毒性;对肝硬化的患者可能诱发肝性脑病。当低钾症和低镁血症同时存在时,如不纠正低镁血症,即使补充钾也不易纠正低钾血症。⑦药物剂量应个体化,从最小有效量开始,然后根据利尿反应调整剂量,以减少水、电解质紊乱等。⑧少尿或无尿患者应用本品最大剂量后 24 小时仍无效时应停药。⑨在治疗进展中的肾脏疾患当有血清尿素氮值增加和少尿现象发生时,应立即停止使用。⑩肠道外给药宜静脉给药,不主张肌内注射。常规剂量静脉注射应超过 1~2 分钟,大剂量静脉注射时每分钟不超过 4 mg。静脉用药剂量为口服剂量的 1/2 时即可达到同样疗效。⑪本品碱性较高,静脉注射时宜用氯化钠注射液稀释,而不宜用葡萄糖注射液。⑫如每天用药一次,应早晨服药,以免夜间排尿次数增多。⑬用药期间应随访检查血电解质、血压、血糖、血尿酸、酸碱平衡情况、肝肾功能及听力。⑭对诊断的干扰:可致血糖升高、尿糖阳性,尤其是糖尿病及糖尿病前期患者;过度脱水可使血尿酸和尿素氮水平暂时性升高,血钠、氯、钾、钙、镁下降。

二、中效能利尿药

代表药物为氢氯噻嗪。是临床广泛应用的噻嗪类口服利尿药与抗高血压药。本类药物作用相似,仅所用剂量不同,但均能达到同样效果。有利尿、降压作用。用于:①各种水肿性疾病,对轻、中度心源性(充血性心力衰竭)水肿疗效较好,是慢性心力衰竭的主要治疗药物之一;对肾性(肾病综合征,急、慢性肾炎)水肿的疗效与肾功能损害程度有关,受损较轻者效果较好,肾衰竭患者通常不敏感,但对慢性肾衰竭早期水肿有效;肝性水肿(如肝硬化腹水)在应用时要注意防止低钾血症诱发肝性脑病;对肾上腺皮质激素和雌激素治疗所致的水钠潴留亦有效。②原发性高血压,噻嗪类利尿药是常用的抗高血压药,可单独或与其他抗高血压药联合应用。③肾性尿崩症、垂体性尿崩症,单独用于肾性尿崩症;与其他抗利尿药联合治疗抗利尿激素无效的垂体性尿崩症,能明显减少尿崩症患者的尿量及口渴症状。④肾结石,主要用于预防含钙成分形成的结石。

需要注意的是:①与磺胺药有交叉变态反应,对本品或其他含磺酰胺基类药物过敏者禁用。孕妇及哺乳期妇女不宜使用。糖尿病、高尿酸血症或有痛风史、严重肝肾功能损害、高钙血症、低钠血症、红斑狼疮、胰腺炎患者及有黄疸的婴儿慎用。②少尿或有严重肾功能障碍者,一般在最大剂量用药后 24 小时内如无利尿作用时应停药。③虽毒性较低,但长期应用可出现乏力、倦怠、眩晕、食欲缺乏、恶心、呕吐、腹泻及血压降低等症状,减量或调节电解质失衡后症状即可消失。有时可出现较严重的反应,应加注意。④可引起电解质紊乱,如低钾血症、低钠血症、低镁血症、低氯血症、代谢性碱血症等,尤其低钾血症是本品最常见的不良反应,采取间歇疗法、合用留钾利尿药或及时补充钾盐可防治;可导致高尿酸血症,诱发痛风;代谢变化,可导致高血糖症(使糖尿病患者以及糖耐量中度异常的患者血糖升高,隐性糖尿病患者可因此出现症状。纠正低钾血症后可部分翻转高血糖效应)、高脂血症,使血清胆固醇与低密度脂蛋白增加;变态反应,可见皮疹、皮炎(包括光敏性皮炎)等,偶见严重的变态反应如溶血性贫血、血小板减少、坏死性胰腺炎等。⑤老年人应用本品较易发生低血压、电解质紊乱和肾功能损害,应注意。⑥心源性水肿开始用小剂量,以免因盐及水分排泄过快而引起循环障碍或其他症状;同时注意调整强心苷用量,以免由于钾的丢失而导致强心苷中毒;肝性腹水最好与螺内酯合用,以防血钾过低诱发肝性脑病。⑦服用应从最小有效剂量开始,以减少不良反应发生。停药时应逐渐减量,突然停药可能引起水、钠及氯潴留。⑧每天用药 1 次时,应早晨用药,以免夜间排尿次数增多。⑨用药时应多食用含钾食物或钾盐,以防止血钾过低。有低钾血症倾向的患者,应酌情补钾或与留钾利尿药合用。补充钾盐时,注意不要引起高钾血症。⑩用药期间如发现有电解质失衡的早期症状(如口干、衰弱、嗜睡、肌痛、腱反射消失等),应立即减量或停药。⑪食物能增加本品吸收量,咸食可拮抗本品的降压利尿作用。⑫本品可使糖耐量降低,血钙、血尿酸水平上升,可干扰蛋白结合碘的测定。⑬用药期间应随访检查血电解质、血糖、血尿酸、血肌酐、血尿素氮、血压。

三、低效能利尿药

(一)留钾利尿药

如螺内酯,是醛固酮的竞争性抑制药。主要用于以下方面。①治疗与醛固酮升高有关的顽固性水肿:对肝硬化、肾病综合征水肿患者较为有效;对充血性心力衰竭效果较差(除非因缺钠而引起继发性醛固酮增多者外)。但近年来认识到醛固酮在充血性心力衰竭的发生、发展中起重要作用,螺内酯用于充血性心力衰竭的治疗,不仅限于排钠利尿消除水肿,而且通过抑制心肌纤维化等多个方面的作用而改善患者的状况;也可治疗特发性水肿。单用本品时利尿作用往往较差,故常与噻嗪类、袢利尿药合用,既能增强利尿效果,又可防止低钾血症。②治疗高血压:可作为原发性或继发性高血压的辅助用药,尤其是应用于有排钾作用的利尿药时。③原发性醛固酮增多症的诊断与治疗。④低钾血症的预防:与噻嗪类利尿药合用,增强利尿效果并预防低钾血症。

螺内酯可与氢氯噻嗪利尿药合用,两者取长补短,可使疗效增加,不良反应减轻;本品与引起血压下降的药物合用可增强利尿和降压作用,同用时应注意调整剂量;肾上腺皮质激素、促肾上腺皮质激素能减弱本品的利尿作用,而拮抗本品的潴钾作用;拟交感神经药降低本品的降压作用;非甾体抗炎镇痛药尤其是吲哚美辛能降低本品的利尿作用,且合用时肾毒性增加;雌激素能引起水钠潴留,从而减弱本品的利尿作用;与甘珀酸钠、甘草类制剂等具有醛固酮样作用的药物合用,本品利尿作用减弱;与含钾药物、血管紧张素转换酶抑制药、血管紧张素Ⅱ受体拮抗药、环孢素、库存血(含钾 30 mmol/L,如库存 10 天以上时含钾可高达 65 mmol/L)及其他留钾利尿药合用,易发生高钾血症;本品可使血糖升高,不宜与降血糖药合用;本品能使地高辛的半衰期延长,可引起中毒;与具有肾毒性的药物合用时,肾毒性增加;与氯化铵合用时易发生代谢性酸中毒;与华法林、双香豆素等抗凝血药合用会降低抗凝作用;多巴胺可加强本品的利尿作用;与锂盐合用,锂排出减少,血锂浓度增高;与葡萄糖胰岛素注射液、碱剂、钠型降钾交换树脂合用,发生高钾血症的机会减少。

氨苯蝶啶也是常见的低效能利尿药。

(二)碳酸酐酶抑制药

如乙酰唑胺。为磺胺衍生物、碳酸酐酶抑制药。

本类药物可用于:①治疗各种类型的青光眼,包括开角型青光眼、闭角型青光眼急性期、继发性青光眼、青光眼术前及术后(降低眼压),也可用于某些内眼手术前降低眼压。②心源性水肿、脑水肿。也可用于急性高山病(登山者在急速登上 3 000 m 以上时会出现无力、头晕、头疼和失眠的症状,一般较轻,几天后可自然缓解,但严重时会出现肺水肿或脑水肿而危及生命),本品可减少脑脊液的生成和降低脑脊液及脑组织的 pH 值,减轻症状,改善机体功能。在开始攀登前 24 小时口服本品可起到预防作用。③癫痫失神发作及少年肌阵挛性癫痫,作辅助治疗。④碱化尿液,可促进尿酸、胱氨酸和弱酸性物质(如阿司匹林)的排泄。但只在使用初期有效,长时间服用本品要注意补充碳酸氢盐。⑤纠正代谢性碱中毒,当心力衰竭患者在使用过多利尿药造成代谢性碱中毒时,由于补盐可能会增加心脏充盈压,可使用本品。此外本品在纠正代谢性碱中毒的同时,其微弱的利尿作用也对心力衰竭有益;还可用于迅速纠正呼吸性酸中毒继发的代谢性碱中毒。而持续性代谢性碱中毒多数是因为体内 K^+ 和血容量减少或是因为体内盐皮质激素水平过高所致,一般应针对这些病因治疗而不用本品。⑥伴有低钾血症的周期性瘫痪、严重高磷酸盐血症(以增加磷酸盐的尿排泄)。

注意:①对本品或其他碳酸酐酶抑制药、磺胺类药、噻嗪类药物过敏者,酸中毒,肝、肾功能不全及肝硬化,特别是有肝性脑病患者,肾上腺皮质功能衰竭及肾上腺皮质功能减退(艾迪生病),严重糖尿病,有尿道结石、菌尿和膀胱手术者禁用。肺源性心脏病、心力衰竭、代谢性酸血症以及伴有低钾血症的水肿患者、孕妇及哺乳期妇女均不宜用。糖尿病患者慎用。②常见的不良反应有四肢及面部麻木感、嗜睡等,偶见激动、口渴、头痛、运动失调、耳鸣及胃肠道症状(恶心、食欲缺乏、消化不良)。长期服用可致高氯血症酸中毒、低钾血症;也有关于粒细胞减少、肾结石的报道。③可引起肾脏并发症,如肾绞痛、结石症、磺胺尿结晶等。为预防其发生,除按磺胺类药物的预防原则外,尚需加服钾盐、镁盐等。高钙尿患者应进低钙饮食。④长期服用需同时加服钾盐,以防血钾过低。⑤慢性闭角型青光眼不宜长期使用本品,以免造成眼压已经被控制的假象,而延误恰当的手术时机。⑥前房积血引起的继发性青光眼应慎用本品,因本品会引起红细胞的镰状化变性,堵塞房角,使眼压更高。⑦使用本品 6 周以上要定期检查血常规、尿常规、水和电解质平衡状态。⑧可干扰以下检验结果:血氨浓度、血清胆红素、血浆氯化物的浓度可增高;血钾浓度可降低;在尿蛋白测定中,由于尿碱化,可造成如溴酚蓝试验假阳性结果;对尿-17 羟类固醇测定,因干扰 Glenn-Nelson 法的吸收,可产生假阳性结果。

(杨 芳)

第二节 脱 水 药

脱水药又称渗透性利尿药,静脉注射给药后可以提高血浆渗透压,产生组织脱水作用。当这些药物通过肾脏时不易被重吸收,使水在髓袢升支和近曲小管的重吸收减少,增加水和部分离子的排出,产生渗透性利尿作用。该类药一般具备如下特点:静脉注射后不易通过毛细血管进入组织;易经肾小球滤过;不易被肾小管重吸收。代表药物为甘露醇。

一、作用与应用

本品静脉注射后,因不易从毛细血管渗入组织,能迅速提高血浆渗透压,使组织间液向血浆转移而产生组织脱水作用,可降低颅内压和眼压。静脉注射后可产生渗透性利尿作用。口服用药则造成渗透性腹泻,可用于从胃肠道消除毒性物质。其降低颅内压和眼压作用于静脉滴注后 15 分钟内出现,药物浓度达峰时间(t_{max})为 30~60 分钟,维持 4~8 小时;其利尿作用于静脉滴注后 0.5~1 小时出现,约维持 3 小时。在体内几乎不被代谢,大部分以原形从尿中排出。用于:①治疗各种原因(如脑瘤、脑外伤、脑缺血、脑缺氧等)引起的脑水肿,可降低颅内压,防止脑疝,是治疗脑水肿、降低颅内压安全而有效的首选药物。②降低眼压,治疗青光眼急性发作,当应用其他降眼压药无效或青光眼的术前准备时应用。③预防急性肾小管坏死,在大面积烧伤、严重创伤、广泛外科手术时,常因肾小球滤过率降低及血容量减少而出现少尿、无尿,极易发生肾衰竭。及时用本品预防,通过脱水作用可减轻肾间质水肿;同时,渗透性利尿效应可维持足够的尿量,稀释肾小管内有害物质,保护肾小管免于坏死;另外,还能改善急性肾衰竭早期的血流动力学变化,对肾衰竭伴有低血压者效果较好。④作为其他利尿药的辅助药,治疗某些伴有低钠血症的顽固性水肿。但不适用于全身性水肿的治疗(因本品排水多于排钠)。⑤鉴别肾前性因素或急性肾衰竭引起的少尿。⑥某些药物过量或毒物中毒,可促进上述物质的排泄,防止肾毒性。⑦作为清洗剂,应用于经尿道内做前列腺切除术。⑧术前肠道准备。

二、用法与用量

(一)静脉滴注

治疗脑水肿、颅内压增高和青光眼,成人 1 次 1.5~2 g/kg,小儿 1 次 1~2 g/kg,配成 15%~20% 浓度于 30~60 分钟内滴完,滴速为每分钟 10 mL,必要时可每 6~8 小时用药 1 次。衰弱患者剂量减至 0.5 g/kg。利尿,成人 1~2 g/kg,一般用 20% 溶液 250~500 mL 静脉滴注,并调整剂量使尿量维持在 30~50 mL/h;小儿 1 次 0.25~2 g/kg,以 15%~20% 溶液于 2~6 小时内静脉滴注。预防急性肾小管坏死,成人先给予 12.5~25 g,10 分钟内静脉滴注;若无特殊情况,再给 50 g,于 1 小时内静脉滴注;若尿量能维持在每小时 50 mL 以上,则可继续应用 5% 溶液静脉滴注;若无效则立即停药。同时需注意补足血容量。药物或毒物中毒,用本品 50 g 以 20% 溶液静脉滴注,调整剂量使尿量维持在每小时 100~500 mL。

（二）口服

术前肠道准备，在术前 4～8 小时以 10％溶液 1 000 mL 于 30 分钟内服完。

三、注意事项

（1）对本品过敏者、急性肺水肿或严重肺淤血、活动性颅内出血（颅内手术过程中或危及生命时除外）患者、充血性心力衰竭及进行性肾衰竭患者、已确诊为急性肾小管坏死的无尿患者（包括试用本品无反应）、严重失水者及孕妇禁用。明显心肺功能损害、高钾血症、低钠血症及低血容量、严重肾功能不全及对甘露醇不能耐受的患者慎用。

（2）常见水和电解质紊乱。快速大量静脉滴注可增加心脏负荷，导致心力衰竭（尤其有心功能损害时）、稀释性低钠血症，偶可致高钾血症；静脉滴注速度过快可致恶心、呕吐、头痛、眩晕、视力模糊、寒战、发热、心动过速、胸痛、尿潴留、脱水等；大剂量久用可引起肾小管损害及血尿；偶可出现变态反应如皮疹、荨麻疹，极个别病例在静脉滴注 3～5 分钟后出现打喷嚏、流鼻涕、水肿、呼吸困难、意识丧失等，应立即停药，对症处理。

（3）在注射部位有轻度疼痛，也可出现血栓性静脉炎。如本品外渗，可致组织水肿，渗出较多时可引起组织坏死。静脉滴注时如漏出血管外，可用 0.5％普鲁卡因液局部封闭，并热敷处理。

（4）给大剂量甘露醇不出现利尿反应，但可使血浆渗透浓度显著升高，故应警惕血高渗发生。

（5）老年人用本品易出现肾损害，且随年龄增长发生肾损害的机会增多，应适当控制剂量。

（6）用药期间应密切注意尿量、电解质（尤其是 Na^+ 和 K^+）、血压、肾功能等。

（7）根据病情选择合适的浓度，避免不必要的高浓度和大剂量。

（8）用于治疗水杨酸盐和巴比妥类药物中毒时应合用碳酸氢钠，以碱化尿液。

（9）本品遇冷易结晶，可置热水中或用力振荡，待结晶完全溶解后再使用。当药物浓度高于 15％时，应使用有过滤器的输液器。

四、药物相互作用

（1）本品可增加利尿药和碳酸酐酶抑制药的利尿和降眼压作用，与这些药物合用时应注意调整剂量。

（2）本品可增强强心苷的不良反应，与低钾血症有关。

（3）应避免与无机盐类药物（如氯化钠、氯化钾等）配伍，以免这些药物引起甘露醇结晶析出。

（4）应避免与血液配伍，否则会引起血液凝集及红细胞不可逆皱缩。

（杨　芳）

第七章

风湿免疫系统疾病用药

第一节 抗变态反应药

变态反应是机体对异物抗原产生的不正常免疫反应,常导致生理功能紊乱或组织损伤。一般的变态反应分为四型,即Ⅰ型(速发型)、Ⅱ型(细胞毒型)、Ⅲ型(免疫复合物型)和Ⅳ型(迟发型)。目前对各型变态反应性疾病尚缺乏专一有效药物。抗变态反应治疗的主要目的,是纠正免疫失调和抑制变态反应性炎症反应。

目前,抗变态反应药通常包括三大类:抗组胺药、过敏活性物质阻释药和组胺脱敏剂。

一、抗组胺药

(一)苯海拉明

1.剂型规格

片剂:12.5 mg,25 mg,50 mg。注射剂:1 mL：20 mg。

2.适应证

用于皮肤黏膜的过敏,如荨麻疹、变应性鼻炎、皮肤瘙痒症、药疹,对虫咬症和接触性皮炎也有效。急性变态反应,如输血或血浆所致的急性变态反应。预防和治疗晕动病。曾用于辅助治疗帕金森病和锥体外系症状。镇静作用,术前给药。牙科麻醉。

3.用法用量

可口服、肌内注射及局部外用。但不能皮下注射,因有刺激性。①口服:每日 3～4 次,饭后服,每次 25 mg。②肌内注射:每次 20 mg,每日 1～2 次,极量为 1 次 0.1 g,每日 0.3 g。

4.注意事项

(1)服药期间不得驾驶机、车、船,从事高空作业、机械作业及操作精密仪器。

(2)肾功能障碍患者,本品在体内半衰期延长,因此,应在医师指导下使用。

(3)如服用过量或出现严重不良反应,应立即就医。

(4)本品性状发生改变时禁止使用。

(5)请将本品放在儿童不能接触的地方。

(6)如正在使用其他药品,使用本品前请咨询医师或药师。

(7)老年人、孕妇及哺乳期妇女慎用。

(8)过敏体质者慎用。

5.不良反应

(1)常见头晕、头昏、恶心、呕吐、食欲缺乏以及嗜睡。

(2)偶见皮疹、粒细胞减少。

6.禁忌证

对本品及其他酒精胺类药物高度过敏者禁用。新生儿、早产儿禁用。重症肌无力者、闭角型青光眼、前列腺肥大患者禁用。幽门十二指肠梗阻、消化性溃疡所致的幽门狭窄、膀胱颈狭窄、甲状腺功能亢进、心血管病、高血压、下呼吸道感染(如支气管炎、气管炎、肺炎)及哮喘患者不宜使用。

7.药物相互作用

(1)本品可短暂影响巴比妥类药的吸收。

(2)与对氨基水杨酸钠同用,可降低后者血药浓度。

(3)可增强中枢抑制药的作用,应避免合用。

(4)单胺氧化酶抑制剂能增强本品的抗胆碱作用,使不良反应增加。

(5)大剂量可降低肝素的抗凝作用。

(6)可拮抗肾上腺素能神经阻滞药的作用。

(二)茶苯海明

1.剂型规格

片剂:25 mg,50 mg。

2.适应证

用于防治晕动病,如晕车、晕船、晕机所致的恶心、呕吐。对妊娠、梅尼埃病、放射线治疗等引起的恶心、呕吐、眩晕也有一定效果。

3.用法用量

口服。预防晕动病:一次50 mg,于乘机、车、船前0.5~1小时服,必要时可重复一次。抗过敏:成人一次50 mg,每日2~3次;小儿1~6岁,一次12.5~25 mg,每日2~3次;7~12岁,一次25~50 mg,每日2~3次。

4.注意事项

(1)可与食物、果汁或牛奶同服,以减少对胃的刺激。服药期间不得驾驶机、车、船,从事高空作业、机械作业及操作精密仪器。

(2)服用本品期间不得饮酒或含有酒精的饮料。不得与其他中枢神经抑制药(如一些镇静安眠药)及三环类抗抑郁药同服。

(3)如服用过量或出现严重不良反应,应立即就医。

(4)本品性状发生改变时禁止使用。

(5)请将本品放在儿童不能接触的地方。

(6)儿童必须在成人监护下使用。

(7)如正在使用其他药品,使用本品前请咨询医师或药师。

(8)老年人慎用。

(9)过敏体质者慎用。

5.不良反应

(1)大剂量服用可产生嗜睡、头晕,偶有药疹发生。

(2)长期使用可能引起造血系统的疾病。

6.禁忌证

新生儿、早产儿禁用。对本品及辅料、苯海拉明、茶碱过敏者禁用。

7.药物相互作用

(1)对酒精、中枢抑制药、三环类抗抑郁药的药效有促进作用。

(2)能短暂地影响巴比妥类和磺胺醋酰钠等的吸收。

(3)与对氨基水杨酸钠同用时,后者的血药浓度降低。

（三）马来酸氯苯那敏

1.剂型规格

片剂:4 mg。注射剂:1 mL:10 mg;2 mL:20 mg。

2.适应证

本品适用于皮肤过敏症:荨麻疹、湿疹、皮炎、药疹、皮肤瘙痒症、神经性皮炎、虫咬症、日光性皮炎。也可用于变应性鼻炎、血管舒缩性鼻炎、药物及食物过敏。

3.用法用量

成人:①口服,一次 4～8 mg,每日 3 次。②肌内注射,一次 5～20 mg。

4.注意事项

(1)老年患者酌减量。

(2)可与食物、水或牛奶同服,以减少对胃刺激。

(3)婴幼儿、孕妇、闭角型青光眼、膀胱颈部或幽门十二指肠梗阻、消化性溃疡致幽门狭窄者、心血管疾病患者及肝功能不良者慎用。

(4)孕妇及哺乳期妇女慎用。

5.不良反应

(1)有嗜睡、疲劳、口干、咽干、咽痛,少见有皮肤瘀斑及出血倾向、胸闷、心悸。

(2)少数患者出现药疹。

(3)个别患者有烦躁、失眠等中枢兴奋症状,甚至可能诱发癫痫。

6.禁忌证

新生儿、早产儿、癫痫患者、接受单胺氧化酶抑制剂治疗者禁用。

7.药物相互作用

(1)与中枢神经抑制药并用,可加强本品的中枢抑制作用。

(2)可增强金刚烷胺、氟哌啶醇、抗胆碱药、三环类抗抑郁药、吩噻嗪类以及拟交感神经药的药效。

(3)与奎尼丁合用,可增强本品抗胆碱作用。

(4)能增加氯喹的吸收和药效。

(5)可抑制代谢苯妥英的肝微粒体酶,合用可引起苯妥英的蓄积中毒。

(6)本品不宜与阿托品、哌替啶等药合用,亦不宜与氨茶碱作混合注射。

(7)可拮抗普萘洛尔的作用。

（四）盐酸异丙嗪

1.剂型规格

片剂:12.5 mg,25 mg。注射剂:2 mL:50 mg。

2.适应证

(1)皮肤黏膜的过敏:适用于长期的、季节性的变应性鼻炎,血管运动性鼻炎,变应性结膜炎,荨麻疹,血管神经性水肿,对血液或血浆制品的变态反应,皮肤划痕症。

(2)晕动病:防治晕车、晕船、晕飞机。

(3)用于麻醉和手术前后的辅助治疗,包括镇静、催眠、镇痛、止吐。

(4)用于防治放射病性或药源性恶心、呕吐。

3.用法用量

口服:抗过敏,一次 6.25～12.5 mg,每日 1～3 次;防运动病,旅行前 1 小时服 12.5 mg,必要时一日内可重复 1～2 次,儿童剂量减半;用于恶心、呕吐,一次 12.5 mg,必要时每 4～6 小时 1 次;用于镇静、安眠,一次 12.5 mg,睡前服,1～5 岁儿童,6.25 mg;6～10 岁儿童,6.25～12.5 mg。肌内注射:一次 25～50 mg,必要时2～4小时重复。

4.注意事项

(1)孕妇在临产前1～2周应停用此药。

(2)老年人慎用。

(3)闭角型青光眼及前列腺肥大者慎用。

5.不良反应

异丙嗪属吩噻嗪类衍生物,小剂量时无明显不良反应,但大量和长时间应用时可出现吩噻嗪类常见的不良反应。①较常见的有嗜睡,较少见的有视力模糊或色盲(轻度),头晕目眩、口鼻咽干燥、耳鸣、皮疹、胃痛或胃部不适感、反应迟钝(儿童多见)、晕倒感(低血压)、恶心或呕吐[进行外科手术和(或)并用其他药物时],甚至出现黄疸。②增加皮肤对光的敏感性,多噩梦,易兴奋,易激动,幻觉,中毒性谵妄,儿童易发生锥体外系反应。上述反应发生率不高。③心血管的不良反应很少见,可见血压增高,偶见血压轻度降低。白细胞计数减少、粒细胞减少症及再生不良性贫血则属少见。

6.禁忌证

新生儿、早产儿禁用。对本品及辅料、吩噻嗪过敏者禁用。

7.药物相互作用

(1)对诊断的干扰:葡萄糖耐量试验中可显示葡萄糖耐量增加。可干扰尿妊娠免疫试验,结果呈假阳性或假阴性。

(2)酒精或其他中枢神经抑制剂,特别是麻醉药、巴比妥类、单胺氧化酶抑制剂或三环类抗抑郁药与本品同用时,可增加异丙嗪或(和)这些药物的效应,用量要另行调整。

(3)抗胆碱类药物,尤其是阿托品类和异丙嗪同用时,后者的抗毒蕈碱样效应增加。

(4)溴苄铵、胍乙啶等降压药与异丙嗪同用时,前者的降压效应增强。肾上腺素与异丙嗪同用时肾上腺素的 α 作用可被阻断,使 β 作用占优势。

(5)顺铂、巴龙霉素及其他氨基糖苷类抗生素、水杨酸制剂和万古霉素等耳毒性药与异丙嗪同用时,其耳毒性症状可被掩盖。

(6)不宜与氨茶碱混合注射。

8.药物过量

药物过量时表现:手脚动作笨拙或行动古怪,严重时困倦或面色潮红、发热,气急或呼吸困难,心率加快(抗毒蕈碱 M 受体效应),肌肉痉挛,尤其好发于颈部和背部的肌肉。坐卧不宁,步履艰难,头面部肌肉痉挛性抽动或双手震颤(后者属锥体外系的效应)。防治措施:解救时可对症注射地西泮和毒扁豆碱;必要时给予吸氧和静脉输液。

(五)氯雷他定

1.剂型规格

片剂:10 mg。糖浆剂:10 mL:10 mg。

2.适应证

用于缓解变应性鼻炎有关的症状,如喷嚏、流涕、鼻痒、鼻塞以及眼部痒及烧灼感。口服药物后,鼻和眼部症状及体征得以迅速缓解。亦适用于缓解慢性荨麻疹、瘙痒性皮肤病及其他变应性皮肤病的症状及体征。

3.用法用量

口服:①成人及12岁以上儿童一次10 mg,每日1次。②2～12岁儿童,体重＞30 kg,一次10 mg,每日1次。体重≤30 kg,一次5 mg,每日1次。

4.注意事项

(1)肝功能不全的患者应减低剂量。

(2)老年患者不减量。

(3)妊娠期及哺乳期妇女慎用。

(4)2 岁以下儿童服用的安全性及疗效尚未确定,故使用应谨慎。

5.不良反应

在每天 10 mg 的推荐剂量下,本品未见明显的镇静作用。常见不良反应有乏力、头痛、嗜睡、口干、胃肠道不适包括恶心、胃炎以及皮疹等。罕见不良反应有脱发、变态反应、肝功能异常、心动过速及心悸等。

6.禁忌证

对本品及辅料过敏者禁用。

7.药物相互作用

(1)同时服用酮康唑、大环内酯类抗生素、西咪替丁、茶碱等药物,会提高氯雷他定在血浆中的浓度,应慎用。其他已知能抑制肝脏代谢的药物,在未明确与氯雷他定相互作用前应谨慎合用。

(2)如与其他药物同时使用可能会发生药物相互作用,详情请咨询医师或药师。

8.药物过量

药物过量时表现:成年人过量服用本品(40～180 mg)可发生嗜睡、心律失常、头痛。防治措施:①一旦发生以上症状,立即给予对症和支持疗法。②治疗措施包括催吐,随后给予药用炭吸附未被吸收的药物,如果催吐不成功,则用生理盐水洗胃,进行导泻以稀释肠道内的药物浓度。③血透不能清除氯雷他定,还未确定腹膜透析能否清除本品。

(六)特非那定

1.剂型规格

片剂:60 mg。

2.适应证

(1)变应性鼻炎。

(2)荨麻疹。

(3)各种变应性瘙痒性皮肤疾患。

3.用法用量

(1)成人及 12 岁以上儿童:口服,一次 30～60 mg,每日 2 次。

(2)6～12 岁儿童,一次 30 mg,每日 2 次,或遵医嘱。

4.注意事项

(1)本品必须在医师处方下方可使用,与其他药物合用时须征得医师同意。

(2)因本品有潜在的心脏不良反应,不可盲目加大剂量。

(3)有心脏病及电解质异常(如低钙、低钾、低镁)及甲状腺功能低下的患者慎用。

(4)服用某些抗心律失常药及精神类药物的患者慎用。

(5)司机及机器操作者慎用。

(6)孕妇及哺乳期妇女慎用。

5.不良反应

(1)心血管系统:根据国外文献报道罕见有下列不良反应发生。如:QT 间期延长、尖端扭转性室性心动过速、心室颤动及其他室性心律失常、心脏停搏、低血压、心房扑动、昏厥、眩晕等,以上反应多数由于超剂量服用及药物相互作用引起。

(2)胃肠系统:如胃部不适、恶心、呕吐、食欲增加、大便习惯改变。

(3)其他:如口干、鼻干、咽干、咽痛、咳嗽、皮肤潮红、瘙痒、皮疹、头痛、头晕、疲乏等。

6.禁忌证

对本品及辅料过敏者禁用。

7.药物相互作用

(1)本品不能与各种抗心律失常药物同用,以免引起心律失常。

(2)酮康唑和伊曲康唑可抑制本品代谢,使药物在体内蓄积而引起尖端扭转型心律失常。其他咪唑类药物如咪康唑、氟康唑以及甲硝唑、克拉霉素和竹桃霉素等也有类似作用,严重时可致死亡。

8.药物过量

药物过量时表现:一般症状轻微,如头痛、恶心、精神错乱等,严重者曾见室性心律失常。

防治措施:①心脏监测至少24小时。②采取常规措施消除吸收的药物。③血透不能有效清除血液中的酸性代谢产物。④急性期后对症和支持治疗。

(七)盐酸非索非那定

1.剂型规格

片(胶囊)剂:60 mg。

2.适应证

(1)用于变应性鼻炎、变应性结膜炎。

(2)慢性特发性荨麻疹。

3.用法用量

一次 60 mg,每日 2 次,或 120 mg 每日 1 次。

4.注意事项

肝功能不全者不需减量,肾功能不全者剂量需减半。

5.不良反应

主要不良反应是头痛、消化不良、疲乏、恶心以及咽部刺激感等。

6.禁忌证

对本品及辅料、特非那定过敏者禁用。

7.药物相互作用

本品与红霉素或酮康唑合并使用时,会使非索非那定的血药浓度增加 2~3 倍,但对红霉素和酮康唑的药动学没有影响。

8.药物过量

药物过量时表现:有报道在超剂量使用本品时出现头昏眼花、困倦和口干。防治措施:①当发生药物过量时,应考虑采取标准治疗措施去除未吸收的活性物质。②建议进行对症及支持治疗。③血液透析不能有效地清除血液中的非索非那定。

二、过敏活性物质阻释药

常用赛庚啶。

(一)剂型规格

片剂:2 mg。

(二)适应证

(1)用于荨麻疹、血管性水肿、变应性鼻炎、变应性结膜炎、其他过敏性瘙痒性皮肤病。

(2)曾用于库欣综合征、肢端肥大症等的辅助治疗,目前已较少应用。

(3)国外有报道可作为食欲刺激剂,用于神经性厌食。

(三)用法用量

口服:①成人,一次 2~4 mg,每日 2~3 次。②儿童,六岁以下每次剂量不超过 1 mg,六岁以上同成人。

(四)注意事项

(1)服药期间不得驾驶机、车、船,从事高空作业、机械作业及操作精密仪器。

(2)服用本品期间不得饮酒或含有酒精的饮料。

(3)儿童用量请咨询医师或药师。

(4)如服用过量或出现严重不良反应,应立即就医。

（5）本品性状发生改变时禁止使用。

（6）请将本品放在儿童不能接触的地方。

（7）儿童必须在成人监护下使用。

（8）如正在使用其他药品，使用本品前请咨询医师或药师。

（9）过敏体质者慎用。

（10）老年人及2岁以下小儿慎用。

（五）不良反应

嗜睡、口干、乏力、头晕、恶心等。

（六）禁忌证

（1）孕妇、哺乳期妇女禁用。

（2）青光眼、尿潴留和幽门梗阻患者禁用。

（3）对本品过敏者禁用。

（七）药物相互作用

（1）不宜与酒精合用，可增加其镇静作用。

（2）不宜与中枢神经系统抑制药合用。

（3）与吩噻嗪药物（如氯丙嗪等）合用可增加室性心律失常的危险性，严重者可致尖端扭转型心律失常。

（4）如与其他药物同时使用可能会发生药物相互作用，详情请咨询医师或药师。

三、组胺脱敏剂

常用磷酸组胺。

（一）剂型规格

注射剂：1 mL∶1 mg；1 mL∶0.5 mg；5 mL∶0.2 mg。

（二）适应证

（1）主要用于胃液分泌功能的检查，以鉴别恶性贫血的绝对胃酸缺乏和胃癌的相对缺乏。

（2）用于麻风病的辅助诊断。

（3）组胺脱敏。

（三）用法用量

（1）空腹时皮内注射，一次0.25～0.5 mg。每隔10分钟抽1次胃液化验。

（2）用1∶1 000的磷酸组胺做皮内注射，一次0.25～0.5 mg，观察有无完整的三联反应，用于麻风病的辅助诊断。

（3）组胺脱敏维持量：皮下注射，每周两次，每次0.5 mL。

（四）注意事项

本品注射可能发生变态反应，发生后可用肾上腺素解救。

（五）不良反应

过量注射后可能出现面色潮红、心率加快、血压下降、支气管收缩、呼吸困难、头痛、视觉障碍、呕吐和腹泻等不良反应，还可能出现变应性休克。

（六）禁忌证

禁用于孕妇、支气管哮喘及有过敏史的患者。

（石　岩）

第二节 抗 风 湿 药

抗风湿药为一组具有不同作用机制的药物,其共同特点是不具有即刻的抗炎和缓解疼痛作用,但长期使用后可改善病情和延缓疾病进展,主要用于类风湿关节炎和脊柱关节炎的治疗。根据 2012 年美国风湿病学会(ACR)的推荐意见,目前类风湿关节炎治疗中推荐的 DMARDs 包括甲氨蝶呤(MTX)、来氟米特(LEF)、柳氮磺胺吡啶(SSZ)、米诺环素和羟氯喹(HCQ)。此外,在国内患者中雷公藤总苷亦有较多应用。在某些情况下常需联合 DMARDs 治疗。

一、甲氨蝶呤(MTX)

(一)作用特点

本药为二氢叶酸还原酶抑制剂,通过阻断二氢叶酸向四氢叶酸转化,从而使 DNA 和 RNA 的合成受阻,发挥抗细胞增殖作用。该药为治疗自身免疫病特别是类风湿关节炎和特发性炎性肌病的重要药物。

(二)剂型规格

片剂:2.5 mg×100 片。

(三)适应证

在非肿瘤相关疾病中,该药可用于银屑病、类风湿关节炎、急性多关节型幼年特发性关节炎、特发性炎性肌病的治疗。

(四)禁忌证

以下情况应禁用本品:①对该药过敏者禁用;②孕妇及哺乳期妇女禁用;③肝功能明显不全、血细胞减少患者禁用。

(五)不良反应

不良反应有:①胃肠道症状例如恶心、呕吐、食欲下降;②肝功能损害;③骨髓抑制;④口腔黏膜溃疡;⑤对胎儿有致畸作用;⑥罕见情况下会导致肺间质纤维化。

(六)用法

7.5~25 mg(每周 0.3 mg/kg),每周 1 次口服,建议在服用 MTX 24 小时后给予叶酸口服每周 2.5~5 mg,以减少 MTX 相关不良反应。

(七)点评

本药在治疗关节炎或炎性肌病时,多采用每周 1 次给药,每日应用可导致明显的骨髓抑制和毒性作用。

二、来氟米特(LEF)

(一)作用特点

本药为异嚼唑类衍生物,抑制二氢乳清酸脱氢酶的活性,从而影响活化淋巴细胞的嘧啶合成,并发挥其抗炎作用。

(二)剂型规格

片剂:10 mg×16 片;10 mg×10 片。

(三)适应证

主要用于类风湿关节炎及其他自身免疫病的治疗。

(四)禁忌证

(1)对本品及其代谢产物过敏者及严重肝脏损害患者禁用.

(2)孕妇、哺乳期妇女禁用。

（五）不良反应

不良反应：①腹泻、肝功能损害；②高血压；③皮疹；④对胎儿有致畸作用。

（六）用法

类风湿关节炎等关节炎 10～20 mg，每日 1 次口服。狼疮肾炎、系统性血管炎等每日 30～50 mg，分 1～2 次口服。

（七）点评

由于来氟米特的代谢产物（A77 1726）在体内通过肝肠循环能存在数年，因此对于口服来氟米特的育龄期女性，在妊娠前应口服考来烯胺（8 g 每日 3 次×11 天）清除其代谢产物。

三、柳氮磺胺吡啶（SSZ）

（一）作用特点

本药为 5-氨基水杨酸与磺胺吡啶的偶氮化合物。该药可通过抑制花生四烯酸级联反应，抑制中性粒细胞移动和活化，抑制 T 细胞增殖、NK 细胞活性和 B 细胞活化，并阻断多种细胞因子例如 IL-I、IL-6、TNF 等起到抗炎作用。

（二）剂型规格

片剂：0.25 g×60 片。

（三）适应证

主要用于类风湿关节炎、脊柱关节炎、幼年特发性关节炎以及炎症性肠病（主要为溃疡性结肠炎）的治疗。

（四）禁忌证

以下情况应禁用本品：①对磺胺及水杨酸盐过敏者；②肠梗阻或泌尿系梗阻患者；③急性间歇性卟啉症患者。

（五）不良反应

以下情况应禁用本品：①胃肠道症状例如恶心、上腹不适；②肝功能损害；③头晕、头痛；④血白细胞计数减少；⑤皮疹。

（六）用法

建议起始剂量为 0.5 g/d 口服，可逐周增加 0.5 g/d，在关节炎中最大剂量为 3 g/d，在炎症性肠病患者中最大可用至 6 g/d。

（七）点评

服用本品期间应多饮水，以防结晶尿的发生，必要时服用碱化尿液药物。

四、羟氯喹（HCQ）

（一）作用特点

本药最早属于抗疟类药物，通过改变细胞内酸性微环境，抑制促炎因子例如 IL-1、IL-6 和 IFN-7 的生成，减少淋巴细胞增殖，干扰 NK 细胞的功能，抑制花生四烯酸级联反应等方面来起到抗炎和免疫调节作用。

（二）剂型规格

片剂：0.1 g×14 片；0.2 g×10 片。

（三）适应证

主要用于类风湿关节炎的联合治疗，盘状红斑狼疮和系统性红斑狼疮的治疗。

（四）禁忌证

以下情况应禁用：①对该药以及任何 4-氨基喹啉化合物过敏患者禁用；②对任何 4-氨基喹啉化合物治疗可引起的视网膜或视野改变的患者禁用；③儿童患者禁止长期使用。

（五）不良反应

不良反应：①视网膜病变；②皮疹；③头痛、失眠、耳鸣、耳聋。

（六）用法

建议剂量为每次 0.2 g，每天 2 次口服。

（七）点评

为避免眼毒性，建议羟氯喹的剂量≤6.5 mg/(kg·d)。该药可用于系统性红斑狼疮患者孕期的维持治疗。

五、雷公藤总苷

（一）作用特点

该药为雷公藤的水-三氯甲烷提取物，去除某些毒性后，保留了较强的抗炎和免疫抑制作用，对细胞免疫具有较明显的抑制作用，能作用于免疫应答感应阶段的 T 细胞、巨噬细胞和自然杀伤细胞，抑制它们的功能，对体液免疫也有一定的抑制作用。

（二）剂型规格

片剂：10 mg×100 片。

（三）适应证

主要用于类风湿关节炎及其他自身免疫病的治疗。

（四）禁忌证

以下情况应禁用：①严重肝功能不全及血细胞减少患者禁用；②孕妇及哺乳期妇女禁用。

（五）不良反应

不良反应：①胃肠道反应，肝功能受损；②血白细胞减少；③月经失调，精子数量减少及活力下降。

（六）用法

每日 1.0～1.5 mg/(kg·d)，分 3 次，餐后服用。常用剂量 20 mg，每日 3 次。

（七）点评

雷公藤总苷由于性腺抑制不良反应明显，通常不作为首选药物，有生育要求的男女患者应避免长期应用（通常不超过 3 个月）。

鉴于药物制剂和纯化工艺不同，不同厂家的雷公藤总苷疗效和不良反应存在差别。

（石　岩）

第三节　免疫抑制药

免疫抑制药是最早用于临床的免疫调节药。1962 年，硫唑嘌呤和肾上腺皮质激素联合应用用以防治器官移植的排异反应。随着对自身免疫性疾病发病机制认识的深化，免疫抑制药也适用于治疗自身免疫性疾病。近年来，他克莫司、西罗莫司等新药的研制成功，使免疫抑制药的研究步入了新的阶段。

一、常用的免疫抑制药

常用的免疫抑制药可分为如下六类。

(1)糖皮质激素类：如泼尼松、甲泼尼龙等。

(2)神经钙蛋白抑制剂：如环孢素、他克莫司、西罗莫司、霉酚酸酯等。

(3)抗增殖与抗代谢类：如硫唑嘌呤、环磷酰胺、甲氨蝶呤等。

(4)抗体类：如抗淋巴细胞球蛋白等。

（5）抗生素类：如西罗英司等。

（6）中药类：如雷公藤总苷等。

二、免疫抑制药的临床应用

防治器官移植的排异反应：免疫抑制药可用于肾、肝、心、肺、角膜和骨髓等组织器官的移植手术，以防止排异反应，并需要长期用药。常用环孢素和雷公藤总苷，也可将硫唑嘌呤或环磷酰胺与糖皮质激素联合应用。当发生明显排异反应时，可在短期内大剂量使用，控制后即减量维持，以防用药过量产生毒性反应。

治疗自身免疫性疾病免疫抑制药：可用于自身免疫溶血性贫血、特发性血小板减少性紫癜、肾病性慢性肾炎、类风湿关节炎、系统性红斑狼疮、结节性动脉周围炎等，首选糖皮质激素类。对糖皮质激素类药物耐受的病例，可加用或改用其他免疫抑制药。免疫抑制药的联合应用可提高疗效，减轻毒性反应。但该类药物只能缓解自身免疫性疾病的症状，而无根治作用，而且因毒性较大，长期应用易导致严重不良反应，包括诱发感染、恶性肿瘤等。

（一）神经钙蛋白抑制剂

神经钙蛋白（钙调磷酸酶）抑制剂作用于 T 细胞活化过程中细胞信号转导通路，起到抑制神经钙蛋白作用，是目前临床最有效的免疫抑制药。

1.环孢素

环孢素（环孢素 A，CsA）是从真菌的代谢产物中分离的中性多肽。1972 年发现其抗菌作用微弱，但有免疫抑制作用。1978 年始用于临床防治排异反应并获得满意效果，因其毒性较小，是目前较受重视的免疫抑制药之一。

（1）体内过程：本药溶于橄榄油中可以肌内注射。口服吸收慢且不完全，口服吸收率为 20%～50%，首关消除可达 27%。单次口服后 3～4 小时血药浓度达峰值。在血中约 50% 被红细胞摄取，4%～9% 与淋巴细胞结合，约 30% 与血浆脂蛋白和其他蛋白质结合，血浆中游离药物仅占 5% 左右。$t_{1/2}$ 为 14～17 小时。大部分经肝代谢自胆汁排出，0.1% 药物以原形经尿排出。

（2）药理作用与机制：选择性抑制细胞免疫和胸腺依赖性抗原的体液免疫。环孢素主要选择性抑制 T 细胞活化，使 T_H 细胞明显减少并降低 T_H 与 T_S 的比例。对 B 细胞的抑制作用弱，对巨噬细胞的抑制作用不明显，对自然杀伤（NK）细胞活力无明显抑制作用，但可间接通过干扰素的产生而影响 NK 细胞的活力。其机制主要是抑制神经钙蛋白，阻止了细胞质 T 细胞激活核因子（NFAT）的去磷酸化，妨碍了信息传导，而抑制 T 细胞活化及 IL-2、IL-3、IL-4、TNF-α、INF-γ 等细胞因子的基因表达。此外，环孢素还可增加 T 细胞内转运生长因子（TGF-β）的表达，TGF-β 对 IL-2 诱导 T 细胞增生有强大的抑制作用，也能抑制抗原特异性的细胞毒 T 细胞产生。

（3）临床应用：环孢素主要用于器官移植排异反应和某些自身免疫性疾病。①器官移植主要用于同种异体器官移植或骨髓移植的排异反应或移植物抗宿主反应，常单独应用，新的治疗方案则主张环孢素与小剂量糖皮质激素联合应用。临床研究表明，环孢素可使器官移植后的排异反应与感染发生率降低，存活率增加。②自身免疫性疾病：用于治疗大疱性天疱疮及类天疱疮，能改善皮肤损害，使自身抗体水平降低。还可局部用药，治疗接触性变应性皮炎、银屑病。

（4）不良反应：环孢素的不良反应发生率较高，其严重程度与用药剂量、用药时间及血药浓度有关，多具可逆性。

肾毒性是该药最常见的不良反应，用药时应控制剂量，并密切监测肾脏功能，若血清肌酐水平超过用药前 30%，应减量或停用。避免与有肾毒性药物合用，用药期间应避免食用高钾食物、高钾药品及保钾利尿药。严重肾功能损害、未控制高血压者禁用或慎用。

肝损害多见于用药早期，表现为高胆红素血症，转氨酶、乳酸脱氢酶、碱性磷酸酶升高。大部分肝毒性病例在减少剂量后可缓解。应用时注意定期检查肝脏功能，严重肝功能损害者禁用或慎用。

神经系统毒性在器官移植或长期用药时发生，表现为震颤、惊厥、癫痫发作、神经痛、瘫痪、精神错乱、共济失调、昏迷等,减量或停用后可缓解。

诱发肿瘤:有报道器官移植患者使用该药后,肿瘤发生率可高于一般人群30倍。用于治疗自身免疫性疾病时,肿瘤发生率也明显增高。

继发感染:长期用药可引起病毒感染、肺孢子虫属感染或真菌感染,病死率高。治疗中如出现上述感染应及时停药,并进行有效的抗感染治疗。感染未控制者禁用。

其他如胃肠道反应、变态反应、多毛症、牙龈增生、嗜睡、乏力、高血压、闭经等。对本品过敏者、孕妇和哺乳期妇女禁用。

(5)药物相互作用:下列药物可影响本品血药浓度,应避免联合应用,若必须使用,应严密监测环孢素血药浓度并调整其剂量。

增加环孢素血药浓度的药物:大环内酯类抗生素、多西环素、酮康唑、口服避孕药、钙通道阻滞剂、大剂量甲泼尼龙等。

降低环孢素血药浓度的药物:苯巴比妥、苯妥英、安乃近、利福平、异烟肼、卡马西平、萘夫西林、甲氧苄啶及静脉给药的磺胺异二甲嘧啶等。

2.他克莫司

他克莫司(FK506)是一种强效免疫抑制药,由日本学者于1984年从筑波山土壤链霉菌属分离而得。

(1)体内过程:FK506口服吸收快,$t_{1/2}$为5～8小时,有效血药浓度可持续12小时。在体内经肝细胞色素 $P_{450}3A4$ 异构酶代谢后,由肠道排泄。

(2)药理作用与机制。①抑制淋巴细胞增殖作用于细胞 G_0 期,抑制不同刺激所致的淋巴细胞增生,包括刀豆素 A、T细胞受体的单克隆抗体、CD_3 复合体或其他细胞表面受体诱导的淋巴细胞增生等,但对 IL-2 刺激引起的淋巴细胞增生无抑制作用。②抑制 Ca^{2+} 依赖性 T、B 淋巴细胞的活化。③抑制 T 细胞依赖的 B 细胞产生免疫球蛋白的能力。④预防和治疗器官移植时的免疫排异反应,能延长移植器官生存时间,具有良好的抗排异作用。

(3)临床应用。①肝脏移植:FK506 对肝脏有较强的亲和力,并可促进肝细胞的再生和修复,用于原发性肝脏移植及肝脏移植挽救性病例,疗效显著。使用本品的患者,急性排异反应的发生率和再次移植率降低,糖皮质激素的用量可减少。②其他器官移植:本品在肾脏移植和骨髓移植方面有较好疗效。

(4)不良反应:静脉注射常发生神经毒性,轻者表现头痛、震颤、失眠、畏光、感觉迟钝等,重者可出现运动不能、缄默症、癫痫发作、脑病等,大多在减量或停用后消失。可直接或间接地影响肾小球滤过率,诱发急性或慢性肾毒性。对胰岛 B 细胞具有毒性作用,可导致高血糖。大剂量应用时可致生殖系统毒性。

(二)抗增生与抗代谢类

1.硫唑嘌呤

硫唑嘌呤(IMURAN)为 6-巯基嘌呤的衍生物,属于嘌呤类抗代谢药。硫唑嘌呤通过干扰嘌呤代谢的各环节,抑制嘌呤核苷酸合成,进而抑制细胞 DNA、RNA 及蛋白质合成,发挥抑制 T、B 淋巴细胞及 NK 细胞的效应,故能同时抑制细胞免疫和体液免疫反应,但不抑制巨噬细胞的吞噬功能。主要用于肾移植排异反应和类风湿关节炎、系统性红斑狼疮等多种自身免疫性疾病的治疗。用药时应注意监测血常规和肝功能。

2.环磷酰胺

环磷酰胺(CTX)不仅杀伤增生期淋巴细胞,而且影响静止期细胞,故能使循环中的淋巴细胞数目减少。B 细胞较 T 细胞对该药更为敏感。明显降低 NK 细胞活性,从而抑制初次和再次体液与细胞免疫反应。临床常用于防止排异反应与移植物抗宿主反应,以及长期应用糖皮质激素不能缓解的多种自身免疫性疾病。不良反应有骨髓抑制、胃肠道反应、出血性膀胱炎和脱发等。

3.甲氨蝶呤

甲氨蝶呤(MTX)为抗叶酸类抗代谢药,主要用于治疗自身免疫性疾病。

(三)抗体

抗胸腺细胞球蛋白(ATG)在血清补体的参与下,对 T、B 细胞有破坏作用,但对 T 细胞的作用较强。

可非特异性抑制细胞免疫反应(如迟发型超敏反应、移植排异反应等),也可抑制抗体形成(限于胸腺依赖性抗原),还可以结合到淋巴细胞表面,抑制淋巴细胞对抗原的识别能力。能有效抑制各种抗原引起的初次免疫应答,对再次免疫应答作用较弱。在抗原刺激前给药作用较强。

临床用于防治器官移植的排异反应,试用于治疗白血病、多发性硬化、重症肌无力、溃疡性结肠炎、类风湿关节炎、系统性红斑狼疮等疾病。

常见的不良反应有寒战、发热、血小板减少、关节疼痛和血栓性静脉炎等,静脉注射可引起血清病及变应性休克,还可引起血尿、蛋白尿,停药后消失。

（四）抗生素类

雷帕霉素(西罗莫司)能治疗多种器官和皮肤移植物引起的排异反应,尤其对慢性排异反应疗效明显,与环孢素有协同作用,能延长移植物的存活时间,减轻环孢素的肾毒性,提高治疗指数。雷帕霉素和他克莫司均与胞质内他克莫司结合蛋白结合,两药低剂量联合应用即可产生有效的免疫抑制作用。可引起厌食、呕吐、腹泻,严重者可出现消化性溃疡、间质性肺炎和脉管炎。联合用药和监测血药浓度是减少不良反应并发挥最大免疫抑制作用的有效措施。

（五）中药类

雷公藤总苷具有较强的免疫抑制作用,可抑制小鼠脾淋巴细胞和人外周血淋巴细胞的增生反应、迟发型超敏反应、宿主抗移植物反应和移植物抗宿主反应,还可抑制细胞免疫和体液免疫,减少淋巴细胞数量,抑制 IL-2 生成,并有较强的抗炎作用。

临床主要用于治疗自身免疫性疾病,如类风湿关节炎、原发和继发肾病综合征、成人各型肾炎、狼疮性或紫癜性肾炎、麻风反应。对银屑病、皮肌炎、变应性血管炎、异位性皮炎、自身免疫性肝炎、自身免疫性白细胞及血小板减少等也有一定的疗效。

不良反应较多,但停药后多可恢复。约 20％患者出现胃肠道反应,如食欲减退、恶心、呕吐、腹痛、腹泻、便秘。约 6％患者出现白细胞减少。偶见血小板减少、皮肤黏膜反应(如口腔黏膜溃疡、眼干涩、皮肤毛囊角化、黑色素加深等)。也可导致月经紊乱、精子数目减少或活力降低等。

（谢　莹）

第八章

儿童疾病用药

第一节　儿童用药的特点

儿童特别是婴幼儿一直处于不断生长（指机体和器官的增大）和发育（指功能的完善）过程中。婴幼儿尤其是新生儿、未成熟儿在解剖、生理、生化、病理、病生、免疫等诸方面，有着许多与成人明显不同的特点，而且年龄越小药物在体内的代谢过程更有差异，这也就构成了儿童用药的特点。尽管儿童治疗手段在不断变化，然而药物治疗仍是最常采用的治疗方法。

婴幼儿药动学（PK）、药效学（PD）总的特点是：对药物消除起主要作用的肝脏解毒功能和肾脏排泄功能的发育尚不健全，药物代谢率低，耐受性差，个体差异性大。因此，对药物的选择及其剂量的掌握上要求甚为严格，特别强调合理用药的重要性。药物可以治病，但也可致病。因而，在用药过程中，既要观察疗效，力争达到最佳效果，治愈疾病；又要注意药物安全性及儿童对药物的特殊反应性，尽量避免药品不良反应（ADRs）。

孕妇用药可通过胎盘影响胚胎和胎儿，如孕早期服用抗癫痫药、抗癌药、利巴韦林等可致畸，而叶酸（5 mg，100 天）可减少胎儿发生神经管畸形（NTDs）。产妇用药可通过乳汁作用于新生儿，这也是需要注意的用药特点。

儿童生长发育特点见于各系统、各器官，其中，与用药和药物在体内处置过程密切相关的是胃肠吸收功能，肝脏代谢、肾脏排泄功能以及血-脑脊液屏障特点等。

一、婴幼儿胃肠功能特点与用药

小儿口腔黏膜娇嫩，血管丰富，有利于舌下含化药物吸收，但常因小儿不合作而少用。婴儿胃呈横位，贲门括约肌相对松弛，而幽门括约肌收缩功能较强，因而易因口服药物而诱发胃食管反流和呕吐。胃黏膜娇嫩，刺激性药物易引起恶心、呕吐。婴幼儿吃奶者，乳汁可保护胃肠黏膜，减少药物胃肠反应，但有时会妨碍药物吸收。一般以两次喂奶之间服药为宜。婴幼儿肠道黏膜薄、黏膜下血液循环丰富，有利于药物吸收，小儿直肠黏膜血液循环亦丰富，药物灌肠或肛门栓药后，药物可由直肠下静脉吸收，直接进入下腔静脉而不经过肝脏对药物的有关代谢，有利于迅速达到有效血浓度及发挥药效。胃肠刺激反应大的药物，可改用直肠给药，常用的有小儿退热栓（含对乙酰氨基酚每片 0.15 g），阿司匹林栓等。

二、婴幼儿肝脏代谢特点与用药

婴幼儿肝脏血液循环丰富，药物代谢快。但肝功能发育不够完善，药物与清蛋白、脂蛋白结合能力低，致游离型药物浓度相对较高、有利于发挥药物作用，但当药物剂量过大时，则易发生 ADRs。肝细胞胞浆内的超微结构如线粒体、内质网等数量少，致药物氧化、还原分解及水解结合等代谢受阻，药物半衰期延长。由于微粒体内专一和非专一结合酶（药酶）活性低，致影响药物代谢。如尿苷二磷酸葡萄糖醛酸转移酶(UDP-GT)缺乏,可致许多药物(如磺胺类、呋喃类、水杨酸类、新生霉素、红霉素、氯霉素、头孢曲松等)结合能力低下,并与清蛋白竞争结合胆红素,致血中非结合胆红素水平增高,当超过一定阈值时,可发生高胆红素血症,重者引起胆红素脑病或核黄疸,甚至发生脑性瘫痪等后遗症。肝细胞微粒体内细胞色素 P_{450} 及其亚型与药物遗传学及 ADRs 有关。左旋肉碱缺陷与丙戊酸钠严重肝损有关。许多药物有肝脏毒性。

婴幼儿毛细胆管相对较小,胆汁易浓缩、瘀积,不利药物胆汁排泄,易促发药物性黄疸。有的药物如利福平存在肠肝循环,有利保持有效血浓度,增强疗效,但也可发生蓄积作用。婴幼儿肝脏合成脂肪能力低,致脂溶性药物游离浓度高。同时,肝脏氧化脂肪能力低,生酮酶活性高,酮体产生较多。因此,小儿发热特别是水痘、副流感等疾病出现发热时,不宜用阿司匹林,因它可诱发脑病合并内脏脂肪变性综合征(Reye综合征),口服布洛芬、对乙酰氨基酚则无此危险。婴幼儿重症全身性疾病时常易并发肝功能损害,用药过多、过量能加重药物性肝损,甚至发生肝功能衰竭,形成药源性疾病。此时宜多选由肾脏排泄的药物以减少肝损。有些肝肾双向药物(如头孢哌酮钠)当有肝损时可改由肾脏排泄,而当有肾损时又可改由肝脏解毒,这类药物特别适合婴幼儿。当肝功不全时,慎用或不用以下药物,包括异烟肼、利福平、克林霉素、红霉素、氯霉素、两性霉素 B 等;可选用青霉素、头孢菌素及氨基糖苷类抗生素药物。

多种药物合用时,有些药物可诱导肝微粒体酶的活性(酶促作用),使其他药物代谢加速,缩短药物作用时间;另一些药物则可延缓其他药物的代谢(酶抑作用),因此,须注意它们之间的配伍及其影响。少数药物同时具酶促、酶抑双重作用,视不同配伍而异。抗癫痫药之肝酶抑制剂可与肝酶诱导剂联用。不酶诱导、不酶抑制的抗癫痫药更可联合用药。

三、婴幼儿肾脏代谢特点与用药

婴幼儿细胞外液相对较多,药物经肝脏代谢解毒后,大部分经肾小球滤过和肾小管排泄于体外,仅少部分以药物原型或活性、非活性代谢产物从尿中排出。婴幼儿肾小球滤过率和肾小管主动或被动分泌率低,肾小管再吸收功能不规律,致许多药物(如氨基糖苷类药物、地高辛等)排泄较慢。肾功能不全时肾血流下降,肾脏排酸保碱、保钠排钾功能失调,加之肾间质水肿,更加剧影响药物排泄。肾衰竭时由于少尿、无尿、全身水肿,药物按每千克(公斤,kg)体重计算,往往比实际需要量偏大,能加重药物蓄积作用,因此,肾衰竭时剂量宜偏小些。

许多药物有肾脏毒性,抗生素药物中主要是氨基糖苷类和头孢菌素类。第一代头孢菌素有肾脏毒性,第二、三、四代头孢菌素的肾脏毒性依次减弱,肾衰竭时可反过来选用。肾衰竭时应不用或慎用氨基糖苷类抗生素、第一代头孢菌素、万古霉素、杆菌肽、磺胺类及萘啶酸等药物。可选用青霉素类、红霉素、氯霉素、克林霉素、利福平、甲硝唑及克霉唑等药物。肾衰竭时,呋塞米的剂量也不宜过大,否则有致聋毒性。

四、婴幼儿血-脑脊液屏障特点与用药

药物经不同途径吸收入血后,在全身各器官、组织及体液中,均有不同程度分布,但分布不均匀。血脑之间有一定屏障,影响药物对脑细胞发挥作用,一般与蛋白质结合的药物、水溶性药物不易通过血-脑脊液屏障(BBB),脂溶性药物可通过 BBB。例如 γ 氨基丁酸(GABA)由于不能通过 BBB,故口服、静脉滴注 γ-氨酪酸后,并不能起中枢性抑制性神经递质的抗惊厥作用,而只能起降低血氨的作用。维生素 B_6 能通过 BBB,它作为多巴胺脱羧酶的辅酶,增加血、脑脊液 GABA 浓度,有辅助抑制癫痫的作用。

婴幼儿血-脑、血-脑脊液屏障功能不佳,致脓毒血症或菌血症时易并发化脓性脑膜炎。脑膜炎时全身大剂量抗生素应用后,脑脊液中抗生素浓度能较正常时为高,有利于杀灭脑膜、脑脊液(CSF)内的病原菌,因此一般不需另加鞘内注射抗生素。唯有晚期重症脑膜炎才需加作鞘内或脑室内注射,但所用抗生素种类、剂量及每毫升浓度,必须严格掌握,不可任意加大剂量,否则将带来不良后果。

五、婴幼儿皮肤黏膜特点与用药

婴幼儿皮肤体表面积相对较大,皮肤娇嫩,皮下组织血液丰富,因此皮肤外敷药物能部分吸收,于

是有一些经皮给药的制剂,如皮肤贴剂、透皮控释剂等。但皮肤给药吸收效果仍不如胃肠道给药,仅偶尔用之。

(谢 莹)

第二节 儿童疾病的药物治疗

一、新生儿疾病药物治疗

(一)新生儿神经疾患

胎儿宫内慢性缺氧,新生儿生后一周的围生期(围生儿)因生产过程中发生窒息、产伤而导致脑损伤,重度影响生后生命质量,甚至造成脑性瘫痪、继发性癫痫及智力低下。

1.新生儿颅内出血、缺氧性脑室周围出血、脑室内出血或蛛网膜下腔出血或脑实质出血

对该类患儿,需静脉滴注维生素 K_1,5 mg/d,3 天。如脑室明显扩大,可采用乙酰唑胺口服以减少脑脊液生成。预防早产儿出血,可用苯巴比妥、吲哚美辛、酚磺乙胺及维生素 E 等。出生前使用糖皮质激素,能促进胎儿肺发育成熟,从而减少脑室内出血。预防脑室内出血,关键是预防早产。生后常规肌内注射维生素 K_1 可减少新生儿自然出血,但还不能完全预防晚发性维生素 K 缺乏性颅内出血,必要时对生后 2 个月～4 个月婴儿肌内注射一次维生素 K_1 10 mg,这对单纯母乳喂养的半岁内婴儿更加重要。

2.缺氧缺血性脑病

治疗缺氧缺血性脑病(HIE)患儿时,应维持心率、血压,血气和 pH 在正常范围,维持血糖在正常的高值[即 5 mmol/L;葡萄糖滴入速度以 6～8 mg/(kg·min)为宜]。这 3 项支持疗法是最重要和最基本的治疗措施,是一切治疗的基础,必须在生后 6～24～48 小时开始进行。治疗包括吸氧、呼吸管理、心功维持、激素和甘露醇减少脑水肿以及止血对症处理等。后期用细胞色素 C、阿片受体阻滞剂纳洛酮每次0.1～0.2 mg 静脉滴注,以及一氧化氮(NO)抑制剂,自由基消除剂(维生素 E 等)。脑损伤重者可选脑保护剂,如胞磷胆碱,0.25 g 肌内注射;三磷酸胞苷二钠,20 mg,静脉滴注;磷酸肌酸钠,1 g/50 mL,每天1 次,静脉滴注;细胞色素 C,15 mg;三磷腺苷(ATP),20 mg,辅酶 A 100 U/d;也可用复合辅酶 A,100 U/d 静脉滴注。1,6-二磷酸果糖(DPF),50 mL/d,静脉滴注;10～20 mL/d,口服(PO)。脑蛋白水解液(脑活素,施普善),5～10 mL/d,(静脉滴注,肌内注射)。神经营养蛋白(NTP)可加速神经再生,促进神经修复及功能重建。如鼠神经生长因子(NGF)18 μg/20 μg(9 000 AU),用 2 mL 注射用水溶解,静脉滴注,每天 1 次,4 周为 1 个疗程。NGF 的生物学效应有神经营养,维持神经元存活,促进神经元分化,诱导神经突起生长,调节神经突触的建立,促进神经再生,调控细胞凋亡。NGF 也影响免疫细胞的活性,进而调节免疫系统功能,调节神经系统功能。单唾液酸四己糖神经节苷脂(GM1),20 mg/2 mL,肌内注射或静脉滴注;HIE 后 Bax 蛋白表达增强,细胞凋亡增加,GM1、NGF 两药联用可上调 Bcl-2 表达,下调 Bax 表达,使凋亡细胞减少,这可能是 GM1、NGF 联合治疗新生儿缺氧缺血性脑损伤的机制之一。对胎龄≥36 周的围生期窒息婴儿,在出生 6 小时内开始进行亚低温 72 小时治疗可改善神经系统转归,但不能显著降低死亡或严重残疾发生率。恢复期用高压氧疗法(HBO)。

3.新生儿惊厥发作

以局灶性惊厥发作和多灶性惊厥作为最多。依次常见的惊厥原因有:低血钙(血钙<1.75 mmol/L)、低血糖症(血糖<1.5 mmol/L),低血镁症,产伤、窒息 HIE,细菌性脑膜炎,颅内出血或脑室内出血。少数为遗传性代谢病。目前新生儿破伤风已很少见。对新生儿惊厥发作,可先常规静脉输入 10%葡萄糖液100 mL、葡萄糖酸钙 1 g 及维生素 B_6 50 mg。必要时肌内注射硫酸镁。要限制液体输入,以防稀释性低钠血症而再发惊厥。对症治疗包括苯巴比妥钠每次 20 mg/kg,快速静脉滴注 10 分钟,以后 5 mg/kg,每

12 小时静脉滴注 1 次。或同时用地西泮(安定),无效改用劳拉西泮或咪达唑仑。病因治疗视病因而定。

（二）新生儿溶血症

新生儿 ABO、Rh 溶血病是由于母亲和胎儿血型不合引起的一种溶血性疾病,如血清胆红素 >205 μmol/L(120 mg/L),应立即开始蓝光照射,静脉输入人体清蛋白,每次 1 g/kg,口服苯巴比妥促酶剂。当黄疸迅速加重,血胆红素接近 342 μmol/L(200 mg/L)时,宜早做脐静脉换血疗法,以防发生核黄疸后遗症。

二、儿童感染性疾病药物治疗

（一）细菌性感染

儿童常有局部感染,细菌自黏膜皮肤破损处进入血液循环,并繁殖产生(内、外)毒素引起全身感染中毒表现称为脓毒症。脓毒症由革兰氏阳性、阴性两大类细菌引起,小儿以革兰氏阳性菌特别是金黄色葡萄球菌(下称金葡菌)为最常见,其次是革兰氏阴性菌(主要是大肠埃希菌感染);再其次是表皮葡萄球菌、铜绿假单胞菌等。厌氧菌及各种少见机遇菌主要见于新生儿和免疫缺损者。严重病例可出现混合感染,如两种需氧菌、需氧菌与厌氧菌,细胞壁缺损型(L 型)菌与厌氧菌,细菌与真菌(包括霉菌、酵母菌)二重感染等。有时细菌感染常继发于病毒感染之后,其中以呼吸道感染为最常见。脓毒症治疗以住院综合治疗为主,关键是早期静脉注射杀菌类抗生素。应根据临床表现和脓液性质推测致病菌为革兰氏阳性或阴性,同时根据社区感染或医院感染,选择有效的抗生素。新生儿期肝、肾均未发育成熟,应避免应用毒性大的抗菌药物,肾排出的青霉素类、头孢菌素类等 β 内酰胺类药物需减量应用。

2004 年 8 月中华人民共和国卫生部制定了抗菌药物临床应用指导原则,各地医院应参照执行。抗菌药物治疗性应用的基本原则:诊断为细菌性感染者,方有指征应用抗菌药物;尽早查明感染病原,根据病原种类及细菌药物敏感试验结果选用抗菌药物;按照药物的抗菌作用特点及其体内过程特点选择用药;抗菌药物治疗方案应综合患者病情、病原菌种类及抗菌药物特点制订。抗生素治疗策略仍强调早期、恰当、足够。对于治疗持续时间,足疗程很关键。儿科常用抗生素有以下几种类型。

1.革兰氏阳性菌(以金葡菌为代表)

(1)青霉素类:常用青霉素 G(每天 9 600 000 U),苯唑西林,或氯唑西林,或氟氯西林,0.1~0.2 g/(kg·d)。

(2)头孢菌素类:常用第 1 代的头孢拉定(CED),或头孢唑啉(CEZ),或头孢硫脒(CTM),0.1 g/(kg·d)。

(3)糖肽类:万古霉素或去甲万古霉素,20~25 mg/(kg·d),或替考拉宁,10 mg/(kg·d),静脉滴注。用于耐药金葡菌(MRSA)感染。

2.革兰氏阴性菌(以大肠埃希菌为代表)

(1)青霉素类:常用氨苄西林、哌拉西林、美洛西林、阿洛西林、磺苄西林,0.1 g/(kg·d)。

(2)头孢菌素:常用第 2 代的头孢呋辛,0.1 g/(kg·d);头孢克洛,30 mg/(kg·d);或第 3 代的头孢曲松(CTRX)、头孢哌酮(CPZ)、头孢噻肟(CTX),头孢唑肟(CZX),0.1 g/(kg·d);或第 4 代头孢吡肟(CFP),50 mg/(kg·d)。

对革兰氏阳性球菌的抗菌力:1 代>4 代≈2 代>3 代。

对革兰氏阴性菌的抗菌力:4 代>3 代>2 代>1 代。

对 β-内酰胺酶的稳定性:4 代>3 代>2 代>1 代。

对肾的毒性:4 代<3 代<2 代<1 代。

透入脑脊液:三代头孢曲松和第四代头孢菌素,都能透入脑脊液。

头孢菌素可致皮疹及转氨酶一过性升高。头孢拉定可致血尿,第三代头孢菌素肝、肾双向排泄,肝、肾功损害患者亦可应用。头孢曲松钠不能与乳酸钠林格注射液及林格复方氯化钠注射液等含钙注射液混合后静脉注射或静脉滴注。

(3)氨曲南:0.1 g/(kg·d),用于耐药菌株感染。

铜绿假单胞菌另外还常用头孢他啶(CTZ)。

流感杆菌常用头孢克洛,30 mg/(kg·d);或头孢羟氨苄,50 mg/(kg·d),口服。

严重感染病例和医院感染常将青霉素类加头孢菌素类联合应用,既可增加抗菌谱,又能增强抗菌协同作用。甚至还用加有 β-内酰胺酶抑制剂的混合制剂,如氨苄西林-舒巴坦复方制剂、阿莫西林-克拉维酸复方制剂、替卡西林-克拉维酸复方制剂、哌拉西林-他唑西林-他唑巴坦复方制剂,或者头孢氨苄-甲氧苄啶复方制剂,头孢哌酮钠-舒巴坦复方制剂(舒普深)等。

利福平有广谱抑菌、肠肝循环及自尿液排出的特点,因而肝、肾脓肿及泌尿系统感染效果好。常用20～30 mg/(kg·d)口服。克林霉素骨髓浓度高,对急性化脓性骨髓炎、关节炎有良效,常用 10～30 mg/(kg·d)静脉滴注。利福昔明,0.1 g,每天 4 次),肠道感染效果好。

以上治疗均无效时,还可用碳青霉烯类如亚胺培南/西司他丁,50 mg/(kg·d)静脉滴注,或美罗培南,10 mg/(kg·d),静脉滴注。这类药与万古霉素、氨曲南一样,都应保留用于极重而又耐菌的革兰氏阳性、阴性菌感染。

胞内菌、L 型细菌、支原体、衣原体感染则用青霉素、头孢菌素无效,而需用新一代大环内酯药,如阿奇霉素,10～20 mg/(kg·d),口服或静脉滴注 3 天为 1 个疗程),罗红霉素,5～7.5 mg/(kg·d)口服,或克拉霉素,15 mg/(kg·d)口服。

厌氧菌感染用甲硝唑[20 mg/(kg·d)];或替硝唑,奥硝唑,左奥硝唑,剂量同上,口服或静脉滴注。

真菌感染常用咪唑类的氟康唑,5 mg/(kg·d),口服或静脉滴注;伊曲康唑,5 mg/(kg·d),口服;益康唑,8 mg/(kg·d);伏立康唑,15 mg/(kg·d)。两性霉素 B(AmB)及其脂质复合物-两性霉素 B 甲酯(CAB)、脂质体两性霉素 B、两性霉素 B 脂质复合体[ABLC,3～5 mg/(kg·d)],两性霉素 B 胶质分散体(ABCD):适用于侵袭性真菌感染的治疗,如毛霉菌、曲霉菌及新型隐球菌脑膜炎及克柔念珠菌等深部真菌病。

(二)病毒性感染

儿童病毒感染大都仍呈自限性经过,治疗以对症处理为主,近年来有一些抗病毒类药可供选择。

(1)更昔洛韦:10 mg/(kg·d),静脉滴注,5～7 天,主要用于单纯疱疹脑炎等。

(2)阿昔洛韦:10～20 mg/(kg·d),静脉滴注,5～7 天。主要用于带状疱疹等。

(3)利巴韦林:每次 0.15 g,口服,每次 0.1 g,肌内注射,静脉滴注,5～7 天。主要用于呼吸道合胞病毒感染等。

(4)泛昔洛韦:10 mg/(kg·d),口服 5～10 天。主要用于腮腺炎、水痘、EB 病毒,巨细胞病毒感染等。

(5)万拉洛韦:10 mg/(kg·d),口服 5～10 天。主要用于艾滋病等。

(6)膦甲酸钠:可抑制 DNA 多聚酶、逆转录酶(rT)病毒,如人类免疫缺陷病毒(HIV)。

(7)干扰素(IFNα,β,γ;α-2a、α-2b、α-1b):α-IFN 抗病毒作用强,有非特异性广谱抗 DNA、RNA 病毒及增强免疫作用,每次 1 000 000～3 000 000 U,肌内注射,3～5 天。

(8)拉米夫定:0.1 g,每天 1 次口服,共 14 天,主要用于乙型肝炎、艾滋病等。

(9)抗逆转录病毒药物:司坦夫定(d4T),拉米夫定(LMV、3TC),奈韦拉平(NUP),齐多夫定(AZT、ZDV)等。目前,我国肯定了国产抗病毒药物具有良好的抑制病毒效果的同时,确定了司坦夫定＋拉米夫定＋奈韦拉平和拉米夫定＋齐多夫定＋奈韦拉平为最佳的国产药物组合。于产妇妊娠中期及婴儿出生时,肌内注射 1 次,可阻断 HIV/AIDS 母婴传播。

抗生素药物的发现和应用,对感染性疾病的治疗是一个革命,然而,耐药菌株的出现导致了继发感染发病率和病死率的上升。为防止或延缓耐药微生物的产生和蔓延,首先要减少抗生素的滥用,建立合理应用指南(包括轮替应用抗生素),同时系统监测病原菌变迁及其敏感试验的变化;对耐药菌病患实施消毒、隔离处置。另外,应将感染分为社区感染和医院感染两大类,分别选用不同的抗生素方案。目前临床上金黄色葡萄球菌,大肠埃希菌,铜绿假单胞菌,痢疾杆菌及结核杆菌等,耐药问题比较严重,更应该注意防范,否则抗生素治疗难度加大。病毒性感染用抗生素无效,要防止滥用抗生素预防细菌感染。毛霉菌或曲霉菌二重感染,常侵犯中枢神经系统,经常引起死亡。新生儿最常用的安全有效抗生素主要是青霉素类和头孢菌素类,重者两者联用、增加协同作用。这两类药在新生儿因 IgE 缺少而很少有变态反应,可放心使用。

三、儿童呼吸道疾病药物治疗

(一)儿童上呼吸道感染(URI)

婴幼儿、儿童上呼吸道感染(上感)90%为鼻病毒等病毒感染所致,自然病程大约一周,一周不愈多有继发细菌感染。感冒后强调继续母乳喂养,多饮水,注意保温,一般口服治感冒中成药即可,不必肌内注射、静脉注射中成药。也不必常规使用抗生素,WHO 认为上感患儿使用抗生素不能减轻病情,不能缩短病程,不能防止并发病(如中耳炎、肺炎)。过多地滥用抗生素,可带来耐药菌株增多和二重感染。凡 2 个月以内小婴儿,上感仍需用抗生素。病毒性上感可用利巴韦林每次 0.1~0.15 g,口服或肌内注射。病毒性上呼吸道感染的处理主要是对症处理,如退热、止咳。对病程超过 7 天的上感,症状不缓解,流脓鼻涕较多者以及白细胞数和中性增高或急性鼻窦炎患者服退热剂的同时,仍宜加用抗生素药物。对 2 个月以上婴幼儿和儿童发热 38~38.5 ℃以上时,应及时口服退热剂布洛芬,剂量是每次 5~10 mg/kg,首剂加倍,每 6~8 小时一次,直至体温降至 38~38.5 ℃以下。它退热疗效好,能维持 8 小时,且安全。或用对乙酰氨基酚,每次 10 mg/kg,每 6 小时一次,剂量>100~150 mg/(kg·d)时易发生肝损。

止咳药常用复方甘草合剂及其同类药物。干咳可用苯丙哌林、右美沙芬制剂,有痰或 2 岁以下婴幼儿不要用可待因。有痰常用 L-半胱氨酸制剂。新药尚有乙酰半胱氨酸,每次 0.1 g,每次 5 mL;羧甲半胱氨酸,每次 2.7 g;稀化黏素,每次 120 mg 等。氨溴索可口服或静脉滴注,每次 15 mg。合并鼻窦炎用佛可麻,赛洛唑啉,羟甲唑啉滴鼻或喷鼻。

细菌性上感可用青霉素 V 钾,0.25 g,每天 3 次口服,共 5 天(急性化脓性扁桃体炎用 10 天);或阿莫西林 0.1 g/(kg·d)口服;或头孢克洛 30 mg/(kg·d)口服。青霉素钠盐静脉滴注每天 1~2 次,因半衰期短,并不适宜。有时还可用口含片如吉他霉素(4 000 U/片),含碘喉片,板蓝根含片等。或者喷咽剂。

小儿流行性感冒(流感)可用金刚烷胺,0.1~0.2 g,每天 2 次;金刚乙胺,0.05~0.1 g,每天 2 次,或 5 mg/(kg·d),5 天疗程。人禽流感、H5N1 型病毒流感:一般用神经氨酸酶抑制剂奥司他韦(国产磷酸奥司他韦-奥尔菲),成人剂量每日 150 mg,分两次服用;1 岁~12 岁体重在 15 kg 以内的儿童每次给药 30 mg,16~23 kg 每次给药 45 mg,24~40 kg 每次给药 60 mg,或 40 kg 以上及 13 岁以上儿童剂量同成人。或扎那米韦,50 mg/d,5 天疗程。

对于复发性上感宜补充维生素 A、维生素 D、锌及免疫调节剂。

(1)左旋咪唑:每次 12.5~25 mg,每天 1 次。

(2)胸腺素:每次 10 mg,每周肌内注射 2 次。

(3)干扰素:干扰素作用于病毒复制的初期阶段,抑制 RNA 的翻译,干扰核酸的合成,使宿主细胞对病毒感染具有抵抗力,因而具有广谱非特异性抗病毒作用。100 万~300 万单位/次,肌内注射,每周 1 次,或含片。α-IFN:抗病毒作用强,β-IFN:抗冠状病毒作用强,γ-IFN:免疫调节作用强。

(4)活性初乳冲剂(含分泌型 IgA):每次 15 mg,每天 3 次。

(5)静脉免疫球蛋白(IVIG)2.5 g 静脉滴注,每 4 周一次。目前已少用肌内注射了。

(6)转移因子:能使正常 T 淋巴细胞转化为致敏淋巴细胞,提高机体细胞免疫功能。常用 1~2 mL,三角肌内侧皮下注射,每日一次,5 日为 1 个疗程,以后每周 1~2 次。

(7)泛福舒:为流感杆菌、肺炎链球菌、化脓链球菌、金黄色葡萄球菌、克雷伯菌等 8 种细菌冻干溶解物,每次 3.5 mg/粒,每天 1 次,共服 10 天,停药 20 天,共 3 个疗程。

(8)匹多莫德:0.4 g/7 mL,每天 2 次,口服,共 2 周,以后每天 1 次,共 2 个月。

(9)施和利通:0.3 g,每天 2 次。

(10)甘露聚糖肽:10 mg,每天 2 次。

（二）小儿肺炎

小儿肺炎大多属支气管肺炎，多数为病毒性肺炎，半数继发细菌性肺炎。近年来，肺炎支原体、衣原体肺炎愈来愈多。免疫缺陷病、医院内感染的肺炎尤其小婴儿肺炎病原体种类众多，而且耐药菌株多，可引起致死性肺炎。致死原因有肺炎合并呼吸衰竭、心力衰竭、中毒性脑病、中毒性肠麻痹、弥散性血管内凝血（DIC）等。西韦来司钠（50 mg/d，静脉滴注，10 天），可抑制中性粒细胞释放的弹性蛋白酶，缓解急性肺损伤/呼吸窘迫综合征。

关于小儿肺炎能否合并心力衰竭，长期以来国内外一直存在不同意见。一派认为，小儿肺炎可发生以右心衰竭为主的全心衰竭。临床在用强心、血管扩张剂（地高辛，酚妥拉明）、利尿剂（呋塞米）后以上症状体征明显好转，病死率下降。持相反意见的人认为，以上"心力衰竭"表现，并非心力衰竭，而是肺炎呼吸衰竭的表现，而心肌炎时对洋地黄敏感，滥用洋地黄可致洋地黄中毒。

小儿肺炎关键是及时用抗生素，即使病毒性肺炎也要用抗生素以防死亡。抗生素的选择视患者年龄、病情较重、病原微生物而定，并用至肺部啰音消失，一般 10～14 天为 1 个疗程。新生儿和 2 个月内小婴儿肺炎，常选用氨苄西林或美洛西林加头孢噻肟钠，各 0.1 g/（kg·d）静脉滴注。

5 岁内肺炎，常选青霉素加氨苄西林，3 天无效改用头孢菌素（3 代）。流感嗜血杆菌肺炎常用头孢克洛、美洛西林。5 岁以上肺炎，常选青霉素加苯唑西林。

社区获得性肺炎（CAP）：其病原体主要为肺炎链球菌、流感嗜血杆菌、卡他莫拉菌、非典型病原体（肺炎支原体、肺炎衣原体、沙眼衣原体、嗜肺军团菌）等。常选用阿奇霉素、头孢克洛或头孢羟氨，头孢呋辛口服。医院肺炎（HAP）：选青霉素类，阿奇霉素加头孢曲松静脉滴注。

肺炎链球菌肺炎（PSSP）：选青霉素类，阿莫西林，头孢曲松。

金葡菌肺炎：常选苯唑西林加头孢拉定。头孢泊肟、头孢地尼有广谱抗菌作用，更优于头孢克肟。呼吸道合胞病毒肺炎或毛细支气管炎：常用利巴韦林（0.1 g/d）肌内注射或雾化吸入，每天 2 次。

肺炎支原体肺炎：常选阿奇霉素（0.1～0.25 g）共 3 次口服或静脉滴注，10 天、20 天后再用 2 个疗程。军团菌肺炎：亦可用阿奇霉素或利福平。

真菌性肺炎、侵袭性肺部真菌感染（IPFIs）：常见的真菌主要是念珠菌属、曲霉属、毛霉、隐球菌属和肺孢子菌等。临床诊断后，当先发治疗。白念珠菌感染应用氟康唑或伏立康唑。侵袭性肺曲霉病用两性霉素 B（或含脂制剂），或加伏立康唑。肺毛霉病用两性霉素 B 联合氟胞嘧啶。肺隐球菌病用两性霉素 B 联合氟胞嘧啶或氟康唑治疗。

卡氏肺孢菌（肺孢子虫肺炎）：用 SMZ 复方制剂，甲硝唑，或喷他脒，5 mg/（kg·d），静脉滴注 2 周。

传染性非典型肺炎（冠状病毒肺炎、严重的急性呼吸综合征，SARS）：一般抗生素治疗无效，可试用利巴韦林、更昔洛韦、利福平、甘草酸、5-羟色胺抑制剂以及清开灵注射液。适当用甲泼尼龙。

（三）婴幼儿哮喘和儿童哮喘

哮喘是一种慢性气道过敏炎症性疾病，儿童哮喘同样要推行全球哮喘防治创意（GINA）。哮喘的治疗原则是：坚持长期、持续、规范、个体化治疗。哮喘发作期要快速缓解症状、抗炎、平喘；缓解期要长期检测症状、抗炎、降低气道高反应，避免触发因素，自我保健。

由于哮喘的形成和发作归类为气道慢性变应性炎症和气道高反应性两大发病机制，因此在治疗哮喘时，应选用平喘药，但不能一味扩张支气管而忽略同时抗过敏炎症和降低气道高反应性的重要性。也就是说，应在激素抗炎的基础上，辅以解痉药平喘。

婴幼儿和儿童哮喘的平喘药物选择：对于支气管平滑肌肌痉挛所致哮喘，可使用肾上腺素受体激动剂以扩张支气管、解除哮喘。β 受体分为 β1、β2 受体，β2 受体激动剂能高度选择性扩张支气管，适合哮喘时应用和发作前预防用药。

1.茶碱和氨茶碱

茶碱和氨茶碱除松弛支气管平滑肌以平喘外，还有扩张冠状动脉作用（故心源性哮喘时有效）和肾动脉作用（故有利尿作用）以及脑血管扩张作用，尚有中枢兴奋作用。可用于顽固性哮喘及哮喘持续状态等。

氨茶碱每片 25 mg,多索茶碱(每片 0.2 g),茶碱缓释片(SRT)舒弗美,每片 0.1 g,茶碱控释胶囊(CRC)时尔平,每粒 0.1 g,每天 2 次。

2.异丙托溴铵

异丙托溴铵雾化吸入剂,每瓶 10 mL,每喷 20 μg,每天 3 次;其复合剂型可必特,除含异丙托溴铵 21 μg 外,还含有沙丁胺醇 120 μg,吸入用。或噻托溴铵(0.0225 mg)干粉吸入。

3.沙丁胺醇

它能选择性兴奋 β2 受体,使支气管扩张而平喘,5～10 分钟显效。每片 2.4 mg,小儿半片～1 片,口服,每天 3 次。气雾剂为万托宁 0.2% 溶液雾化吸入剂,每喷 100 μg。另有旋碟式和涡流式吸入器吸入及干粉剂。沙丁胺醇和异丙托溴铵的复合定量喷雾剂称可必特。

4.第二、三代 β2 受体激动剂

(1)特布他林:它是第二代短效 β2 受体激动剂。不良反应有头晕、震颤等。每片 2.5 mg,小儿 0.5～1 片,口服,每天 3 次。雾化溶液:5 mg/mL(0.5%),可悬液一泵雾化吸入。气雾剂(喘康速、博利康尼),每瓶 100 mg,每喷 100 μg,每天 2～3 次。另有都保干粉剂。

(2)富马酸福莫特罗:它有强而快且持续(8～12 小时)支气管扩张和抗炎效果。每片 40 μg,有干粉吸入剂(4.5 μg/喷×60 喷),或 20 μg/包,干糖浆,2～4 μg/(kg·d),分 2 次口服。福莫特罗(4.5 μg)和布地奈德(80 μg)称信必可,都保,1～2 喷,每天 2 次,颗粒小(2～4 μm);小气道沉积率高,快速起效且长期控制,>6 岁可用信必可。

(3)丙卡特罗:每片 25 μg,每次 1 片,口服,每天 2～3 次。

(4)班布特罗:每片 10 mg,每晚睡前服 1 次,为长效制剂。班布特罗在体内经丁基胆碱酯酶转化为特布他林。

(5)沙美特罗:每片 50 μg,每天 2 次,口服。沙美特罗 50 μg 加氟替卡松 100 μg,称舒利迭干粉吸入,每天 2 次。

吸入性皮质类固醇/长效 β 受体激动剂(ICS/LABA)可联合治疗(SMART)的简化模式,两种成分联合治疗＝1+1>2,可能成为哮喘治疗的新策略和新趋势,简化治疗策略是一种有助于提高治疗依从性和哮喘控制的有价值疗法。

(6)非诺特罗:0.5%×20 mL/瓶,雾化吸入液。

(7)左布特罗:吸入,每天 2 次。

5.糖皮质激素吸入剂

临床上使用的吸入型糖皮质激素的常用制剂如下。

(1)布地奈德(BUD):每瓶 100 μg×300 喷,200 μg×100 喷或干粉剂吸入,每天 2 次。抗炎作用强,是必可酮的 2 倍。普米克令舒 0.5 mg/2 mL,2 mL/瓶,雾化吸入用 1 mg 每天 2 次。另有雷诺考特喷鼻水剂(1 mg/mL),用于变应性鼻炎者滴鼻用(64 μg/剂)。

(2)丙酸氟替卡松(FL):与糖皮质激素受体有高亲和力,比上药对肺部更有显著抗炎作用,儿童每喷 125 μg,作用持久,每日用 2 次。总之,目前普遍推荐首选激素早期吸入,并坚持吸入 3～6 个月为 1 个疗程。另有氟替卡松鼻喷雾剂。

6.其他平喘药

(1)扎鲁司特和孟鲁司特钠:它们属于白三烯受体(LTB4-R)拮抗剂。哮喘的发病与肺组织细胞产生的一种炎性介质-白三烯有关,白三烯可刺激呼吸道黏膜分泌黏液,增加血管通透性,促进水肿发生以及引起强烈气道收缩而发生哮喘。白三烯受体阻滞剂可抗炎,缓解病情。扎鲁司特每片 20 mg,40 mg;孟鲁司特钠每片 5 mg,每次 1 片,每天 1～2 次。小儿酌减。

(2)色甘酸钠:它能抑制肺部肥大细胞中磷酸二酯酶,减少对各种刺激的脱颗粒作用,抑制组胺释放,因而可抗炎和预防速发型变态反应,有哮喘预防效果,轻度哮喘可长期服用。每片 20 mg,每天 2～3 次,口服。或雾化吸入(每瓶 700 mg,每喷 2 mg,每天 3 次)。克乐净含 5 mg×112 喷,或粉末喷雾吸入,每次

20 mg,每天 3 次)。

(3)奈多罗米:每喷 4 mg,每天 4 次,吸入。

(4)抗过敏药:西替利嗪(5～10 mg/d)或西替利嗪滴剂,20 mg/d,7 滴(2.5 mg),每天 2 次,起效快(20 分钟,血药浓度达峰时间-tmax 为 30～60 分钟,血药峰浓度为 300 ng/mL,血浆半衰期约 10 小时);氯雷他定(服后 1～3 小时起效,8～12 小时达最大效应,持续作用达 24 小时以上)、地氯雷他定(2.5～5 mg);或用赛庚啶(2 mg);咪唑斯汀(5 mg);阿伐斯汀(8 mg);阿司咪唑(10 mg),睡前服用。

哮喘是慢性变应性气道炎症的结果,因此,最有效的平喘药是糖皮质激素。糖皮质激素有抗炎、抗毒、抗过敏、降温等作用,它还能上调 β 受体,抑制哮喘炎性介质、前列腺素(PG)和白三烯(LT3)的生成,增加气道平滑肌对 β2 激动剂的敏感性,收缩支气管内小血管,减少炎性渗出等作用。急性期可静脉注射、静脉滴注,琥珀酸氢化可的松,5～10 mg/(kg·d);甲基泼尼松龙,2 mg/(kg·d),3～5 天。恢复期可小剂量口服泼尼松(1～2 mg/(kg·d),7～10 天。但长期应用有不良反应。为减少全身不良反应,吸入型糖皮质激素(ICS)是目前最有效的首选药物,或再辅以支气管扩张剂,达到全面控制哮喘,目前普遍推荐首选激素早期吸入,并坚持吸入 12 个月～36 个月为 1 个疗程,达到全面控制哮喘,证明确实安全、有效,可大大改善哮喘预后。

综上,在测得呼气流速值(PEF)以后,如为哮喘应首选气雾剂吸入或其干粉吸入。必须强调正确使用雾化剂的重要性,否则疗效不好,正确的方法是一摇、二呼、三吸、四屏气、五漱口。婴幼儿可采用有活瓣的面罩或储雾罐接上气雾器同时吸入。德国产 PARI Boy 加缩雾化吸入仪优于一般超声雾化器,因它的雾化容积小(每次全乐宁雾化溶液 0.5～1 mL),用药量小,而浓度较高;雾化颗粒更小(4.1 μm)更能吸入下呼吸道黏膜上,而且可同时雾化各种药物,因而疗效更佳。有口含器和面罩两型。另外还可以用氧气作动力帮助吸入。

四、儿童消化系统疾病药物治疗

儿童消化系统疾病主要为感染性腹泻。急性腹泻是指每天腹泻 3 次以上,连续 2 天,或 1 天水泻 5 次以上。WHO 采用腹泻病这一名称。腹泻病主要有呕吐、腹泻、发热 3 大表现,重者脱水、酸中毒。腹泻的病因 90% 以上为感染性腹泻。

腹泻的治疗:WHO 强调继续母乳喂养,不需禁食,慎用止泻剂,不必常规用抗生素,以免诱发菌群失调。只有菌痢、霍乱及侵袭性肠炎才需用抗生素。腹泻伴轻度脱水可给口服补盐液(ORS),每解便 1 次服100 mL,或胃管滴入。轮状病毒感染性腹泻病用低渗补液盐。中～重度脱水需住院输液。为保护胃肠黏膜可口服蒙脱石,3 g/50 mL;或磷酸铝,120 mg/g 一包,每天 3 次,共 3～5 天。肠道脑啡肽酶抑制剂——消旋卡多曲颗粒(10～20 mg,每天 3 次口服,饭前服用)可抑制肠道过度分泌。抗腹泻药抗轮状病毒免疫球蛋白,1 g,每天 3 次口服,2～4 天。

腹泻的治疗有从抗生素转向益生素的趋势。目前,常用的微生态制剂有乳酸杆菌、双歧杆菌、肠球菌、蜡样芽孢杆菌、地衣芽孢杆菌、酪酸芽孢杆菌制剂等,在腹泻恢复期或大量口服抗生素后可常规服用。腹泻—营养不良—腹泻恶性循环应予打断。急性期可输复方氨基酸、清蛋白,恢复期可给要素饮食及儿康宁扶正,并腹泻后补锌。急性腹泻病发作期间,补锌可缩短腹泻的持续时间和降低疾病的严重程度。WHO和 UNICEF 推荐,给予急性腹泻病儿童(<6 个月的婴儿为 10 mg/d 锌,>6 个月的婴儿为 20 mg/d,如葡萄糖酸锌、甘草锌、康普力星,连续服用 10～14 天(直到腹泻停止),可减轻 5 岁以下儿童的腹泻程度,缩短病程。

五、儿童心血管系统疾病药物治疗

(一)风湿性心肌炎

风湿性心肌炎是使用糖皮质激素——泼尼松的指征。常用 12 周疗程:开始 2 mg/(kg·d),口服,一般 10 mg,每天 4 次,3 周;10 mg,每天 3 次,2 周;10 mg,每天 2 次,2 周;5 mg,每天 3 次,2 周;5 mg,每天

2次,2周;5 mg,每天1次,1周,共12周;维持可用每周3日停4日法。或改用泼尼松2 mg/(kg·d),2周;1 mg/(kg·d),3周(停药),同时加服阿司匹林,50 mg/(kg·d),至8周或直至C反应蛋白(CRP)、血沉(ESR)恢复正常。

(二)充血性心力衰竭

有原发、继发心脏疾患,同时心率>180次/分钟,呼吸>60次/分钟,肝脏增大>2 cm,可诊断婴幼儿心力衰竭。小儿心力衰竭时,强心剂首选地高辛,过去用量过大,常引起心律失常,目前已改用:<2岁0.04 mg/kg化量;>2岁0.03 mg/kg化量;首剂1/2化量,再1/4化量,每4~6小时1次,共2剂。如无效于12小时后再给1/4化量维持。病情急时,可用毛花苷C静脉注射或肌内注射,剂量同上。急性左心衰竭可用毒毛花苷K,每次0.0075 mg/kg,静脉注射。慢性心力衰竭可用地高辛缓给法,即每日分2次给1/4化量,5.5个半衰期后达稳态血浓度,同时补钾。为避免洋地黄中毒致心律失常可监测血药浓度。

近年来,常用血管扩张剂以减少心脏前、后负荷来治疗心力衰竭及休克,例如用酚妥拉明,每次0.3~0.5 mg/kg,静脉滴注;或多巴胺、多巴酚丁胺,1支分别含20 mg、250 mg,加入葡萄糖液中静脉滴注,分别用0.5~1 μg/(kg·min),5~10 μg/(kg·min);也可用β受体阻滞剂类药。同时用快速利尿剂如呋塞米,每次1 mg/kg,静脉滴注或肌内注射。严重病例给予1,6-二磷酸果糖(FDP),5 g/50 mL,静脉滴注;或肌酸磷酸1 g静脉滴注,或辅酶Q10,10 mg,每天2次口服。

慢性充血性心力衰竭常辅以第1代血管紧张素转换酶抑制剂(ACEI)卡托普利(12.5 mg,每日两次);或第二代的依那普利(10 mg,每日两次),或贝那普利(5 mg,每日两次),福辛普利10 mg/d;或血管紧张素受体阻滞剂(ARB)。

(三)心律失常

凡发现心律不齐,须及时作心电图,必要时作24小时动态心电图(Holter),以便确立诊断和类型,同时处理心律失常的原因,对症状明显者可用抗心律失常药物。

1.钠通道阻滞剂(膜稳定剂)

奎尼丁,5 mg/(kg·d),每2小时1次,共5次,心房扑动、心房纤颤首选。利多卡因,每次1~2 mg/kg,静脉注射、静脉滴注,室性心动过速首选。普罗帕酮,每次5~7 mg/kg,口服,快速型心律失常首选。恩卡尼,1.5~2 mg/(kg·d),口服,用于室性心律失常。

2.β肾上腺能阻滞剂

普萘洛尔,1~2 mg/(kg·d),口服;或每次0.05~0.1 mg/kg静脉注射,用于室性、室上性心律失常。或其他洛尔制剂。

3.钾通道阻滞剂

胺碘酮,每次4 mg/kg,口服,用于室性、室上性心律失常。溴苄铵,每次2~3 mg/kg,口服。

4.钙通道阻滞剂

维拉帕米,每次0.1~0.15 mg/kg,静脉注射,用于房扑、房颤等。硝苯地平,每次2.5~4 mg,口服,适用于心绞痛、高血压等。

总之,抗心律失常药宜小心慎用,特别是静脉注射,因它们本身也可引起心律失常。

六、儿童泌尿系统疾病药物治疗

儿童泌尿系统疾病以肾病综合征(NS)为最常见。凡有三高一低,即大量蛋白尿(尿定性2次,+++,++++,24小时尿定量≥50 mg/kg;或40 mg/(m²·h);或尿蛋白/肌酐2.0 mg/mg);低蛋白血症(<45 g/L)或低清蛋白血症(<25 g/L);高脂血症,高胆固醇血症(>5.7 mmol/L或220 mg/dL),甘油三酯(TG)增高,低密度脂蛋白(LDL-C)增高,高密度脂蛋白(HDL-C)降低;以及明显指压凹陷性水肿,即可诊断肾病综合征。7岁以下大多为微小病变型肾病,对糖皮质激素治疗大多敏感,常于用后4周内蛋白尿消失,7岁以上肾炎型肾病综合征增多,病理上常为系膜增殖性肾炎。继发性肾病综合征多呈肾炎性肾病综合征,常继发于变应性紫癜肾炎,红斑狼疮性肾病等。

确诊后应开始服泼尼松 60 mg/(m²·d)或 2 mg/(kg·d)共 4 周,此时如一周内连续 3 次尿蛋白阴性,表明激素高敏感,可改用 40 mg/m² 隔日顿服,或逐渐每 2 周减泼尼松 5 mg,或用隔日疗法,总疗程不少于 6～12 个月。4～8 周尿蛋白阴转为敏感。如治疗 8 周蛋白尿仍不阴转或复发再治无效,表明激素不敏感。有时还有激素依赖或耐药,或者治疗后频繁复发,半年＞2 次或者一年＞3 次,称为难治性肾病综合征。复发系指尿蛋白阳性(＋＋),或定量＞4 mg/(m²·h)及 α1 微球蛋白(HC 蛋白)增高。复发病例可用甲泼尼龙,20 mg/(kg·d),(40～1.5 g)静脉注射 3～6 次;或地塞米松 2 mg/(kg·d),静脉滴注 3～6 次,作为冲击疗法,对难治性肾病在激素的基础上宜加用血管紧张素转换酶抑制剂(ACEI)。除第 1 代的卡托普利(25 mg,每天 2 次)以外,更推荐用第二代的依那普利(10 mg,每天 2 次);或贝那普利(10 mg/d),它们除能降血压以外,还可降低肾小球高灌流,减少尿蛋白,改善肾功能(但肾功能差,肾小管坏死时需慎用,否则加重病情)。如仍无效,可加用第二种免疫抑制剂,首选环磷酰胺(CTX),10 mg/(kg·d)静脉滴注,每周 1 次,4～8 周;或 2～2.5 mg/(kg·d),口服 2 个月。必要时再用环孢素A,5 mg/(kg·d),共 8 周,以后减至 3 mg/(kg·d)数周。仍无效时,最后用新型免疫抑制剂酶酚酸酯(麦考酚酯,MMF),它能选择性地抑制鸟嘌呤核苷酸,抑制 T、B 淋巴细胞增生,常用 15～25 mg/(kg·d)口服,12 周;以后 0.25～0.5 mg/(kg·d),12 周。或 1～2 g/d,每天 2 次;以后 10～20 mg/(kg·d),口服,12 周。此外,为激活免疫可加用左旋咪唑,2.5 mg/(kg·d),隔日 1 次,共 4 周,以后每日口服 25 mg,4 周。

有的难治性肾病合并有高凝状态,宜用尿激酶,每次 2 万 U 静脉滴注,肝素,1 mg/(kg·d),或低分子量肝素(LMWH,依诺肝素),每次 5 000 U,静脉滴注,或那曲肝素钙,60～100 U/(kg·d)皮下注射,共 2～4 周。对顽固性水肿者常选用呋塞米,每次 1 mg/kg,加入低分子量右旋糖酐 250 mL 中静脉滴注,每天2～3 次,无效改用布美他尼(每次 0.5～1 mg,口服或静脉注射);或托拉塞米(每次 5 mg,口服);或美托拉宗,0.2～0.4 mg/(kg·d),口服。血浆清蛋白过低者宜用人体清蛋白,每次 1 g/kg,静脉滴注。仍尿少者用利尿合剂(低分子量右旋糖酐),每次 25 mL/kg,加酚妥拉明 10 mg,多巴胺 20 mg,静脉滴注。如水肿伴腹泻时,更应注意水、电解质及酸碱平衡,防止死于循环衰竭。

长期用糖皮质激素治疗必然发生负氮、钙、钾平衡,需注意补充维生素 D(每日 800 U 即 20 mg)和钙剂(如碳酸钙,迪巧钙,钙尔奇-D,巨能钙等),以防骨质疏松和身材矮小。

七、儿童造血系统疾病和儿童肿瘤药物治疗

小儿造血和淋巴系统非常活跃,遇感染、免疫异常,易出现淋巴结肿大,也易发生淋巴系统恶性肿瘤;而对糖皮质激素反应良好。小儿肿瘤良性多于恶性,以胚胎性肿瘤(如肉瘤)居多,恶性肿瘤以血液系统肿瘤为最多,其次是中枢神经系统肿瘤及实体肿瘤。

(一)造血系统肿瘤

小儿造血系统肿瘤以白血病为多见,白血病分型目前采用 MICM 分型,即形态学、免疫学、细胞遗传学和分子生物学分型(MICM)。儿童白血病以急性淋巴性白血病(ALL,95%)居多,亚型有 ALL1、ALL2、ALL3 之分;依免疫学分为 T-ALL、B-ALL 两大类。当外周血异常 WBC＞10¹²(1 kg)时即有临床表现,如发热、贫血、出血、肝、脾、淋巴结肿大。骨髓穿刺涂片检查,当幼稚细胞＞0.2 时,且有形态异常,可诊断为白血病。儿童白血病的治疗以化疗为主,化疗的原则是多药联合和多疗程治疗,化疗强度及方案根据临床危险度分组而定。一旦确诊白血病即应根据细胞周期理论(M1-G0-G1-S-G2),制定强烈诱导、缓解、巩固化疗方案,给予联合、足量、间歇、交替、长期治疗。目前 ALL 常用 VDLP、VLP、COAP、LASP、VDLD、COPD、DAE、CAM 方案等。急性非淋巴性白血病(ANLL)常用 DA、DA＋VP-16 方案等。治疗方面进展快,专业性强,每 1～2 年全国会对治疗方案进行修订,因此患者要到各省市医疗中心专科去诊治,争取长期治疗 3～4 年,使 5 年无病生存率增至 60%～90%。微小残留白血病(MRL)/微小残留病(MRD)是导致白血病复发的重要原因。有条件时要作多药耐药(MDR)基因检测,作骨髓、外周血、脐血、祖细胞/干细胞移植。在白血病整个治疗过程中,要注意中枢神经白血病(CNL)及医院内感染的防治,否则最

终必将复发,或者遗留脑萎缩。急性早幼粒细胞白血病用三氧化二砷(As_2O_3),$0.1\sim0.5$ mg/(kg·d),静脉滴注,及全反式维A酸ATRA,$20\sim45$ mg/(m^2·d),口服。对费城染色体阳性(Ph+)的慢性髓性白血病(CML)用二甲磺酸乙酯:0.5 mg,每片2 mg,0.05 mg/(kg·d),口服,及一种靶向酪氨酸激酶抑制剂-甲磺酸伊马替尼($0.1\sim0.2$ g/d)。

(二)儿童中枢神经系统肿瘤

中枢神经(CNS)系统肿瘤90%以上为脑肿瘤,$1/2\sim2/3$位于天幕以下,大部分位于脑中线附近,肿瘤组织以胚胎性错构瘤、神经胶质瘤居多。CNS肿瘤其共同临床表现是进行性剧烈头痛,反复喷射性呕吐及局限性神经定位征。一旦发现CNS肿瘤,能切除的应尽量早期彻底切除,不能切除的也要正规化疗;晚期不能作根治手术时,也应作引流手术或分流手术,以解除脑室系统的梗阻,降低颅内压,延长生命期。较大的脑干肿瘤不能手术治疗者,可作肿瘤分子靶向治疗。颅内血管瘤<3 cm小型的可立体定位后γ射线放疗。

(三)儿童实体性肿瘤

儿童实体性肿瘤大多位于腹部特别是腹后壁。腹膜后有3大肿瘤即神经母细胞瘤、肾胚胎瘤及畸胎瘤。横纹肌肉瘤属中胚层产生的胚胎性肉瘤。儿童期尚可见到视网膜母细胞瘤等。总的来说,一旦发现肿瘤能切除的尽量早期彻底切除,不能切除的也要正规化疗,对放射敏感的肿瘤施以放疗;对患儿要进行三级止痛管理。

儿童常用抗肿瘤药物及常用剂量如下,但具体方案和剂量视不同肿瘤而定。

1.长春新碱(VCR,V)

每支1 mg,每次$50\sim75$ μg/kg或每次1.5 mg/m^2,静脉滴注,每周1次,$4\sim6$周为1个疗程。

2.环磷酰胺(CTX,C)

每片0.05,0.25 g,0.1 g,每支0.2 g,$2\sim6$ mg/(kg·d)或$600\sim800$ mg/m^2一次静脉滴注,或每次75 mg/m^2,每周2次静脉滴注。

3.阿糖胞苷(AraC,A)

0.05 g,每支0.1 g,每次$1\sim2$ mg/kg,或每次0.1 g/m^2,静脉滴注,$7\sim14$天为1个疗程,$30\sim50$ mg/m^2鞘注。

4.阿糖腺苷(AraA)

0.05 g,每支0.1 g,$10\sim15$ mg/(kg·d),静脉滴注。

5.门冬酰胺酶(L-asparaginase,L)

每支1 000 U、2 000 U,$250\sim500$ U/(kg·d),10天为1个疗程,或每次$6\,000\sim10\,000$ U/m^2,每3天1次静脉滴注。

6.甲氨蝶呤(MTX,M)

每片2.5 mg、5 mg,每支5 mg、10 mg、25 mg,每次$0.3\sim0.4$ mg/kg,口服,每次$2\sim3$ g/m^2,静脉滴注,每次$12\sim15$ mg/m^2,鞘注。

7.6-巯基嘌呤(6-MP)

每片2.5 mg、5 mg,$1.5\sim3$ mg/(kg·d),75 mg/(m^2·d)。

8.阿霉素(ADM)

每支10 mg,每次0.4 mg/kg,或每次$30\sim40$ mg/m^2,静脉滴注,3周1次。

9.柔红霉素(DNR,D)

10 mg,每支20 mg,$30\sim40$ mg/(m^2·次),静脉滴注,每周2次。

癌扩散转移有继发性贫血时除给铁剂外,还可用促红细胞生成素(EPO,每次2 000 U,肌内注射),白细胞数降低时可用小檗碱(每片50 mg)或人粒细胞巨噬细胞集落刺激因子(GM-CSF),每次$1\sim5$ μg/kg皮下注射或静脉滴注。免疫缺陷可用人白细胞介素2(每支1 500 U,肌内注射,每天1次,共$2\sim3$周)。

八、儿童中枢神经系统疾病药物治疗

（一）热性惊厥，癫痫

1.热性惊厥

热性惊厥（FS）分单纯性、复杂性，1年＞5次，半年＞3次称复发性热性抽搐。6岁后仍热性惊厥者称热性惊厥附加症（FS plus，FS＋，GEFS＋）。有10%的患儿一开始发病即表现为惊厥持续状态（惊厥时间超过10分钟），可发生惊厥后脑损伤。一旦发生热性惊厥应立即用作用快的镇静剂止惊，诸如10%水合氯醛，10 mL灌肠，或用地西泮，0.3～0.5 mg/kg，灌肠。地西泮肌内注射起效还不如灌肠快，当然静脉作用最快，2～3分钟即起止惊作用，但维持时间仅2小时～4小时。最好同时肌内注射苯巴比妥钠，每次10 mg/kg，以维持镇静6小时～8小时。同时用退热药布洛芬每次10 mg/kg口服或塞肛，共3天。患儿再次发热＞38 ℃时，可再用3天，并加服地西泮2.5 mg，每天2次，共3天，有防止热性惊厥的效果。对复发性热性惊厥，可用托吡酯25～50 mg，每晚睡前口服，疗程一年。一旦热性惊厥转为癫痫即应按癫痫正规治疗。

2.癫痫

国际抗癫痫联盟（ILAE，2005年）制定的癫痫的定义为：癫痫是一种具有产生多次癫痫发作的持久性倾向和具有神经生物、认知、心理及社会多种后果为特征的慢性脑性疾病。癫痫的确定要求至少有一次惊厥性或非惊厥性癫痫发作。癫痫发作分为局灶性与全面性（全身性）癫痫发作两大类（7：3）。癫痫病因则分为继发性/症状性与特发性癫痫（7：3）两大类。癫痫的本质是大脑皮质3、4层神经元突然性、阵发性高波幅、高频率过度放电及向四周扩散，因而脑电图中出现癫痫样波，严重者临床发作。癫痫的原因是神经细胞膜离子通道障碍或兴奋性和抑制性神经递质失衡。癫痫发作后3～7天作脑电图，发现棘波（<70 ms）、尖波（>70 ms）、棘慢波，尖慢波、多棘慢波等癫痫样波，可确诊癫痫且可定侧、定位。棘慢波阴性不能排除诊断。癫痫发作有自发性、突发性、丛集性、阵发性、反复性、不规则性、难以预测性等诸特点，而且发作频率和程度很不一致，因此要长期观察。对局灶性、偏侧性发作，伴有神经体征者，或伴有脑性瘫痪，智力低下小儿，应常规作脑CT/MRI以明确致痫灶和原发基础疾病，并帮助判断预后。脑CT扫描对检出钙化灶优于MRI，但对脑细微结构的检出率不及脑MRI。癫痫诊断轴分发作现象、癫痫发作类型、癫痫综合征、病因及残障5个层次。

3.癫痫的治疗

当首次无热惊厥后，应给地西泮静脉注射或直肠给药，0.3～0.5 mg/（kg·次），或水合氯醛灌肠，以立即止惊。待有2次（＞24小时）无热惊厥后即可诊断为癫痫，并立即开始长期治疗。对初次发作而又脑电图正常者，或者脑电图虽有异常，但无癫痫遗传家族史者，可暂不治疗，但需密切观察，注意是否特发性癫痫。任何原因所致癫痫持续状态；或第一次发作表现明确，检出棘慢波者，均可开始抗癫痫正规治疗。癫痫治疗手段虽有不断变化，药物治疗仍是最常采用的治疗方法。癫痫只要早期诊断，早期治疗，彻底治疗，大多能完全控制发作（临床痊愈）；反之若延误诊治，用药不当，则可能给患儿带来痛苦，甚至发生意外。抗癫痫药物（AEDs）用药特点是AEDs的选择及其剂量的掌握要严格，特别强调合理用药的重要性。治疗要平衡疗效与安全性，既要观察疗效，争取达到最佳效果，治愈疾病，又要注意安全性，尽量避免ADRs。

AEDs主要作用机制是抑制电压门控依赖性钠通道（PHT、VPA、CBZ、TPM、LTG、FBM、GBP）；或抑制电压依赖性钙通道、减少钙内流（VPA、ESM）；或增强GABA、介导的氯内流（PB、BNDs、TPM）。VPA可增加脑和脑脊液中GABA水平。左乙拉坦（LEV）：可选择性与中枢突触囊泡-SV2A结合，具抑制点燃效应；LEV可选择性地抑制N型钙离子通道，经负性变构调节剂兴奋γ氨基丁酸（GABA）甘氨酸（Gly）抑制性神经递质的癫痫抑制作用。

最理想的新型AEDs应优质、高效、速效，具线性药代动力学，在肝脏易解毒，不酶诱导、不酶抑制，肾脏易排泄，具肝肾双向作用；血药浓度稳定，不需要血药浓度监测/治疗药物监测（TDM）；有广谱抗癫痫发作；安全、耐受性好，AEDs不良反应（ADRs）小；使用方便，价格合理，性价比（E/C）高。左乙拉西坦接近于理想的 AEDs,总分 96 分。所有新型 AEDs 抗癫痫药物中最成功是 LEV,目前看来似乎可挑战丙戊酸和卡马西平作为一线治疗。

开始治疗应根据发作类型选择一种最合适的 AEDs,应持单药治疗原则。为患者选择最佳的第一个 AEDs 至关重要,剂量从小剂量到大剂量(特别是托吡酯、拉莫三嗪),服药后一般发作程度和频率先好转,然后停止发作。如此坚持最小有效量服药 2 年～3 年(难治性癫痫服药 3 年～5 年),如不再发作,才能逐渐减量(每 3 月减 25％量),1 年后完全停药,难治性癫痫逐渐减量 2 年后完全停药服药。如其间又出现发作,则要从该次发作开始重新计算,达 2 年～3 年的无发作期。选择最佳的第一个单药治疗,50％的患者能有效控制癫痫发作;30％的患者不能有效控制癫痫发作(发作频率×6),需更换另一种药物控制癫痫。如单药＞3 月～6 月不能有效控制癫痫发作,则考虑用另一种单药治疗。当第二种药已经达到足够的治疗剂量时,第一种药才能缓慢撤药,二药重叠＞1 月～2 月,＞5.5 T1/2。无效者两药联用。

(1)治疗的目的:是完全控制发作,一次也不发作,同时不出现明显药物不良反应(ADRs),生活质量好。AEDs 保留率不一,AEDs 停药后复发率 20％～30％,服药依从性差者复发率更高(＞35％)。治疗仍以完全控制癫痫发作为主,目前还不能完全治愈癫痫,也不能阻止癫痫遗传。

(2)癫痫发作类型及癫痫综合征与选药。

局灶性发作:首选卡马西平、奥卡西平,或选左乙拉西坦、托吡酯、丙戊酸钠(镁)、拉莫三嗪。

全面强直阵挛发作:首选丙戊酸钠,或选左乙拉西坦,拉莫三嗪,托吡酯。不应用乙琥胺(否则加重)。

失神发作:首选丙戊酸钠,或选拉莫三嗪、乙琥胺。不应用苯妥英钠、苯巴比妥、卡马西平、奥卡西平、加巴喷丁、氨己烯酸(否则加重)。

肌阵挛发作:首选丙戊酸,或选左乙拉西坦、托吡酯、氯硝西泮。不应选苯妥英钠、卡马西平、奥卡西平、拉莫三嗪、氨己烯酸、加巴喷丁、地西泮(否则加重)。

大田原综合征、婴儿痉挛及 Lennox-Gastaut 综合征:首选左乙拉西坦加托吡酯两药联用,或加氯硝西泮、丙戊酸钠、拉莫三嗪。

对各型癫痫发作均有效的广谱抗癫痫药(AEDs),首先是丙戊酸钠,其次是左乙拉西坦、托吡酯及拉莫三嗪。单药治疗 65％有效,另外 35％需两药治疗,这样 10％有效,25％两者治疗仍无效而需多药治疗,然而仍有 10％还是无效,此时可试用 2 线新药,这样 85％有效,余 15％需外科手术治疗(50％～80％有效)。另外,首选单药治疗 50％有效,2 选单药治疗 15％(8％～17％)有效,3 选单药治疗 2％～5％有效。故而,为患者选择的第一个药物至关重要,新型 AEDs 疗效稍好,ADRs 小,主要优势是可以提高患者生活质量。

(3)疗效判断:无发作＝至少 3 个干预前无发作期或是 12 个月,取较长的那个时间。服药后第一次发作时间,6 个月(24 周),12 个月(48 周),5 年无发作率,缓解率。12 个月癫痫无发作＝发作缓解。1,2,3 年保留率。服药后发作次数减少 50％表明有效,减少 75％表明显效,减少 100％表明发作完全控制,发作减少不足 50％表明无效,可改药或添加治疗。治疗失败＝未能实现无发作。

(4)难治性癫痫及其治疗:癫痫有慢性反复发作的特点,20％(15％～25％)的癫痫患者经 2 种～3 种 AEDs 正规治疗 2 年以上,仍每月发作 1 次以上,可归为难治性(或顽固性)癫痫。有下列病况者易发生难治性癫痫,诸如年龄小发病于 2 岁以下,有频繁全身性发作尤其婴儿痉挛发作,失张力发作,有脑损伤基础疾病或脑结构畸形(如灰质异位,小头畸形),颞叶癫痫,癫痫性脑病(如大田原综合征,IS,LGS),或为特殊癫痫综合征(Rasmussen 综合征);伴有智力低下,脑性瘫痪者,脑电图明显不对称、不同步性异常,且长期无好转者,多药耐药(MDR)以及有心理,行为障碍,生活质量低下等。为改善预后应尽量设法长期治疗,特别是病因治疗。患者癫痫发作长期不能控制的原因有:没有按癫痫发作类型选药;用量不够;多药联用,急于多药联用;治疗不专一,药物更换频繁;停药太快;不规律服药;有部分癫痫患者因为有先天脑发育异常,后天脑软化;或者有遗传因素。难治性耐药性癫痫的发生过程较复杂,涉及不规律服药,遗传因素等多个环节。耐药基因也是造成耐药性及长期不能控制的原因。

对难治性癫痫的治疗,应根据临床诊疗指南,癫痫发作类型和癫痫综合征,个体化地正确选择抗癫痫药。先选用正确的抗癫痫药单药治疗,经两种单药治疗疗效不佳时,再二药联用治疗。如一线 2 种(或 3 种)单药,3 个月~6 个月治疗无效,须加用另 1 种~2 种抗癫痫药,以不超过 3 种为宜。一、二线药已有十余种,要科学地、艺术性地、个体化地联合用药。从小剂量开始逐渐增加至维持量,同时又要注意药物之间、AEDs 之间的相互作用,发作控制不理想时,应系统监测血药浓度和药物不良反应指导治疗。首选作用机制不同的抗癫痫药联合用药,如卡马西平、托吡酯、拉莫三嗪加用丙戊酸、左乙拉西坦。局灶性癫痫可 CBZ 与 TPM 或 VPA、LEV 联合用药。全面性癫痫可 VPA 与 LTG 联合用药。不选作用机制相同的抗癫痫药联用(如 CBZ 加 OXC,CBZ 加 LTG)。一般肝酶抑制剂(如 VPA)可与肝酶诱导剂(如 PHT、CBZ、OXC、TPM、PB、DZP)联用。不酶诱导,不酶抑制的 AEDs 有 LTG、VGP、FLM、CLB、TGB、GBP、LEV、ZNS,可联合用药。仍无效时还可加用钙通道阻滞剂,如氟桂利嗪(每片 5 mg)或尼莫地平(每片 30 mg),或 PGP 抑制剂:维拉帕米,甚至加碳酸酐酶抑制剂如乙酰唑胺(每片 0.25 g,10~25 mg/(kg·d))。

(5)癫痫性痉挛(婴儿痉挛):此癫痫性脑病首选左乙拉西坦加托吡酯(起始剂量 0.5~1 mg/(kg·d),每 3~7 天增加 0.5~1 mg/(kg·d),至 10 mg/(kg·d),特殊病例还可用到 20 mg/(kg·d)。同时用促皮质素(ACTH)25~50 mg 和维生素 B_6 50 mg/(kg·d)溶于葡萄糖液 100~200 mL 中静脉滴注,14~28 天疗程,半数短期可止惊。以后每天口服泼尼松 2 mg/(kg·d),2 周以后渐减量、共 6 周疗程。结节性硬化伴婴儿痉挛适宜用氨己烯酸。此外还需防治癫痫后脑损伤。

(6)癫痫持续状态的治疗:对持续发作超过 10 分钟或连续 2 次~3 次发作中间神志不恢复的癫痫持续状态,首选作用快而持久的劳拉西泮(LZP)静脉注射。首剂 0.1~0.2 mg/kg,以后每次 0.05 mg/kg,1 μg/(kg·min)或 0.1~0.4 mg/(kg·h),90%均有效。无药可代以咪达唑仑(MDZ)静脉注射或肌内注射,剂量同上。或用地西泮(DZP,0.5 mg/kg,i.v.)加苯巴比妥钠(NaPB,10 mg/kg,i.v.)。无效还可用氯硝西泮(剂量同上),或者丙戊酸钠(每次 15~25 mg/kg,以后 1~2 mg/(kg·h)。或托吡酯每次 10 mg/kg,1 天,每次 5 mg/kg,2 天。并用 10%葡萄糖,维生素 B_1(硫胺素 100 mg),静脉注射。无效也可用苯妥英钠(PHT),或磷苯妥英,每次 10~20 mg/kg,静脉注射;50 mg/min,不能肌内注射。乃至静脉注射巴比妥同类药。①硫喷妥钠:每次 4 mg/kg,3~5 mg/(kg·h),起效快,作用时间 15~30 分钟;②异戊巴比妥:每次 2~5 mg/kg,静脉注射作用快(15 分钟),维持作用 3~4 小时,异戊巴比妥还用于 Wada 试验(一侧颈静脉内注射以帮助语言优势半球定侧);③戊巴比妥钠,首剂 12 mg/kg,以后 1~5 mg/(kg·h),作用时间 4~6 小时;④硫喷妥钠,5~20 mg/(kg·次),3~5 mg/(kg·h),静脉注射,或利多卡因(1~2 mg/(kg·次),3.5 mg/(kg·h),丙泊酚(异丙酚),年长患儿 1~2 mg/kg,2~5 mg/(kg·h),静脉注射,它本身也可致惊。丙泊酚起效快、作用时间短。

(7)抗癫痫药物(AEDs)不良药物反应(ADR)。

苯巴比妥(PB):多动、认知障碍、嗜睡、皮疹、大细胞贫血等。

苯妥英钠(PHT):共济失调、面容丑陋、齿龈增生、淋巴结肿大、大细胞贫血、多毛、认知障碍等。

氯硝西泮(CZP):疲倦、肌张力低下、嗜睡、口渴、便秘等。

卡马西平(CBZ):皮疹(7%,因 *HLA B 1502* 等位基因)复视、共济失调、黄疸、肌阵挛、肝功损害(16/100 000)、再障 0.5/100 000 等。

丙戊酸钠(镁)(VPA):体重增加、嗜睡、脱发、恶心、共济失调、肝功损害(<2 岁单药治疗 1/500~1/1 000,多药治疗 1/37 000,>10 岁 1/50 000)、多囊卵巢等。母亲妊娠期使用 VPA 盐治疗癫痫,可能会使儿童 IQ 下降(92),增加儿童发生 NTDs 及孤独症谱系障碍(ASD)的危险。*L*-肉碱(L-carnidine,1 g/(kg·d)可防治 VPA 肝损。

乙琥胺(ESM):恶心、头痛、眩晕、贫血等。

托吡酯(TPM):食欲不振、体重下降、少汗(7%)、认知障碍等。

奥卡西平(OXC):皮疹(6%,比卡马西平少 3/4,因 *HLA B 1502* 等位基因)、嗜睡、低钠血症。

加巴喷丁(GBP):嗜睡、共济失调、恶心。

拉莫三嗪(LTG):恶心、共济失调、皮疹(3%,因 *HLA B38* 等位基因)。

左乙拉西坦(LEV):嗜睡、精神行为障碍、头晕、共济失调等。

(8)抗癫痫药物剂量:根据患儿的具体情况选择有效而安全的剂量。

托吡酯宜采用慢速加量法,快速加量,剂量过大时,ADRs 较多(30%)。儿童初始剂量为 0.5~1 mg/(kg·d),每周加量 0.5~1 mg/(kg·d),4 周~8 周加至评估剂量 3~5 mg/(kg·d)。特殊综合征(婴儿痉挛)例外,一般不超过 20 mg/(kg·d)。再加大剂量,疗效不会更大,且可带来 ADRs 增加。

拉莫三嗪宜缓慢加量,初始剂量小儿 0.15 mg/kg,1 周~2 周;0.3 mg/kg,1 周~2 周;直至 2~15 mg/(kg·d)。普通片,咀嚼/分散片,每片 50 mg。最大量要小于 0.3 g/d。LTG 与 VPA 合用,疗效良好。

(二)儿童中枢神经系统感染

各种细菌性脑膜炎、病毒性脑膜脑炎、结核性脑膜炎、新型隐球菌脑膜炎的共同特征是:发热,剧烈头痛,频繁呕吐,重者惊厥、嗜睡、昏睡、昏迷。病毒性脑膜炎者有脑膜刺激征。脑脊液检查有决定性诊断意义。

1.细菌性脑膜炎治疗

原则上应首选强有力杀菌抗生素,并且自始至终大剂量静脉注射、静脉滴注 3 周,直至脑脊液完全正常。优先采用脑脊液中浓度较高者如头孢曲松(或氯霉素),(均 0.1 g/(kg·d))等。

青霉素 40 万~80 万 U/(kg·d)对流脑(5 天疗程)、肺炎链球菌(至少 3 周)、B 组溶血性链球菌(至少 2 周)以及敏感金黄色葡萄球菌脑膜炎(至少 6 周~8 周)等均有效。耐药金黄色葡萄球菌脑膜炎则用苯唑西林或氯唑西林 0.2~0.3 g/(kg·d)。氨苄西林对流感杆菌、大肠埃希菌、铜绿假单胞菌等革兰氏阴性杆菌有效,疗程至少 4 周,如无效改用美洛西淋、阿洛西林、哌拉西林、羧苄西林或氨曲南,均 0.1 g/(kg·d)。近年来由于耐药菌株的增多,可用阿莫西林加氯唑西林混合制剂,加 β-内酰胺酶抑制剂以增强疗效。

流感杆菌、肺炎链球菌脑膜炎及结核性脑膜炎常加用地塞米松,每次 2 mg/kg,静脉滴注,3~5 天。

糖皮质激素为脂溶性类固醇,可通过细胞膜扩散入靶细胞内,在胞浆内与激素受体蛋白结合,形成激素受体复合物,然后再通过核膜进入核内,与核染色质结合,产生诱变蛋白,最终发挥特殊生理效应。细菌性脑膜炎时虽血中激素含量增高,大剂量使用糖皮质激素还有如下药理作用:①对炎症介质起抑制合成和溶解作用,因而抑制炎症反应;②抑制脑毛细血管充血、扩张,降低其通透性,维持血-脑脊液屏障的完整性;③减少白细胞浸润和炎性渗出,抑制淋巴母细胞增生,阻碍肉芽肿形成和纤维粘连的形成,抑制局部过敏坏死反应;④能稳定脑细胞膜、溶酶体膜,防止血管活性激肽的释放,减少蛋白水解酶的细胞自溶作用;⑤改善脑血流量,减少脑组织病灶中的含水量和钠/钾比例,增加脑细胞内糖原异生和葡萄糖含量,帮助缺氧所致脑性酸中毒的恢复;⑥减少脑脊液的生成和减低脑压;⑦减轻神经胶质细胞的肿胀;⑧减轻脑脓肿周围水肿;⑨阻碍单核-巨噬细胞系统的吞噬功能,使淋巴细胞功能下降,但不抑制抗原抗体的相互作用。对循环中免疫球蛋白水平一般无影响,或加速其降解;⑩减少或防止化脑时听力和听觉传导系统损害,使脑干听觉诱发电位异常率下降。总之,糖皮质激素具有非特异性抗炎、抗病毒、抗过敏以及退热作用,在辅助抗生素治疗化脑时有一定临床疗效。但也有抑制免疫,使感染恶化的不良反应,因此不宜常规使用。

2.病毒性脑膜脑炎治疗

单纯疱疹、水痘-带状疱疹脑炎首选鸟苷类 DNA、RNA 抑制剂如更昔洛韦、泛昔洛韦,均 10 mg/(kg·d)静脉滴注或口服 5~10 天。免疫激活剂常用干扰素 100 万~300 万 U 肌内注射 5~7 天。静脉丙种球蛋白(IVIG)2.5 g 静脉滴注 3~5 天。

3.结核性脑膜炎治疗

先用异烟肼(INH),地塞米松(5~10 mg/d),静脉滴注 2 周~3 周。再用泼尼松 1~2 mg/(kg·d),2 月。巩固治疗用异烟肼,15 mg/(kg·d),18 个月~24 个月,并加利福平或乙胺丁醇。抗结核药物及剂量:异烟肼,15~30 mg/(kg·d),口服或静脉滴注;对氨水杨酸(PAS),0.2~0.3 g/(kg·d),口服;链霉素(SM),25~40 mg/(kg·d),肌内注射;利福平(RFP),10~20 mg/(kg·d);或利福定(RFD),4 mg/(kg·d);乙胺丁醇(EMB),15~25 mg/(kg·d);及吡嗪酰胺(PZA),20~40 mg/(kg·d)。

4.新型隐球菌脑膜炎治疗

选氟康唑,3~6 mg/(kg·d),静脉滴注或口服,加两性霉素 B,0.05~0.1 mg/(kg·d)开始,逐渐增至 1 mg/(kg·d),避光静脉滴注,同时每次 0.05~0.1~1 mg 鞘注,每天 1 次,直至脑脊液体完全正常 3 次。或换用氟胞嘧啶(5-FC),0.15~0.2 mg/(kg·d)口服,8 周~12 周为 1 个疗程。

5.对症治疗

(1)退热:对乙脑高热可用布洛芬。清开灵注射液(安宫牛黄液)肌内注射,紫雪丹口服。

(2)止惊:可选地西泮静脉滴注和苯巴比妥钠肌内注射或静脉注射,或劳拉西泮静脉注射。

(3)防治脑水肿、颅内高压:用 20%甘露醇每次 0.5~1 g/kg,(病重者用 10%甘露醇~30%尿素液)静脉注射或快速静脉滴注,每 4 小时~8 小时 1 次,3~7 天。同时用地塞米松、及呋塞米(每次 1 mg/kg)静脉滴注增加疗效。

(4)治疗中枢性呼吸衰竭:

可用东莨菪碱(每次 0.3~1 mg 静脉注射),必要时才用洛贝林(每次 3~5 mg)静脉注射。

(5)改善脑功能:输能量合剂(细胞色素 C 15 mg、辅酶 A 50U 及 ATP 每次 20 mg),脑活素(5~10 mL/d),胞磷胆碱(每次 0.25 g)或 1,6-二磷酸果糖(FDP,每次 50 mL)静脉滴注。纳诺酮(0.4 mg)有醒脑作用。神经生长因子(NGF,9 000 U,2 mL/d),神经节苷脂钠(GM1,20 mg/d),亦可应用。

(6)恢复期康复治疗:包括各种维生素(尤其维生素 B$_1$、B$_6$、B$_{12}$、叶酸及维生素 E),微量元素,谷氨酸、赖氨酸、牛磺酸,深海鱼油制剂含多不饱和脂肪酸二十二碳六烯酸(DHA)、二十碳五烯酸(EPA),吡拉西坦(0.4 g)、茴拉西坦(0.1 g)、吡硫醇(0.1 g)等。

(三)脑性瘫痪

脑瘫(CP)以痉挛型居多。痉挛性脑瘫有双侧上下肢内肌群挛缩,肌张力过高以致痉挛性步态的特点,即使长期康复治疗亦难治愈。

A 型肉毒毒素(BTX-A),能抑制神经肌肉接头处乙酰胆碱的释放,松弛肌肉痉挛。国内外已用以辅助治疗小儿痉挛性脑瘫。采用兰州生物制品研究所研制的衡力 BTX-A,每瓶 50 U、100 U,稀释成 6 mL,分别于 6 靶点,注入双侧腘窝上下之内收大肌和腓肠肌肌内,或腕内侧内关穴。注射后无不良反应。次日起加强运动训练。从短期随访结果来看,除重型疗效不佳以外,其余均有不同程度好转。再注一次后,更为好转;显示 BTX-A 确有肌肉松弛作用,且安全,有效。

(四)注意缺陷多动障碍(ADHD)

多动症是一种有神经、精神、心理、行为多种表现的慢性神经、精神疾病,有注意缺陷,多动及冲动三大核心症状。起病于 7 岁前,病程>6 个月。6 岁后可辅以中枢兴奋剂,即哌甲酯(MPH,ritalin),每片 10 mg,维持效果 4 小时,5~10 mg,每天 2 次。哌甲酯渗透泵控释片(OROS-MPH,专注达)包膜(哌甲酯 4 mg),药核(14 mg)-即释+控释,峰、谷血药浓度波动小,每粒 18 mg,36 mg,每天早晨上学前服 1 粒,维持效果 12 小时。

注意力不集中(ADD)患儿,还可用非中枢神经兴奋药-选择性去甲肾上腺素再摄取抑制剂:托莫西汀[ATX,托莫西汀,每片 10、25、40 mg,0.5~1.2~1.4 mg/(kg·d)],可维持效果 24 小时,并减少抽动症状。

ADHD 或用 α-去甲肾上腺素受体激动剂-可乐定经皮贴片(每次 0.1 mg、0.2 mg),亦可口服(每次 75 μg)。同时注意行为矫治和社会心理干预。

(五)抽动症,抽动障碍

抽动症,抽动障碍或称图雷特(Tourette 综合征)为一种慢性反复多发运动抽动和神经行为疾病。一般多采用多巴胺受体阻滞剂控制抽动,如氟哌啶醇(每次 2 mg),但有锥体外系不良反应,如迟发肌张力障碍,甚至扭转痉挛。可改用硫必利(每次 0.1 g),辅以苯海索(2 mg,每天 2 次)、肌苷(0.2 g,每天 2 次),但硫必利单药治疗疗效不佳,难以控制,可加用托吡酯(12.5~25~50 mg/d);或改用丙戊酸钠,或左乙拉西坦,利培酮(1 mg/d)阿立哌唑(2.5~10 mg/d);每晚睡前服用或中午、睡前分服。疗程 12 个月,疗效满意者 85%。

九、儿童内分泌、免疫性、遗传性疾病药物治疗

(一)先天性甲状腺功能低下(呆小症)

孕妇缺碘或胎儿甲状腺发育不良,T3、T4 分泌不足,TSH>16~20 μU/mL 而致面容粗鲁,身体矮小。一般用甲状腺片,4 mg/(kg·d),口服;或者 L-甲状腺素钠,5~10 μg/(kg·d),长期治疗。

(二)生长激素缺乏症(GHD,垂体性侏儒症)

指儿童身高在第 3 百分位数以下,同时骨龄落后 2 岁以上者。治疗应补充生长激素(GH),目前有安科安苏萌、金磊生长素、恒通健高速、丹麦的诺德人体生长激素,瑞典健豪宁。均每晚睡前皮下注射 0.1 U/(kg·d);或 0.3 mg(/kg·week)(3 U=1 mg)。连续用半年平均长高 6 cm。愈早治疗效果愈好、且价格便宜些。一旦骨骺形成疗效不佳。

(三)尿崩症

是由于抗利尿激素(ADH)的产生不足或作用障碍使肾脏不能将原尿浓缩而排出大量低渗尿的一组临床综合征。治疗应给予鞣酸垂体加压素,0.4~1 mL,深部肌内注射,可维持 72 小时。或去氨加压素片剂(弥凝),每片 0.1 mg,睡前服。用卡马西平、氯磺丙脲 15~20 mg/(kg·d)亦有效。

(四)川崎病

首选阿司匹林,为环氧酶抑制剂,具有抗炎及防止血小板聚集和血栓形成的作用。常用剂量为每日 30~50 mg/kg,连服 3~14 天,如超声心动提示冠状动脉正常或可疑时阿司匹林改为 3~5 mg/(kg·d),共 2 个月~3 个月。早期静脉输注免疫球蛋白,每次 2 g/kg,和甲泼尼松龙(20 mg/kg)是防止冠状动脉损害的一种安全有效的方法。辅用双嘧达莫(12.5~25 mg/d),防止血小板聚集。

(五)急性感染性多发性神经根神经炎

急性感染性多发性神经根神经炎,又称为急性炎症性脱髓鞘性多神经根病或吉兰-巴雷综合征(GBS)。急性期静脉滴注免疫球蛋白,每次 2 g/kg,可中和抗原和自身抗体,使免疫下调。联合甲泼尼龙治疗可有效抑制麻痹进展,尤其是呼吸肌麻痹进展,减少人工呼吸机通气应用,降低死亡率。或考虑进行血浆置换。

(六)重症肌无力

重症肌无力(MG)是神经肌肉间兴奋传递障碍的慢性复发性疾病,以反复活动后骨骼肌软弱无力和休息后肌力显著恢复为特征。用抗胆碱酯酶药物以减少乙酰胆碱的分解,使肌力得到加强。常用溴化新斯的明,30 mg,每天 2 次,口服;石杉碱甲,50 μg,每天 2 次,口服。上述治疗无效时,可加用糖皮质激素以纠正胸腺免疫功能的异常。

(七)肝豆状核变性

首先快速驱铜治疗,常用青霉胺(10~20 mg/(kg·d),口服(可引起超敏危险)。每月 7~10 天为 1 个疗程。辅以维生素 B₆(30 mg/d)以减少多神经病、肾病。或连四硫代钼酸胺(四硫钼酸盐,ATTM 60~300 mg/d,口服),以络合铜。也可用盐酸三乙撑四胺(曲恩汀,TTD,1 g/d,分 4 次口服),小儿酌减。对于已经出现神经系统症状的肝豆状核变性患者,四硫钼酸盐的疗效优于曲恩汀。可代之以二巯丙磺钠(0.25 g/5 mL,静脉滴注),二巯丁二钠(DMS),20~40 mg/(kg·d),口服或静脉注射,5 天为 1 个疗程。或依他酸钙钠(Ca-Na ETDA),1 g 加入葡萄糖液 250 mL 静脉滴注,60 mg/(kg·d),静脉滴注,3~4 天为 1 个疗程。或用二巯丙醇(BAL),2.5~5 mg/(kg·d),肌内注射,7 日为 1 个疗程。以上药物可交替应用,每月有计划长期维持。同时辅以大剂量锌制剂以拮抗铜的吸收。

（彭经纬）

第九章

肿 瘤 用 药

第一节 肿瘤化疗的作用机制

肿瘤化学治疗(简称化疗)始于 20 世纪 40 年代,当时由少数白血病及淋巴瘤患者经氮芥或叶酸拮抗剂甲氨蝶呤治疗,取得了短暂的缓解。与此同时,前列腺癌及乳腺癌也开始用内分泌药物己烯雌酚治疗。20 世纪 50 年代后,通过以动物大规模筛选化疗药物,先后发现了不少有效的药物,如氟尿嘧啶、硫鸟嘌呤、巯嘌呤、放线菌素 D 以及几种烷化剂,如环磷酰胺、美法仑等,使肿瘤化疗学得到了发展。与此同时,已有部分外科医师将化疗药作为肿瘤手术前后的辅助治疗。20 世纪 60 年代末,大部分目前常用的化疗药都已经被发现,包括长春碱、长春新碱、卡莫司汀、阿霉素、阿糖胞苷、博来霉素、顺铂等。肿瘤化疗在 20 世纪 60 年代的另一个发展是人们开始认识肿瘤组织动力学及化疗药药代动力学的重要性。20 世纪 60 年代末,也有少数肿瘤可经化疗治愈,如急性淋巴细胞白血病、霍奇金病、睾丸肿瘤等。20 世纪 70 年代,更多的肿瘤有了比较成熟的化疗方案,包括晚期睾丸肿瘤、弥散性组织性细胞淋巴瘤、肾母细胞瘤以及横纹肌瘤等。

20 世纪 80 年代后,人们开始进一步研究生物反应修饰剂等药物如何提高化疗药疗效,并探索肿瘤对化疗药产生抗药性而使化疗药物失败的原因。近年来,随着研究的深入,越来越多的抗肿瘤新药进入临床应用,最重要的是抑制微管蛋白解聚的紫杉类药物(如紫杉醇、多西他赛)和拓扑异构酶抑制剂喜树碱衍生物(伊立替康、拓扑替康)。进入 21 世纪以来,根据肿瘤的基因、受体和激酶而发展的靶向治疗使得肿瘤治疗得到较大幅度提高,而且更为个体化。靶向治疗因其以肿瘤细胞的特性改变为作用靶点,在发挥更强的抗肿瘤活性的同时,减少了对正常细胞的不良反应。这种有的放矢的治疗方法为肿瘤治疗指明了新的发展方向,并取得了可喜的成果。如利用抗 CD20 的单抗(利妥昔单抗)治疗 CD20 阳性的弥散大 B 细胞淋巴瘤、针对 HER2 阳性的乳腺癌患者使用曲妥珠单抗,都大大提高了肿瘤治疗的有效率,延长了患者的生存期。

在肿瘤治疗中进步最快的是化疗,随着对药物作用机制的亚细胞分子水平的研究、抗癌新药的发现、联合用药和用药途径的改变等,化疗在临床上已取得了令人振奋的进展。目前,化疗不仅仅是一种姑息疗法或辅助治疗,而且已经发展成为一种根治性的方法和手段。

一、肿瘤细胞动力学和化疗

(一)细胞周期

细胞周期是细胞分裂及增殖的一个连续、复杂的过程。有关细胞周期的动态过程对控制癌细胞的增殖及治疗癌症患者有重要意义。细胞复制的过程可分为 5 个步骤,即 G_1 期、S 期、G_2 期、M 期及 G_0 期。G 为 gap(间隙)的简写,即细胞准备进入 DNA 的合成期(S)或有丝分裂(M)的间隙期。G_1 期即第一个间隙期,在此期间细胞进行 RNA 及蛋白质合成并准备 DNA 合成。G_1 期实际上包括 G_0 期(休止期),即细胞不在细胞周期内,不进行任何复制活动。G_0期细胞可休止一段时间并可根据机体需要重新进入G_1期。因此,实际上G_0细胞是细胞的"蓄池"。DNA合成是S期细胞的主要活动,正常细胞与肿瘤细胞的S期长短不同。许多抗癌药可在S期引起DNA损伤并引起细胞死亡,一般S期持续$10\sim30$小时。G_2期是第二个间隙期,此时细胞继续进行RNA及蛋白质合成并准备进入有丝分裂。在此期内有丝分裂用的纺锤体出现。一般此期持续$1\sim12$小时。M期为有丝分裂期,显微镜下明显可见前期、中期、后期及末期。在此1个细胞一分为二变成2个子细胞。每个子细胞各含相同数量的染色体,一般M期持续约1小时。M期完成后细胞或者进入G_1期继续进行成熟、分裂,或者进入G_0期,休止待命。完成上述G_1期、S期、G_2期及M期的一个细胞周期所需时间称为一代时间。一般来说,从S期开始到M期完成所需时间相当恒定,而不同瘤细胞在G_1期时间变异很大。因此,G_1期时间的长短实际上决定着细胞增殖的速率。

肿瘤细胞不像其他体细胞,肿瘤细胞的特点表现在瘤细胞是对正常的细胞调控因子完全或部分失去反应。由于肿瘤细胞的失控性生长,曾经认为肿瘤细胞的生长或增殖速率比正常细胞要快,并且认为这是肿瘤细胞对化疗敏感的原因。现在,我们知道绝大部分肿瘤细胞的生长速度比生长活跃的正常细胞慢(如骨髓细胞),因此,尽管很多肿瘤比周围的正常组织的生长速度要快,但是单独用瘤细胞生长的速率不能解释为什么肿瘤细胞对化疗较敏感。

(二)肿瘤生长依赖的相关因素

1.细胞周期的时间

细胞分裂结束到下一个分裂结束所经历的平均时间。细胞周期的时间决定了肿瘤生长的最大速率,但是可能并不决定肿瘤对药物的敏感性。S期的相对时间可能与某些药物(S期特异性药物)的化疗敏感性有关。

2.细胞生长比例

细胞生长比例即细胞分裂的细胞数比例,包括对那些主要作用于分裂活跃细胞的药物敏感的细胞。如果生长比例接近1,细胞死亡的比例则较低,肿瘤倍增时间接近细胞周期时间。

3.肿瘤细胞的数目

肿瘤细胞的数目(在任何时候及肿瘤开始生长时测量)在临床上很重要,因为它是衡量肿瘤期别的一个指标,常常与正常器官的功能受损相关。当细胞总数增加时,对药物抗拒的细胞数也会增加,肿瘤治愈的可能性随之降低。此外,肿瘤体积较大时,肿瘤血供和氧合状况差,从而影响药物进入肿瘤细胞,结果导致肿瘤细胞对化疗和放疗的敏感性降低。

4.肿瘤细胞的病死率

肿瘤细胞的自身病死率很难测量,但这可能是许多实体瘤生长速率降低的主要因素。

(三)抗肿瘤药物与细胞周期

抗肿瘤药物进入人体内后既可影响正常细胞,也可影响肿瘤细胞。虽然两种细胞都可因抗肿瘤药引起细胞的不可逆损伤而死亡,但正常细胞的修复能力较强,如损伤较小尚可继续生存下去。肿瘤化疗正是利用了上述差别得以临床应用。

抗肿瘤药根据其对细胞周期的作用特点不同区分为细胞周期特异性药物及细胞周期非特异性药物,前者可根据其对各时相的作用特异性再分为G_1期特异性、G_2期特异性、S期特异性及M期特异性药物。

(四)细胞杀伤假说

Skipper等提出抗肿瘤药的细胞杀伤假说,指出药物杀伤肿瘤细胞符合一级动力学原则,即药物的某一剂量通常可杀伤一定百分比的细胞而不是一定数量的癌细胞。因此,治疗时需反复给药以最大限度地减少细胞总数,治疗后残留的癌细胞数则决定于前次治疗结果、两次给药的间隔以及癌细胞的倍增时间。例如,一个肿瘤病灶有100万个细胞,治疗可杀灭90%的癌细胞,则此次治疗后残余10万个癌细胞,反复治疗可使癌细胞减少到$10^3\sim10^4$个细胞,免疫治疗可消灭此少量残存的癌细胞。因此,Skipper认为理想的癌化疗应消灭99.9%的癌细胞。

二、肿瘤细胞耐药性

抗肿瘤药物的耐药性是指对某一特定药物、某一特定肿瘤和某一特定宿主所表现的综合特征。此时，使用该药物无法有效地控制肿瘤，当然也不会产生严重的毒性反应。一个肿瘤对一种药物产生耐药性是肿瘤和药物的相互作用过程。抗肿瘤药物的耐药现象可能是自然发生的或者是获得性的。自然发生的耐药性是指肿瘤一开始就对某种药物缺乏反应，获得性耐药是指在成功治疗之后出现的耐药。化疗耐药包括 3 种基本类型：细胞动力学所致的耐药、生化原因所致的耐药和药理学原因所致的耐药。

（一）细胞动力学和耐药性

基于细胞动力学耐药现象与周期的时相特异性、生长比例以及给药时机等因素相关。许多人类肿瘤都有的一个特殊问题是它们处于生长曲线的平台期，生长比例较小。这样，很多细胞对抗代谢类药物不敏感，对其他许多化疗药物的反应性也较差。克服细胞动力学所致耐药的方法主要有以下几种。

(1)通过手术或放疗减少肿瘤负荷。

(2)采用包括作用于休眠期细胞(很多细胞处于 G_0 期)药物的联合化疗。

(3)合理安排给药时间，防止处于某些时相的细胞逃避药物的杀灭作用或者使细胞同步化而增加细胞的杀灭。

（二）产生耐药性的生物化学原因

生物化学因素引起耐药性，包括肿瘤组织不能将药物转化为具有活性作用的药物、肿瘤使药物失活、药物不能到达肿瘤部位等。这些可能与药物的摄取减少、药物外排增加、细胞内靶物质水平和结构的改变、药物在胞内激活减少失活增多以及 DNA 损伤的修复增加等因素有关。在前 B 细胞白血病细胞系中发现 *bcl-2* 过表达或其同源基因 *bax* 低表达可使细胞对几种化疗药物耐受，因为 *bcl-2* 抑制凋亡，所以有人认为 *bcl-2* 过表达可抑制化疗诱导的凋亡反应。当突变型 *p53*、*HER2/neu* 以及其他一些癌基因、抑癌基因和细胞对放疗、化疗、激素及一些生物药物细胞毒性的耐受之间相互关系被更好地理解时，将有助于我们进一步理解耐药机制以及设计新的治疗方法。

多药耐药(MDR)又称多向性耐药，指肿瘤不仅对相同类型的其他药物耐药，而且对其他无关的一些药物有交叉耐药。通常，多药耐药是由于能量依赖的药物外排机制增加所致的胞内药物浓度降低而引起的。对于这种类型的多药耐药，常常可观察到一种称为 P 糖蛋白的膜转运蛋白过度表达。其他多药耐药蛋白还包括在人类肺癌细胞系中发现的多药耐药相关蛋白(Mm)和肺癌耐药相关蛋白(LRP)。这些蛋白质在不同类型的肿瘤中似乎有不同的表达。那些能够有效逆转 P 糖蛋白的药物相关 S 逆转多药耐药相关蛋白。联合化疗可通过药物之间的生化作用或影响药物的跨膜转运而增加细胞内活性药物的浓度来克服生化原因所致的耐药。钙通道阻滞剂、抗心律失常药、环孢素的类似物(如 PSC-833，为环孢素 D 的无免疫抑制性的衍生物)和已发现的其他一些在体外可调节多药耐药的药物，有些在临床上已获得较好的疗效。在化疗的时候，如果用一种药物对正常组织进行解毒治疗，则可以增加另一种药物的用药剂量，这样可以克服由活性代谢物的低生成或高失活所引起的耐药。另一种克服耐药的方法是在行骨髓致死剂量的化疗之后，进行外周血或骨髓干细胞输注。这种实验性技术在治疗淋巴瘤、慢性粒细胞白血病、乳腺癌以及其他一些肿瘤方面已表现出一定的前景。一种更为广泛应用的技术可能是综合使用大剂量化疗和血细胞生长因子，如粒细胞集落刺激因子(G-CSF)、粒细胞-巨噬细胞集落刺激因子(GM-CSF)或 IL-11。这些以及其他一些骨髓保护因子和骨髓。

（三）刺激因子的应用

刺激因子在临床上的应用越来越多，可能对提高某些肿瘤的化疗效果有所帮助。

（四）产生耐药性的药理学原因

药物吸收不良或不稳定，排泄或分解代谢增加以及药物的相互作用都可以导致血药浓度偏低，从而引起肿瘤对化疗的明显耐受。严格意义上说，这种情况并不是已经产生了真正的耐药性，而是不能获得满意的血药浓度所致，患者所能耐受的最高剂量的个体差异性要求我们对用药剂量进行调整，也就是说，当化疗的毒性反应很小或不存在时,可以增加剂量;相反,当毒性反应很重时则需要减少剂量。对于那些量效曲线较为陡峭的药物,这种剂量调整显得尤为重要。根据所预测的药理学行为来选择合适的药物剂量,不仅可以避免出现严重的毒性反应,而且还可以获得理想的治疗效果。现已成功根据每个患者的肌酐清除率预测药物的时间×浓度(曲线下面积或 AUC)用于选择卡铂的最佳剂量。

药理学上所谓的耐药是由于药物不能很好地转运到身体的某些组织或肿瘤细胞而引起,例如,中枢神经系统(CNS)是很多药物不能很好到达的一个部位。能够较好到达中枢神经系统的药物具有很高脂溶性和低分子量等特点。对于中枢神经系统原发或转移性肿瘤,应选择在脑组织能够达到有效药物浓度和对所要治疗的肿瘤有效的药物。

(五)非选择性和耐药性

非选择性并不是产生耐药性的机制,人们对大多数肿瘤及药物的耐药性及选择性的原因尚未完全弄清楚。假如人们能在一定程度上认识正常细胞与肿瘤细胞之间生物化学上的差异,那么人们就可能在肿瘤化疗方面获得相当程度的成功。随着对肿瘤细胞认识的加深,我们完全有希望认为:再过 20 年,当我们回顾现在使用的化疗方案时,就会认为现在使用的化疗方案尚处于一种萌芽状态。未来我们将会找到许多对肿瘤进行靶向治疗的药物,能够很有效地治疗现在无法治疗的人类肿瘤。

(韩召选)

第二节　抗肿瘤药物的分类

过去的药理学曾把抗肿瘤药依据其性质和来源分为 6 类,即烷化剂、抗代谢药物、抗生素、植物药、激素和杂类。但以上分类不能代表药物的作用机制,来源相同的药物可能作用机制完全不同,所以,目前多根据作用机制分类。

一、细胞毒类药物

(一)作用于 DNA 化学结构的药物

1.烷化剂

如氮芥、环磷酰胺和塞替哌等,能与细胞中的亲核集团发生烷化反应。DNA 中鸟嘌呤易被烷化,使DNA 复制中发生核碱基错误配对。受烷化的鸟嘌呤可以从 DNA 链上脱失,引起密码解释错乱。双功能基的烷化剂常与 DNA 双链上各一鸟嘌呤结合形成交叉联结妨碍 DNA 复制,也可使染色体断裂。DNA结构功能的破坏可导致细胞分裂,增裂停止或死亡。少数受损细胞的 DNA 可修复而存活下来,引起抗药。

2.铂类化合物

铂类金属化合物如顺铂(DDP)可与 DNA 结合,破坏其结构与功能。

3.蒽环类

可嵌入 DNA 核碱基对之间,干扰转录过程,阻止 mRNA 的形成。如柔红霉素(DNR)、阿霉素(ADM)、表柔比星(EPI)、吡柔比星(THP)及米托蒽醌(DHAD)等都是临床上有效的蒽环类化合物。放线菌素 D(ACTD)也属此类药等。

4.破坏 DNA 抗生素类

如丝裂霉素(MMC)的作用机制与烷化剂相同,博来霉素(BLM)可使 DNA 单链断裂而抑制肿瘤的增殖。

(二)干扰核酸生物合成的药物

属于细胞周期特异性抗肿瘤药,分别在不同环节阻止 DNA 的合成,抑制细胞分裂增殖,属于抗代谢药。

根据药物主要干扰的生化步骤或所抑制的靶酶的不同,可进一步分为:①二氢叶酸还原酶抑制剂,如甲氨蝶呤等;②胸苷酸合成酶抑制剂,影响尿嘧啶核苷的甲基化,如氟尿嘧啶、替加氟及替加氟/尿嘧啶(优福定)等;③嘌呤核苷酸互变抑制剂(抗嘌呤剂),如巯嘌呤、硫鸟嘌呤等;④核苷酸还原酶抑制剂,如羟基脲;⑤DNA多聚酶抑制剂,如阿糖胞苷等。

(三)作用于核酸转录药物

作用于核酸转录药物包括放线菌素D、阿柔比星,均是由微生物所产生的抗肿瘤药,为细胞非特异性周期药,对处于各周期时相的肿瘤细胞均有杀灭作用。

(四)拓扑异构酶抑制剂

直接抑制拓扑异构酶,阻止DNA复制及抑制RNA合成。包括拓扑异构酶Ⅰ抑制药和拓扑异构酶Ⅱ抑制药,拓扑异构酶Ⅰ抑制药的代表药有伊立替康、拓扑替康、羟喜树碱;拓扑异构酶Ⅱ抑制药的代表药有依托泊苷、替尼泊苷。

(五)干扰有丝分裂的药物

(1)影响微管蛋白装配的药物,干扰有丝分裂中纺锤体的形成,使细胞停止于分裂中期,如长春新碱、紫杉醇及秋水仙碱等。

(2)干扰核蛋白体功能阻止蛋白质合成的药物,如三尖杉碱。

(3)影响氨基酸供应阻止蛋白质合成的药物如门冬酰胺酶,可降解血中门冬酰胺,使瘤细胞缺乏此氨基酸,不能合成蛋白质。

二、改变机体激素平衡而抑制肿瘤的药物(激素类)

与激素相关的肿瘤如乳腺癌、前列腺癌、子宫内膜腺癌等可通过激素治疗或内分泌腺的切除而使肿瘤缩小。这说明起源于激素依赖性组织的肿瘤,仍部分地保留了对激素的依赖性和受体。通过内分泌或激素治疗,直接或间接通过垂体的反馈作用,改变原来机体的激素平衡和肿瘤生长的内环境,可以抑制肿瘤的生长。另一类药物如他莫昔芬则是通过竞争肿瘤表面的受体干扰雌激素对乳腺癌的刺激。而肾上腺皮质激素则可通过影响脂肪酸的代谢而引起淋巴细胞溶解,故对急性白血病和恶性淋巴瘤有效。激素类药包括雌激素、孕激素、雄激素和拮抗药。

三、生物反应调节剂

生物反应调节剂是一类具有广泛生物学活性和抗肿瘤活性的生物制剂,对机体的免疫功能有增强、调节作用。

四、单克隆抗体

利用基因工程技术所生产的抗肿瘤单克隆抗体已近千种,利妥昔单抗、曲妥珠单抗、西妥珠单抗,通过对受体的高选择亲和性、抗体依赖性的细胞毒性作用,来杀灭肿瘤细胞或抑制肿瘤细胞增殖。

五、辅助化疗药物及其他

重组人血管内皮抑素,用于联合NP化疗方案治疗初始或复治的Ⅲ/Ⅳ期非小细胞肺癌;右雷佐生可减少阿霉素引起的心脏毒性的发生率和严重程度,用于减少蒽醌类抗生素化疗引起的心脏毒性;替莫唑胺,用于新诊断的多形性胶质母细胞瘤;美司钠,预防氧氮磷环类(环磷酰胺、异环磷酰胺)引起的泌尿道毒性;用于防止化疗和放疗引起的恶心与呕吐的药物如昂丹司琼、格雷司琼、托烷司琼及帕洛诺司琼等。

(韩召选)

第三节 抗肿瘤药的合理应用

一、化疗的临床应用范围

在恶性肿瘤的治疗中,化疗主要用于 3 种情况:①单纯应用抗肿瘤药物治疗某些全身性肿瘤和晚期肿瘤患者;②手术及放射治疗的辅助化疗;③手术前的新辅助化疗。

(一)单纯化疗

某些全身性肿瘤,晚期肿瘤患者失去手术切除的机会,或者有手术禁忌证而不能手术者,或者因肿瘤对放疗不敏感,在这种情况下,化疗便成为可供选择的重要治疗方法。但是,不同的肿瘤对化疗药物的反应程度不一样,甚至同一种肿瘤,因肿瘤细胞异质性的存在,对化疗药物的敏感性也有差异,需要根据不同的肿瘤、不同的发展阶段和趋向采取适当的措施。为了提高化疗的治疗效果,人们不断地在应用新药,改进治疗方案,选择治疗适应证以及支持治疗等方面进行探索。

影响肿瘤化疗疗效的因素很多,在配合化疗的支持疗法方面,重点要解决的是药物引起的骨髓抑制。目前,采用自体或异体骨髓移植治疗淋巴造血系统恶性疾病已经得到了广泛的研究和应用,大多数人认为,骨髓移植能加速骨髓重建,促进造血功能的恢复。适用于骨髓移植的还有部分实体瘤如小细胞肺癌、神经母细胞瘤、睾丸肿瘤、尤因肉瘤、乳腺癌、卵巢癌等。生物反应调节剂是近年来提出的新型药物,如左旋咪唑、胸腺素、转移因子、IL-2,也可用于肿瘤化疗的辅助支持疗法。我国在研究肿瘤的防治方面,走出了一条中西医结合的道路,在防治复发转移方面达到了先进的水平。根据化疗后出现的耗气伤阴、脾胃受损等不良反应综合征,运用中医给予辨证诊治,用健脾和胃、疏肝理气、补益心脾的治疗原则,使不少患者顺利完成了各个疗程的治疗,进入 20 世纪 80 年代以来,不但确立了化疗在肿瘤综合治疗中的地位,而且,化疗适应证也在逐渐扩大,成为全身性肿瘤和晚期肿瘤患者不可缺少的首选治疗方法,治愈率逐渐提高。

(二)辅助化疗

辅助化疗是提高手术和放疗疗效的一种综合治疗方法,包括放疗前、后的辅助用药和手术后辅助化疗。在放疗前化疗,可以使肿块缩小,减少照射范围,为放疗创造条件。经过某些药物治疗的肿瘤,有时还可以增加肿瘤细胞对放疗的敏感性。在放疗之后给药,有助于清除残余的和转移的亚临床微小癌灶,减少复发,提高和巩固放疗效果。手术后的辅助化疗,目的是在肿瘤复发灶被切除之后消灭手术野之外的肿瘤复发。手术加术后辅助化疗,可使骨肉瘤的治愈率提高到 $60\% \sim 80\%$,使睾丸肿瘤治愈率提高到 $90\% \sim 100\%$。但是,对于目前一些常见的肿瘤如胃癌、大肠癌患者,还缺乏确切有效的辅助化疗方案。其次,化疗引起的不良反应可以导致手术切口出血或者感染,影响愈合,有时这些不良反应往往会影响治疗效果。

(三)新辅助化疗

新辅助化疗又称诱导化疗,是在手术前的短时间内给予辅助化疗,一般给予 3 个疗程左右,目的是缩小原发肿瘤以便更有利于手术切除。国外报道的新辅助化疗多结合放疗同时进行。新辅助化疗是局部和全身相结合的有希望的新途径,在很多方面具有明显的优势:①使瘤体缩小以利于手术切除;②破坏肿瘤细胞活力,防止手术时的扩散和转移;③避免在原发灶切除后因肿瘤细胞减量而引起潜伏继发灶的快速增长;④早期用药减少抗药性产生的机会;⑤对手术标本的病理观察可以帮助判断新辅助化疗疗效,从而筛选合适药物的最佳方案。

手术切除标本中肿瘤细胞的坏死程度是最直观的指标之一,一般认为坏死面积大于 60% 为有效。尽管新辅助化疗具有上述的优点,使一些失去手术机会的晚期肿瘤患者重新获得了手术切除的机会,但是,对患者的长期生存率的影响和改善预后方面,至今尚无确切的结论。再加上化疗的毒副作用较大,患者消耗甚大等因素,往往在术后仍然需要给予辅助化疗和支持治疗。因此,在选择新辅助化疗时应严格掌握其适应证:①既往未经治疗;②患者一般情况良好,能耐受化疗和手术;③估计化疗后能够手术切除;④实验室检查,白细胞计数>4×10^9/L,血小板计数>100×10^9/L,肾功能正常;⑤病变未发生大范围扩散或远处转移。

二、化疗药物的合理使用

(1)为了正确地使用化疗药物,发挥药物的最大治疗效果,临床医师必须熟知抗肿瘤药物的抗菌谱、药动学、不良反应、药物相互作用、使用规范,合理应用抗肿瘤药物。在化疗期间和化疗前后检测血象变化,凡出现白细胞计数<3×10^9/L,血小板计数<50×10^9/L,严重呕吐、腹泻、肝肾及神经系统毒性反应者,应视为停药的指征。凡严重肾脏疾病、骨髓转移、临床上已出现恶病质、既往多次化疗和放疗而使白细胞和血小板低下者,应禁用化疗。

(2)周期非特异性药物对癌细胞的作用较强而快,高浓度下能迅速杀灭癌细胞;周期特异性药物的作用需要一定时间才能发挥其杀伤作用。周期非特异性药物的剂量反应曲线接近直线,在机体能耐受的毒性限度内,其杀伤能力随剂量的增加而增加。在浓度和时限的关系中,浓度是主要因素。周期特异性药物则不然,其剂量反应曲线是一条渐近线,即在小剂量时类似于直线,达到一定剂量后不再上升,出现平台。相对来说,在影响疗效的浓度与时间的关系中,时间是主要的因素。因此,为使化疗药物发挥最大的作用,非特异性药物宜静脉一次推注,而特异性药物则以缓慢滴注、肌内注射或口服为宜。

(3)联合化疗方案中一般包括两类以上药理作用机制不同的药物,且常用周期特异性药物与作用于不同时相的周期特异性药物配合。

联合化疗用药的原则:①选用的药物一般应为单药应用有效的药物。只有在已知有增效作用,并且不增加毒性的情况下,方可选择单用无效的药物。②各种药物之间的作用机制及作用与细胞周期时相各异。③各种药物之间有或可能有互相增效作用。④毒性作用的靶器官不同,或者虽然作用于同一靶器官,但是作用的时间不同。⑤各种药物之间无交叉耐药性。

三、联合化疗方案药物的制订

联合化疗是目前肿瘤化疗广泛应用的方法,在临床上单一应用某种化疗药物治疗肿瘤的方法已极少见。联合化疗方案的设计应主要根据恶性肿瘤细胞增殖动力学的原理,结合药物的生化靶点差异、毒性部位的不同以及药物的抗瘤谱等综合考虑。

(一)联合化疗的基本方法

1.序贯疗法

将几种不同的药物,分先后次序给药。使用这种疗法时应充分考虑不同肿瘤细胞增殖动力学特点,而实施不同的方案。

2.联合给药法

同时使用几种药物。使用这种方法时每种药物都应使用其最大的耐受量,而不应因为联合用药而降低每种药物的剂量。

(二)制订联合用药方案时应考虑的问题

1.从细胞增殖动力学考虑

(1)对生长缓慢、生长比率较低的实体瘤,G_0期(静止期)细胞较多,可先用周期非特异性药物,杀灭增殖期和部分 G_0 期细胞,使肿瘤变小,驱使 G_0 期细胞进入增殖期,继而使用周期特异性药物杀灭之。如此反复数个疗程,有望根治。

(2)对生长快、生长比率较高的肿瘤,处于增殖的细胞较多,应先使用周期特异性药物,使大量处于增殖周期的瘤细胞被杀灭,以后再用周期非特异性药物杀伤其他各期细胞。待 G_0 期细胞进入周期时,再重复上述疗法。如同应用作用于不同时期的抗肿瘤药物,对各期细胞同时打击,可获得较好的效果。

(3)同步化疗是一种特殊的序贯疗法。先使用对 S 期(DNA 合成期)细胞有作用的药物,使肿瘤细胞齐集于 G_1(DNA 合成前期),然后应用作用于 G_1 期的药物,可使疗效提高。

2.从药物作用原理考虑

联合应用作用于不同环节的抗肿瘤药物,可使疗效增加,如烷化剂加抗代谢药物等。

3.从药物毒性考虑

不同毒性的药物联合使用,可望降低毒性,提高疗效。如泼尼松、长春新碱的骨髓抑制作用较小,与其他药物联合使用,可减少对骨髓的抑制作用。

4.从药物的抗瘤谱考虑

(1)胃肠道癌:氟尿嘧啶、喜树碱、塞替哌、环磷酰胺等。

(2)鳞癌:宜用博来霉素、邻丙氨硝酸苄芥、甲氨蝶呤等。

(3)肉瘤:宜用环磷酰胺、顺铂、阿柔比星等。

总之,制订联合化疗方案,要从多方面、不同角度、因人、因瘤而异,从实际情况出发,使用不同的方法,以取得最好的效果。

四、分子靶向治疗药物安全应用

恶性肿瘤的常规治疗手段包括手术、化疗和放疗。化疗也称为药物治疗,在肿瘤治疗中一直发挥着重要作用,但治疗效果受剂量依赖性毒性的影响,特别是传统化疗药物的治疗效果似已进入了"平台期"。近年来,肿瘤分子靶向治疗因具有疗效高、不良反应少且轻等特点而备受瞩目,各种新型分子靶向治疗药物成为近年来的研究热点,并逐步成为临床肿瘤治疗的重要组分。

(一)分子靶向治疗的特点

肿瘤分子靶向治疗是指在肿瘤细胞分子生物学的基础上利用肿瘤组织或细胞所具有的特异性或相对特异性的结构分子作为靶点,使用某些能与这些靶分子特异性结合的抗体或配体等达到直接治疗或导向治疗目的的一类治疗方法。分子靶向药物因以某些肿瘤细胞膜上或细胞内特异性表达的分子为作用靶点,故能更有特异性地作用于特定肿瘤细胞,阻断其生长、转移或诱导其凋亡,抑制或杀死肿瘤细胞。与传统化疗药物相比,分子靶向药物可高选择性杀伤肿瘤细胞而减少对正常组织的损伤,具有低毒、高效的特点,并且可能从根本上抑制或消灭肿瘤细胞。

(二)分子靶向药物的不良反应

与化疗药物相比,分子靶向药物的不良反应相对较轻,常见的有恶心、腹泻、乏力、蛋白尿、高血压和痤疮样皮疹。但也有一些不良反应十分严重且难以恢复,特别是皮肤反应、心血管不良反应、肺间质性疾病。

1.皮肤反应

皮肤反应多见于作用于表皮生长因子受体的药物,包括表皮生长不良导致的痤疮样皮疹、皮肤皲裂、疼痛和色素沉着等,多发生于颜面、上胸背部和手足皮肤。

2.心血管不良反应

心血管不良反应主要包括高血压、左心室射血分数下降、心肌缺血/梗死、QT 间期延长和血管栓塞。年老及伴有心血管疾病者更易发生这些不良反应,故对这些有心血管高危因素的患者应特别慎重并进行必要的监控,同时避免与蒽环类等可影响心血管功能的化疗药物联用。

3.肺间质性疾病

肺间质性疾病多发生于 EGFR-TKI 治疗患者,利妥昔单抗等也可引起。一旦发生,需及早停用并积极应用大剂量糖皮质激素治疗。

4.神经系统毒性

长期应用利妥昔单抗等靶向药物可导致神经系统毒性,虽不常见,但一旦发生通常较严重,具体包括多灶性脑白质病变以及进展性和可逆性后脑白质病变综合征等,主要发生于既往接受过化疗患者。

5.肾损伤

贝伐珠单抗有肾毒性,最常见表现是蛋白尿(21%～64%)。在索拉非尼的 II 期临床试验中,19 例(41%)患者出现了蛋白尿。在舒尼替尼治疗肾癌的 II/III 期临床试验中,尽管蛋白尿报告例较少,但分别有 9 例(14%)和 66 例(17.6%)患者出现肌酐水平升高。蛋白尿的出现意味着肾小球滤过屏障的结构遭到破坏,其程度决定采取的治疗措施,其中对中度(1 g/24 h<尿蛋白≤3 g/24 h)或严重(尿蛋白>3 g/24 h)蛋白尿患者需要请相关专家会诊以决定是否应使用血管紧张素转化酶抑制剂或血管紧张素受体阻断剂等药物治疗、是否可继续使用抗血管生成药物治疗。如果出现了肾损伤或肾病综合征,必须停用抗血管生成药物,同时进行积极的对症治疗。

(韩召选)

第四节　抗肿瘤药物的神经系统不良反应及防治

接受抗肿瘤药物治疗的癌症患者中,约 40% 会出现神经系统不良反应,包括中枢神经系统不良反应及周围神经系统不良反应,其对患者预后、生活质量或生存可造成负面影响。值得注意的是,若早期对抗肿瘤药物引起的中枢神经系统不良反应或周围神经系统不良反应作出识别,并进行适当治疗,可预防、逆转其毒性反应。本节对抗肿瘤药物引起神经系统不良反应的发生机制及其相关防治方法进行概述。

一、中枢神经系统毒性

抗肿瘤药物引起中枢神经系统的临床症状:①精神症状的焦虑、烦躁、抑郁、失眠或嗜睡等神经症状及记忆衰退、语言障碍、发呆、痴呆等认知功能缺失;②痉挛、麻痹、躯体性共济失调、感觉障碍(尤其是一侧性)、构音障碍、眼球震颤等神经症状。

(一)中枢神经系统毒性的发生机制

抗肿瘤药物引起中枢神经系统不良反应的发生机制主要有以下几个方面。

(1)直接破坏血-脑脊液屏障,增加血-脑脊液屏障通透性,进入脑实质,损伤脑细胞,出现相应的神经毒性,如卡莫司汀、顺铂。

(2)损伤脑组织结构。抗肿瘤药物引起脑组织结构损伤的发生机制:①导致大脑皮层畸形,如皮质变薄、细胞体积异常、脑细胞数量减少、神经细胞异常发育等;②诱导神经细胞破坏、凋亡;③影响细胞结构和神经元迁移,如长春新碱阻止微管再聚合,破坏细胞骨架,干扰神经元迁移。

(3)影响脑组织能量和物质代谢。抗肿瘤药物引起脑组织能量和物质代谢的发生机制:①影响代谢及 ATP 的形成,如甲氨蝶呤;②水肿,如白细胞介素-2 可损伤血管内皮细胞,使血管的通透性增加,出现脑水肿。

(4)损伤大脑皮层。

(5)损伤小脑。抗肿瘤药物引起小脑损伤的发生机制为小脑细胞变性或破坏,如阿糖胞苷对浦肯野细胞的特异性损伤。

(6)改变神经递质含量,如门冬酰胺酶。

(二)易引起中枢神经系统毒性的药物

甲氨蝶呤、长春新碱、氟尿嘧啶、阿糖胞苷、异环磷酰胺、环磷酰胺、门冬酰胺酶、顺铂、苯丁酸氮芥、卡莫司汀、洛莫司汀、丙卡巴肼、白消安、卡莫氟、替加氟、氟达拉滨、克拉屈滨、六甲蜜胺、米托坦、喷司他丁等。

二、周围神经系统毒性

周围神经毒性可以表现为感觉性的、运动性的或者是混合性(感觉运动性)的。以下两种类型很常见:一种是感到疼痛的感觉神经损伤,表现为手足麻木疼痛、踝反射消失、足趾振动觉减弱、四肢远端或口周感觉缺失等,如铂类化合物;另一种是伴有或不伴有自主神经受损的混合性神经损伤,表现为肌无力、神经源性痛、腹部疝气痛、腹泻等,代表药物为长春碱和紫杉烷类。

（一）周围神经系统毒性的发生机制

（1）损伤周围神经系统的神经元。抗肿瘤药物引起周围神经系统的神经元损伤的发生机制：①直接损伤神经细胞；②神经细胞氧化应激过度,能量耗竭,导致线粒体损伤,最终激活细胞凋亡途径,如铂类化合物。

（2）损害神经轴索,如长春花生物碱对微管的解聚和紫杉醇对微管的稳定化作用均导致轴索病变。

（3）致髓鞘损害,如脱髓鞘、髓鞘肿胀、胶质化等。

（4）通过影响离子通道产生神经毒性,如奥沙利铂对电压门控 Na^+ 通道的影响。

（5）影响细胞信号传导,如硼替佐米。

（二）易引起周围神经系统毒性的抗肿瘤药物

长春碱、长春新碱、长春地辛、硼替佐米、沙利度胺、多西他赛、紫杉醇、顺铂、卡铂、奥沙利铂、丙卡巴肼、吉西他滨、米托蒽醌、依托泊苷、阿霉素等。

三、神经毒性的诊断

诊断神经毒性反应至关重要的两个途径是认真询问病史和查体。病史询问应包括近期化疗过程,前次治疗后的反应及既往神经毒性反应史。同时,要注意识别用药治疗期间出现的临床表现和诱因,与既往存在神经性损伤。例如,神经传导速度与家族神经病史被认为可预示长春新碱导致的神经毒性,虽然此假说目前尚没有明确的数据支持。此外,接受长春新碱化疗且患有遗传性运动感觉性神经病（腓骨肌萎缩症Ⅰ型）的患者,患严重急性与慢性神经毒性的概率更高。

临床医生可以应用多种经设计及验证的诊断表对化疗引起的神经毒性进行评估。查体要尽可能全面,运动、感觉、小脑的功能都应该被测试。若考虑到中枢神经毒性,还应同时进行相应的检查。不同化疗可影响不同周围神经的亚型变化,因此很有必要对不同感觉功能（如痛感、震感、两点区分感）进行测试。

诊断测试可能会起到一定作用,应该在需要时进行。应用甲氨蝶呤导致脑膜炎的患者,其典型特点是脑脊液细胞增多且培养后无菌。应用奥沙利铂数小时内脊髓电图及神经传导速度出现异常,且引发神经的高度兴奋状态。患者所主诉症状及表现出来的症状与异常兴奋有关。一项关于腓肠神经传导速度的研究提示,紫杉醇导致的神经毒性可有缓慢的生理电位。应用洛莫司汀、甲氨蝶呤及长春新碱而引发认知功能障碍及中枢神经毒性反应的患者,典型特点为脑电图表现为较缓慢的放电。

四、神经毒性的防治措施

目前尚无有效的疗法治疗和逆转化疗诱导的神经毒性。因此,治疗的重点是监测神经毒性,以便能在严重的神经功能障碍出现之前调整治疗方案,或用其他合理的方法把神经毒性限定在最小的限度内。

（一）预防

1.建立一个有效的监测系统

例如接受鞘内化疗的患者更容易发生脊髓病,脊髓病通常是不可逆的,必须予以高度重视。在治疗期间患者可能出现模糊的神经症状或放射性背痛,这些症状往往是神经损伤的早期体征。神经系统检查也许不能发现神经功能的缺失,但脑脊液中的髓磷质蛋白水平升高表明继续化疗产生脊髓病的危险性很大。同样应用长春新碱可引起外周神经病变,包括自主神经、运动神经、感觉神经疾病。自主神经毒性可表现为肠运动障碍、肠梗阻及粘连性肠穿孔。因此,接受长春新碱化疗的患者一旦出现腹部症状,应该做全面、系统的神经学检查。出现顽固性便秘提示应该停用长春新碱。

2.调整抗肿瘤药剂量及用法

在某些治疗方案中,改变用药方法可以明显降低发生神经系统并发症的风险。如应用甲氨蝶呤化疗治疗脑膜白血病或肿瘤时,在头颅放疗之前进行化疗,由甲氨蝶呤引起的脑白质病发病率明显低于放疗先于化疗组的患者。这种通过改变联合治疗时的用药顺序而降低神经毒性的机制尚不清楚。其中一种观点认为放疗破坏了血-脑脊液屏障,从而增加了脑组织暴露于抗肿瘤药的机会。在包含顺铂和异环磷酰胺的联合化疗方案中,降低药物剂量也可降低神经毒性。接受异环磷酰胺治疗之前应用过顺铂,将显著增加异环磷酰胺引起的脑病发病率。当神经毒性变得严重时,就应当考虑降低给药剂量,然而这可能降低总生存率和无病生存率,尤其是在辅助治疗过程中。这个时候,权衡药物治疗的利弊就显得尤为重要。

3.识别高危人群患者

某些患者更容易发生治疗相关的神经毒性作用。例如,伴有糖尿病性神经病、Charcot-Marie-Tooth病等潜在神经病的化疗患者,酗酒、营养不良的患者更容易并发重度神经病,包括潜在致命的自主神经病变。这些患者应当进行密切监测,一旦出现自主神经障碍则立即停药。周围神经病变可能是癌症的一个组成部分,如多发性骨髓瘤,使用硼替佐米等具有神经毒性的药物可能会增加神经病变的严重性。进行鞘内化疗的患者,在化疗过程中应该定期施行脑脊液检查,以确认脑脊液在正常范围内。

顺铂所致的不可逆耳毒性在具有潜在听力缺失的患者中表现得更加严重。内耳区域及颞叶的放疗会加速顺铂引起的听力丧失,且无论用顺铂之前进行放疗还是用顺铂之后进行放疗。

(二)预防性药物

(1)阿米福汀:在放疗、化疗中对正常组织的保护,是一种广谱的细胞保护剂。对铂类、烷化剂、蒽环类、紫杉类等细胞毒药物造成的肾毒性、耳毒性、骨髓毒性、心肺毒性、黏膜毒性和外周神经毒性等有保护作用。放疗期间保护皮肤、黏膜和唾液腺免予放射线的损伤。

注射用氨磷汀:规格为每支 250 mg、400 mg、500 mg、1 000 mg。用法氨磷汀胃肠道吸收差,应静脉或皮下给药。在 25～1330 mg/m² 剂量范围内均有细胞保护作用,疗效与剂量呈正相关。①配合化疗:起始剂量 500～600 mg/m²,常用剂量 800 mg/m²,加入生理盐水 50 mL,化疗前 20～30 分钟开始静脉滴注 15 分钟以上;②配合放疗:200～300 mg/m²,3～5 次/周,静脉滴注后 10～15 分钟开始放疗效果好于 30 分钟后开始放疗,注射后立刻放疗效果较好;③皮下注射:每天 500 mg,分 2 次分别于放疗前 60 分钟、20 分钟皮下注射,疗效等同于 200 mg/(m²·d),而低血压发生率显著减少;④直肠给药:用于预防放射性肠炎,用量较大,1.5～2.5 g/d 疗效显著好于 0.5～1.0 g/d。

(2)有研究发现谷胱甘肽、N-乙酰半胱氨酸、谷氨酸盐可在化疗中减少神经毒性;亚甲蓝可加速异环磷酰胺所致脑病的恢复;亚叶酸可能对甲氨蝶呤导致的脑病和嗜睡有效果;乙酰左旋肉碱、硫辛酸可能对紫杉醇及铂类化合所致神经毒性有效,但在常规应用前尚需要大样本研究验证。

(3)一项研究结果显示抗癫痫药物普瑞巴林可改善一级神经病变,但此结果仍需要更大样本量、随机化试验的验证。而三环抗抑郁药物阿米替林及去甲替林的试验并未证明其具有明显的降低神经毒性的疗效。

(三)其他方法

(1)N-甲基-D-天冬氨酸受体阻断剂可以缓解甲氨蝶呤引起的亚急性神经毒性。在接受甲氨蝶呤过量鞘膜内应用(>100 mg)的患者中,可以用脑室灌注直接移除脑脊液中的甲氨蝶呤。鞘膜内应用羧肽酶 G₂ 可以显著降低鞘膜内应用致命剂量甲氨蝶呤动物的病死率,可以用作这种并发症的首选治疗方法。

(2)亚叶酸对于接受致死剂量长春花生物碱类药物的老鼠具有保护作用,在人类中也有关于其成功挽救过量长春花生物碱类药物治疗的报道,但是缺乏前瞻性试验。

(韩召选)

第五节 抗肿瘤药物的呼吸系统不良反应及防治

多种抗肿瘤药物能引起呼吸系统的不良反应,主要表现为间质性肺炎和肺纤维化。临床症状为发热、干咳、呼吸困难、疲乏不适等,严重者可出现呼吸困难加重、气促、发绀等。虽然发生率不高,但是严重的会危及生命。因此,临床应用抗肿瘤药物时,应密切观察患者的临床症状,定期进行辅助检查,做到防治结合,早期发现呼吸系统的不良反应,及时停药,并给予对症治疗,促进肺部功能结构恢复。这一节对抗肿瘤药物引起间质性肺炎和肺纤维化等呼吸系统不良反应的发生机制和防治方法进行介绍。

一、呼吸系统不良反应的发生机制

多种抗肿瘤药物可引起呼吸系统的不良反应,除了博来霉素外,大部分抗肿瘤药物引起呼吸系统不良反应的发生机制并不清楚。博来霉素引发的肺纤维化是其最严重的呼吸系统的不良反应,当其总用量在450 mg 以下时,发生率5%～10%,当总剂量超过 550 mg 时,10%的患者可发生致命性的呼吸系统不良反应。博莱霉素(BLM)引起呼吸系统的不良反应危险因素:累积剂量、肾功能减退、年龄、吸烟、纵隔放疗和高压氧等。

BLM 可集中在肺部和皮肤,可与肺毛细血管内皮细胞及Ⅰ型肺泡细胞起作用,造成两者损伤。BLM氧化自由基的损伤作用超过了还原性物质(如谷胱甘肽)的保护作用。肺组织中能分解 BLM 的酶比较少,自由基的氧化作用先作用于毛细血管内皮细胞的结构和功能,进而进攻Ⅰ型细胞,使纤维性渗出液进入肺泡细胞,随后粒细胞聚集,并释放趋化因子、过氧化物酶、弹性蛋白酶和胶原酶。最终导致淋巴细胞和浆细胞浸润肺组织,巨噬细胞和淋巴细胞的趋化作用进一步刺激成纤维细胞,促进胶原蛋白的沉着和肺纤维化。Ⅰ型细胞的破坏、Ⅱ型细胞的增生,是 BLM 引起细胞损伤和细胞修复的标志性进程。

其他抗肿瘤药物引起呼吸系统不良反应的详细发生机制尚未十分明确,可能涉及以下几种机制。

(一)反应性氧代谢物

一些细胞毒性抗肿瘤药物通过刺激活性氧代谢产物的生成而发挥肺损伤作用。活性氧代谢产物包括超氧阴离子、过氧化氢和羟基,这些产物都参与机体的氧化还原反应,进而产生脂肪酸氧化,氧化的脂肪酸对肺组织具有直接的毒害作用,影响细胞膜的稳定性;同时,氧化物也会引起肺组织其他的炎症反应,如花生四烯酸氧化产生免疫反应物质,如前列腺素和白三烯等。

(二)免疫应答机制

多数药物本身都没有免疫原性,而具有低分子量(<1 000 KD)的药物,必须共价结合到高分子量载体蛋白上,以成为有效的免疫原。而半抗原可以直接绑定到免疫原性肽,即主要组织相容性复合物分子,以形成免疫原性复合物。肺组织与许多药物接触,形成的免疫原性物质激活机体的免疫系统,抗肿瘤药物打破机体免疫效应细胞和免疫抑制细胞之间的平衡,从而导致肺组织损伤。

(三)生化活性物质均衡失调

为了维持肺泡细胞弹性功能的灵活性,肺间质细胞的胶原蛋白处于不断产生和不断溶解的均衡状态,如博来霉素引起的呼吸系统的不良反应。蛋白酶和抗蛋白酶系统的失衡也产生呼吸系统的不良反应,如环磷酰胺能产生灭活抗蛋白酶系统的物质,增加蛋白溶解酶的功能。

(四)其他机制

其他可能的机制:细胞毒性药物对毛细血管内皮细胞、肺泡上皮细胞的直接损伤作用、反应性的胸膜腔积液等。

二、呼吸系统不良反应的诊断

抗肿瘤药物引发的呼吸系统的不良反应,通常属于远期毒性反应。临床上诊断抗肿瘤药物所致呼吸系统的不良反应,往往需进行排他性诊断,其与心源性肺水肿、肺部感染、原发疾病(如肿瘤)肺部浸润的鉴别尤为重要。需结合患者的病史、临床表现、临床检查及病理结果进行判断。

临床主要表现:非心源性肺水肿及变应性肺炎通常急性发病、发热、呼吸困难、干咳、疲倦不适等;间质性肺炎和肺纤维化常于化疗结束后1～3 个月发病,常见活动性呼吸困难。体征可见呼吸急促、双肺底部可及啰音。

三、易引起呼吸系统不良反应的抗肿瘤药物

(1)烷化剂:白消安、环磷酰胺、苯丁酸氮芥、美法仑。

(2)亚硝脲类:卡莫司汀、洛莫司汀、司莫司汀。

(3)抗生素类:博来霉素、丝裂霉素、新致癌菌素。

(4)抗代谢类:甲氨蝶呤、硫唑嘌呤、巯嘌呤、阿糖胞苷、吉西他滨。

(5)植物碱类:长春地辛、依托泊苷、紫杉醇、伊立替康、拓扑替康、长春碱。

(6)生物工程制剂:利妥昔单抗、吉非替尼、厄洛替尼、干扰素。

(7)其他:丙卡巴肼。

间质性肺炎与肺纤维化并没有明确的界限,同一种药物可引起肺炎,随着病程进展也可发展为肺纤维化,如博来霉素。博来霉素和平阳霉素引起的肺纤维化最为常见,而肺损伤是博来霉素最严重的不良反应,表现为由非特异性肺炎到肺纤维化的病程进展,甚于快速死于肺纤维化,与其他细胞毒药物联合使用时,可增加博来霉素呼吸系统的不良反应。紫杉醇引起呼吸系统不良反应则主要表现为肺水肿,同时伴有胸腔积液和外周水肿。吉西他滨呼吸系统的不良反应范围是轻度的呼吸困难到致命的急性呼吸窘迫综合征。间质性肺炎是吉非替尼和厄洛替尼最严重的不良反应。甲氨蝶呤能产生类似变应性肺炎的症状,有时会出现胸膜炎和由肺水肿导致的急性呼吸衰竭,但其具体机制是否与超敏反应有关尚未明确,其引起的肺部损伤症状可逆,一般不需要停药。有些抗肿瘤药呼吸系统的不良反应与剂量有关,如博来霉素、卡莫司汀;而有些抗肿瘤药物呼吸系统的不良反应与药物剂量无直接关系,如白消安、丝裂霉素。不同抗肿瘤药引发呼吸系统不良反应的潜伏期各不相同,如博来霉素常于停药后 1 个月以上发生;丝裂霉素常发生于治疗后 6~12 个月,也可于停药后短期内发生,而白消安在治疗开始 8 个月至 10 年后才发生,平均时间为4 年。

四、呼吸系统不良反应的防治措施

(一)非药物性手段

对于抗肿瘤药物引起的呼吸系统的不良反应,目前尚缺乏肯定有效的治疗手段,为了降低抗肿瘤药物呼吸系统不良反应的发生率,临床在使用抗肿瘤药物进行治疗时,应注意以下几点。

(1)在药物治疗前,需对患者的综合情况进行全面评估,包括肿瘤侵犯范围及准确的分期;患者行为能力得分(PS 评分);心、肝、肺、肾等重要脏器功能的评价等。并了解患者既往有无肺部疾病、放化疗等病史。

(2)对不同的药物,严格掌握相关药物的适应证、禁忌证、剂量、疗程及不良反应等,必要时监测血药浓度。

(3)对于年老体弱或恶病质、既往多个疗程放化疗、骨髓转移、肝肾功能损害、严重心血管疾病以及高浓度吸氧等高危患者,慎用并适当限制抗肿瘤药物的总量,严重者建议不用抗肿瘤药物。为了降低呼吸系统不良反应的发生率,一般会限制药物的累计总量,如博来霉素 300~450 mg,丝裂霉素 40~60 mg。

(4)对于胸部放疗后、联合化疗、70 岁以上半年内用过 BLM、既往有肺部疾病患者或者肺功能不全者,应慎用 BLM、白消安等。

(5)用药期间应密切观察药物疗效及不良反应,定期行血液生化、肝肾功能、血气分析、肺功能等检查,每周 1~2 次,及早发现是否有肺损害。并应用肺保护剂、抗氧化剂,降低呼吸系统不良反应发生的风险。

(6)一旦出现肺损伤的表现,应立即停药,并给予相应处理。化疗过程中,可结合所用药物、患者情况及以下几个方面作为停药指征:①用药疗程超过一般起效时间或者累积剂量超过显效剂量,继续用药无效;②频繁呕吐并影响患者日常生活时;③有血性腹泻或者腹泻每日超过 5 次;④血常规异常(白细胞低于2 000~3 000/mm³,血小板低于 50 000~80 000/mm³)时,或血象急剧下降时,为防止发生严重骨髓抑制,也应停药;⑤患者感染发热,体温超过 38 ℃以上时;⑥重要脏器损伤,如心肌损伤、中毒性肾炎、中毒性肝

炎、肺纤维化等。

(7)有肺部损伤的患者,由于抵抗力低下,排痰较差,容易合并细菌感染,因此应注意肺部感染的预防和控制,当合并炎症时,要彻底消炎,同时可予低氧吸入,以保护和改善重要器官的功能。

(二)治疗药源性肺损伤的药物

1.抗氧化剂

如还原型谷胱甘肽、维生素 E 和 N-乙酰半胱氨酸等。还原型谷胱甘肽是含有巯基(SH)的三肽类化合物,在人体内具有活化氧化还原系统,能激活体内的 SH 酶等,通过巯基与体内的自由基结合,转化成容易代谢的酸类物质,从而加速自由基的排泄,有助于减轻化疗、放疗的不良反应,并能与多种外源性、内源性有毒物质结合生成减毒物质。

还原型谷胱甘肽片:每片 0.1 g,口服 400 mg(4 片),一日 3 次,疗程 12 周。还原型谷胱甘肽注射液:规格为每瓶 1.5 g,首次给药剂量 1 500 mg/m²,溶于 100 mL 生理盐水或 5％葡萄糖,15 分钟内静脉输注。在第 2～5 天,肌内注射,每天 600 mg。环磷酰胺治疗后,应立即静脉 15 分钟输注以减轻化疗对泌尿系统的影响。对于顺铂治疗,还原型谷胱甘肽剂量不超过 35 mg/m²(还原型谷胱甘肽/顺铂),以免影响化疗。

维生素 E 软胶囊:每粒 100 mg,口服,一次 1 粒,一日 2～3 次。

乙酰半胱氨酸颗粒:每包 0.1g,每包含乙酰半胱氨酸 0.2 g,口服。一次 2 包,一日 3 次。临用前加少量温水溶解,混匀服用,或直接口服。乙酰半胱氨酸泡腾片:口服,一日 1～2 片,一次 1 片(600 mg),以温开水(≤40 ℃)溶解后服用。开水冲服会影响疗效,应以温开水冲服(≤40 ℃),服用时应临时溶解,一次性服完。

2.腺苷类药物

如腺苷蛋氨酸、三磷酸腺苷等。腺苷蛋氨酸是人体组织和体液中普遍存在的一种生理活性分子。它作为生理性巯基化合物(如半胱氨酸、牛磺酸、谷胱甘肽和辅酶 A 等)的前体(转硫基作用),参与体内重要的生化反应,通过巯基与自由基结合,加快自由基的代谢排泄。

注射用丁二磺酸腺苷蛋氨酸:规格为每瓶 0.5 g,采用粉针剂,初始治疗:每天 500～1 000 mg,1 次静脉滴注或分 2 次肌内或静脉注射,共 2～4 周。维持治疗:采用肠溶片,每天口服 1 000～2 000 mg,共口服 4 周。

三磷酸腺苷为辅酶类药,是核苷酸衍生物,在机体内参与磷脂类及核酸的合成和代谢。可促使机体各种细胞的修复和再生,增强细胞代谢活性,能提高细胞生物膜结构的稳定性和重建能力。

三磷酸腺苷二钠注射液:规格 20 mg/2 mL,肌内注射或静脉注射,一次 10～20 mg,一日 10～40 mg。三磷酸腺苷二钠片:规格为每片 20 mg,一次 20～40 mg,一日 3 次。

3.肾上腺皮质激素类药

肾上腺皮质激素类药物具有抗炎、抗毒作用和免疫抑制作用。抗肿瘤药物引起呼吸系统的不良反应常应用皮质激素进行治疗,但有的抗肿瘤药物导致的呼吸系统不良反应应用皮质激素治疗效果较差(如卡莫司汀)。博来霉素、丝裂霉素所致的肺损害,皮质激素治疗有效;而白消安所致的呼吸系统的不良反应用皮质激素治疗,有时具有一定疗效,但预后较差;卡莫司汀所致的呼吸系统不良反应用皮质激素治疗无效,也不能预防其不良反应的发生。由于皮质激素治疗效果存在差异性,且作用广泛、不良反应多,因此,应谨慎使用肾上腺皮质激素类药物。下面介绍泼尼松治疗呼吸系统不良反应的方法。

泼尼松龙:每片 5 mg,60 mg/d:根据反应,早期应用 1 个月左右,以后逐渐减少直至停药。

泼尼松龙 60 mg/d(对于重症病例在应用肾上腺皮质激素以后):根据应用肾上腺皮质激素后反应情况,以后每个月以 10 mg 左右缓慢减量,可用 0.5～1 年后停止用药或应用最小剂量维持。

泼尼松:每片 5 mg,每天口服 30～60 mg(1 mg/kg),连用 2～3 周,并逐渐减量,也可视病情变化酌情增减量。

4.肿瘤坏死因子-α(TNF-α)拮抗剂

在应用抗肿瘤药物治疗的过程中,各种细胞因子的释放激活了机体免疫机制,是引起不良反应的原因。因此,若能拮抗细胞因子的作用,可能会产生保护作用。TNF-α 是肺血管内皮细胞受损时释放的主要细胞因子,该因子在一定程度上可以加剧抗肿瘤药物对肺部血管的损伤。因此,TNF-α拮抗剂可能保护其诱导的细胞凋亡。

5.细胞保护剂

氨磷汀,其代号WR2721,结构为氨基丙氨基乙基硫代磷酸。本品在体内碱性磷酸酯酶作用脱磷酸成为有活性的代谢物R-1065(游离硫醇)而被正常组织和肿瘤细胞吸收,选择性地保护正常组织不受放射治疗和抗肿瘤药物的伤害,而不保护肿瘤细胞,增大正常组织细胞和肿瘤细胞对抗肿瘤治疗敏感性的差别起作用。游离巯基一方面通过清除抗肿瘤药物产生的氧自由基、过氧化物;另一方面可与铂类、烷化剂的活性部分结合或中和而保护正常组织。其原因可能是:①正常细胞中,膜结合的碱性磷酸酶活性较高,故产生游离硫醇(WR-1065)较多;②肿瘤组织通常由于生长旺盛而导致血供不足,细胞处于缺氧状态,pH值较正常组织低,血供不足以及较低的pH值使碱性磷酸酶不但在肿瘤细胞中含量少,而且其活性大大降低。上述两种原因均有利于正常细胞生成,并摄取有效代谢物,从而受到保护。氨磷汀针剂每支1 g,化疗前20～30分钟,静脉注射740～910 mg/m²。

(韩召选)

第六节 抗肿瘤药物的心血管系统不良反应及防治

随着大量抗肿瘤药物的使用,药物的不良反应,尤其是心血管方面的不良反应,如心脏毒性(心功能不全、心律失常、心肌损害等)、高血压和血栓栓塞等,越来越引起人们的关注,被认为是肿瘤治疗结束后40年内潜在的致病性并发症。本节主要阐述抗肿瘤药物引起心血管不良反应的发生情况、发病机制、诊断和防治措施。

一、心脏毒性

药物性心脏毒性指接受某些药物治疗的患者,由于药物对心肌和(或)心电传导系统毒性作用引起的心脏病变,包括心律失常、心脏收缩或舒张功能异常,甚至心肌肥厚或心脏扩大等。心脏毒性是抗肿瘤药物一个常见的不良反应,可导致心功能不全、心律失常、心肌损害等,多是几种心脏毒性混合出现。临床症状主要表现为心慌、胸闷、心绞痛、心肌炎、心包炎、心肌梗死等症状。部分患者可因心脏功能损害表现出低血压、高血压及脑血管系统症状。

按照出现的时间进行分类,可以分成急性、慢性和迟发性心脏毒性。急性心脏毒性在给药后的几小时或几天内发生,常表现为心内传导紊乱和心律失常,极少数病例表现心包炎和急性左心衰竭;慢性心脏毒性在化疗1年内发生,表现为左心室功能障碍,最终可导致心力衰竭;迟发性心脏毒性在化疗后数年发生,可表现心力衰竭、心肌病及心律失常等。

(一)心脏毒性的发生机制

抗肿瘤药物引起心脏毒性的发病机制因药物的不同而各有差异。

1.蒽环类药物

蒽环类药物导致心脏毒性的机制仍未完全明了,目前多数研究认为与自由基的产生有关。蒽环类药物引起心脏毒性的主要机制是铁介导的活性氧簇(ROS)产生及促进心肌的氧化应激;蒽环类药物螯合铁离子后触发氧自由基,尤其是羟自由基的生成,导致心肌细胞膜脂质过氧化和心肌线粒体DNA的损伤等。其他机制包括药物毒性代谢产物的形成,抑制核苷酸及蛋白合成,血管活性胺的释放,降低特异性基因的表达,线粒体膜绑定的损害,肌酸激酶活性的聚集,诱导凋亡,干扰细胞内钙离子稳态以及呼吸链蛋白的改变,诱导一氧化氮合酶,提高线粒体细胞色素C释放等。还有研究表明,蒽环类药物可以导致心肌细胞损伤,诱导心脏线粒体病以及慢性心肌病的线粒体DNA和呼吸链的损伤。蒽环类药物具有亲心肌特性,更易在心肌细胞停留,而心脏组织缺少过氧化氢酶,抗氧化活性较弱。蒽环类药物对于心磷脂的亲和力较高,可进入线粒体,结合心磷脂从而抑制呼吸链,造成心脏损伤。

2.单克隆抗体

曲妥珠单抗作为这类药物的代表,曲妥珠单抗结合心肌细胞 HER_2,通过调节 BCL-X 蛋白线粒体完整性,导致 ATP 耗竭和收缩功能障碍,引起细胞功能障碍和细胞凋亡。

3.烷化剂

环磷酰胺心脏毒性的确切机制尚未完全阐明。有研究表明,环磷酰胺及其毒性代谢物的外渗可直接损伤血管内皮,造成心肌细胞受损,间质出血和水肿,引起纤维蛋白的沉积和局灶性出血,大量液体渗入心包腔造成心包积液,导致难治性充血性心力衰竭;冠脉痉挛可引起心肌缺血;毛细管微栓子亦可导致缺血性心肌损害。

4.抗微管类药物

紫杉醇类抗肿瘤药物可在心肌组织中产生许多氧自由基、过氧化脂质,由于心肌组织对其耐受性差,极易造成损害。此外还包括免疫介导后引起组胺释放引发的心脏损害。在致心律失常方面,可能和药物对浦肯野纤维系统及心外自主神经系统的影响有关。此外,紫杉醇类诱发的变态反应导致组胺释放,与心脏组胺受体结合,增加心肌氧耗,引起冠脉收缩等一系列反应。

5.抗代谢类药物

氟尿嘧啶和卡培他滨引起的心肌缺血现象最为常见,但发病机制是未知的。冠状动脉血栓形成,动脉炎、血管痉挛已被提出作为最有可能的基本机制。氟尿嘧啶和其代谢产物累积可导致二氢嘧啶脱氢酶缺陷,增加氟尿嘧啶相关心脏毒性可能。

(二)易引起心脏毒性的抗肿瘤药物

1.蒽环类药物

蒽环类药物包括阿霉素、吡柔比星、米托蒽醌、表柔比星、柔红霉素、阿柔比星、伊达比星和戊柔比星等,蒽环类药物是使用最广泛的具有心脏毒性的抗肿瘤药物。多数患者在蒽环类药物给药后可较快地发生心肌损伤,且随着时间的延长愈加明显。在给予蒽环类药物的数年后,超过 50% 的患者可发生左心室组织和功能亚临床心脏超声变化,例如后负荷的增加或收缩能力的下降。蒽环类药物的慢性和迟发性心脏毒性与其累积剂量呈正相关。例如阿霉素累积剂量为 $400\ mg/m^2$ 时心力衰竭的发生率为 $3\%\sim5\%$,$550\ mg/m^2$ 时发生率为 $7\%\sim26\%$,$700\ mg/m^2$ 时发生率为 $18\%\sim48\%$。因此,阿霉素 $450\sim550\ mg/m^2$ 的累积剂量认定为在临床实践的最高限值。近年来研究表明,低剂量蒽环类药物也可能引起心脏毒性,一些接受低剂量阿霉素治疗的患者,在长期随访时发现有心功能异常。在使用蒽环类药物尚未达到最大累积剂量时,已可观察到相当比例的心脏损害。以阿霉素为例,当累积剂量为 $50\ mg/m^2$ 时观察到左心室收缩和舒张功能的障碍。因此,蒽环类药物没有绝对的"安全剂量",可能是因为存在着个体差异,即患者体内代谢蒽环类药物相关基因的差异性导致其对蒽环类药物的易感性不同。越来越多的研究证实,蒽环类药物对心脏的器质性损害从第 1 次应用时就有可能出现,呈进行性加重,且不可逆。

2.烷化剂

环磷酰胺引起的心脏毒性临床表现为心律失常、房室传导阻滞、急性暴发型心力衰竭和出血性心包炎等。其引起左心功能障碍发生率为 $7\%\sim28\%$,此类药物不良反应与剂量有关,超高剂量时($>120\ mg/kg$)可引起心肌受损,1 周内使用 $120\sim170\ mg/kg$ 的患者中,暴发型心力衰竭急性发作的发病率高达 28%。环磷酰胺与蒽环类药物联合或序贯使用时,对心脏毒性有相加作用。

3.单克隆抗体类

曲妥珠单抗可引起的心功能不全症状,大多数患者表现为无症状的左室射血分数(LVEF)降低,少数的则是Ⅲ~Ⅳ级充血性心力衰竭,但其引起的心功能不全反应多为非剂量依赖型,是可逆的。大多数患者停用曲妥珠单抗后心功能都得以恢复,据报道恢复的平均时间在停药后 1.5 个月,对于心功能不全复发风险较低且经过持续治疗患者可以重新应用曲妥珠单抗。曲妥珠单抗所致心功能不全反应的危险因素为高龄及同时联用蒽环类,单用此药时心功能不全发生率是 2%～8%,和紫杉醇合用时发生率为 2%～13%,和蒽环类药物合用时发生率高达 27%,不推荐将曲妥珠单抗和蒽环类药物合用。

贝伐珠单抗有损害心脏的不良反应,可引起充血性心力衰竭,患者接受贝伐珠单抗联合化疗组充血性心力衰竭的发生率高于单纯接受化疗组。

4.抗微管药物

紫杉醇类药物常见的心脏毒性不良反应主要是引起心律失常,此类药物可引起无症状的窦性心动过缓、室性心律失常、房室传导阻滞,其中无症状心动过缓是可逆的。多数发生心律失常患者无明显临床症状,仅心电图发现异常。该药物诱导的心脏不良反应与剂量不相关。需注意的是,紫杉醇类与蒽环类药物合用可协同增强蒽环类药物的心血管不良反应,因为紫杉醇干扰了蒽环类药物的代谢和排泄,代谢产物沉积,导致心功能不全。

5.抗代谢药

氟尿嘧啶、卡培他滨可引起心肌缺血。发生率分别为氟尿嘧啶为 7%～10%;卡培他滨为 3%～9%。氟尿嘧啶持续滴注易增加心脏不良反应的发生率,通常发生在治疗的 2～5 天,与持续滴注相关(持续滴注 48 小时以上),与累积剂量无关,最常见的症状是心绞痛样胸痛,在极少数情况下,有心肌梗死、心律失常、心力衰竭、心源性休克和猝死的病例报道。

(三)心脏毒性的诊断

抗肿瘤药物心脏毒性的定义,指具有下面的一项或多项表现,但不包含化疗/靶向药物使用早期发生的亚临床的心血管损伤:①左心室射血分数(LVEF)降低的心肌病,表现为整体功能降低或室间隔运动明显降低;②充血性心衰(CHF)相关的症状;③CHF 相关的体征,如第 3 心音奔马律、心动过速,或两者都有;④LVEF 较基线降低至少 5% 至绝对值<55%,伴随 CHF 的症状或体征;或 LVEF 降低至少 10% 至绝对值<55%,未伴有症状或体征。常见的可引起心脏毒性的抗肿瘤药物有细胞毒化疗药物(蒽环类、紫杉类以及氟尿嘧啶类等)、分子靶向药物(如曲妥珠单抗和贝伐珠单抗)等。联合化疗或化疗加靶向治疗可以增强抗肿瘤疗效,但是往往也会加重心脏毒性。

药物性心脏毒性的主要临床表现可为胸闷、心悸、呼吸困难、心电图异常、LVEF 下降以及心肌酶谱的变化,甚至导致致命性的心力衰竭,可以结合病史和临床表现,通过临床症状结合心电图、超声心动图以及同位素扫描等检查进行诊断。目前,临床上主要是根据美国纽约心脏协会关于心脏状态的分类评估或不良事件评定标准进行心脏毒性分级的评定。

(四)心脏毒性的防治措施

1.心脏毒性的监测

积极、有效地监测患者的心脏功能变化,有助于指导临床用药、优化治疗方案(化疗/靶向药物、剂量强度和密度等),在不影响抗肿瘤疗效的同时,有可能使心脏毒性的发生率和程度降到最低。目前,监测的方法很多,包括心电图、超声心动图、心内膜心肌活检、生化标记物等。

近年来,一些生物标记物如心肌肌钙蛋白(cTn)和脑钠肽(BNP)等用作心血管不良反应的生化检测指标,受到广泛关注。在心肌发生变性坏死,细胞膜破损时,cTnI、cTnT 弥散进入细胞间质,出现在外周血中。应用蒽环类药物化疗的患者 cTnT/TnI 的水平显著增高,且与心脏舒张功能不全相关。在出现明显的 LVEF 变化前,cTnT/TnI 即可检测到阿霉素等蒽环类药物导致的早期心脏毒性。BNP 浓度与心衰程度相关,是判定心力衰竭及其严重程度的客观指标,可依此评价心脏功能。欧洲临床肿瘤协会年会(ESMO)关于化疗药物心脏毒性的临床实践指南建议:抗肿瘤化疗中,应定期监测 cTn I(化疗结束时,结束后 12 小时、24 小时、36 小时、72 小时,结束后 1 个月)和 BNP(化疗结束时、结束后 72 小时),以降低心血管不良反应的发生危险。

2.预防或减少蒽环类药物

心脏毒性反应蒽环类药物是临床上最常见引起心脏毒性的抗肿瘤药物,需要制订化疗患者心脏毒性的监测规范或防治措施。

(1)治疗前应充分评估心脏毒性发生风险,对于具有高危因素的肿瘤患者,例如有高血压史者、原有心血管疾病者、先前接受过蒽环类药物化疗或放射治疗、年轻患者、年龄＞65 岁、女性及21-三体综合征患者等对于蒽环类药物心脏毒性的预防更加重要。

(2)蒽环类药物的慢性和迟发性心脏毒性与其累积剂量呈正相关。酌情适当调整用药剂量或方案,限制蒽环类药物最大累积剂量。

(3)预防蒽环类药物所致心脏毒性的药物——右雷佐生(DZR):右雷佐生是唯一可以有效地预防蒽环类药物所致心脏毒性的药物,在美国和欧盟等国家已经列入临床实践指南。右雷佐生是螯合剂 EDTA 的类似物,容易穿透细胞膜并在细胞内发生酶催化和非酶催化水解反应,终产物与一些中间体均有铁螯合作用,不仅可以与游离态铁离子螯合,而且可以从 Fe^{3+}-蒽环类螯合物中夺取 Fe^{3+},从而抑制 Fe^{3+}-蒽环类螯合物诱导的自由基的产生,进而抑制蒽环类药物的心脏毒性。另外,新近的研究还显示右雷佐生在无铁无酶的情况下,本身就具有清除自由基(超氧阴离子自由基、羟基自由基等)和抗氧化的作用,能够有效预防蒽环类药物导致的心脏毒性。

右雷佐生(DZR)应用:应在第 1 次使用蒽环类药物前就联合使用右雷佐生。右雷佐生与蒽环类药物的剂量比为10～20:1(推荐 DZR:ADM＝20:1,DZR:DNR＝20:1,DZR:EPI＝10:1,DZR:MIT＝50:1,DZR:PLD＝10:1)。右雷佐生用专用溶媒乳酸钠配制后,再用 0.9%氯化钠或 5%葡萄糖注射液稀释至 200 mL,快速静脉滴注,30 分钟内滴完,滴完后即刻给予蒽环类药物本药。有亚硝基脲用药史者,本药最大耐受量为 750 mg/m^2;无亚硝基脲用药史者,本药最大耐受量为 1 250 mg/m^2。用药注意事项:为确保全面实现右雷佐生的心脏保护作用,在第 1 次使用蒽环类药物治疗前,即开始右雷佐生治疗,并且每次使用蒽环类药物时都重复使用右雷佐生治疗;需避光保存,冻干药物不得在 25 ℃以上贮存,复溶药物应立即使用,如果不能立即使用,在 2～8 ℃下贮存不得超过 6 小时;为避免在注射部位出现血栓性静脉炎,右雷佐生不得在乳酸钠溶液稀释之前输注。

(4)使用脂质体蒽环类药物有可能减少蒽环类药物心脏毒性的发生率。目前临床应用的脂质体蒽环类药物有脂质体阿霉素和脂质体柔红霉素等。聚乙二醇脂质体阿霉素因不会被巨噬细胞和单核细胞所吞噬,具有更长的半衰期,该药在心肌的药物分布浓度减低,降低了毒素在心肌细胞内累积的趋势,因此相对于传统的阿霉素,其心脏不良反应降低,提高了安全性。

3.改善心功能的药物

中华医学会心血管病学分会制定的《中国心力衰竭诊断和治疗指南(2014)》为心力衰竭的诊治提供依据和原则,可帮助临床医师作出医疗决策。常规应用的三类改善心功能药物:血管紧张素转换酶抑制剂(ACEI)、血管紧张受体阻断剂(ARB)和β受体阻滞剂。

(1)ACEI:是被证实能降低心衰患者病死率的第一类药物,也是循证医学证据积累最多的药物,是公认的治疗心力衰竭的基石和首选药物。ACEI 通过降低血管紧张素Ⅱ和醛固酮等作用使心脏前后负荷减轻,使外周血管和冠状血管阻力降低,增加冠脉血供,使心肌纤维化减少,心肌细胞凋亡减慢。用于治疗顽固性心力衰竭和无症状性心力衰竭,对使用洋地黄、利尿药和血管扩张剂无效的心力衰竭患者也有很好的疗效。应用方法:从小剂量开始,逐渐递增,直至达到目标剂量,一般每隔1～2 周剂量倍增 1 次。滴定剂量及过程需个体化,调整到合适剂量应终生维持使用,避免突然撤药。应监测血压、血钾和肾功能,如果肌酐增高＞30%,应减量,如仍继续升高,应停用。常用药物:卡托普利,每片 12.5 mg,起始剂量 6.25 mg,每天 3 次,目标剂量 50 mg,每天 3 次;依那普利,每片 5 mg,起始剂量 2.5 mg,每天 2 次,目标剂量 10 mg,每天 2 次;福辛普利,每片 10 mg,起始剂量 5 mg,每天 1 次,目标剂量 20～30 mg,每天 1 次。

(2)血管紧张受体阻断剂(ARB):ARB 可阻断血管紧张素Ⅱ(AngⅡ)与 AngⅡ的 1 型受体结合,从而阻断或改善因 atlr 过度兴奋导致的不良作用,如血管收缩、水钠潴留、组织增生、胶原沉积、促进细胞坏死和凋亡等,这些都在心力衰竭发生、发展中起作用。应用方法:小剂量起用,逐步将剂量增至目标推荐剂量或可耐受的最大剂量。常用药物:坎地沙坦,每片 4 mg,起始剂量 4 mg,每天 1 次,目标剂量 32 mg,每天1 次;缬沙坦,每片 40 mg,起始剂量 20～40 mg,每天 1 次,目标剂量 80～160 mg,每天 2 次;氯沙坦,每片

50 mg,起始剂量 25 mg,每天 1 次,目标剂量 100～150 mg,每天 1 次;厄贝沙坦,每片 150 mg,起始剂量 75 mg,每天 1 次,目标剂量 300 mg,每天 1 次。

(3)β 受体阻滞剂:由于长期持续性交感神经系统的过度激活和刺激,慢性心力衰竭患者的心肌 β$_1$ 受体下调、功能受损,β 受体阻滞剂治疗可恢复 β$_1$ 受体的正常功能,使之上调。因为蒽环类药物引起的心力衰竭/心肌病伴有快速性心律失常,在治疗蒽环类药物引起的心力衰竭中,临床上通常使用对症治疗。应用方法:起始剂量宜小,一般为目标剂量的 1/8,每隔 2～4 周剂量递增 1 次,滴定的剂量及过程需个体化。常用药物:琥珀酸美托洛尔,每片 47.5 mg,起始剂量每次 11.875～23.750 mg,每天 1 次,目标剂量 142.5～190.0 mg,每天 1 次;比索洛尔,每片 5 mg,起始剂量每次 12.5 mg,每天 1 次,目标剂量 10 mg,每天 1 次;卡维地洛,每片 6.25 mg,起始剂量每次 3.125～6.250 mg,每天 2 次,目标剂量 25～50 mg,每天 2 次;酒石酸美托洛尔,每片 25 mg,每次 6.25 mg,每天 2～3 次,目标剂量 50 mg,每天 2～3 次。

4.心律失常的处理

心律失常的发生和发展受许多因素影响。心律失常的处理不能仅着眼于心律失常本身,还需考虑基础疾病及诱发因素纠正。急性期抗心律失常药物应用原则:根据基础疾病、心功能状态、心律失常性质选择抗心律失常药物。应用一种静脉抗心律失常药物后疗效不满意,应先审查用药是否规范、剂量是否足够。一般不建议短期内换用或合用另外一种静脉抗心律失常药物,宜考虑采用非药物的方法,如电复律或食管调搏等。序贯或联合应用静脉抗心律失常药物易致药物不良反应及促心律失常作用,仅在室性心动过速/心室颤动风暴状态或其他顽固性心律失常处理时才考虑。如肿瘤患者使用抗肿瘤药物后出现心律失常不良反应,除了密切的心电图随访,调整用药甚至停药。同时谨慎使用可能引起该类并发症的抗肿瘤药物,以及及时纠正低钾血症和低镁血症对于此类患者来说显得至关重要。

二、高血压

癌症患者常常合并高血压,而高血压也是抗肿瘤药物主要的心血管不良反应之一。

(一)高血压的发生机制

药源性高血压是由于药物自身的药理或毒性作用,以及联合用药或用药方法不当引起的。抗血管生成类药物如贝伐单抗,是 VEGF 单克隆抗体,主要影响血管内皮细胞生成和增殖,抑制各种生长因子,降低动脉和其他血管阻力血管内皮一氧化氮的表达,减弱血管舒张的能力,高血压的风险增加,半数患者舒张压升高超过 14.7 kPa(110 mmHg)。

(二)易引起高血压的抗肿瘤药物

抗血管生成类药物具有发生高血压的风险,其引起高血压的发生率分别为贝伐珠单抗 4%～35%(其中 3 级高血压的发病率为 11%～18%),舒尼替尼 6.8%～21.5%,索拉非尼 16%～42%。高血压可以发生在治疗开始后的任何时间,最常发生在治疗的前 4 周。患者此前已患有高血压相关症状(高血压脑病和中枢神经系统出血)是一个重要的危险因素。高血压发生率与用药剂量相关,联合用药增加其发生的风险,贝伐单抗联合索拉非尼治疗时高血压发生率上升至 67%,而贝伐单抗联合舒尼非替尼高血压发生率高达 92%。此外,索拉非尼被认为可引起可逆性后部白质脑病综合征,临床主要症状为头痛、癫痫发作、视力受损和急性高血压。

(三)高血压的防治措施

在高血压患者中,积极控制血压,降低发病率和病死率成为此类患者的主要目标。依照美国高血压指南(JNC),抗肿瘤药物引起的高血压一般需要联合降压治疗,同时需要密切监测血压。在降压药物选择上,ACEI 类药物是首选用药。ACEI 类药物竞争性血管紧张素转换酶抑制剂使血管紧张素 I 不能转化为血管紧张素 II,从而降低外周血管阻力,并通过抑制醛固酮分泌,减少水钠潴留。常用药物:卡托普利:每片 12.5 mg,口服,一次 12.5 mg,每日 2～3 次,按需要 1～2 周内增至 50 mg,每日 2～3 次,疗效仍不满意时可加用其他降压药。依那普利:每片 5 mg,根据高血压的严重程度,起始剂量为 10～20 mg,每日 1 次,常用维持剂量为每日 20 mg。

三、血栓栓塞

癌症患者常处于高凝状态,所以动静脉血栓事件可能是他们主要的并发症,尤其是对于那些转移性肿瘤患者和已确定有风险因素的患者,这些因素包括使用中心静脉导管、心力衰竭、心房颤动、脱水和联合化疗等。

(一)血栓栓塞的发生机制

沙利度胺和铂类可引起深静脉血栓栓塞,但沙利度胺引起的血栓机制尚未明确。铂类可能的假设机制是,铂类引起血管损伤后,一方面大量蛋白水解酶释放,抑制 C 蛋白活性,降低其抗凝作用;另一方面,血管性血友病因子水平升高,使血小板容易聚集。联合其他血管内细胞因子水平变化等因素,使此类药物血栓发病风险增加。

(二)易引起血栓栓塞的抗肿瘤药物

在所有的抗肿瘤药物中,沙利度胺所引起的血栓栓塞事件是最多的,发生率 27%。单用沙利度胺引起的栓塞并发症并不高(发生率<5%),但与地塞米松或其他化疗药物合用时,此类并发症的发生概率明显升高,尤其是和地塞米松合用时,一般在用药 3 个月后发生。而其衍生物来那多胺较沙利度胺明显降低了其他方面的不良反应,但在血栓栓塞方面,仍有一定的发生比率,这主要和患者的疾病状态有关,如使用高或低剂量地塞米松、促红细胞生成素或其他化疗药等。

铂类可引起动静脉血栓,顺铂静脉血栓发生率 18%,贝伐单抗引起动静脉血栓形成发生率在 11.9%。贝伐单抗引起的血栓栓塞事件平均发生时间在用药后 3 个月,且在年龄>65 岁和血管栓塞倾向的患者中更容易发生。

(三)血栓栓塞的防治措施

血栓病变的治疗主要集中在缓解症状、溶栓和防止再次栓塞的发生。低分子肝素(LMWH)在预防和治疗静脉血栓栓塞中占有重要的地位。尽管不同低分子肝素的药理特性有显著区别,而且每种低分子肝素都应当被当作一种独立的药物,但研究结果表明不同的低分子肝素的疗效没有明显差别,不同制剂需要参照产品说明书中的推荐。中危剂量:LMWH≤3 400 U,每天一次;高危剂量:LMWH>3 400 U/d。推荐低分子肝素治疗 3~6 个月后,继续华法林抗凝治疗。如在沙利度胺治疗同时,低分子肝素也会被应用,一般国际标准化比值(INR)到 2~3 时,如果评估认为血栓风险较低,则考虑用华法林继续抗凝治疗,小剂量华法林预防沙利度胺相关的深静脉血栓是安全有效的。

(韩召选)

第七节 抗肿瘤药物的消化系统不良反应及防治

抗肿瘤药物引起的消化系统不良反应是肿瘤化疗时常见的不良反应,主要表现为恶心、呕吐、黏膜炎、腹痛、腹泻、肝功能受损等,其中恶心、呕吐最为常见。这些不良反应不仅直接影响患者的生活质量和精神状况,而且常常妨碍化疗的顺利实施,导致药物剂量的减少或者停用药物,严重时还会危及生命。因此,有效地预防和减轻这些不良反应有重要的临床意义。

一、恶心、呕吐

恶心、呕吐是肿瘤患者接受化疗时最为常见的不良反应,接受联合化疗时,有超过 75% 的患者会发生。尽管这一不良反应有自限性,也极少危及生命,但持续的恶心、呕吐可引起患者恐惧不安、食欲减低、体重下降、电解质紊乱和消化道出血等,严重影响患者接受化疗的依从性,也影响患者的营养状况和生活质量。目前广泛应用的联合化疗方案和增加化疗药物剂量的强度,加重了抗肿瘤药物引起的恶心、呕吐的严重程度,因此,认真处置这一不良反应有着重要的临床意义。

（一）恶心、呕吐的发生机制

目前认为,抗肿瘤药物引起呕吐的机制主要有两个,一是通过外周刺激传导到位于延髓的呕吐中枢;另一个是刺激位于脑室的催吐化学感受区(CTZ)。

呕吐中枢是延髓外侧网状结构,电刺激这一部位可引起呕吐反射,破坏这一部位可以消除各种刺激引起的呕吐。有研究建议,呕吐中枢并不是解剖学上边界清楚的结构,它更可能是位于那个部位的网络复合系统,控制着复杂类型的肌动活动,包括呕吐反射。化疗药物在损伤消化道黏膜后,导致肠嗜铬细胞释放5-羟色胺(5-HT)等物质,刺激肠道 3 型 5-HT 受体(5-HT$_3$),兴奋延髓的呕吐中枢。抗肿瘤药物之所以容易损伤消化道上皮细胞,是由于消化道上皮细胞增殖较快,且增殖周期较短(24～48 小时),而多数细胞毒性药物对于增殖快的细胞都具有非特异性的毒性作用。在用药后,可见消化道黏膜受损、上皮细胞分裂停止、上皮细胞脱落和肠壁变薄等情况。

催吐化学感受区位于脑干第四脑室腹部的后区,这一区域在血-脑脊液屏障之外,直接暴露在血中或者脑脊液中接受各种有害物质的刺激。各种化疗药物、麻醉镇痛药、强心苷和酸中毒等都可以刺激催吐化学感受区,兴奋的化学感受区将信号传导到呕吐中枢引起恶心、呕吐。

有研究表明,前庭迷路系统和高级中枢,如边缘系统和视觉皮质等也有可能参与到化疗药物引起的恶心、呕吐中。但总的来说,抗肿瘤药物引起的恶心、呕吐的机制还未完全明确,甚至可能每种药物的机制不同,要想很好的控制抗肿瘤药物引起的恶心、呕吐,进一步的研究是有必要的。

影响到抗肿瘤药物致吐的主要因素,除了使用的药物,也与用药人的性别、用药史、饮酒史和年龄等有关。女性患者较男性患者更易发生恶心、呕吐,这可能与精神心理因素有关,女性患者较易产生紧张、恐惧等不良情绪,降低机体对恶心、呕吐的耐受力,尤其是妊娠期有过剧烈呕吐的患者。对于过去接受过化疗的患者,恶心、呕吐的发生率也会增加。而有饮酒史的患者,在接受抗肿瘤药物治疗时更易发生恶心、呕吐的不良反应。而年龄对恶心、呕吐的影响存在争议,有研究报道,老年患者接受化疗时呕吐率高,但也有相反的报道。

恶心的发生机制可能与呕吐不完全一样,有不同的神经通路,但确切的机制仍不清楚。临床上对于化疗所致恶心和呕吐常同时进行防治。

抗肿瘤药物引起的呕吐依据发生的时间可分为急性、迟发性、预期性、暴发性和难治性 5 种类型。急性呕吐是指化疗后 24 小时内出现的呕吐;迟发性呕吐发生于给药 24 小时后,多在 24～72 小时内出现,也可晚至化疗后 4～5 天才出现;预期性呕吐是指既往化疗时有过呕吐的患者,在受到与化疗相关事物的刺激时产生的条件反射性呕吐,可发生于化疗前或化疗中。暴发性呕吐是指即使进行了预防处理但仍出现的呕吐,并需要进行"解救性治疗"。难治性呕吐是指以往的化疗周期中使用预防性和(或)解救性止吐治疗失败,而在接下来的化疗周期中仍然出现呕吐。

（二）易引起恶心、呕吐的抗肿瘤药物

抗肿瘤药物的催吐性分级:抗肿瘤药物所致呕吐主要取决于所使用药物的催吐能力。一般可将抗肿瘤药物分为高度、中度、低度和轻微 4 个催吐风险等级,是指如不予以预防处理,呕吐发生率分别为 ＞90%、30%～90%、10%～30%、＜10%。

二、黏膜炎

口腔和胃肠道黏膜炎是肿瘤患者接受抗肿瘤药物治疗后一种常见不良反应。研究发现,这种黏膜损伤多出现于口腔和胃肠道,其中小肠重于结肠,有学者甚至认为,结肠为化疗药物的非敏感区。虽然正规化疗后,黏膜炎的发生率约为 40%,但大剂量化疗或持续化疗,黏膜炎的发生率可高达 76%;若联合放疗,约有 90% 以上的患者出现口腔黏膜炎。口腔和胃肠黏膜炎的发生,可引起疼痛,影响进食,导致营养缺乏,严重者可引起继发性败血症,这不仅影响患者的生存质量甚至危及生命,还影响治疗方案的有效实施,使治疗计划中断、治疗延迟、药物剂量减少,进而不能达到预期疗效,也可能增加住院费用和感染概率,影响化疗的进行。该不良反应的发生率和严重程度因个体差异和接受的化疗方案不同而不同。影响化疗后黏膜炎发生与否的危险因素包括年龄、营养状况、肿瘤类型、口腔护理以及治疗前中性粒细胞数量等。

（一）黏膜炎的发生机制

抗肿瘤药物引起黏膜炎的发生机制有两方面：一是由于化疗药物对黏膜上皮组织的直接损伤；二是骨髓抑制继发革兰氏阴性菌和真菌侵入引起的间接损伤。因为多数的抗肿瘤药物为细胞毒性药物，对所有增长旺盛的细胞，包括肿瘤细胞和正常细胞都有具有毒性，而口腔和胃肠黏膜就是增长旺盛的细胞，抗肿瘤药物通过阻断核糖核酸的形成和利用，破坏黏膜上皮细胞的生长，抑制唾液腺分泌，导致黏膜干燥、萎缩变薄、脆性增加，抵御细菌、病毒、真菌的能力下降，继而发生炎症溃疡。

抗肿瘤药物引起黏膜炎的病理过程可以分为 5 个阶段。

1.第一阶段：起始阶段

化疗药物直接作用于隐窝细胞，引起氧化应激和活性氧族生成，从而损伤黏膜上皮细胞、内皮细胞和结缔组织细胞。

2.第二阶段：信号的产生和上调表达

通过转录因子尤其是核转录因子-κB 的激活发挥重要的作用。转录因子可上调基因，一方面产生多种促炎细胞因子，如肿瘤坏死因子-α、白细胞介素-1β、白细胞介素-6 等，诱导细胞死亡、凋亡和组织损伤；另一方面可促进黏附因子表达，进一步激活 COX-2 途径，导致炎症产生。

3.第三阶段：信号扩大

核转录因子-κB 激活后，各种促炎细胞因子生成增加，通过正反馈机制引起核转录因子-κB 进一步激活，细胞因子进一步增多，引起组织损伤。另外生物活性蛋白或促炎介质，如 COX-2 等表达增加，可激活基质金属蛋白酶，导致组织进一步损伤。

4.第四阶段：溃疡

上皮组织破损，伴随细菌定植。细菌定植，其产物可促进细胞因子的产生，导致进一步组织损伤。由于黏膜损伤见于化疗继发的中性粒细胞减少患者，若不积极防治，可继发全身感染。

5.第五阶段：修复

黏膜炎的修复始于细胞外基质的信号，导致上皮细胞的增殖和分化。虽然黏膜可以修复，但黏膜结构的改变在治疗过程中将长期存在，且修复后的黏膜抵抗创伤和外伤的能力降低。

口腔黏膜炎往往于化疗后 2～4 天内出现症状，在以后的 1 周内加剧，然后逐渐进入愈合期。黏膜炎可引起剧烈的疼痛并严重影响进食，甚至唾液的下咽。

（二）易引起黏膜炎的抗肿瘤药物

主要是作用于细胞周期 S 期的抗肿瘤药物，如氟尿嘧啶、甲氨蝶呤、阿糖胞苷、放线菌素 D 和丙咪腙等。

（三）口腔黏膜炎的防治措施

1.注意摄入的食物

对于有口腔黏膜炎和胃肠黏膜炎的患者，建议不要进食辛辣、粗糙、热烫和酸性食物和饮料，可进食松软、湿润的食物。

2.口腔清洁和护理

目前对口腔黏膜炎的预防缺乏有效的方法，但加强口腔清洁和护理会有帮助。口腔护理的目的在于减少对黏膜正常定植菌群影响，减轻疼痛、出血，预防软组织感染，可以使用刺激性小的漱口液或抗菌剂漱口。

3.冷冻疗法

冷冻疗法易于操作，取材简单，价格便宜，当患者短期内输注化疗药时，冷冻疗法使口腔的局部血管收缩，口腔黏膜部位的血流也相应减慢，在细胞周围药物的分布量也相应减少，使口腔黏膜炎的发病率得以降低。有研究表明，化疗前 5 分钟口含小冰块可以有效减少静脉输注氟尿嘧啶对口腔黏膜的损伤，但是对于甲氨蝶呤等半衰期较长的药物,此方法不适用。

4.药物治疗

止痛药:口腔黏膜损伤常带来剧烈疼痛,影响患者的进食,导致患者营养不良、体质下降,影响化疗的进行,临床中常使用生理盐水 500 mL 加利多卡因 5 mL 含服或咽下,可起到一定的止痛效果。在一些较严重的病例中,除了使用基本的漱口液、喷雾药外,还要根据具体情况选择止痛药物,如塞来昔布胶囊、曲马多缓释片、萘普待因片和吗啡片等,应该注意疼痛治疗的个性化,遵循 WHO 的三阶梯止痛原则进行处理。

有一些研究表明,使用抗菌肽、磷酸锌、冰片、蜂蜜等在口腔黏膜炎的治疗中有一定作用,但目前的研究证据还不充分。

（四）胃肠道黏膜炎的防治措施

1.雷尼替丁和奥美拉唑

雷尼替丁和奥美拉唑可以用于预防环磷酰胺、甲氨蝶呤、氟尿嘧啶化疗后引起的上腹部疼痛。有研究表明,在接受环磷酰胺、甲氨蝶呤、氟尿嘧啶任一化疗药物前,分别给予雷尼替丁（300 mg,1 次/天）、奥美拉唑（20 mg,1 次/天）和安慰剂治疗,结果显示急性溃疡、上腹部疼痛、胃灼热的发生率,奥美拉唑组和雷尼替丁组均明显低于安慰剂组。

雷尼替丁具有竞争性阻滞组胺与 H_2 受体结合的作用,可抑制胃酸分泌,为强效的 H_2 受体阻滞剂。

盐酸雷尼替丁胶囊:规格为每粒 150 mg。用法:口服,一次 150 mg（1 粒）,一日 2 次,或一次 300 mg（2 粒）,睡前 1 次。维持治疗:口服,一次 150 mg（1 粒）,每晚 1 次。

奥美拉唑为质子泵抑制剂。口服后可特异地分布于胃黏膜壁细胞的分泌小管中,并在此高酸环境下转化为亚磺酰胺的活性形式。然后通过一硫键与胃细胞分泌膜中的 H^+、K^+-ATP 酶（又称质子泵）的残基呈不可逆性的结合,生成亚磺酰胺与质子泵的复合物,从而抑制该酶活性,阻断胃酸分泌的最后步骤。

奥美拉唑肠溶胶囊:规格为每粒 20 mg。成人,一次 1 粒,一日 1 次,必要时可加服 1 粒,用温开水送服。本品必须整粒吞服,不可咀嚼或压碎,更不可将本品压碎于食物中服用。

2.生长因子和细胞因子

有研究认为一些细胞因子和生长因子,如重组人角质化细胞生长因子-1（rhKGF-1）、成纤维细胞因子（FGF）、表皮生长因子（EGF）、集落刺激因子（CSFs）等在黏膜炎的发生和修复中有一定作用。有报道,大剂量化疗、放疗和造血干细胞移植患者,治疗前和治疗后 3 天给予 rhKGF-160 $\mu g/(kg \cdot d)$ 静脉推注,可明显减少黏膜炎的发生率,缩短持续时间。有临床试验证实,CSFs 250 $\mu g/m^2$ 可明显减轻放疗所致黏膜炎的严重程度。但是,对于细胞因子和生长因子的临床应用还存在不同的争议。

三、腹泻

接受抗肿瘤药物治疗的患者常会经历急性或持续性腹泻,被称为化疗相关性腹泻（chemotherapyinduced diarrhea,CID）,是肿瘤患者化疗中最为常见的并发症之一。腹泻不仅会降低患者的体质和生活质量,严重者可导致患者水和电解质失衡,血容量减少,增加感染的发生率,休克甚至危及生命。

（一）腹泻的发生机制

在接受化疗时发生腹泻,与多种因素相关,包括抗肿瘤药物对肠上皮组织的损伤、炎症反应、感染以及使用抗生素等。虽然对于化疗相关性腹泻的机制到目前为止还不是完全清楚,但有证据显示它是一个多因素影响的过程,化疗药物可以导致胃肠道黏膜层破坏和肠上皮脱落,杯状细胞和隐窝细胞不成比例增加和非典型增生,破坏微绒毛细胞的重吸收功能,导致肠腔液体增加,最终导致小肠内吸收和分泌的功能失去平衡。

抗肿瘤药物引起化疗相关性腹泻的发生机制会由于药物的不同而各有差异。氟尿嘧啶进入体内后被磷酸化为氟尿嘧啶脱氧核苷酸或者氟尿嘧啶核苷,对增殖的小肠细胞较敏感,可导致小肠黏膜损伤,并干扰肠细胞的分裂,引起肠壁细胞坏死及肠壁的广泛炎症,造成吸收和分泌细胞数量之间的平衡发生变化,导致腹泻。

伊立替康在体内主要由组织、血清和肝细胞内的羧酸酯酶催化快速水解为有活性的代谢物 7-乙基-10-羟基喜树碱。7-乙基-10-羟基喜树碱在肠道内的浓度及其与肠道上皮接触的时间是导致延迟性腹泻的关键。7-乙基-10-羟基喜树碱能引起肠上皮细胞坏死、凋亡,导致小肠吸收水、电解质障碍及小肠液过度分泌。而 7-乙基-10-羟基喜树碱导致小肠隐窝细胞有丝分裂停滞和凋亡的启动与 7-乙基-10-羟基喜树碱能够导致表皮吸收绒毛脱落,造成吸收和分泌细胞数量之间的平衡发生变化,继而导致肠壁炎症细胞渗透性增加,大量分泌水和电解质而导致腹泻的发生。

（二）易引起腹泻的抗肿瘤药物

引起化疗相关性腹泻最常见的几类抗肿瘤药物有氟尿嘧啶类(如氟尿嘧啶及卡培他滨)、拓扑异构酶Ⅰ抑制剂(如伊立替康、拓扑替康)和其他化疗药物(如阿糖胞苷、顺铂和奥沙利铂等)。化疗相关性腹泻的发生率与治疗方案的选择紧密相关。例如,在使用伊立替康化疗方案时,近 37% 的患者会发生严重腹泻,使用氟尿嘧啶/亚叶酸钙方案时,接近 15% 的患者会发生严重腹泻。

（三）腹泻的防治措施

1.非药物性手段

治疗化疗相关性腹泻的非药物性手段包括:避免摄入高脂、高纤维素、奶制品和其他加快肠道蠕动的食物;应该注意饮食清淡,可小量多餐摄入高淀粉和高蛋白易消化的食物。为防脱水,腹泻患者应加强口服补液。

2.药物性手段

药物治疗化疗相关性腹泻的原则是控制症状,补充液体,减轻痛苦,加速黏膜修复并预防继发性感染。治疗化疗所致腹泻的非特异性药物主要包括洛哌丁胺、阿片樟脑酊和蒙脱石散。

轻度腹泻的治疗,可予洛哌丁胺、阿片樟脑酊和蒙脱石散。洛哌丁胺与吗啡相似,作用于肠壁的阿片受体,阻止乙酰胆碱和前列腺素释放,抑制肠蠕动而止泻,但无吗啡样中枢抑制作用,亦不影响肠腔内溶质和水的转运,止泻作用快而持久,能有效、安全地控制急、慢性腹泻。

洛哌丁胺胶囊:每胶囊 1 mg、2 mg。成人首次 4 mg,以后每腹泻 1 次再服 2 mg,直至腹泻停止或每日用量达 16～20 mg,连续 5 日,若无效则停服,行全面检查,包括血常规、大便分析和微生物学的检查,以排除感染性和炎性腹泻,如伴有感染应同时抗感染治疗。儿童(5 岁以上)首次服 2 mg,以后每腹泻 1 次服 2 mg,至腹泻停止,最大用量每日 8～12 mg。空腹或饭前半小时服药可提高疗效。盐酸洛哌丁胺片:每片 2 mg,用法同胶囊。

轻度腹泻也可用蒙脱石散,它具有层纹状结构及非均匀性电荷分布,对消化道内的病毒、病菌及其产生的毒素有固定、抑制作用;对消化道黏膜有覆盖能力,并通过与黏液糖蛋白相互结合,从质和量两方面修复、提高黏膜屏障对攻击因子的防御功能。

蒙脱石散:每袋 3g。成人每日 3 袋,每次 1 袋。急性腹泻治疗时,首次剂量加倍。服用时将药粉倒入 50 mL 温水中,摇匀后服用。

对有脱水、血性便和腹痛的重度腹泻以及洛哌丁胺治疗无效的轻中度腹泻,应选用奥曲肽,同时静脉补液,必要时加用抗生素。奥曲肽是一种人工合成的八肽环状化合物,与天然的生长抑素作用类似,但作用较强且持久,半衰期也较天然生长抑素长。它可抑制生长激素、促甲状腺激素、胃肠道和胰腺内分泌激素的病理性分泌过多;能抑制胃酸、胃泌素的分泌,改善胃黏膜血液供应;可抑制胃肠蠕动减少肠道过度分泌,并可增加肠道对水和钠的吸收。

醋酸奥曲肽注射液:0.2 mg/mL。常规推荐低剂量 100～150 μg,每日 3 次,皮下注射。无效者加大剂量仍可能有效,建议按每次 50 μg 递增,每天 3 次,直到腹泻得到控制。

四、肝损伤

在全球所有的药物不良反应中,药物引起的肝功能异常发生率达 22.8%。药物性肝损伤的发病率为

1.4%～8.1%,而抗肿瘤药是引起药物性肝损伤的最常见药物之一。化疗药物毒副作用大,治疗周期长,且大部分药物经肝脏代谢,联合用药时药物对肝脏的毒性叠加,而且肿瘤患者自身免疫力低下,易导致药物性肝损害的发生。其临床表现可以从无任何症状,发展到急性肝衰竭甚至死亡。因此在抗肿瘤治疗中应关注和了解药物性肝损伤。

(一)肝损伤的发生机制

肝脏是许多抗肿瘤药代谢的重要器官,部分抗肿瘤药及其代谢产物可引起肝细胞损伤、变性,甚至坏死及胆汁淤积等改变。抗肿瘤药所致的肝损害可分为急性和慢性两种。急性肝损害较为常见,为抗肿瘤药或其代谢产物的直接作用所致,通常表现为一过性转氨酶升高,或血清胆红素升高(黄疸)。在化疗中和化疗后1个月内均可发生,以化疗后1周内多见,发生时可有实验室检验指标异常,但近一半病例无明显临床症状,容易被忽视。慢性肝损害如肝纤维化、脂肪性病变、肉芽肿形成、嗜酸性粒细胞浸润等,多由长期用药引起。

肝损害的发生率和以下因素密切相关:①药物种类。所使用的化疗药物种类如多西他赛,分子靶向药物伊马替尼等容易引起肝损伤。②化疗方案及合并用药也有着密切关系,抗肿瘤药物间互相作用也影响化疗药物性肝损伤的发生,例如抗微管药多西他赛与DNA合成酶类抑制剂(卡培他滨或吉西他滨)联合使用可以使药物性肝损伤的发病风险增加。③年龄:高龄通常是发生肝损伤的危险因素,这很可能与老人的肾功能减退有关。④患者基础疾病状态,例如患有免疫缺陷综合征、乙型肝炎或丙型肝炎等感染性疾病时,对药物肝毒性的易感性也增加。对于恶性肿瘤患者,慢性病毒性肝炎病史、肿瘤侵犯肝脏(包括原发性肝癌和转移性肝癌)患者,发生肝毒性的概率升高。我国属于乙型肝炎病毒(HBV)感染的高流行区,对于病毒性肝炎患者,应用抗肿瘤药时更需注意。即使在治疗前肝功能完全正常的病例,也可因抗肿瘤药的给予而使HBV激活增殖,并可致肝炎病情加重。

抗肿瘤药物引起肝损害的发生机制主要有以下两个方面。①免疫介导的肝损害:药物作为抗原或半抗原进入体内后,激活体内的细胞免疫和体液免疫系统,通过淋巴因子、巨噬细胞和抗体依赖细胞介导的细胞毒性以及免疫复合物损害肝脏,导致胆汁淤积和肝细胞坏死。②代谢异常引起的肝损害,包括遗传多态性导致药物代谢酶的活性降低,使药物原形和中间代谢产物增加,通过直接毒性作用损伤肝细胞;或者选择性干扰胆汁分泌或干扰肝细胞摄取血中胆汁成分,引起急性病毒性肝炎或梗阻性黄疸相似表现的间接肝损害;另外,干扰肝细胞内的代谢过程,导致肝内胆汁淤积、脂肪变性和坏死,或直接破坏肝细胞的基本结构,导致细胞外漏。

抗肿瘤药物可能通过以下3种途径引起肝脏损害:①直接损伤肝细胞;②使肝脏基础病加重,特别是病毒性肝炎;③由于潜在的肝脏疾病改变抗肿瘤药物的代谢和分泌,使药物在体内作用时间延长,增加化疗毒性。

(二)肝损伤的诊断

抗肿瘤药物肝损害的诊断比较困难,一般符合以下条件时,认为药物性肝损害的可能性较大:化疗前无基础病,化疗后出现临床症状或血生化异常,停药后肝损害改善,再次用药后肝损害出现更加迅速和严重。鉴别诊断包括肿瘤进展、并存的肝脏基础病、其他药物引起的肝损害等。

(三)易引起肝损伤的抗肿瘤药物

1.烷化剂

环磷酰胺可致暂时的转氨酶升高,停药后可恢复。卡莫司汀大剂量使用时,少数患者可产生肝毒性,表现为转氨酶、碱性磷酸酶及胆红素水平升高。尼莫司汀和洛莫司汀亦可引起肝毒性,表现为肝功能短期异常,常为可逆性。

2.抗代谢药

甲氨蝶呤可引起肝功能异常,静脉输注时间长、较大剂量时更易发生。长期小剂量用药可引起转氨酶及碱性磷酸酶升高、肝脂肪变性、纤维化及坏死性肝硬化等,停药后可恢复。氟脲苷进行肝动脉注射可引起硬化性胆管炎。长期大量使用6-巯基嘌呤可能引起肝功能损害,甚至出现黄疸,一般停药后可恢复。

长期应用硫唑嘌呤也可致慢性肝内脂肪变性。阿糖胞苷偶尔可引起肝功能异常,出现转氨酶升高及轻度黄疸,停药后即可恢复,大剂量可引起阻滞性黄疸。

3.抗肿瘤抗生素类

吡柔比星有时会引起肝功能异常,但不严重。放线菌素 D 可产生肝大及肝功能异常。少数患者在接受大剂量丝裂霉素治疗后,产生肝静脉阻塞性疾病综合征,表现为进行性的肝功能损害、胸腔积液及腹水等。

4.植物来源的抗肿瘤药

长春地辛和长春瑞滨在少数患者中可引起转氨酶或碱性磷酸酶升高。依托泊苷偶可引起中毒性肝炎,出现黄疸及碱性磷酸酶升高。

5.其他抗肿瘤药

门冬酰胺酶通过分解肿瘤组织中的门冬酰胺而起抗肿瘤作用,可致肝功能异常,部分患者于用药后 2 周内出现,表现为转氨酶、碱性磷酸酶、胆红素升高,多可自行恢复,组织学检查可见肝脂肪病变。他莫昔芬可致非乙醇性脂肪性肝炎。达卡巴嗪亦可致转氨酶的暂时升高,极少数患者可出现严重肝毒性,甚至可能导致死亡,主要表现为变应性肝栓塞性静脉炎,并继发肝细胞坏死。

(韩召选)

第八节　抗肿瘤药物的泌尿系统不良反应及防治

抗肿瘤药物引起的泌尿系统不良反应也是肿瘤化疗时常见的不良反应,主要表现为肾损害和出血性膀胱炎等。在制订抗肿瘤用药方案时,应充分认识到抗肿瘤药物对泌尿系统的影响,从而有效预防和减轻这些不良反应,提高患者的生存质量。本节对抗肿瘤药物引起的肾损害和出血性膀胱炎等泌尿系统不良反应的发生机制和防治方法进行介绍。

一、肾损害

随着临床治疗药物的发展,药源性疾病已逐渐成为导致死亡的重要原因之一。由于肾脏生理代谢功能的特殊性,大部分药物需要经过肾脏代谢或排泄,药物不良反应更易造成肾脏的损害。近年来,药物性肾损害的发生率呈上升趋势,临床资料显示,20%的成人急性肾衰竭与药物肾损害有关,而抗肿瘤药物是引起药物性肾损害的常见药物之一。因此,充分认识药物的肾损害、严格控制化疗药物剂量,对提高药物疗效、防止或降低药物性肾损害具有重要意义。

(一)肾损害的发生机制

肾脏是人体代谢和排泄的重要器官。由于大部分抗肿瘤药物及其代谢产物经肾脏排出体外,因而容易引起药物性肾损害。抗肿瘤药物所致的肾损害可分为直接性损害和间接性损害。

直接性损害是抗肿瘤药物通过其原形或代谢产物的直接细胞不良反应杀伤泌尿系统细胞,大多数抗肿瘤药物是通过该机制引起泌尿系统不良反应的。

间接性损害是对抗肿瘤药物敏感的肿瘤细胞在化疗后迅速大量崩解,其细胞内物质在经肾脏排泄过程中引起肾脏功能的损害。临床主要表现为两种方式:①肿瘤溶解综合征:增殖速度快的肿瘤细胞对抗肿瘤药物敏感性较高,化疗后肿瘤细胞迅速大量崩解,导致钾离子、钙离子、磷酸等细胞内物质大量释放到血液中,引起机体显著的代谢异常。大多在化疗开始24~48小时后发生,表现为高钾血症、高尿酸血症、高磷酸血症和低钙血症等。②尿酸性肾病综合征:在正常情况下,尿酸经肾小球过滤,在肾小管再吸收并分泌。当肿瘤细胞对抗肿瘤药物高度敏感时,化疗后可导致肿瘤细胞迅速崩解,产生大量尿酸,经肾小球过滤到输尿管,使尿酸浓度急速上升,远远超过尿液的溶解能力而在输尿管内结晶,从而引起输尿管闭塞,导致尿酸性肾病综合征。

肿瘤患者常存在多种易感因素加重抗肿瘤药物的肾损害,这些易感因素包括以下几种。

1.已经存在肾实质疾病或肾功能损害

造成肾损害原因有多种,如放疗、高尿酸血症、高钙血症、高磷血症、感染或抗生素等。此外,多发性骨髓瘤、实质性肿瘤和肿瘤并发的副蛋白血症(如冷球蛋白血症、巨球蛋白血症)均可导致肾小球病变和肾功能不全。因此,在化疗实施前应全面评价肾实质损害和肾功能状态。

2.容量不足

肿瘤患者可因呕吐、腹泻等造成细胞外液容量不足,或因腹膜炎、肿瘤性胸腔积液、肠梗阻等造成有效循环容量不足。肝胆疾病和心力衰竭合并存在时也可加重药物肾损害。用于退热或止痛的环氧化酶抑制剂能破坏肾脏对容量不足的反应能力。因此,在使用有肾损害的抗肿瘤药物之前需恢复循环稳定,停用影响肾灌注的药物。

3.水、电解质紊乱

肿瘤患者常并发多种电解质紊乱,如低钠血症、高钙血症、低钾血症和低磷血症等。

4.尿路梗阻

前列腺、膀胱和盆腔肿瘤浸润或压迫,或腹膜后纤维可导致输尿管梗阻和膀胱流出道梗阻造成梗阻性肾病。尿路梗阻的症状隐匿,建议作尿路系统的影像学检查,以免漏诊。

抗肿瘤药物引起肾损害的发生机制因药物的不同而各有差异。顺铂引起的肾损害的发生机制:①诱导氧化损伤。它主要是由两方面因素引起:一是氧自由基的大量生成;二是自由基清除剂减少或受到抑制。顺铂结构中亲核氨基可与水分子作用产生大量自由基,这些自由基作用于细胞膜可引起 Ca^{2+} 内流的增加,使细胞钙稳态失衡,从而使 Ca^{2+} 介导的一些代谢活化,造成细胞内代谢紊乱。另外,顺铂引起的内质网钙泵的活性增加也会造成细胞钙稳态失衡。自由基还可以损伤线粒体,产生活性氧簇。顺铂除了能够诱导产生大量的氧自由基之外,还能够诱发机体抗氧化水平降低,可能是通过降低血液中的还原型谷胱甘肽水平,导致机体对顺铂所产生的自由基的防护作用减弱。②诱导炎症反应。顺铂在体内引发的炎症反应在诱发肾损害过程中也发挥了重要作用,它在肾脏中诱发的炎症主要是由于肿瘤坏死因子-α 引起的。顺铂在体内产生的羟自由基参与由 P38 信号通路介导的合成肿瘤坏死因子-α 的过程。③诱发细胞凋亡。顺铂可通过两种途径诱导肾小管上皮细胞凋亡,分别是由线粒体介导的内源性途径和由死亡受体介导的外源性途径。另外,在顺铂引发的肾小管上皮细胞凋亡中,内质网应激也发挥了一定的作用。内源性凋亡途径中,细胞色素 C 与凋亡蛋白酶激活因子结合形成凋亡蛋白酶激活因子/细胞色素 C 凋亡复合物,该复合物能够使 caspase-9 激活,从而激活 caspase-3,最终导致细胞凋亡。顺铂诱导的外源途径的细胞凋亡是某些配体与死亡受体结合后激活 caspase-8,从而使 caspase-3 激活,引起细胞凋亡。此外,顺铂还能激活肾小管上皮细胞中的内质网凋亡途径。有研究推测,顺铂与内质网细胞色素 P450 相互作用引起的氧化应激激活了 caspase-12,导致 caspase-9 的激活,从而激活 caspase-3,引起肾小管上皮细胞凋亡。④引发肾血流动力学的改变。顺铂所致的肾脏损伤最初主要是肾小管的损伤,而最终也会造成肾小球功能的改变,原因可能与肾小管损伤后活化管球反馈使肾血流量自身调节异常,影响肾小球血流有关。

甲氨蝶呤及其代谢产物的溶解度较小,在肾小管、集合管中可出现结晶、沉积,从而引起肾小管闭塞和损伤。大剂量甲氨蝶呤也可引起近端肾小管坏死致急性肾衰竭。近来有人提出,比甲氨蝶呤的溶解度低4倍左右的代谢产物 7-羟甲氨蝶呤的沉积,可能是甲氨蝶呤引起肾损害的主要原因。

重组人白介素-2 导致全身血管通透性增加,血浆蛋白大量渗漏到组织间隙,引起血浆容量减少、肾血灌注不足和肾血流量减少,从而引起肾损害。

(二)肾损害的防治措施

1.非药物性手段

抗肿瘤药物肾损害防治的非药物性手段如下。

(1)肾脏功能的评估。在化疗前应对肾功能进行恰当的评估,尤其对高龄及一般状况较差的患者更应慎重对待,以期早期发现肾损害,尽早减量或停药,减轻肾损害的不良后果;比较常用的指标为:血尿素氮、肌酐、β_2微球蛋白、内生肌酐清除率等;对检测肾小球功能而言,肌酐清除率的敏感性比血尿素氮、肌酐高,但稳定性不高,易受许多因素的影响,因此建议采用多个指标联合应用,综合评估。

(2)水化、利尿和碱化尿液。使用顺铂时的操作方法如下:为减少对肾的损害,在使用顺铂前及 24 小时内应给予充分水化。一般在大剂量顺铂(80~120 mg/m²)使用之前先补液,用生理盐水或 5% 葡萄糖注射液 1 000~2 000 mL,加 10% 氯化钾 20 mL;顺铂给药之后继续输液 5 000 mL(每 1 000 mL 液体给氯化钾 20 mmol);输液从顺铂给药之前 12 小时开始,持续到顺铂滴完后 24 小时为止;为了促进利尿,输注顺铂之前先快速静脉滴注 20% 甘露醇 125 mL,顺铂给药之后再给予 20% 甘露醇 125 mL 快速静脉滴注,并根据尿量适当使用呋塞米。用顺铂治疗过程中应监测血钾、血镁变化,注意保持水、电解质平衡。

使用大剂量甲氨蝶呤时的操作方法如下:在使用大剂量甲氨蝶呤化疗(每次用量在 20 mg/kg 或 1 g/m² 以上)时必须给予水化、碱化等辅助治疗措施,同时在大剂量滴注结束后必须用亚叶酸钙解救;为保证药物迅速从体内排出,用药当天及前后各 1 天应补充电解质、水及碳酸氢钠,使每日尿量在 3 000 mL 以上,pH 保持在 6.5 以上。

对于化疗敏感性肿瘤需进行预处理:为了有效防治尿酸性肾病综合征,一般主张在细胞毒药物应用前 48 小时开始,持续到化疗结束后 48~72 小时,充分补充液体,并给以利尿药,保持尿量>100 mL/h;每天静脉输注碳酸氢钠 100 mEq/m²,碱化尿液,使尿液 pH>7.0;每天口服别嘌醇 300~800 mg,规格为每片 0.1 g;禁用噻嗪类利尿药;尿 pH 为 7.5 时,尿酸可达最大溶解度,因此不需要过度碱化尿液。

(3)避免合用其他肾损害大的药物(如氨基糖苷类抗生素),可有效防止或减轻化疗药物对肾脏的损害。

2.药物性手段

如谷胱甘肽和化学保护剂氨磷汀等。谷胱甘肽能够缓解部分抗肿瘤药物的泌尿系统不良反应。

化学保护剂又称细胞保护剂,本身并无抗肿瘤作用,但与化疗或放射治疗合并应用时,能够保护机体正常细胞免受化疗的伤害,而不影响化疗药物或放疗的抗肿瘤效果。

氨磷汀是一种有机硫代磷酸盐,是一种广谱的化学保护剂。它可以清除活性氧,促进 DNA 修复,用于减少顺铂等化疗药物引起的肾损害。氨磷汀经细胞表面碱性磷酸酶水解脱磷酸后转化为含有自由巯基的活性产物 WR-1065,WR-1065 又进一步分解代谢为半胱胺酸、亚磺酸和二硫化物 WR-33278,WR-1065 可以清除化放疗产生的自由基,与铂类、烷化剂等的活性代谢产物结合而使其灭活。WR-33278 可以松解由拓扑异构酶导致的 DNA 超螺旋结构;WR-33278 和 WR-1065 与 DNA 核蛋白体结合,减少正常细胞的凋亡。由于正常组织毛细管中的碱性磷酸酶活性和 pH 值高于肿瘤组织,使得肿瘤组织对氨磷汀和它的活性产物的摄取远远低于正常组织,从而选择性的保护正常组织。

注射用氨磷汀:规格为每支 0.5 g,静脉滴注。对于化疗患者,推荐使用的起始剂量为 500~600 mg/m²,常用剂量 800 mg/m²,溶于 0.9% 氯化钠注射液 50 mL 中,在化疗开始前 30 分钟静脉滴注,15 分钟滴完。对于放疗患者,本品起始剂量为按体表面积一次 200~300 mg/m²,溶于 0.9% 氯化钠注射液 50 mL 中,在放疗开始前 30 分钟静脉滴注,15 分钟滴完。

3.肾损害时抗肿瘤药物的剂量调整

许多抗肿瘤药物在肾脏代谢,当肾功能受到损害时,药物容易在体内蓄积,使得不良反应增加。根据患者的肾功能情况可对一些抗肿瘤药物的剂量进行适当调整。

二、出血性膀胱炎

出血性膀胱炎是源自于膀胱内的出血,化疗药物的应用是导致其发生的重要原因。

(一)出血性膀胱炎的发生机制

抗肿瘤药物环磷酰胺或异环磷酰胺在体内代谢产生丙烯醛,后者通过双键与膀胱黏膜形成共价结合,引起黏膜损伤,导致细胞坏死、出血及溃疡。

出血性膀胱炎的诊断和分度:诊断标准为尿频、尿急、尿痛及肉眼血尿或镜下血尿。分度:严重程度按WHO标准分为3度。Ⅰ度为镜下血尿,Ⅱ度为肉眼血尿,Ⅲ度为肉眼血尿伴血凝块。

(二)易引起出血性膀胱炎的抗肿瘤药物

容易引起出血性膀胱炎的化疗药物为环磷酰胺和异环磷酰胺。常规剂量口服环磷酰胺时,出血性膀胱炎的发生率大约为10%;剂量高于50 mg/kg时会引起肾小管及膀胱特异性损伤,发生出血性膀胱炎和稀释性低钠血症。

异环磷酰胺引起的泌尿系统不良反应大致可分为肾近曲小管损伤和出血性膀胱炎两种类型,与单次剂量和累积量呈正相关。当剂量≥2～5 g/m²时容易出现泌尿系统不良反应;累积量≥60 g/m²时易导致2.5岁以下儿童重度肾衰竭。与顺铂联合应用时可加重异环磷酰胺的泌尿系统不良反应。异环磷酰胺引起的出血性膀胱炎,临床主要表现为镜下或肉眼血尿。另外,由于肾近曲小管受损,可出现氨基酸尿、磷酸尿、糖尿、渗透压低、肾性尿崩症等范可尼综合征表现。

(三)出血性膀胱炎防治措施

1.非药物性手段

(1)注意观察尿色及有无尿路刺激征等。观察尿量变化、定期作尿常规检查。

(2)水化、利尿、碱化尿液。水化时的日补液量达3 000 mL以上,合理调整液体滴数,使每日总液量于24小时内以恒定速度输入,保证有均匀较多的尿量持续冲洗膀胱,达到均匀稀释、排泄毒物,以减少对膀胱上皮的损伤。

(3)如果出血性膀胱炎病情较为严重,药物治疗效果不佳,则考虑采用高压氧治疗或者各种外科治疗手段。

2.药物性手段

美司钠是含有巯基的半胱胺酸化合物,也是一种化学保护剂。美司钠能够有效降低出血性膀胱炎的发生率。防治机制为美司钠能与环磷酰胺、异环磷酰胺在体内的毒性代谢产物丙烯醛结合形成无毒物质,迅速从尿中排出,从而能预防该类药物引起的出血性膀胱炎的发生。由于美司钠的代谢及排泄比环磷酰胺、异环磷酰胺要快,因此与该类药物同时应用时需重复给药。另外,美司钠不影响环磷酰胺、异环磷酰胺的抗肿瘤效果。

美司钠注射液:规格0.4 g/4 mL。本品成人常用量为环磷酰胺、异环磷酰胺剂量的20%,静脉输注,给药时间为0时段(即应用抗肿瘤药物的同一时间)、4小时后及8小时后的时段。

(韩召选)

第九节 抗肿瘤药物的造血系统不良反应及防治

抗肿瘤药物引起造血系统的不良反应主要表现为骨髓抑制,抑制各类造血干细胞增殖或促使其凋亡,影响各类血细胞发育成熟,最终导致成熟血细胞不足,致使外周血细胞减少。大多数抗肿瘤药物均可引起不同程度的骨髓抑制,根据血细胞的类型可分为白细胞、红细胞和血小板计数减少。一般认为,不同种类的血细胞减少发生的时间与其半衰期有关。白细胞的半衰期为6～8小时,因此白细胞的减少通常发生于化疗停药后1周,10～14天达到最低点,在低水平维持2～3天后缓慢回升,至21～28天恢复正常;血小板的半衰期为7～14天,因而血小板降低发生较白细胞降低稍晚,下降迅速,2周左右下降到最低值,停留短暂时间后迅速回升;而红细胞半衰期为120天,因此红细胞减少发生的时间更晚。

每一种血细胞对人体生理都是至关重要的,因此骨髓抑制是抗肿瘤药物引起的最严重的不良反应之一,不但会影响化疗的进行,还会增加患者发生其他并发症的风险,甚至影响患者的生存状况。有以下因素的患者在接受化疗时发生骨髓抑制的风险增加:①年龄>65岁患者,因其骨髓功能减退,骨髓储备下降;②营养不良,使得骨髓修复能力不足或生成缺陷;③肿瘤侵犯骨髓或既往接受过对骨组织的放疗,致骨髓功能受损减退;④肝、肾功能障碍,药物代谢清除能力降低,毒性积累;⑤正接受其他对骨髓恢复有抑制或损害的药物治疗;⑥存在感染因素或活动性出血,粒细胞及血小板消耗增多。

一、白细胞计数减少

白细胞包括中性粒细胞及淋巴细胞,抗肿瘤药物引起的白细胞计数减少中,粒细胞最早出现下降,其中以中性粒细胞减少最为常见,淋巴细胞下降则出现较晚。临床上将成人外周血白细胞数持续低于 $3.5 \times 10^9/L$ 称为白细胞减少症,中性粒细胞数低于 $2.0 \times 10^9/L$ 称为中性粒细胞症,当中性粒细胞数低于 $0.5 \times 10^9/L$ 则称为中性粒细胞缺乏,粒细胞缺乏患者口温 $>38.3\ ℃$ 或持续 $>38\ ℃$ 超过 1 小时,进一步发展为粒细胞缺乏伴发热(FN)。中性粒细胞具有趋化、吞噬和杀菌作用,在人体非特异性免疫中扮演着重要角色,中性粒细胞的减少会使患者免疫力低下,增加患者细菌感染的风险,而当患者发展成起病急骤、发展迅速的 FN,则往往会延长患者住院天数,影响其生存质量甚至危及生命,是化疗最常见的死亡原因。因此,重视并积极处理抗肿瘤药物引起的粒细胞减少及 FN 非常重要。

(一)白细胞计数减少的发生机制

白细胞主要起源于骨髓的造血干细胞,骨髓中活跃的粒-单系和淋巴系祖细胞通过增殖、分化,分别发育为成熟的粒细胞和淋巴细胞。成熟的白细胞仅有少部分进入血液循环,大部分储存于骨髓中,当外周白细胞损耗增多或有感染、炎症等因素时进入循环的成熟白细胞增加以维持或增加机体的免疫能力。

具有细胞毒性的抗肿瘤药物通过干扰和破坏细胞分裂的正常进行进而引起细胞凋亡,从而抑制细胞的增殖,发挥抗肿瘤作用。这种细胞毒性对所有分裂活跃的细胞均有作用,且由于大多数抗肿瘤药物选择性不高,对肿瘤组织和人体正常组织的亲和力差异不大,因而其在抑制肿瘤细胞增殖的同时,骨髓中增生活跃的造血干细胞也会受到影响,最终使得成熟白细胞生成减少。

由于进入循环的白细胞,尤其是粒细胞参与机体免疫反应寿命较短,当粒-单系祖细胞的分裂受到抑制,成熟的粒细胞生成不足,外周血粒细胞得不到补充,进而导致粒细胞减少症或粒细胞缺乏。

(二)易引起白细胞计数减少的抗肿瘤药物

由于正常情况下粒系祖细胞增生的活跃程度较红系祖细胞和巨核系祖细胞高,因而粒系对抗肿瘤药物的细胞毒性最敏感,所有具有细胞毒性通过抑制细胞分裂增殖而发挥抗肿瘤作用的抗肿瘤药物均可引起白细胞计数减少,不同的药物根据其干扰、破坏细胞分裂的机制和作用位点的不同而引起不同程度的白细胞计数减少。通常损伤 DNA 的药物对骨髓抑制作用较强,影响 RNA 合成的药物次之,影响蛋白质合成的药物其骨髓抑制作用最小。

烷化剂、抗代谢类、抗肿瘤抗生素等直接作用于 DNA 的药物对骨髓抑制作用明显,白细胞计数减少常见,其中环磷酰胺、卡铂、阿糖胞苷、白消安、蒽环类等抑制程度较强,常引起Ⅱ～Ⅲ度的抑制。

(三)白细胞计数减少的防治措施

由于粒-单系祖细胞的活跃增殖对细胞毒性药物高度敏感,抗肿瘤药物引起白细胞生成减少几乎不可避免,因而为保证化疗的强度和正常进行,积极预防和处理感染,促进粒-单系祖细胞集落恢复增殖功能成为应对抗肿瘤药物引起的白细胞计数减少的重要原则。

1.感染的预防和处理

对于出现中性粒细胞减少症的患者,应注意加强个人卫生和预防创伤,减少外源性微生物感染风险。对于出现 FN 患者,应尽可能找出感染病灶,通过实验室检查监测感染情况,评估患者风险,经验性选择广谱抗菌药物,积极控制感染。初始经验性抗菌药物治疗的目的是降低细菌感染所致的严重并发症和病死率,其原则是覆盖可迅速引起严重并发症或威胁生命的最常见和毒力较强的病原菌,直至获得准确的病原学培养结果。因此有效的经验性抗菌药物治疗需要选择具有杀菌活性、抗假单胞菌活性和良好安全性的药物。

接受经验性抗菌药物治疗后,应及时评估病情,根据微生物培养及药敏结果选择有针对性的抗菌药物,根据感染控制情况适时调整抗感染治疗方案。

2.促进粒-单细胞集落恢复增殖功能

粒-单系祖细胞集落(CFU-GM)是由骨髓中定向造血祖细胞增殖分化而成的可发育为成熟粒细胞的干细胞群,白细胞介素-3(IL-3)和集落刺激因子为促进其增殖分化的正调节因子。

影响粒-单系祖细胞的集落刺激因子主要有粒细胞集落刺激因子(G-CSF)、巨核细胞集落刺激因子(MK-CSF)和粒细胞巨噬细胞集落刺激因子(GM-CSF)。

G-CSF 具有促进 CFU-GM 增殖分化为成熟粒细胞、促进骨髓储存的成熟粒细胞向外周血释放及激活成熟粒细胞,抑制凋亡,延长其寿命的功能;M-CSF 与 G-CSF 类似,但主要是促进单核-巨噬系细胞的生成与功能维持;GM-CSF 则对两类细胞的成熟和功能维持都有促进作用。因此,CSFs 可作为粒细胞动员药物治疗抗肿瘤药物引起的白细胞计数减少,提高外周血白细胞水平。

目前临床上用于骨髓抑制所致粒细胞减少的粒细胞动员药物是通过生物工程对上述集落刺激因子进行改造生产而成的重组人粒细胞集落刺激因子和重组人粒细胞巨噬细胞集落刺激因子。

NCCN(美国国立综合癌症网络)指南推荐,当患者发生 FN 风险>20% 即应该预防性使用 CSFs。美国临床肿瘤学会(ASCO)和欧洲癌症治疗研究组织(EORTOC)最新更新的指南也建议以发生粒细胞减少伴发热的风险>20% 作为常规预防性使用 CSF 的门槛。三个指南都建议 FN 风险处于高危组的患者无论化疗的目的是为了治愈还是延长生存期或是改善症状,都应该预防性应用 GSFs。而对于 FN 风险处于中介组的患者,若化疗目的是延长生存期或改善症状,则应评估风险,谨慎考虑是否应用 GSFs 预防 FN。

3.用法用量

(1)重组人粒细胞集落刺激因子:静脉注射血浆半衰期约 1.4 小时,皮下注射半衰期为 2.15 小时。用于肿瘤化疗所致的中性粒细胞减少,成年患者化疗后中性粒细胞数降至 $1.0×10^9$/L(白细胞计数 $2.0×10^9$/L),儿童患者化疗后中性粒细胞数降至 $0.5×10^9$/L(白细胞计数 $1.0×10^9$/L)者,在开始化疗后皮下或静脉注射给药 2~5 μg/kg,每日 1 次。当中性粒细胞数回升至 $5.0×10^9$/L(白细胞计数 $10.0×10^9$/L)以上时,停止给药。用于急性白血病化疗所致的中性粒细胞减少,白血病患者化疗后白细胞计数不足 $1.0×10^9$/L,骨髓中的原始粒细胞明显减少,外周血液中未见原始粒细胞情况下,成年患者皮下或静脉注射给药 2~5 μg/kg,每日 1 次;儿童患者皮下或静脉注射给药 2 μg/kg,每日 1 次。

(2)聚乙二醇化重组人粒细胞集落刺激因子通过对重组人粒细胞集落刺激因子聚乙二醇化,使其分子量变大,在血液循环中消除显著减慢,半衰期延长,而药理作用与重组人粒细胞集落刺激因子相同。本品可用于减少非髓性恶性肿瘤患者接受抗肿瘤药物治疗时发生 FN 引起感染的发生率,推荐用法用量为化疗结束 48 小时后皮下注射 100 μg/kg,规格为每支 3 mg(1 mL),每个化疗周期注射一次,该剂量不能用于婴儿、儿童及体重<45 kg 的未成年人。目前尚无证据支持聚乙二醇化重组人粒细胞集落刺激因子作为粒细胞减少或 FN 的治疗性用药。

(3)重组人粒细胞巨噬细胞集落刺激因子(rhGM-CSF):其生物学效应较 G-CSF 广泛,除对粒-单系祖细胞有刺激作用外,对红系及巨核系祖细胞均有刺激作用,对粒-单系祖细胞的作用起效时间不及 G-CSF,但作用持续时间较长,两者均能显著提升中性粒细胞。常用剂量为 3~10 μg/(kg·d),规格为每支 150 μg,持续 5~7 天,根据白细胞回升速度和水平,确定维持量。本品应在化疗停止 24~48 小时后使用,且停用本品后至少间隔 48 小时方可进行下一疗程的化疗。

4.注意事项

(1)需警惕 CSFs 的不良反应,除免疫原性反应以外,由于其作用机制特点,有引发骨髓增生异常综合征(MDS)及急性粒细胞性白血病(AML)风险。

(2)GSFs 不应于化疗前使用,避免被刺激激活的祖细胞被细胞毒性药物抑制杀死,加重骨髓损伤。

(3)由于聚乙二醇化重组人粒细胞集落刺激因子的长效机制,目前 NCCN 指南的证据仅支持其用于周期>14 天的化疗方案中。

二、贫血

贫血是指外周血中单位容积内红细胞数减少或血红蛋白浓度降低,致使机体不能对周围组织细胞充分供氧的疾病。根据中国肿瘤贫血调查,回顾分析国内 15 家医院自 1995－2006 年确诊的肿瘤患者贫血情况,其中近八成患者接受化疗,结果显示贫血患者比例达 37.3%,调查还发现随着化疗的开展,无贫血患者比例逐渐下降,贫血患者比例逐渐增加,完成第 4 周期后贫血患者比例从基线期的 35.6% 升至 64.4%。根据红细胞形态学分类,化疗引起的贫血以大细胞性贫血及正常细胞性贫血多见。

贫血引起的乏力会对肿瘤患者的生活质量造成影响,同时贫血还会加剧肿瘤乏氧。许多证据表明,乏氧会对影响肿瘤播散的蛋白质组学造成影响,导致肿瘤恶性进展,许多抗肿瘤药物进入肿瘤细胞、发挥药理活性及诱导的细胞凋亡等过程都是耗氧需能的,贫血引起的肿瘤乏氧会降低肿瘤细胞对抗肿瘤药物的敏感性,甚至产生耐药性,最终影响肿瘤患者的预后。

接受化疗的肿瘤患者贫血的发生风险与患者年龄、性别、营养状况、肿瘤类型、化疗方案与强度等因素有关,积极评价化疗引起的风险,采取必要的预防和干预措施对改善肿瘤患者的生活质量及预后有益。

（一）贫血的发生机制

化疗相关性贫血的发生机制主要是骨髓抑制致红细胞生成不足、造血营养因子吸收障碍、肾损害致促红细胞生成素生成不足等。

成熟红细胞起源于骨髓中红系祖细胞,红系祖细胞在促红细胞生成素的诱导刺激下经多次分裂分化成各期幼红细胞,同时细胞质合成血红蛋白进而发育为成熟红细胞,在红细胞发育成熟的任何一个环节出现障碍都能导致红细胞生成不足。成人正常成熟红细胞寿命为 120 天,因而化疗初期贫血发生率不高,随着多周期化疗进行贫血风险增高,衰老的红细胞在脾经单核巨噬细胞系统清除,若红细胞异常也会导致其过早被清除,寿命变短,使外周红细胞减少。

抗肿瘤药物破坏肿瘤细胞 DNA 正常结构、抑制核酸合成会对活跃的红系祖细胞产生作用,抑制其分裂、诱导凋亡,造成红系祖细胞枯竭,严重时可致再生障碍性贫血,这类机制通常引起正常细胞性贫血。

叶酸和维生素 B_{12} 是细胞前体 DNA 合成的关键辅酶,任一种辅酶缺乏都会影响 DNA 合成,而细胞质 RNA 转录不受影响,核-质发育不对称最终形成核缺陷的大细胞性红细胞,这些不能发育成熟的红细胞大多在骨髓内凋亡,即无效造血,无效造血的增加导致释放到循环的红细胞减少,产生巨细胞性贫血。叶酸拮抗剂抗肿瘤药物通过抑制二氢叶酸还原酶,影响了叶酸的正常代谢;部分抗肿瘤药物的胃肠道反应也会影响维生素 B_{12} 的吸收,使得体内这两种重要辅酶不足。

促红细胞生成素是红细胞成熟过程中重要的调控因子,其对骨髓中整个红细胞系统的细胞都有刺激、诱导、分化作用。成人促红细胞生成素主要由肾小管细胞生成,因而肾毒性明显的抗肿瘤药物由于发生肾损害使得内源性促红细胞生成素生成减少,红细胞成熟发育障碍,导致正常细胞性贫血。顺铂的肾毒性尤为明显,顺铂在体内分布以肾脏浓度最高,且经肾排泄,肾小管细胞对顺铂的摄取不具饱和性,使得肾小管细胞有着极高浓度的顺铂,是顺铂在肾内高浓度和蓄积的基础。顺铂引起肾损害的发生机制是高浓度的顺铂在肾小管细胞内对离子转运蛋白产生抑制,使细胞钙稳态失调,其烷化剂的特性是直接作用于细胞线粒体的 DNA,使呼吸链受损细胞缺氧,同时顺铂还可抑制肾皮质多种自由基清除酶,导致细胞内自由基增多发生损害。三种途径不仅可以直接破坏肾小管细胞,还可引发细胞凋亡,最终使得促红细胞生成素生成不足,导致贫血。

（二）易引起贫血的抗肿瘤药物

常见引起贫血的抗肿瘤药物有伊立替康、多西他赛、伊马替尼、顺铂、奥沙利铂、叶酸拮抗剂、羟基脲等,白消安及阿糖胞苷有导致再生障碍性贫血风险,蒽环类抗肿瘤抗生素也可引起贫血。由于成熟红细胞寿命较长,对骨髓红系造血代偿抑制程度低或持续时间短、不易蓄积的药物不易引起贫血。

（三）贫血的防治措施

不同于 FN 的起病急、发展迅速、急性期病死率高,化疗引起的贫血往往是一个慢性改变的病程,对患者生活质量产生影响,长期贫血对肿瘤患者远期生存率也有减少。因此防治化疗相关贫血的原则是积极评估引起贫血的风险,采取积极防治措施,包括营养支持及降低化疗对正常细胞的毒性;对已出现的贫血进行评估,及时干预,包括输血及外源性促红细胞生成素的补充。

1.营养支持及降低化疗毒性

营养支持的目的是为化疗后骨髓造血功能恢复提供必备的原料,减少营养不足所致的无效造血。一些维生素在体内存量不多,骨髓功能恢复期细胞分裂旺盛更增加了需求,铁离子作为血红蛋白必需原料若不及时补充,当体内储备耗竭也会引发缺铁性贫血。同时肿瘤患者受累于肿瘤细胞的高营养消耗,机体的营养状况往往不佳,充分的营养支持也有助于改善患者生活质量。

接受叶酸拮抗剂治疗的患者在化疗后补充适量的叶酸及维生素 B_{12} 可减轻其对骨髓的毒性,同时还可缓解叶酸拮抗剂治疗所致的血清同型半胱氨酸水平升高,降低不良反应风险。有研究表明,在心肺功能允许的前提下,对高剂量顺铂化疗辅以水化疗法,以稀释肾小管液顺铂浓度,有助于降低顺铂的肾毒性。

2.输血治疗

输注全血或红细胞血治疗是治疗肿瘤相关或化疗相关贫血的主要方式,其优点是可迅速提升血红蛋白水平,可用于促红细胞生成素治疗无效患者,但缺点是包括溶血在内的免疫抗原性反应、心源性肺水肿等。对于化疗发生严重骨髓抑制患者,输血只能解"燃眉之急",若患者红细胞生成功能未能恢复,随着红细胞凋亡被清除,血红蛋白水平又将回落至输血前,而且中国是乙型肝炎大国,输血会有交叉感染乙型肝炎病毒风险,应仔细评估患者状况及风险后选择是否采取输血干预。

根据中国临床肿瘤学会(Chinese Society of Clinical Oncology,CSCO)推出的《肿瘤相关性贫血临床实践指南》,肿瘤患者输注红细胞的适应证是血红蛋白 <60 g/L,若患者无症状、无明显并发症,则建议继续观察,定期再评价;若患者无症状,但合并有心脑血管疾病等并发症或有接受高强度放化疗的高风险因素,应考虑红细胞输注干预,目标是将血红蛋白水平维持在 $70\sim90$ g/L;若患者出现持续心动过速、呼吸急促、呼吸困难、头痛胸痛、晕厥等明显的贫血症状时,则应该进行红细胞输注干预,目标值根据出现症状的不同而建议维持在 80 g/L 至正常值。

3.外源性促红细胞生成素的补充

促红细胞生成素治疗的优点是符合正常改善贫血状况的生理过程,对生活质量的改善有益,且耐受性好,缺点是起效需要一定时间,且成本较高,并非对所有患者有效(促红细胞生成素抵抗或骨髓造血功能枯竭),目标值不当易引起血栓形成。

CSCO 指南指出,尽管促红细胞生成素与输血一样可以用来改善贫血,但促红细胞生成素治疗的主要目的是减少输血,同时提高生活质量。因此,在选择对化疗相关贫血的干预方式时应对患者进行充分评估。

若是重度及以上贫血患者(血红蛋白 <80 g/L),中度伴有严重症状需立即提高血红蛋白的患者,或是既往接受促红细胞生成素治疗无效的患者,应考虑选择红细胞输注干预,进行输血评估;若为轻度贫血、中度贫血但不伴严重症状患者,加强营养可改善;有输血过敏史患者,推荐通过补充外源性促红细胞生成素进行治疗。

目前用于补充外源性促红细胞生成素的药物是重组人促红细胞生成素。使用方法和剂量参照 CSCO 指南。规格:每瓶 1 000 IU,初始剂量为皮下注射 150 IU/kg 或 10 000 IU,每周 3 次,或是 36 000 IU,每周 1 次,疗程 4~6 周。若患者对促红细胞生成素治疗有反应(血红蛋白上升 10 g/L 以上),则继续使用,一旦血红蛋白 >120 g/L 应立即停药,如贫血症状未改善应重新评估。若患者对促红细胞生成素治疗无反应,增加剂量至 300 IU/kg 或者 20 000 IU,每周 3 次,或 36 000 IU,每周 2 次,并根据情况补充铁剂,若有反应,则维持至目标值后停药;如血红蛋白增加不明显,处于化疗前基线水平,可再酌情增加促红细胞生成素剂量;若对促红细胞生成素依旧无反应,血红蛋白持续下降,则应考虑对促红细胞生成素无反应,采取输血干预。

4.注意事项

(1)造血原料不足导致的无效造血也可出现于粒系细胞中,因此促进骨髓功能恢复的营养支持亦可提高成熟粒细胞的生成效率。

(2)输血和促红细胞生成素治疗均有导致血栓形成的风险,应警惕高血红蛋白水平,同时评估血栓形成风险,对高危人群可采取低分子肝素每日 2 000~4 000 U,1 次或分 2 次给予,亦可采取小剂量阿司匹林口服预防深静脉血栓。

(3)研究发现,促红细胞生成素每周 1 次的给药方式较小剂量每周 3 次的常规给药方式在药动学参数上更有优势,C_{max}、T_{max}、(药物动力学参数)AUC(曲线下的面积)均提高,清除减慢,临床对比两种给药方法总有效率及不良事件发生率差异均无显著性。

(4)化疗发生肾功能损害患者应用大剂量促红细胞生成素后,因激增的促红细胞生成素刺激快速产生红细胞,将单核-吞噬细胞系统内的储存铁迅速耗竭而出现"功能性"铁缺乏,若不及时补铁则会影响红细胞生成。

三、血小板减少

肿瘤化疗所致血小板减少症(CIT)是指抗肿瘤药物对骨髓产生抑制作用,尤其是对巨核细胞产生抑制作用,导致外周血中血小板<$100×10^9$/L。血小板<$50×10^9$/L 时即存在出血风险,可表现为皮肤出现淤点、瘀斑、黏膜出血或者仅有血小板减少而无出血;血小板<$20×10^9$/L 时有高度自发性出血的危险;<$10×10^9$/L 为极高度危险,可出现血便、血尿、阴道出血等,少见呕血或咯血,脑出血是死亡的主要原因,常伴有其他症状如发热、寒战等,严重出血时可导致贫血。骨髓抑制中白细胞(特别是中性粒细胞)减少最为常见,其次为血小板减少,而红细胞减少常不易从外周血红细胞计数中表现出来。除了肿瘤累及骨髓可致血小板减少外,使用不同种类的化疗药物、不同联合化疗方案以及不同疗程均可引起 CIT 不同的发生率和严重程度。引起 CIT 的其他影响因素为:患者年龄、肝肾功能、既往病史、既往治疗史(放化疗史)各种感染、同用药物、营养状况等。

(一)血小板减少的发生机制

CIT 是临床常见的抗肿瘤药物剂量限制性毒性反应,引起 CIT 的机制主要为:抗肿瘤药物对骨髓造血干细胞、巨核系祖细胞的增殖进行抑制,使血小板生成受到抑制、其成熟分化受阻、畸变甚至过度凋亡,因而导致循环血中血小板减少。人体血小板来源于巨核细胞,巨核细胞生成是一个比较复杂的过程:造血干细胞→巨核系前体细胞→分化、增殖,产生巨核细胞→巨核细胞成熟→胞质与核脱离发生分割,释放血小板。化疗药物对巨核细胞产生抑制和破坏,从而影响巨核细胞生成和释放血小板的功能,因此,化疗初期抗肿瘤药物对外周血中成熟的血小板影响并不明显,多在用药后 1~2 周后才表现出来。

(二)易引起血小板减少的抗肿瘤药物

绝大部分的抗肿瘤药物均能引起血小板减少。烷化剂如环磷酰胺、卡莫司汀、塞替哌等,抗代谢类如氟尿嘧啶、吉西他滨、甲氨蝶呤等,铂类如卡铂、奥沙利铂、奈达铂等,影响微管蛋白合成类如长春新碱、长春瑞滨、紫杉醇等,干扰转录过程及 RNA 合成类如放线菌素 D、阿霉素、米托蒽醌等,拓扑异构酶抑制剂如依托泊苷、托泊替康、替尼泊苷等,小分子靶向药物如伊马替尼、拉帕替尼、埃克替尼等。只有少数药物如门冬酰胺酶、甾体激素类、博来霉素(BLM)等较少引起骨髓抑制。

(三)血小板减少的防治措施

1.化疗致血小板减少的防治原则

化疗前后查血小板计数,每周 1~2 次,血小板数明显减少时加查,直至恢复正常;密切注意出血倾向;避免使用有抗凝作用的药物;防止出血发生,避免用力擤鼻,谨慎刷牙,用剃须刀剃须,尽可能减少创伤性操作,注射针孔用力久压,女性需注意经期出血,必要时用药物推迟经期;血小板计数过低的患者,可用低剂量皮质激素治疗,严重时需输注血小板;给予止血药防止出血发生;Ⅳ度血小板下降和伴有出血的Ⅲ度血小板下降时,应提防中枢神经系统的出血。

2.防治方法

(1)输注血小板:血小板输注是对严重血小板减少患者最快、最有效的治疗方法之一,能够减少出血的发生率,降低大出血的发生率和病死率。然而输注血小板也有其弊端,例如感染艾滋病及肝炎等获得性传染病毒疾病,以及血小板输注相关的并发症——患者可能产生血小板抗体而造成无效输注或输注后发生免疫反应。由于肿瘤化疗所致的血小板减少常需要多次输注血小板,因此血小板无效输注及输注后免疫反应是很常见的。2007年美国血液协会(ASH)血小板输注指南推荐,预防性血小板输注的阈值为患者血小板$<10\times10^9$/L,指南同时规定,在进行脑部手术时要求血小板不低于100×10^9/L,在其他侵入性操作或创伤手术时要求血小板在$50\sim100\times10^9$/L。2014年美国血库协会(AABB)推荐血小板预防用于因各种病因治疗(放化疗等)所诱导的低增生性血小板减少的成人住院患者;推荐对于血小板计数$\leqslant10\times10^9$/L的成人住院患者予输注血小板以降低自发性出血的风险。

(2)细胞因子:常用的促血小板生长因子有重组人血小板生成素(rhTPO)重组人白细胞介素11(rhIL-11)、TPO受体激动剂罗米司汀和艾曲波帕。目前只有rhTPO和rhIL-11被我国食品药品监督管理局批准用于治疗肿瘤相关的血小板减少症,而rhIL-11也被美国食品药品监督管理局批准用于临床。需要注意的是,患者血小板下降和骨髓巨核细胞正常时,使用IL-11有效;患者血小板下降和骨髓巨核细胞缺乏时,使用IL-11无效,此时可用TPO、IL-3和干细胞因子(SCF)。

重组人血小板生成素(rhTPO)、血小板生成素(TPO)是调节巨核细胞和血小板生成最重要的细胞因子,它与分布于巨核细胞及其祖细胞表面的受体(c-mpl)结合,特异性的刺激巨核系祖细胞增殖分化,进而促进各阶段巨核细胞的成熟分化和血小板生成。rhTPO属于第1代促血小板生成剂,它是由中国仓鼠卵巢(CHO)细胞表达,经提纯而制成的全长糖基化rhTPO,属于我国自主研制的国家一类新药,在Ⅱ期和Ⅲ期临床试验中被证实有治疗化疗后血小板减少的疗效,且已获得我国食品药品监督管理局批准在中国上市。rhTPO能降低患者因化疗所致血小板减少症的严重程度和持续时间,减少血小板输注量,具有明显的促进血小板恢复作用。

rhTPO的用药方法:用于恶性实体瘤化疗时,预计药物剂量可能引起血小板减少及诱发出血且需要升高血小板时,可于给药结束后$6\sim24$小时内皮下注射,规格7500 U/mL,剂量为300 U/(kg·d),一日1次,连续应用14天;用药过程中待血小板计数恢复至100×10^9/L以上,或血小板计数绝对值升高$\geqslant50\times10^9$/L时停药。有研究表明,优化rhTPO的用药时机可以提高治疗CIT的疗效。而rhTPO的给药时机取决于化疗方案的长短和血小板最低值出现的时间;对于短程的化疗方案和(或)较早出现血小板最低值的,采用化疗后给予rhTPO;对于长程化疗方案和(或)延迟出现血小板最低值的,需要在化疗前早期使用rhTPO。

重组人白细胞介素11(rh IL-11):白细胞介素11(interleukin-11,IL-11)是由人类骨髓基质细胞(成纤维细胞)及间质细胞分泌产生。rhIL-11是通过基因工程技术在大肠杆菌中通过DNA重组方法产生的,研究表明,它可以刺激造血祖细胞(巨核细胞、粒-巨噬细胞、红系细胞)成熟分化,具有促进造血、抑制自身免疫、抗炎等作用,可以降低化疗引起的血小板减少的严重程度,缩短血小板减少症的病程,减少血小板的输注。主要用于治疗实体瘤化疗所致的血小板减少症,对于不符合血小板输注指征的血小板减少患者,在血小板处于$25\sim75\times10^9$/L时应使用rhIL-11。

rhIL-11的用药方法:推荐剂量$25\sim50\mu g$/kg,规格:每支1 mg(8 000 000 U),皮下注射,每日1次,至少连用$7\sim10$天,至化疗抑制作用消失且血小板为100×10^9/L以上或至血小板比用药前升高50×10^9/L以上时停药,在下一个化疗周期开始前2天及化疗过程中不得用药。

rhIL-11使用注意事项:①肾功能受损患者须减量使用。因为rhIL-11主要通过肾脏排泄,严重肾功能受损、肌酐清除率<30 mL/min者需减量至25 μg/kg。②老年患者,尤其有心脏病史患者慎用。rhIL-11会增加中老年患者心房颤动的发生率,且呈年龄依赖性。③既往有体液潴留、充血性心功能衰竭、房性心律不齐或冠状动脉疾病史的患者,尤其老年患者,应慎重使用IL-11。④蒽环类药物可引起脱发、骨髓抑制和心脏毒性等不良反应,因此对于蒽环类药物引起的骨髓抑制,应慎用IL-11。

(韩召选)

第十章

癌症疼痛用药

第一节 癌症疼痛药物治疗的原则

一、规范化治疗定义

疼痛是癌症患者最常见的症状之一,严重影响癌症患者的生活质量。初诊癌症患者疼痛发生率约为25%;晚期癌症患者的疼痛发生率为60%~80%,其中1/3的患者为重度疼痛。癌症疼痛(以下简称癌痛)如果得不到缓解,患者将感到极度不适,可能会引起或加重患者的焦虑、抑郁、乏力、失眠、食欲减退等症状,严重影响患者日常活动、自理能力、交往能力及整体生活质量。

世界卫生组织的三阶梯镇痛治疗原则作为癌痛药物治疗的基本治疗方法在全世界得到广泛认可。我国原卫生部和国家食品药品监督管理总局先后颁布多个相关文件,采取措施解决麻醉药品的临床供应,推广实施癌症的三阶梯镇痛治疗。

二、规范化治疗原则要求

早期、持续、有效地消除疼痛;处理药物的不良反应;将疼痛及治疗带来的心理负担降到最低;最大限度地提高生活质量。

三、疼痛控制标准

(1)有效消除疼痛。

(2)限制药物不良反应的发生。

(3)把疼痛及治疗带来的心理负担降到最低,全面提高患者生活质量。

疼痛控制的标准:疼痛控制在评分3分以下,以达到对生活质量干扰小的目的。对疼痛发作次数要控制每天不超过3次,每日给予解救药的次数不超过3次。

四、治疗方法

癌痛的治疗方法包括病因治疗、药物止痛治疗、非药物治疗和患者及家属宣传教育。

(一)病因治疗

针对引起癌症疼痛的病因进行治疗。癌痛疼痛的主要病因是癌症本身、并发症等。针对癌症患者给予抗肿瘤治疗,如手术、放射治疗或化学治疗等,可能解除癌症疼痛。

(二)药物止痛治疗

根据世界卫生组织(WHO)癌痛三阶梯止痛治疗指南,癌痛药物止痛治疗的五项基本原则如下。

1.口服给药

口服为最常见的给药途径。对不宜口服患者可用其他给药途径,如吗啡皮下注射、患者自控镇痛,较方便的方法有透皮贴剂等。

2.按阶梯用药

指应当根据患者疼痛程度,有针对性地选用不同强度的镇痛药物。①轻度疼痛:可选用非甾体抗炎药(NSAID);②中度疼痛:可选用弱阿片类药物,并可合用非甾体抗炎药;③重度疼痛:可选用强阿片类药,并可合用非甾体抗炎药。

在使用阿片类药物的同时,合用非甾体抗炎药,可以增强阿片类药物的止痛效果,并可减少阿片类药物用量。如果能达到良好的镇痛效果,且无严重性的不良反应,轻度和中度疼痛也可考虑使用强阿片类药物。如果患者诊断为神经病理性疼痛,应首选三环类抗抑郁药物或抗惊厥类药物等。

3.按时用药

按规定时间间隔规律性给予止痛药。按时给药有助于维持稳定、有效的血药浓度。目前,控缓释药物临床使用日益广泛,强调以控缓释阿片药物作为基础用药的止痛方法,在滴定和出现暴发痛时,可给予速释阿片类药物对症处理。

4.个体化给药

个体化给药指按照患者病情和癌痛缓解药物剂量,制订个体化用药方案。使用阿片类药物时,由于个体差异,阿片类药物无理想标准用药剂量,应当根据患者的病情,使用足够剂量药物,使疼痛得到缓解。同时,还应鉴别是否有神经病理性疼痛的性质,考虑联合用药可能。

5.注意具体细节

对使用止痛药的患者要加强监护,密切观察其疼痛缓解程度和机体反应情况,注意药物联合应用的相互作用,并及时采取必要措施尽可能减少药物的不良反应,以期提高患者的生活质量。

6.药物选择与使用方法

应当根据癌症患者疼痛的程度、性质、正在接受的治疗、伴随疾病等情况,合理选择止痛药物和辅助药物,个体化调整用药剂量、给药频率,防治不良反应,以期获得最佳止痛效果,减少不良反应发生。

(1)非甾体抗炎药:癌痛治疗的基本药物,不同非甾体抗炎药有相似的作用机制,具有止痛和抗炎作用,常用于缓解轻度疼痛,或与阿片类药物联合用于缓解中、重度疼痛。常用于癌痛治疗的非甾体抗炎药包括:布洛芬、双氯芬酸、对乙酰氨基酚、吲哚美辛、塞来昔布等。非甾体抗炎药常见的不良反应:消化性溃疡、消化道出血、血小板功能障碍、肾功能损伤、肝功能损伤等。其不良反应的发生,与用药剂量及使用持续时间相关。使用非甾体抗炎药,用药剂量达到一定水平以上时,增加用药剂量并不能增强其止痛效果,但药物毒性反应将明显增加。因此,如果需要长期使用非甾体抗炎药,或日用剂量已达到限制性用量时,应考虑更换为阿片类止痛药;如为联合用药,则只增加阿片类止痛药用药剂量。

(2)阿片类药物:中、重度疼痛治疗的首选药物。目前,临床上常用于癌痛治疗的短效阿片类药物为吗啡即释片,长效阿片类药物为吗啡缓释片、羟考酮缓释片、芬太尼透皮贴剂等。对于慢性癌痛治疗,推荐选择阿片受体激动剂类药物。长期用药阿片类止痛药时,首选口服给药途径,有明确指征时可选用透皮吸收途径给药,也可临时皮下注射用药,必要时可自控镇痛给药。

初始剂量滴定:阿片类止痛药的疗效及安全性存在较大个体差异,需要逐渐调整剂量,以获得最佳用药剂量,称为剂量滴定。对于初次使用阿片类药物止痛的患者,按照如下原则进行滴定:使用吗啡即释片进行治疗;根据疼痛程度,拟定初始固定剂量5~15 mg,每4小时1次;用药后疼痛不缓解或缓解不满意,应于1小时后根据疼痛程度给予滴定剂量,密切观察疼痛程度及不良反应。第一天治疗结束后,计算第二天药物剂量:次日总固定剂量=前24小时总固定量+前日总滴定量。第二天治疗时,将计算所得次日总固定剂量分6次口服,次日滴定量为前24小时总固定量的10%~20%。依法逐日调整剂量,直到疼痛评分稳定在0~3分。如果出现不可控制的不良反应,疼痛强度<4,应该考虑将滴定剂量下调25%,并重新评价病情(表10-1)。

表 10-1   剂量滴定增加幅度参考标准

疼痛强度（NRS）	剂量滴定增加幅度
7～10	50%～100%
4～6	25%～50%
2～3	≤25%

对于未使用过阿片类药物的中、重度癌痛患者，推荐初始用药选择短效制剂，个体化滴定用药剂量，当用药剂量调整到理想止痛及安全的剂量水平时，可考虑换用等效剂量的长效阿片类止痛药。对于已使用阿片类药物治疗疼痛的患者，根据患者疼痛强度，按照表 10-1 要求进行滴定。对疼痛病情相对稳定的患者，可考虑使用阿片类药物控释剂作为背景剂量给药，在此基础上备用短效阿片类药物，用于治疗暴发性疼痛。

维持给药：我国常用的长效阿片类药物包括吗啡缓释片、羟考酮缓释片、芬太尼透皮贴剂等。在应用长效阿片类药物期间，应当备用短效阿片类止痛药。当患者因病情变化，长效止痛药物剂量不足时，或发生暴发性疼痛时，立即给予短效阿片类药物，用于解救治疗及剂量滴定。解救剂量为前 24 小时用药总量的 10%～20%。每日短效阿片解救用药次数大于 3 次时，应当考虑将前 24 小时解救用药换算成长效阿片类药按时给药。

阿片类药物之间的剂量换算，可参照换算系数表（表 10-2）。换用另一种阿片类药时，仍然需要仔细观察病情，并个体化滴定用药剂量（表 10-2）。如需减少或停用阿片类药物，则采用逐渐减量法，即先减量 30%，2 天后再减少 25%，直到每天剂量相当于 30 mg 口服吗啡的剂量，继续服用 2 天后即可停药。

表 10-2   阿片类药物剂量换算表

药物	非胃肠给药	口服	等效剂量
吗啡	10 mg	30 mg	非胃肠道：口服=1:3
可待因	130 mg	200 mg	非胃肠道：口服＝1:1.2 吗啡（口服）：可待因（口服）=1:6.5
羟考酮	10 mg	10 mg	吗啡（口服）：羟考酮（口服）=（1.5～2）:1
芬太尼透皮贴剂	25 μg/h	/	芬太尼透皮贴剂每 72 小时 1 次 剂量=1/2×口服吗啡 mg/d 剂量

不良反应防治：阿片类药的不良反应主要包括：便秘、恶心、呕吐、嗜睡、瘙痒、头晕、尿潴留、谵妄、认知障碍、呼吸抑制等。除便秘外，阿片类药物的不良反应大多是暂时性或可耐受的。应把预防和处理阿片类止痛药不良反应作为止痛治疗计划的重要组成部分。恶心、呕吐、嗜睡、头晕等不良反应，大多出现在未使用过阿片类药物患者的用药最初几天。初用阿片类药物的数天内，可考虑同时给予甲氧氯普胺等止吐药预防恶心、呕吐，如无恶心症状，则可停用止吐药。便秘症状通常会持续发生于阿片类药物止痛治疗全过程，多数患者需要使用缓泻剂防治便秘。出现过度镇静、精神异常等不良反应，需要减少阿片类药物用药剂量。用药过程中，应当注意肾功能不全、高血钙症、代谢异常、合用精神类药物等因素的影响。

辅助用药：辅助镇痛药物包括抗惊厥类药物、抗抑郁类药物、皮质激素、N-甲基-D-天冬氨酸受体（NMDA）拮抗剂和局部麻醉药。辅助药物能够增强阿片类药物止痛效果，或产生直接镇痛作用。辅助镇痛药常用于辅助治疗神经病理性疼痛、骨痛、内脏痛。辅助用药的种类选择及剂量调整，需要个体化对待。

（三）非药物治疗

用于癌痛治疗的非药物治疗方法主要有介入治疗、针灸、经皮穴位电刺激等物理治疗、认知行为训练、社会心理支持治疗等。适当应用非药物疗法，可作为药物止痛治疗的有益补充，与止痛药物治疗联用，可增加止痛治疗的效果。

介入治疗是指神经阻滞、神经松解术、经皮椎体成形术、神经损毁性手术、神经刺激疗法、射频消融术等干预性治疗措施。硬膜外、椎管内、神经丛阻滞等途径给药,可通过单神经阻滞而有效控制癌痛,减轻阿片类药物的胃肠道反应,降低阿片类药物的使用剂量。

(四)患者及家属宣传教育

治疗过程中,患者及家属的配合至关重要,应当有针对性地开展止痛开展知识教育宣传。重点宣传以下内容:鼓励患者主动向医护人员描述疼痛的程度,止痛治疗是肿瘤综合治疗的重要部分,忍痛对患者有害无益;多数患者可通过药物治疗得到有效的控制,患者应当在医师指导下进行止痛治疗,按规律服药,不宜自行调整止痛药剂量,吗啡及其同类药物是癌痛治疗的常见药物,在癌痛治疗时,应用吗啡类药物引起成瘾的现象极为罕见,止痛治疗时要密切观察疗效和药物的不良反应。随时与医务人员沟通,调整治疗目标及治疗措施,同时应当定期复诊或随访。

(韩召选)

第二节　常用止痛药物的选择与滴定

首先,按疼痛强度选择相应阶梯的止痛药(NSAIDs、阿片类药物或其复方制剂)同时滴定剂量。所谓滴定剂量,就是用药时由小量到大量直至达到有效的血药浓度,目的是测定该患者所需镇痛药的适宜剂量。然后,根据疼痛类型、部位、性质选用辅助药。

一、非甾体类抗炎药

用于轻度疼痛,尤其适用于合并骨及软组织癌转移性疼痛,也可联合阿片类药物用于中、重度癌痛。常用的 NSAIDs 类药物:布洛芬双氯芬酸钠以及选择性 COX-2 抑制剂塞来昔布等。当其剂量已接近限制剂量而疗效不佳时,再增加剂量已无临床意义,反而会增加不良反应的发生,故应改用或合用阿片类药物,如第二阶梯药物曲马多。

二、阿片类药物

用于中、重度疼痛。应根据患者的疼痛程度、身体状况和个体需要选择不同的药物:中度癌痛,可选用第二阶梯弱阿片类药物或其复方制剂;如原来已用过弱阿片类药物,或效果不佳,可改用第三阶梯药物强阿片类药物,如吗啡、羟考酮和芬太尼。重度癌痛,如一般情况尚可,或原来已用过弱阿片类药,可直接应用吗啡片进行滴定。

(一)初始剂量滴定

1.即释吗啡滴定方案

第 1 日给固定量吗啡 5～10 mg,每 4 小时 1 次;解救量给吗啡 2.5～5 mg,每 2～4 小时 1 次(解救量是指暴发痛时的用量);第 2 日给总固定量＝前日总固定量＋前日总解救量,总固定量分 6 次口服,即每 4 小时 1 次,解救量＝当日总固定量的 10%,依此法逐日调整剂量至 NRS≤2,此时剂量作为维持量,有条件者可改用等效量的吗啡控释片。

2.缓释吗啡滴定方案

第 1 日的固定量为吗啡控释片 10～30 mg,每 12 小时 1 次;解救量用吗啡即释片 2.5～5 mg,每 2～4 小时 1 次;第 2 日的总固定量＝前日总固定量＋前日总解救量。总固定量分 2 次口服,即每 12 小时 1 次,解救量为当日总固定量的 10%,依此法逐日调整剂量至 NRS≤2,此时剂量作为维持量。

3.芬太尼透皮贴剂的初始量滴定

第 1 日的固定量为芬太尼透皮贴剂 25 μg/h,同时口服即释型吗啡 10 mg,2 次/日,间隔 4 小时,解救量用吗啡即释片 2.5～5 mg,每 2～4 小时 1 次。第 4 日(72 小时后)用第 2 贴,其剂量相当于第 1 贴剂量＋日解救量的一半。解救量为当日固定量的 10%,依此法逐日调整剂量至 NRS≤2,此时剂量作为维持量。

(二)阿片类药物剂量滴定和剂量递增

应争取 5 个半衰期内滴定达到理想的止痛剂量。疼痛程度与阿片类药物剂量滴定关系见表 10-3。

表 10-3　疼痛程度与阿片类药物剂量滴定关系表

疼痛程度(NRS)	考虑剂量增加	疼痛程度(NRS)	考虑剂量增加
7～10	50%～100%	2～3	25%
4～6	25%～50%	≤4 及出现严重不良反应	减 25% 或再评估

(三)强阿片类药物之间的换算原则

(1)10 mg 吗啡片(每 4 小时 1 次)＝30 mg 吗啡控释片(每 12 小时 1 次)＝15 mg 羟考酮控释片(每 12 小时 1 次)。

(2)吗啡转换成芬太尼透皮贴剂:吗啡日剂量(mg)×1/2＝芬太尼透皮贴剂用量(即 μg/h,每 72 小时 1 次)。

(四)阿片类药物维持用药原则

用即释吗啡片滴定达到理想剂量时,有条件者可改用吗啡控释剂,按时给药即可。

(1)缓释吗啡片:每 8～12 小时 1 次。

(2)控释羟考酮片:每 8～12 小时 1 次。

(3)芬太尼透皮贴剂:每 48～72 小时 1 次。

备用阿片类药物即释剂,必要时给药。暴发痛解救用药或滴定剂量,每次用量为 24 小时口服量的 10%～20%。

(五)阿片类药物不良反应的防治原则

(1)从第 1 天使用阿片类药物开始就应该采取同步措施预防恶心呕吐。

(2)使用阿片类药物应全疗程、长期间预防便秘。

(3)通过个体化滴定剂量避免出现过度镇静。

(4)必须备有呼吸抑制解救用药——纳洛酮。

(5)重要器官功能不全时应慎用。不推荐用哌替啶或阿片受体拮抗/激动剂。

(六)阿片类药物临床应用注意事项

(1)中重度疼痛及时用阿片类药物,足量个体滴定剂量。

(2)重视阿片类药物不良反应的防治。

(3)如初始剂量患者即出现过分嗜睡而不痛,第 2 次的剂量应减少 50%。

(4)高危患者初始剂量低,滴定幅度要小一些,以免剂量过大而出现中毒。

(5)滴定时宜增加单次量,切勿随意缩短缓释剂给药时间,如吗啡控释片用药间隔时间不少于 8 小时,芬太尼透皮贴剂不少于 48 小时。

(6)长期用量恒定,如暴发痛显著加剧时,应重新评估病情。此时应注意有无新的疼痛(新病因)的出现,不要让新的疼痛或性质改变在未经详细的检查之前就轻率肯定是原来疼痛的延续,从而耽误诊断与治疗。

(7)长期大剂量使用时,突然停药会出现戒断症状,处理方法:前 3 天减 25%～50%,后每 3 天减 25%,直至吗啡减至 30～60 mg/d 时停药;有戒断症状时应缓慢减量,当吗啡片 30～60 mg/d 时,一般不需减量停药。

(8)芬太尼透皮贴剂撤药后半衰期为 13～22 小时,故撤药后仍需观察 24 小时。

(9)控释片不可碾碎服用。

（10）动态评估及详细记录癌痛的病情、用药情况。

三、辅助用药

辅助用药具有辅助镇痛作用，适用于三阶梯治疗中任何一个阶段，有骨转移性疼痛、神经病理性疼痛者尤应使用。辅助用药可增强疗效、减少阿片类镇痛药用量及不良反应，改善终末期癌症患者的其他症状。辅助用药的剂量按药品说明书使用，但用药次数以 1～2 次/天为好。

（一）常用的辅助药物

（1）甾类药：泼尼松、地塞米松等。

（2）抗抑郁药：阿米替林、去甲替林。

（3）抗惊厥药：卡马西平、加巴喷丁、普瑞巴林等。

（4）NMDA 受体阻断剂：氯胺酮等。

（5）α_2肾上腺素能受体激动药：可乐定等。

（6）抗焦虑类：苯二氮䓬类，例如地西泮，由于有潜在药物依赖与停药惊厥危险，不鼓励长期使用。

（二）具体癌痛的辅助用药

（1）软组织痛：加用 NSAIDs、糖皮质激素等。

（2）癌性骨痛：加用糖皮质激素、NSAIDs、降钙素、双磷酸盐、放射性核素等。

（3）癌性神经痛：加用糖皮质激素、甲钴胺阿米替林、加巴喷丁、普瑞巴林、巴氯芬等。

（4）内脏痉挛痛：加用东莨菪碱糖皮质激素等。

（三）合并有神经病理性疼痛的辅助三阶梯治疗

神经病理性疼痛的治疗较困难，单纯应用阿片类药物疗效不佳，应合理应用辅助药物：如抗惊厥药、抗抑郁药、糖皮质激素等，必要时还应使用有创（介入）治疗方法。

（1）第一阶梯：加抗抑郁或抗惊厥药。

（2）第二阶梯：加 α_2肾上腺素能受体激动药或 NMDA 受体拮抗药。

（3）第三阶梯：采用脊神经阻滞、神经射频毁损术、脊髓电刺激术等。

（韩召选）

第三节　镇痛药物不良反应的防治

一、便秘

最常见，是阿片类药物不可耐受的不良反应，故在应用阿片类药物的同时应预防并全程用药。

（一）预防

1.加强对高危患者的预见性治疗

常见高危因素有高龄患者、长期卧床或水分摄入量不足、联合应用其他药物（利尿药、三环类抗抑郁药物、5-羟色胺抑制剂等）服药前已有便秘史、合并痔疮或肛裂等。

2.加强宣教

如有便意，应立即排便；养成定时排便习惯，鼓励患者在早晨后 1 小时内排便；清晨空腹饮温开水一杯，刺激便意；每天适量运动，如散步、慢跑；保持足够液体摄入，多饮果汁，多进食富含纤维素的蔬菜、水果；反复行鼓腹和收腹运动，促进肠蠕动；顺时针、有规律的加强腹部按摩，促进肠蠕动。

3.药物预防

（1）中药：番泻叶、芦荟、麻仁、大黄等，取适量泡茶喝或饮用老人通便茶。

（2）大便软化剂：可服用蜂蜜、多库酯钠、聚乙二醇、乳果糖、氢氧化镁、山梨醇等。

（3）刺激性泻剂：服用比沙可啶、蒽醌类（番泻叶、鼠李）酚酞、矿物油（液状石蜡、蓖麻油）等。

（二）治疗

1.通便药物治疗

大便软化剂＋刺激性泻药复方药物：如麻仁润肠丸＋番泻叶、车前番泻颗粒、多库酯钠丹蒽醌胶囊、比沙可啶＋酚酞等。

晚期癌症患者应避免使用强渗透性泻剂，如硫酸镁；腹胀时避免使用乳果。

2.刺激胃动力

甲氧氯普胺：10～20 mg，每6～8小时1次。

莫沙比利：5 mg，每8小时1次。

3.轮换使用通便药物

不同作用机制的通便药物需轮换使用。

二、恶心、呕吐

恶心、呕吐在癌痛患者用药期间的发生率约30％，是阿片类镇痛药常见的不良反应，可耐受，多数患者在用药4～7天后逐渐缓解。值得注意的是：便秘、化疗、放疗、高钙血症、脑转移、脑血管意外也可引起恶心、呕吐，应注意排除和鉴别诊断。

（一）预防

在使用阿片类药物时应常规给予甲氧氯普胺或多潘立酮。

（二）治疗

（1）轻度：甲氧氯普胺

（2）重度：舒必利、氟哌啶醇等。必要时可肌内注射或静脉用地塞米松和甲氧氯普胺，连用一周。

（3）如经治疗后，呕吐仍持续超过一周，有条件者可考虑应用恩丹西酮止吐，必要时停药或改用其他止痛药物。

三、胃肠道毒性

胃肠道毒性为NSAIDs类药物的常见不良反应，如水杨酸类、双氯芬酸、吲哚美辛、布洛芬、萘普生均可引起。表现为上腹不适，甚至呕血、黑便。病理上表现为胃炎、消化性溃疡。

（一）预防

（1）原有胃炎、胃溃疡者应避免应用该类药物。

（2）如必须应用时，应饭后服，且并用复方氢氧化铝、H_2受体拮抗药，或改用选择性COX-2抑制剂。

（3）避免长期、超量使用NSAIDs；不合用两种NSAIDs；老年人、低蛋白血症者尤其应注意。

（二）治疗

（1）服用米索前列醇、抗酸剂、H_2受体拮抗药物。

（2）对症治疗，必要时停药或换药。

四、瘙痒

（一）预防

清洁皮肤、避免不良刺激、穿衣服应宽松

（二）治疗

（1）轻度：皮肤护理。

（2）重度。局部用药：凡士林等润肤剂。全身用药：H_1受体阻断剂，如苯海拉明、异丙嗪。

五、尿潴留

当合用镇静剂、低位椎管内阻滞,或合并有前列腺增生时发生率增高。

(一)预防

避免膀胱过度充盈、排尿环境合适。

(二)治疗

诱导排尿(流水法、热水法、按摩法),伴有前列腺增生者可用盐酸特拉唑嗪,导尿或更换止痛药。

六、过度镇静、嗜睡

过度镇静、嗜睡常因剂量偏大、并用镇静剂、有脑转移、高钙血症、年老体弱者等引起,但部分患者因为长期疼痛,无法睡眠,十分疲惫,药物充分止痛后可能睡眠较长时间,并非过度镇静,因此要注意鉴别。

(一)预防

按阶梯使用止痛药,初次剂量要适当,剂量以 25%～50% 逐渐增加,尤其对老年人及高危患者。

(二)治疗

(1)减少止痛药剂量。

(2)减少镇静药物剂量或停用镇静药。

(3)更换止痛药。

(4)使用呼吸兴奋剂:咖啡因、苯丙胺等。

七、幻觉、精神错乱

少见。常见于老人、高钙血症患者。处理:使用氟哌啶醇。如情况严重,必要时停用止痛药或换药。

八、头晕

发生率约为 15%,为自限性症状,多数患者在用药后 5～6 天减轻。处理:卧床休息,使用维生素 B_6、咖啡因、喝浓茶等可减轻症状,必要时停药。

九、呼吸抑制

这是阿片类药物最严重的不良反应,但癌痛是阿片类药物呼吸抑制最好的拮抗剂,在充分的镇痛之前,极少发生严重的呼吸抑制。呼吸抑制多见于原有肺功能障碍、初次应用阿片类药物且剂量过大、剂量增加幅度过大、疼痛已迅速缓解者或合用镇静药物者。常表现为双侧针尖样瞳孔,呼吸频率小于 8 次/分。

(一)预防

对有严重肺功能障碍,如慢性哮喘、上呼吸道梗阻者应禁用;对肺气肿患者应慎用;初次应用阿片类药物应从小剂量开始;高危患者增加的幅度要小;首次应用阿片类药物或增加剂量时要注意观察;合用镇静药物时应减量并严密观察。应备有解救药纳洛酮。

(二)治疗

(1)纳洛酮 0.2～0.4 mg 静脉注射,可 2 小时后重复。必要时合用呼吸兴奋剂。

(2)注意有些药物半衰期较长,用药期间必须维持解救治疗并密切观察。

十、药物依赖性

药物依赖性是由药物与机体相互作用所造成的一种精神状态,有时也包括身体状态,表现出一种强迫性地或定期地使用该药的行为和其他反应,为的是要体验它的精神效应,有时也是为了避免由于断药所引起的不舒适感。药物依赖性又分为生理依赖性和精神依赖性两种。

（一）生理依赖性

生理依赖性是由于反复用药所造成的一种适应状态,使得当中断用药后产生一种强烈的身体方面的损害,即出现戒断症状。戒断症状的表现为发汗、唾液分泌增多、焦虑、皮肤潮红、腹部绞痛、腹泻等。

（二）耐受性

耐受性是重复使用止痛药物时其药效下降。当患者出现耐受性后往往需要增加药物剂量才能达到有效的止痛效果。

生理依赖性和耐受性均是正常的药理学反应,不应影响止痛药物的继续使用。生理依赖性和耐受性的治疗以预防为主,停药时应逐渐减少阿片类药物剂量,按每3天50%递减,直到少于60 mg/d吗啡时才停药。有规律地给药(按时给药),可减少耐药性的出现;而按需要给药,则极易形成耐药性。

（三）精神依赖性

精神依赖性又称心理依赖性,它使人产生一种愉快满足的欣快感觉,并且在精神上驱使该用药者具有一种要周期性地或连续用药的欲望,产生强迫性用药行为以获得满足或避免不适感。精神依赖性也就是人们通常所说的成瘾性。关于精神依赖性,应明确两个问题:一是止痛药物用于治疗癌痛时绝少发生成瘾性,据统计发生率少于万分之一;二是即使万一产生了精神依赖性,也没有社会意义,即患者此时对社会不会造成危害,因此不必过度担心。

（韩召选）

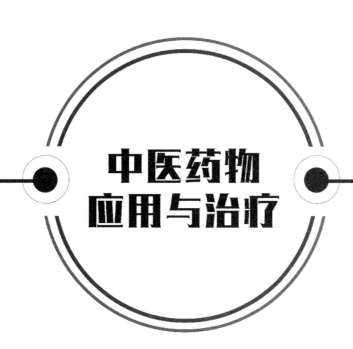

中医药物
应用与治疗

第十一章

中药药理学

第一节 中药效应动力学

一、中药的基本作用

中医认为,疾病的发生发展是致病因素作用于人体,正邪相争的表现,其过程与胜负,决定疾病的进程和结果。疾病又表现为人体阴阳的相对平衡遭到破坏,形成偏盛或偏衰的状况。因此中药防病治病的基本作用是扶正祛邪、调节平衡。

(一)扶正祛邪

1.扶正

扶正即采用提高机体防病和抗病能力的各种措施以达到战胜疾病、恢复健康的目的。《素问·遗篇·刺法论》曰:"正气存内,邪不可干。"《素问·评热病论》说:"邪之所凑,其气必虚。"古代医家早已认识到,正气充足,邪不易侵犯,即各种致病因子不易侵犯机体,引发疾病。故养生扶正,增补阴阳气血之不足,提高正气抗邪能力,是防治疾病发生的关键。扶正通常用补益药以增强机体防御致病因子侵袭的能力,扶正也包括对患者病后体能的恢复。现代研究表明补益药主要通过增强机体的免疫功能、增强神经-内分泌系统功能、改善消化系统功能、促进新陈代谢、补充物质及能量不足等产生扶正功效。如人参、黄芪等可增强机体的免疫功能、神经内分泌功能,尤其是下丘脑-垂体-性腺轴、下丘脑-垂体-肾上腺皮质轴、下丘脑-垂体-甲状腺轴功能,促进物质合成代谢等。

2.祛邪

祛邪即祛除体内的致病因子。中医的"邪"含义较广,泛指各种致病因素及其病理损害。"风、寒、暑、湿、燥、火"为 6 种外感病邪的统称。邪气的性质不同,侵犯机体的部位不同,发展的阶段不同,采用的药物也不同。例如:外感风寒表证时宜用发汗解表之剂如麻黄汤、桂枝汤等。因表证大多是病毒、细菌等引起的疾病初始阶段,这些方剂具有一定抗菌或抗病毒作用。火邪,其性炎热,并伴心烦脉象洪数等。这往往是细菌、病毒深入侵犯机体组织、释放内外毒素引起的病理变化。清热解毒方药除有抗病毒、病菌作用之外,还有清除或减少内外毒素的作用。

(二)调节平衡

调节平衡主要表现为调整阴阳。疾病的发生从根本上说是阴阳的相对平衡遭到破坏,出现阴或阳偏盛或偏衰的结果。药性之温热属阳,寒凉属阴;辛、甘、淡为阳,酸、苦、咸为阴;升浮为阳,沉降为阴。因此用中药调整阴阳,补偏救弊,纠正机体阴阳偏盛或偏衰的状况,达到阴平阳秘是中药的基本作用之一。即利用药性之偏,调节人体阴阳之偏,从而达到阴阳之间的相对平衡。调整阴阳可以采用不同的方法。

1.损其偏盛

所谓偏盛,即为阴或阳的任何一方过剩有余的病证,可采用"损其有余"的原则。"热者寒之"或"治热以寒"适用于阳热亢盛的实热病证。现代研究发现寒性药知母、石膏、黄芩、黄连等及其所组成的复方能抑制交感神经功能,并可使体内促甲状腺素的含量减少,耗氧量降低。知母、黄连、黄檗还能抑制 Na^+,K^+-ATP酶的活性,使产热减少,并有减慢心率和降低血压等作用而缓解或消除温热病证。"寒者热之"或"治寒以热",适用于阴寒内盛的实寒病证。温热药人参、附子、干姜、肉桂等及其组成的复方能增强寒证患者低下的交感-肾上腺系统的功能,促进物质代谢,增加产热量,提高基础代谢率。

2.补其偏衰

所谓偏衰,即为阴或阳相对不足的病证,采用"补其不足"的治则。如滋阴适用于阴虚不能治阳的虚热证。现代研究发现补阴方剂六味地黄丸及天王补心丹等可缓解低热、烦躁失眠、心率加快等症状。补阳适用于阳虚不能制阴的虚寒证,可防治"阳虚",如补阳药鹿茸、巴戟天、淫羊藿、蚕蛹、冬虫夏草等均能促进性腺功能,表现为雄性激素样或雌性激素样作用。

二、中药药性的现代研究

中药药性理论是中医药理论体系的重要组成部分,是中药学理论的核心及主要特色。中药药性理论是对中药作用性质以及特征的集中概括,是几千年来历代医家对中药临床使用经验的高度总结,也是临床用药的重要依据。中药药性理论主要涉及中药四气、五味、归经、升降沉浮、有毒无毒等。现代研究对中药药性理论的某些方面有了一些认识。

(一)中药四气的现代研究

中药四气(四性)是指中药寒、热、温、凉四种不同的药性,反映中药在影响人体阴阳盛衰、寒热变化方面的作用趋势。四气中温热与寒凉属于两类不同的性质;而温热之间,寒凉之间,作用性质相同,仅存在作用程度上的差异。中药寒热温凉是从药物作用于机体所发生的反应总结出来的,与中药所纠正疾病的寒热性质相对应。《神农本草经》云:"疗寒以热药,疗热以寒药。"一般而言,能够减轻或消除热证,即具有清热、凉血、泻火、滋阴、清虚热等功效的药物,其药性属于寒性或凉性;而能够减轻或消除寒证,即具有祛寒、温里、助阳等功效的药物,其药性属于热性或温性。

现代对中药四气的研究,通常将中药分为寒凉及温热两大类进行;而对温热之间或寒凉之间的差别尚难精确区分。目前发现中药四气对中枢神经系统、自主神经系统、内分泌系统、物质代谢等影响具有一定倾向性。

1.对中枢神经系统的影响

研究显示,多数寒凉药对中枢神经系统呈现抑制性影响,表现为镇静、催眠、解热、镇痛等。钩藤等具有抗惊厥作用,黄芩、丹参、苦参等具有镇静作用,金银花、连翘、板蓝根、穿心莲、知母、柴胡、葛根等具有解热作用;而温热药则具有中枢兴奋作用,如麻黄、麝香、马钱子等。

实验发现,大量使用寒凉药或温热药可制备寒证或热证动物模型,模型动物可发生类似于寒证或热证患者的中枢神经系统功能的异常变化,同时模型动物脑内神经递质含量也发生相应变化。用寒凉药(知母、石膏)制备虚寒证模型大鼠,其脑内兴奋性神经递质去甲肾上腺素(NA)和多巴胺(DA)含量降低;进一步研究显示,寒凉药通过抑制酪氨酸羟化酶,使 NA 和 DA 合成减少,表现出中枢抑制状态。虚寒证模型大鼠经过热性温阳药如附子、干姜或温性补气药党参、黄芪治疗后,可使脑内 NA 和 DA 含量升高。使用附子、干姜、肉桂等制备的热证模型动物,其痛阈值和惊厥阈值降低,表明动物中枢兴奋功能增强。

2.对自主神经系统的影响

临床寒证或热证患者常常伴有自主神经系统功能紊乱。对热证或寒证患者分别应用寒凉或温热药性的方药治疗后,可使自主神经系统功能恢复平衡。寒凉药使交感神经兴奋性下降,副交感神经兴奋性增强;而温热药则使交感神经兴奋性增强。动物实验结果与临床患者表现具有极大的相似性。长期给动物灌服寒凉药或者温热药,可以引起动物自主神经系统功能紊乱。用寒凉药如知母、生石膏、黄连、黄芩、龙胆草连续给大鼠灌服,可使大鼠心率减慢,尿中儿茶酚胺排出量减少,血浆中和肾上腺内多巴胺 β-羟化酶活性降低,组织耗氧量减少,尿中 17-羟皮质类固醇排出减少。将家兔制备成甲状腺功能低下阳虚证模型,动物的心率减慢、体温降低。用温热药性方药如熟附子、肉苁蓉、菟丝子、淫羊藿、巴戟天等治疗后可以纠正甲状腺功能低下阳虚证模型动物的体温、心律的异常。

环核苷酸与自主神经系统有密切的联系。临床研究发现,寒证、阳虚证患者副交感神经-M 受体-cGMP系统功能偏亢,尿中 cGMP 的排出量明显高于正常人。给寒证、阳虚证患者分别服用温热药和助阳药物后,可以提高细胞内 cAMP 含量,使失常的 cAMP/cGMP 比值恢复正常。相反,热证、阴虚证患者交感神经-β 受体-cAMP 系统功能偏亢,尿中 cAMP 含量明显高于正常人。给热证、阴虚证患者分别服用寒凉药或滋阴药后,能够提高细胞内 cGMP 水平,使失常的 cAMP/cGMP 比值恢复正常。

3.对内分泌系统的影响

一般而言,温热药对内分泌系统具有兴奋性效应,而寒凉药具有抑制性作用。它们主要影响下丘脑-垂体-肾上腺皮质、下丘脑-垂体-甲状腺以及下丘脑-垂体-性腺内分泌轴。例如温热药人参、黄芪、白术、熟地黄、当归、鹿茸、肉苁蓉、刺五加、何首乌等可兴奋下丘脑-垂体-肾上腺皮质轴,升高血液中促皮质素、皮质醇含量;附子、肉桂、紫河车、人参、黄芪、何首乌等具有兴奋下丘脑-垂体-甲状腺轴的作用,使血液中促甲状腺激素水平升高;人参、刺五加、淫羊藿、附子、肉桂、鹿茸、紫河车、补骨脂、冬虫夏草、蛇床子、仙茅、巴戟天等可以兴奋下丘脑-垂体-性腺内分泌轴。长期给予动物温热药可使其甲状腺、肾上腺皮质以及卵巢等内分泌功能增强;而寒凉药则使这些内分泌系统功能受到抑制。

"寒证"模型动物其肾上腺皮质对促皮质素(ACTH)反应迟缓,注射 ACTH 后其尿液中 17-羟皮质类固醇含量达峰时间与正常对照组比较出现延迟,用温热药治疗后,动物尿液中 17-羟皮质类固醇含量以及血液中黄体酮含量达峰时间提前。使用地塞米松制备下丘脑-垂体-肾上腺皮质轴受抑制模型大鼠,动物血浆皮质酮以及子宫中雌激素受体的含量均降低;用温阳方药(附子、肉桂、肉苁蓉、补骨脂、淫羊藿、鹿角片)治疗后,动物血浆皮质酮和雌二醇含量明显增高,子宫中雌激素受体含量增加,接近正常水平;同时雌二醇与雌激素受体亲和力提高。说明温热药对下丘脑-垂体-肾上腺皮质轴受抑制模型大鼠的肾上腺皮质、性腺内分泌轴等异常变化具有良好的纠正和治疗效应。

4.对物质代谢的影响

温热药表现为提高机体的基础代谢率,而寒凉药可降低基础代谢率。一般而言,温热药具有促进物质分解代谢,而寒凉药具有抑制物质代谢的效应。临床研究表明,寒证或阳虚证患者基础代谢率偏低,热证或阴虚患者基础代谢率偏高。甲状腺功能低下阳虚模型家兔的体温偏低,产热减少,温肾助阳方药可以纠正其低体温倾向。甲状腺功能亢进阴虚模型大鼠的产热增加,动物饮水量增加、尿量减少、血液黏稠度增高,能量消耗增加,动物体重减轻。用滋阴药龟甲等能够纠正上述甲状腺功能亢进阴虚模型大鼠的症状。

温热药、寒凉药对物质代谢的影响与其对机体酶活性的作用有着密切的关系。温热药淫羊藿、仙茅、肉苁蓉、菟丝子等均能显著地升高小鼠红细胞膜钠泵的活性;寒凉药生地黄、知母、黄连、黄檗、大黄、栀子等能抑制红细胞膜钠泵的活性。临床肾阳虚患者的红细胞膜钠泵的活性显著低于正常人,其三磷酸腺苷(ATP)分解减少。肾阳虚患者使用温阳方药(附子、淫羊藿、菟丝子、肉苁蓉等)治疗后,其红细胞膜钠泵活性明显提高,接近于正常人水平。

5.寒凉药抗感染作用

病原微生物引起的急性感染,常常具有发热、疼痛等临床症状,辨证多属于热证,需用以寒凉药为主的方药进行治疗。清热药、辛凉解表药的药性多属寒凉,中医广泛用于治疗热证。许多寒凉药具有抗病原微生物作用,如清热解毒药金银花、大青叶、白头翁等以及辛凉解表药菊花、葛根、柴胡等具有抗菌、抗病毒等作用。

此外,临床治疗肿瘤疾病有效的中药中,以寒凉药性的清热解毒药物所占比例比较大,例如青黛、山豆根、穿心莲等。

现代研究显示,中药四气是一个十分复杂的问题,有其丰富的内涵。上述归纳的中药四气的药理作用趋势反映了对多数中药的研究结果,但是尚有相当一部分的温热药或寒凉药并不符合上述作用趋势,说明现有对中药四气的研究尚存在不足或缺陷,中药四气现代科学内涵的研究,包括对四气物质基础的阐明,尚需进行大量探索工作。

（二）五味的现代研究

五味是指中药的辛、酸、甘、苦、咸五种不同的药味。中药五味大多通过味觉反应而确定，但又不限于此，部分是根据药物临床功效的归类确定。例如，有解表功效的中药被认为有辛味，而有补益功效的中药则被认为具有甘味。因此部分药物的味与实际口尝味道不一定符合，例如葛根味辛、鹿茸味甘等。现代研究显示，中药辛、酸、甘、苦、咸五味的物质基础与其所含化学成分有密切关系。中药通过五味，即与之相对应的化学物质作用于机体，发挥功效，治疗疾病。

辛味药主要含有挥发油，其次为苷类、生物碱等。中医理论认为，辛可发散、行气、活血。解表药中辛味药占多数，并含有芳香刺激性的挥发性成分，所以具有发汗、解热等作用。理气药亦大多味辛，主要通过挥发油对胃肠道平滑肌运动、消化液分泌或消化酶活性等产生调节作用。活血药中一半以上为辛味（川芎、红花、延胡索等），具有扩张血管、抗血栓形成等作用。

酸味药主要含有机酸、鞣质。中医理论认为，凡酸者能涩能收。现代研究证明，有机酸和鞣质具有收敛、止泻、止血、消炎、抗菌等药理作用。酸涩药诃子、石榴皮、五倍子等含鞣质较高，鞣质与肠黏膜上皮细胞结合，使其轻度变性，从而减少对有害物质的反应性，产生收敛止泻作用。鞣质与出血创面接触，由于蛋白质和血液的凝固，起到止血和减少渗出的作用。乌梅体外的抑菌作用主要来源于其酸性。

甘味药的化学成分以糖类、蛋白质、氨基酸、苷类等机体代谢所需的营养物质为主。中医认为，甘味药能补能缓。补益药、养心安神药和消食药中的大多数为甘味药。甘味补益药能补五脏气、血、阴、阳之不足，具有强壮机体、调节免疫系统功能、提高抗病能力的作用。

苦味药的化学成分以生物碱、苷类为多。中医理论认为，苦能泻、能降、能燥、能坚。清热燥湿药和攻下药大多是苦味药。黄连、黄芩、黄檗、苦参等主要含有生物碱，均具有抗菌、抗炎等作用；栀子、知母等主要含有苷类成分，具有抗菌、解热、利胆等作用。大黄含有蒽醌苷可致泻，杏仁含苦杏仁苷可产生止咳、平喘作用。

咸味药主要含有钠、钾、钙、镁等无机盐成分。咸味药主要来源于矿物类和动物类药材，具有软坚、散结、润下等功效。芒硝因含有多量硫酸钠，而具有容积性泻下作用。昆布、海藻因含有碘，故用于治疗单纯性甲状腺肿。温肾壮阳药中咸味药占有相当比例，例如鹿茸、海马、蛤蚧、紫河车等。

除以上属于五味的中药外，还有一些中药属于淡味，例如茯苓、猪苓等。目前尚无确切的分析方法确定淡味药与其相对应的化学成分。

由于客观历史条件的限制，中药五味学说的形成具有一定的局限性。目前对中药五味的研究主要集中在化学成分的分析上，但五味与对应的化学成分仅仅反映了一部分中药味与所含成分之间的关系，显然五味学说实质的揭示尚需深入研究与探求。

（三）药性理论其他方面研究的现状

1.升降浮沉的现代研究

中药的升降浮沉是中药性能在人体内呈现的一种走向趋势。一般向上向外的作用称为升浮，而向下向内的作用称为沉降。升浮药具有升阳、举陷、解表、祛风、散寒、开窍、催吐、温里等功效。沉降药具有潜阳、降逆、止咳、收敛、固涩、清热、泻火、渗湿、通下等功效。

对该方面理论的现代实验研究存在较大的困难，至今未能取得突破性进展，原因在于中药升降浮沉所表述的主要为药物在体内的作用趋向，在多数情况下仅仅为患者的感觉或自我症状的改善；在动物实验中很难利用仪器设备观察、测定用药后中药作用的趋向，至少在整体器官水平上难以获得客观化数据。这需要在有关研究思路和研究方法上另辟途径，以期科学、规范地展示中药升降浮沉理论的实质。

2.归经的现代研究

中药归经理论是中药药性理论的重要组成部分。"归"是指药物作用的归属，即药物作用的部位。"经"是指经络及其所属脏腑。归经是指中药对机体脏腑经络选择性的作用。中医理论认为，每种病证都是脏腑或经络发病的表现，因而某种药物能够治疗某脏腑经络的病证，就意味着该药入某经。如治疗阳痿滑精的淫羊藿、鹿茸入肾经;治疗咳嗽气喘的桔梗、款冬花归肺经;治疗手足抽搐的天麻、全蝎归肝经;大黄具有泻下功效,归大肠经。可见中药的归经是从药物功效以及疗效总结而来的,是药物的作用以及效应的定向与定位。许多中药可以同时入两经或数经,说明该药对机体具有较广泛的影响。目前,对中药归经理论的实验研究方法主要有以下几种。

(1)归经与药效作用及部位相关性研究:通过对 429 味常用中药的药理作用和其归经关系进行分析,发现两者之间存在明显的规律性联系,而且这种相关性与中医理论基本一致。例如具有抗惊厥作用的钩藤、天麻、全蝎、蜈蚣等 22 味中药均入肝经,与中医“诸风掉眩,皆属于肝”的理论相吻合;具有泻下作用的大黄、芒硝、芦荟等 18 味中药入大肠经,与大肠为传导之腑的中医理论一致;具有止血作用的仙鹤草、白及、大蓟等 21 味中药入肝经率高达 85%,符合“肝藏血”的中医理论;具有止咳作用的杏仁、百部等 18 味中药,具有祛痰作用的桔梗、前胡、远志等 23 味中药,具有平喘作用的麻黄、地龙等 13 味中药,入肺经率分别为 100%、100% 和 96%,符合“肺主呼吸”等中医理论。鹿茸、淫羊藿、补骨脂等 53 味壮阳中药全部入肾经,符合中医认为肾主生殖的理论。该研究方法说明了古代医家提出的归经理论的合理性,但尚不能揭示药物归经的物质基础、机制及现代医学精确的脏器部位。

(2)归经与中药有效成分体内分布相关性研究:有文献报道,对 23 种中药的归经与有效成分在体内的分布进行比较,发现其中 14 味中药(占 61%)归经所属的脏腑与其有效成分分布最多的脏器基本一致。例如,鱼腥草(归肺经)所含鱼腥草素、杜鹃花叶(归肺经)所含杜鹃素肺组织分布较多;丹参(归心、肝经)所含隐丹参酮,在肝、肺分布最多等。通过放射自显影技术观察到 3H-川芎嗪主要分布在肝脏和胆囊。因此,有人认为中药有效成分在体内的分布是中药归经的重要依据。该研究方法的主要不足在于中药一般含有多种有效成分,某中药的某一成分无法完全代表该药的全部功效。另外,传统医学脏腑与现代医学脏器间也并不能机械地对应。

(3)归经的其他研究思路:有人曾提出中药归经是以体内微量元素的迁移、富集和亲和运动为其重要基础的。该分析法在部分中药的部分效应范围内可以得到验证,但其他更多中药的归经似不能完全使用微量元素的作用来解释。

另有研究发现,五味子、鱼腥草、麻黄、延胡素等十味中药的水煎剂引起 cAMP、cGMP 浓度变化以及 cAMP/cGMP 比值变化显著的脏器,与归经的关系非常密切。有人提出组织中 cAMP、cGMP 浓度及 cAMP/cGMP 比值变化在一定程度上可以反映中药对某组织脏器的选择性作用。但该实验验证的药物过少,并且也存在传统医学脏腑与现代医学脏器间不能机械对应的问题。

上述实验研究虽然对中药归经理论的研究起到了一定的推动作用,但均有其局限性,尚无足够的实验数据说明中药归经的实质问题。中药归经理论是中医几千年临床实践经验的客观总结,是指导临床遣方用药的依据,应该具有其存在的物质基础。因此,深入研究中药归经理论,探明其物质基础和相关机制不但具有理论研究价值,而且具有实践应用意义。

中药归经还包括有毒无毒研究,这部分内容请见本节第四部分。

三、中药复方药理研究

中药复方指由两味及两味以上中药以中医药理论为指导,按照“君臣佐使”组方原则及配伍理论而组成的方剂。大量经典方组成精辟,疗效显著,经过长期临床实践的验证,至今仍广为应用。中药复方是临床用药的主要形式,因此,复方的药理研究更易结合临床,较之单味药,具有疗效强、毒性低等优点。

(一)中药复方药理的研究目的和内容

近年中药复方药理研究文献呈现逐年增加的趋势,复方药理研究已成为科研的热点课题之一。中药复方药理研究的目的和内容主要可归纳为以下几个方面。

1.阐明复方作用的现代科学内涵

如用传统中医理论术语解释复方的作用机制,很难被一般人所理解,更难与国外学者沟通。用现代药理学方法阐明复方的作用、作用机制,有利于中药复方应用的推广。如复方药理研究探明,桂枝汤具有较明显的抗炎、解热、镇痛等作用,能减轻小鼠流感病毒性肺炎症状,从而很好诠释了该方解肌发表、调和营卫功效某些方面的现代科学内涵。黄连解毒汤具有抗菌、抗病毒、镇静、解热、抗炎等作用,反映了该方泻火解毒的实质。药理研究发现四逆汤有明显强心、抗休克、改善微循环等作用,为该方治疗亡阳证提供了科学依据,同时在一定程度上反证了亡阳证的现代科学内涵。

2.改造老方、创制新方

不少经典方、验方确有疗效,但其中有些药味过多,有些含有紧缺、有毒或禁用药材,使其推广应用遇到困难,更难以通过现代化工业生产推向国际市场。对这类复方常需通过精简,或以其他药味替代原方中的紧缺、有毒、禁用药材以组成新方。新方的组成是否合理应经受药理和临床的验证。例如从安宫牛黄丸中化裁出的清开灵,从苏合香丸中化裁出的冠心舒合丸、苏冰滴丸等都很好体现了开展对经方研究创制新方的成果。

3.开发现代复方制剂

中医药在治疗疾病过程中有许多成功的经验与创造,形成了许多有效的经验方。要将这类复方开发成现代剂型的新药,为了确保其有效、安全和质量可控,必须按《药品注册管理办法》进行一系列规范研究。临床前药理研究须为临床验证提供有说服力的药效与毒理数据。中药复方新药药理研究的方法以整方研究为主,必要时还需提供拆方研究的资料。

4.揭示复方配伍关系

古人云:"药有个性之特长,方有合群之妙用。"复方中各味药物间既有相互配合,又有相互制约,紧密联系,形成合力,发挥最大的治疗效果。因此,对复方组成原则和配伍关系进行分析研究,阐明方中各药在疗效中所起的作用,对指导临床处方用药,研制复方新药,提高疗效,减少不良反应,具有重要的意义。

5.探索药效物质基础

中药复方是中医用药的主要形式,运甩高新技术手段探讨复方作用的物质基础及其作用机制,综合分析配伍-化学成分-药理效应三者之间的关系是中药复方研究的一种新趋势。如对芍药甘草汤的研究发现两药所含的甘草酸和芍药苷合用对神经肌肉突触传递有阻滞作用。对当归龙荟丸的研究发现了具有抗白血病作用的靛玉红。

(二)中药复方药理的研究方法

由于中药复方药理研究与单味药药理研究内容存在某些不同之处,因此在研究方法上也具有某些特点。针对拟研究的问题不同,常用的方法有整方研究和拆方研究等。

1.整方研究法

整方研究是指在遵守原方配伍、剂量配比的基础上,将复方药物经一定方法制备成制剂后,作为一个整体用于研究的方法。整方研究适用于阐明复方药物的作用、作用机制,验证新方药效及新药的临床前药理研究等。新药临床前实验时,复方的组成、剂量的配比均应与临床实际应用情况一致。动物实验使用的剂量一般可参考临床有效剂量并按人与动物体表面积折算法确定。药理实验指标应根据主治(病或证),参照其功效,针对性地选择两种或多种试验方法。所选用动物除正常动物外,还要制备相应的病理动物模型,尤其是选用动物"证"的模型以更好地验证复方的整体作用和疗效,为复方的临床应用提供药理学依据。中药复方新药研制都需提供临床前整方药效实验资料,但是,整方研究难以揭示复方中各药所起的作用及其配伍规律。

2.药对研究

药对是指在方剂中两味药物相对固定,经常成对使用的配伍形式,是复方最小的组方单位,具有复方的基本主治功能,因此研究药对,对揭示复方配伍规律具有重要意义。目前药对配伍研究的主要方法如下。

(1)药物配伍前后药效和化学成分比较研究:这是药对研究中最常用的方法之一。有人观察了川乌与白芍及川乌与防己两组药对配伍前后对3种疼痛实验模型的影响,发现两组药物在配伍后均可使镇痛作用显著增强,并且镇痛持续时间显著延长,多数测定结果均优于各药单独使用。

(2)剂量配比研究:揭示两药发挥最佳作用的用量比例。如对黄芪与当归配伍的药对研究以3种不同用药比例组(黄芪:当归以5:1、1:2和1:1配对),从器官、组织和分子水平等不同层次上,对其作用进行实验观察。结果表明黄芪与当归不同比例配伍,有着不同的作用效果。

3.拆方研究法

大多数复方由3味或3味以上药物组成,组成药物越多,药物之间配伍关系越复杂,尤其是有十几味或数十味药物组成的大复方,要分析方中各药的作用、相互关系,合理的剂量配比等必须设计合适的拆方分析方法。目前使用的拆方研究主要有以下几种。

(1)单味药研究法:单味药研究法是把复方拆至单味药,研究每一味中药及整方的药理作用,从中找出起主要作用药物及各单味药物在复方中的地位。该法虽可在一定程度上说明方中各药有没有作用和作用的大小,但难以分析方中各药的相互作用、配伍规律和合理的用药剂量。

(2)撤药分析研究法:撤药分析法是在全方药效评价的基础上,分别从方中撤出1味或1组药物后进行实验,用以判断撤出的药味对全方功效影响的大小。如黄芩汤由黄芩、芍药、甘草、大枣组成,采用撤药分析法,分别将全方中君药黄芩、臣药芍药、佐药甘草和使药大枣减去,并与全方进行药理作用比较,结果显示撤除君药黄芩药效下降最明显,说明黄芩在全方中起主导作用。该法可以揭示各味药物在全方中起不起作用,起多大作用,可对精简复方提供参考。

(3)药物组间关系研究法:药物组间关系研究法是以中医理论为指导,将中药复方中的组成药物按功效或性味进行分组,以探讨药物组间关系及组方理论。如将六味地黄汤分为"三补"和"三泻"两组,进行药效学研究,结果表明整方药效大于每组药的药理作用。该方法可在一定程度上阐明组方原则是否合理,各组药物在全方中的作用与地位等。

(4)正交设计研究法:正交设计研究法是按正交设计表,将一个复方中的药物和剂量按一定规律设置,以最少的实验次数,求出最佳的实验结果,是目前中药药理实验中常用的一种设计方法。该法常将方中每味药物作为一个因子,以给不给药,或给多大剂量药等作为该因子的水平,从而构成不同因子(药味)和水平(剂量)组合的多种复方,通过比较各种不同组合药效的差异,推断各药在全方中的地位与最佳用药剂量。如运用正交实验设计研究法对真武汤中5味药物和药量作不同组合,形成8个组方。比较8个组方药效强弱,为分析其最佳的配伍关系,剂量比例,方中主要药、次要药以及药物之间的关系提供了依据。研究结果证明了原方配伍的科学性。

(5)均匀设计研究法:均匀设计法是将数论和多元统计相结合的一种实验设计方法,适用多因素、多水平的实验研究。采用均匀设计研究法对补阳还五汤进行了优选和分析,将组方用多因素、多水平的实验研究。采用均匀设计研究法对补阳还五汤进行了优选和分析,将组方中六味药物的用量视为6个因素,分为6个水平,按表 $U6(U^6)$ 组成6个不同药物配比处方,结果显示补阳还五汤中活血化瘀药物用量上的选择是合理的。

(6)析因分析法:析因分析方法是一种以中医理论为指导,按不同治法或君、臣、佐、使的关系,或按药物性味的不同,或按"药对"关系进行拆方。如将半夏泻心汤的配伍特点与性味相结合进行拆方,分为:辛味药组(半夏、干姜)、苦味药组(黄芩、黄连)、甘味药组(人参、甘草、大枣),采用 2^3 析因分析设计法进行实验设计,为半夏泻心汤"辛开苦降甘调"的配伍方法提供了实验依据。

4.其他研究法

目前用于复方药理研究的数学模式除上述方法之外,还有多种其他方法,如运用模糊数学中的聚类分析对复方配伍进行解析,通常可对复方中作用不同的药物或成分进行分类,以探讨复方的组方规律或有效物质;还有如采用逐步回归分析法对吴茱萸汤组有效成分进行分析,为探明方中起镇痛、止吐作用的有效成分提供了依据。

近年来中药复方研究在中药药理研究中的比重不断增加。这些研究为阐明复方药理作用与作用机制,探明方中各药的作用,精简复方,修正用药剂量,创制新方,研制复方新药作出了积极贡献。但复方研究是一项难度很高的工作,中药配伍的奥秘无穷,复方研究有待深入探讨的问题还很多。由于中药复方化学成分非常复杂,作用涉及的环节非常广泛,如何识别、分离复方中的效应物质及阐明其作用机制至今仍然是中药复方研究所面对的棘手问题,也是中药现代化研究的关键所在。随着先进科学技术的发展,特别是分析技术、生物效应检测技术的发展,相信中药复方的药效物质基础和作用机制将会被逐步阐明,从而促进中医药事业走向现代化、国际化。

四、中药的不良反应

中药有毒、无毒也是药性的组成部分。大多古代本草书籍中对易产生不良反应的药物都有所记载。《神农本草经》记载中药 365 种,按药物的毒性大小分为上、中、下三品。上品 120 种"无毒";中品 120 种"无毒、有毒,斟酌其宜";下品 125 种"多毒,不可久服"。历代本草对有毒中药常标明"小毒""大毒",以示区别和警示。

古籍本草所指中药"毒性"的含义较为广泛,在不同的时代其内涵又有所差异。"毒"可指药物的偏性,用之得当,以偏纠偏即是对疾病产生疗效的基础;用之不当,对机体产生非预期的反应则是产生"毒性"的根源。因此,古籍本草所指中药"毒性"既包含现代意义的毒性作用,即指药物使用不当对机体组织器官的损害,也包括药物引起的其他类型的不良反应,如变态反应等。中药不良反应主要涉及以下几种类型。

(一)不良反应

不良反应是指中药在治疗量时产生的与治疗目的无关的作用。不良反应一般与治疗作用同时发生,可给患者带来不适与痛苦,但一般危害不大,大多可自行恢复。产生的原因是药物的作用比较广泛,选择性低。如用麻黄止咳平喘时,患者可能会出现中枢兴奋、失眠等。用延胡索作止痛使用时可致嗜睡、眩晕、乏力等。用大黄治疗便秘时,因其还有活血化瘀作用,可导致妇女月经过多,所以一般月经期忌服大黄。

(二)毒性反应

毒性是指剂量过大或用药时间过长而产生的对机体组织器官造成的损害,一般后果比较严重,有时较难恢复。对容易产生毒性反应的药物应严格掌握剂量及疗程。现列入国务院"毒性药品管理品种"范围,受《医疗用毒性药品管理办法》约束的中药计 28 种,包括:砒石、砒霜、水银、生马钱子、生川乌、生草乌、生白附子、生附子、生半夏、生南星、生巴豆、斑蝥、青娘虫、红娘虫、生甘遂、生狼毒、生藤黄、生千金子、生天仙子、闹羊花、雪上一枝蒿、红升丹、白降丹、蟾酥、洋金花、红粉、轻粉、雄黄。中药的主要毒性反应有:

1.心血管系统毒性

主要表现为心律失常、心悸、胸闷、循环衰竭,严重者死亡。

常见产生毒性的中药有:含乌头碱类中药,如川乌、草乌、附子、雪上一枝蒿等;含强心苷药物,如蟾酥、万年青、夹竹桃叶等。

乌头类的毒性成分是生物碱,以乌头碱的毒性最强,突出表现为可引起不同形式的心律失常。蟾毒类的基本结构与强心苷元相似,对心脏的毒性作用与洋地黄相似。蟾毒兴奋迷走神经中枢或末梢,并直接作用于心肌。电生理变化为静息期膜电位减小,除极速度及传导速度变慢,窦房结自律性降低,可引起窦性心动过缓、房室传导阻滞及心室停搏等心律失常。万年青、夹竹桃叶毒性作用与强心苷相似。

2.中枢神经系统毒性

主要表现为口唇麻木、嗜睡、抽搐、惊厥、牙关紧闭、眩晕、意识模糊、烦躁不安、昏迷、瞳孔缩小或放大,严重者死亡。

常见产生毒性反应的中药有:斑蝥、鬼臼、马钱子、曼陀罗、天南星、细辛、乌头类药物等。

马钱子所含士的宁为一种生物碱,具有兴奋中枢神经系统作用,首先兴奋脊髓的反射功能,中毒可产生惊厥,进而兴奋延髓的呼吸中枢和血管运动中枢,乃至引起呼吸困难、衰竭而死亡。

3.消化系统毒性

主要表现如下。①胃肠道反应:如恶心、呕吐、上腹不适、腹痛、腹泻等;②肝毒性:如黄疸、肝大、肝炎、胆汁淤积、肝硬化、肝细胞坏死等。

常见引起胃肠道反应的中药:鸦胆子、了哥王、常山、苦楝皮、川楝子、巴豆、北豆根、芫花等。易致肝毒性的药物有:黄药子、千里光、川楝子、雷公藤等。已发现有肝毒性的成分有:靛玉红、斑蝥素、补骨脂酚、川楝素、双苄基异喹啉类生物碱等。

4.呼吸系统毒性

主要表现为呼吸困难、肺水肿、呼吸麻痹、呼吸衰竭,甚至窒息死亡。

常见产生呼吸系统毒性的中药有:苦杏仁、白果、山豆根、桃仁、商陆等。白果、苦杏仁等含有氰苷、氰氢酸。氰苷水解后产生大量的氢氰酸,对延脑各生命中枢先刺激后麻痹,并能抑制细胞色素氧化酶活性,阻碍新陈代谢,导致组织细胞的窒息。商陆可致呼吸中枢麻痹。

5.泌尿系统毒性

主要表现为尿少、尿闭、尿频、尿急、浮肿、血尿、蛋白尿、管型尿、尿毒症、肾功能衰竭。

常见产生泌尿系统毒性的中药有:矿物类,如砒石、砒霜、雄黄、水银、轻粉、红粉、铅丹。还有植物类的雷公藤、动物类的斑蝥等。

马兜铃科药物如关木通、广防己、细辛、马兜铃、青木香等含马兜铃酸,具有肾毒性,其中毒的病理特征为:早期引起肾小管上皮细胞变性、坏死、萎缩或细胞脱落,造成肾小管功能障碍;后期为快速进展性。肾间质纤维化,肾间质水肿,发展到终末期肾衰。

6.造血系统毒性

主要表现为溶血性贫血、白细胞计数减少、粒细胞缺乏、再生障碍性贫血,严重者死亡。

常见产生造血系统毒性作用的中药:雷公藤、斑蝥、狼毒、芫花等。雷公藤总苷在治疗剂量时即可抑制骨髓 CD34$^+$ 细胞中的生长因子反应而产生明显的造血系统毒性。雷公藤内酯也能产生明显的骨髓抑制。

(三)变态反应

变态反应是指少数人对某些中药产生的病理性免疫反应,最常见的为变态反应。变态反应的常见表现有药热、皮疹、荨麻疹、哮喘、黏膜水肿,甚至变应性休克。可引起变态反应的药物较多,常见产生变态反应的中药有鸦胆子、威灵仙、天花粉、地龙、牛黄、冰片、僵蚕、蜈蚣等。中药中的大分子动、植物蛋白是引起变态反应的主要变应原,其他分子质量相对较大的成分也可能成为抗原或半抗原物质。

近年文献报道,中成药引起的变态反应时有发生,其中又以注射剂引发的变态反应最多,严重者死亡,这和注射剂的给药途径有关。中成药多为复方制剂,且许多成分是大分子,具有较强的抗原性,进入体内易引起变态反应。发生过变态反应的中成药有:双黄连注射液、复方丹参注射液、葛根素注射液、穿琥宁注射液、清开灵注射液、刺五加注射液、脉络宁注射液、莪术油注射液、鱼腥草注射液、复方桔梗片、牛黄解毒片、牛黄解毒丸、三金片、黄连上清片、复方大叶清片、龙胆泻肝丸等。

有些中药还存在不同程度的免疫抑制作用。如:雷公藤、防己。

(四)致畸胎、致突变及致癌作用

有些中药可干扰胚胎的正常发育引起畸胎。如半夏,我国古代文献中即有半夏"孕妇服之,能损胎"的记载。现代实验发现:半夏,特别是生半夏,具有很强的胚胎毒性。9 g/kg(相当于 1/5 LD$_{50}$,)即对胚胎有很大毒性。制半夏毒性明显减小,但加大剂量到 30 g/kg(相当于临床常用量的 150 倍左右)也可产生胚胎毒性,可引起部分孕鼠阴道出血,死胎率增加。

有些中药可引起细胞突变和癌变。雷公藤、槟榔、款冬花、千里光、石菖蒲、广防己、关木通、马兜铃、细辛、土荆芥、雄黄、砒霜、土贝母、野百合等过量长期使用均可增加致突变及致癌概率。如槟榔,20 世纪 80 年代国外报道有生殖毒性和致突变作用,并认为其毒性成分是所含槟榔鞣质。给小鼠腹腔注射较大剂量槟榔鞣质连续 10 日以上,染色体出现明显畸变。给大鼠加服含槟榔的饲料,其癌变发生率明显增加。

菖蒲(水菖蒲、石菖蒲)所含 α-细辛脑和 β-细辛脑,具有致癌、致突变作用。细辛所含黄樟醚、细辛脑等也都是公认的致癌、致突变物质。但这些中药本身在常规剂量和常规疗程中是否具有致突变性现在还没有统一的认识。

(五)中药传统"十八反""十九畏"的毒理研究现状

十八反包括乌头反贝母、瓜蒌、半夏、白蔹、白及;甘草反甘遂、大戟、海藻、芫花;藜芦反人参、沙参、丹参、玄参、细辛、芍药。十九畏指的是硫黄畏朴硝,水银畏砒霜,狼毒畏密陀僧,巴豆畏牵牛,丁香畏郁金,川乌、草乌畏犀角,牙硝畏三棱,官桂畏赤石脂,人参畏五灵脂。中药"十八反""十九畏"为传统的中药配伍禁忌,认为其合用后会对人体产生较强的毒性。

现代研究对十八反、十九畏的看法并不一致。有报道,甘草与甘遂在煎煮过程中,由于甘草中的甘草皂苷与甘遂中的甾萜类物质形成分子复合物,增加了甘遂的毒性成分甾萜类物质的溶出率,使煎液的毒性成分增加。甘草、甘遂1∶1配伍对动物心脏、肝脏、肾脏等组织影响较单味药明显增强,表现为多脏器及血管充血、出血,小灶性炎性细胞浸润、细胞组织肿胀变性及空泡样改变,表明两者配伍后毒性增强,故不能配伍使用。人参与藜芦同用,毒性也增强。

但在临床实践和药理研究中,部分相反中药伍用后并未发现明显毒副作用,如人参与五灵脂,官桂与赤石脂伍用,给小鼠的剂量即使达到人用量的104倍并未引起急性毒性和死亡。此外,有些十八反、十九畏伍用药物临床使用也未见毒性反应。如海藻玉壶汤中,海藻与甘草合用。总之,对十八反、十九畏的配伍有无毒性的看法迄今未能统一,尚需进一步研究。

目前比较一致的看法是:十八反、十九畏伍用并非绝对禁忌,但也不是绝对安全。不能以个别的反、畏配伍研究结果对十八反、十九畏作出结论性判断。涉及十八反、十九畏的临床药物伍用必须十分谨慎,若无充分根据和应用经验,一般不宜使用,以确保安全。

引起中药不良反应原因很多,主要有药物品种复杂,用药有误,临床使用不当,药不对证或用药剂量过大或用药时间过长等。中药及其各种现代制剂绝对不是可以"有病治病,无病健身,安全无毒"的保健品。已发现,即便是一些在历代本草文献中并无毒性记载的药物,使用不当也可引起毒副反应,甚至可致严重的不良反应。因此,中药应在中医理论指导下,在临床医师辨证基础上合理使用。

五、中药药理作用的特点及与中药功效的关系

与化学合成药物相比,中药的药理作用既有与化学合成药相同的某些规律性,又具有其独特性。

（一）中药药理作用的特点

1.作用的多效性

化学合成药具有相对单一的作用物质和靶点。但中药,尤其是复方,其化学成分复杂,活性成分往往并不单一。不同的活性物质作用于不同的靶点,是导致中药药理作用多效性的主要原因。一味中药通常含有多种成分,其本身就相当于一个小复方。例如人参,已发现含有的皂苷就有Rg_1、Rg_2、Rg_3、Rb_1、Rb_2、Rb_3等30余种,除人参皂苷外,还含有蛋白质、肽类、氨基酸、脂类、糖类、挥发油、维生素以及微量元素等多种成分。人参对中枢神经系统、心血管系统、免疫系统、物质代谢等均有影响。化学药物如阿司匹林虽有解热、镇痛、抗炎、抗风湿、抗血栓等多种药理作用,但都源自对环氧化酶的抑制。而阿托品虽有解痉、抑制腺体分泌、扩瞳等诸多作用,但其机制都是阻断M受体。

2.量效关系的相对不规则性

化学合成药物的药理效应一般表现为在一定的范围内随着剂量的增加而增强。而对中药而言,尽管在一定条件下也可表现这种量效关系,但有时量效关系不很规则。中药化学成分的复杂性也是其量效关系相对不规则的重要原因。因不同活性成分作用于不同靶点或系统,呈现的效应可能在一定的范围内会互相协同,超出一定范围又互相制约。

3.某些作用的双向调节性

同一中药,既可抑制亢进的机体功能又可兴奋低下的功能,即调节截然相反的两种病理状态,称为双向调节作用。如麝香既可拮抗戊巴比妥钠所致中枢抑制作用,又可拮抗戊四氮、苯丙胺引起的中枢兴奋,表现为双向性影响。这与中医用麝香"镇静安神",又用之"醒脑开窍"颇为相符。又如,山楂既能使收缩状态的肠肌松弛,又能使松弛状态的肠肌收缩。这与山楂既能消除"脘腹痞满",又能治疗"腹痛泄泻"的主治功能相吻合。

双向调节的机制尚不完全清楚,但与机体的功能状态和中药化学成分的复杂性都具有密切关系。有

些中药存在作用相反的两种成分。如人参皂苷 Rb 类有中枢镇静作用,Rg 类有中枢兴奋作用。当作用相反的两种成分作用于机体时,机体的反应在很大程度上取决于当时的功能状态。如当时的功能状态偏于兴奋,则引起兴奋的成分产生的刺激反应较弱,而抑制性成分产生的刺激反应增强;反之,抑制性成分产生的作用减弱,而兴奋性成分产生的作用增强。

4.作用相对缓慢、温和

与化学合成药物相比,大多数中药起效较慢,有些中药需经多次给药才显现其药理作用。如动物实验观察到,黄芪、党参等药的增强免疫功能、提高应激能力等作用,大多需经连续多次给药后才见效应。中药作用往往表现温和,作用持续时间相对较长。如人参虽能增强心肌收缩力,但与西药强心苷类药相比,作用相对较弱。

中药药理作用特点与中药的多成分密切相关。了解中药药理作用的特点,对于中药药理研究和临床用药具有重要的指导意义。

（二）中药药理作用与功效的关系

1.中药药理作用与功效具有相关性

中药药理作用与功效的相关性是指经典中药理论对某些中药功效的描述与现代研究所揭示的药理作用吻合。如麻黄、桂枝、柴胡、葛根、薄荷等具有祛风解表功效的中药,大多能扩张体表血管,促进汗腺分泌,并有一定的解热镇痛和抗病原微生物等作用。丹参、红花、赤芍、川芎、延胡索、益母草等具有活血化瘀功效的中药,能降低血液黏度、抗凝、溶栓、改善微循环、增加器官血流量等。芳香化湿药如厚朴、苍术、藿香等,大多具有调整胃肠运动功能、促进消化液分泌、抗溃疡等作用,这与芳香化湿药舒畅气机、宣化湿浊、健胃醒脾等功效相关。总之,药理研究发现许多中药的传统功效有其科学性,功效类同的中药,往往具有类似的药理作用。以传统功效为线索进行药理研究有助于发现与功效相关的作用。

2.中药药理作用与功效存在差异性

中药药理作用与功效的差异性是指现有药理实验所发现的某些中药的作用在古代医籍中并无明确的相关记载,或古代医籍中所记载的某些中药的功效目前尚未能被药理实验结果所证实。如葛根的功效为解肌退热,升阳止泻,生津透疹。《本经》称其"主消渴,身大热,呕吐,解诸毒"。药理研究表明,葛根有解热作用,轻微的降血糖作用,所含黄酮类成分有解痉作用,去黄酮母液有胆碱样作用,可促进唾液等消化液分泌,这些都与古籍本草描述其具有的退热生津,治脾虚泄泻,主消渴功效相符。但其"解诸毒"的功效尚未得到实验结果证明,而其改善脑循环、扩张冠脉、改善心功能、降低血压等药理作用,却未见历代本草有相关描述。苦参的功效为清热燥湿、杀虫利尿,经药理研究证实其有抗菌、抗病毒、抗滴虫、抗炎、抗过敏、抗肿瘤和利尿作用,这些与传统功效记载是一致的,但药理研究还发现其具有强心、扩血管、抗心律失常、升高白细胞等药理作用。再如天花粉抗早孕和中期妊娠引产作用,也未见历代本草对此有相关功效的描述。

3.中药药理作用研究丰富了对中药功效的认识

任何科学都是不断发展的,不会一成不变。中药的传统功效是古代医家从临床经验归纳总结出的,但历代均有增删。后世医药学家对中药功效的认识发展不仅仅是简单地增加内容,还包括对前人的论述加以修正和扬弃。中药药理学的任务不仅是运用现代科学知识和实验手段对中药的功效与作用机制加以证实,更重要的是不断探索和发现中药的新作用、新用途,丰富中药功效主治的内容,也包括纠正对传统功效不当的描述。由于伦理学的原因,现在对中药新作用的探索不应完全依靠临床应用获得,而首先可借助药理实验手段去发现。如雷公藤,近代药理研究发现,具有抗炎、免疫抑制、抗肿瘤等作用,用于治疗类风湿关节炎、原发性肾小球肾炎、红斑性狼疮及多种皮肤病,取得良好疗效。银杏叶药理研究揭示,其能增加脑和周围血管的血流量,改善组织血液循环,改善记忆等,因而被开发成多种剂型的新药,用于治疗血瘀引起的胸痹、中风、半身不遂、记忆力减退等疾病。众多例子说明中药药理研究发现了传统中药很多新作用,发掘了新用途,从而丰富和发展了中药功效主治的内容。

中药功效是以中医药学术语表达的,是中药药性理论在具体药物上的反映,其内容与现代药理学表述不同。中药药理作用则以现代科学的术语进行表达,有利于中医药这一传统的防病治病手段更广泛地被当今世界理解和接受。现已揭示的中药药理作用与功效的相关性及其内在联系,沟通了两者之间的关系,为中药的推广应用提供了基本认识,也为指导临床处方遣药,提高有关疾病的疗效提供了理论依据。某些中药传统功效与现代药理作用间存在一些差异是正常的。随着研究的进一步深入,对中药防病治病的机制认识必定会在新的水平上得到提高。

(白　莉)

第二节　中药代谢动力学

中药药理学既研究中药对机体的作用规律,又研究机体对中药的处理规律,前者称为中药效应动力学(简称中药药效学,Pharmacodynamics of TCM),后者称为中药代谢动力学(简称中药药动学 Pharmacokinetics of TCM)。中药药代动力学,其研究对象是中药,是指在中医药理论指导下,利用动力学的原理与数学处理方法,定量地描述中药有效成分、有效部位、单味中药和中药复方通过各种给药途径进入机体后的吸收、分布、代谢和排泄等过程的动态变化规律,即研究给药后体内中药的位置、数量、疗效与时间之间的关系,并提出解释这些关系所需要的数学关系式的科学。对新药筛选、剂量控制、用药安全有效,尤其是适应国际对中药的生物有效性研究等问题都具有现实意义。但中药成分复杂,药动学的研究困难很多,至今还没有能建立起一套完整的实验方法,中药药代动力学要有所突破,需要寻找更好的研究方法。中药成分复杂,其中有效成分在体内的吸收、分布、代谢和排泄与有效成分单体直接给药后的体内过程不尽相同。因此,在中药药动学研究方法上采用从简到繁,由点到面,从特殊到整体的研究思路,通过现代检测技术定性定量分析体内化学成分,比较活性单体和中药整体进入体内后各成分药动学的差异,进而揭示中药药代动力学规律、各成分之间的关系以及中药复方的配伍规律。

一、有效成分明确的中药药动学实验方法及其经时变化

(一)测定中药君药主要成分或类同指标的成分

测定中药中有效成分的代谢动力学过程,其方法同化学药物并无明显不同,故此仅作简单介绍,读者欲求其详,可阅读有关专著。

1.给药和采样

药动学研究除可在人体进行外,动物实验常可用狗或大鼠,称重、编号、计算剂量后,采取选定的途径给药,然后根据所测药物的不同选定采样时间采取血样。

2.样品的前处理

测定前,对样品中的成分进行提取、分离、纯化或使待测组分富集或衍生化,从而改善组分的可测定性。在中药药物动力学研究的化学分析方法中,前处理方法一直是研究中的难点。因为所用的分析仪器对待测样品大都有一定的要求,通常它与分析方法的选择性、精密度和准确性紧密相关,选择一个适宜的前处理方法也是实验成败的关键。样品的采集过程中,尤其注意加入抗凝剂的时间,不可预先给动物静脉注射抗凝剂,一般在采血后用抗凝剂作处理。除蛋白质的方法通常是通过加入蛋白质沉淀剂,使蛋白质沉淀,经离心去除。

3.生物样本中药物浓度的测定

分析样本为血液、尿液等,通过一定的分析手段,测定生物样本中药物的浓度,并将浓度-时间数据经过数学模型拟定,得到药动学参数,结合药物的生物活性,对药物体内过程进行评价,以此为根据进行药物初步筛选、制定给药方案和进行剂型改进。对于药物吸收、分布、代谢、消除的细致研究,也可提示药物作用机制,并对筛选更安全、更有效及更经济的新药提供思路和方向。选用的方法应力求灵敏、准确、精密及专一。常用的方法有分光光度法、化学发光法、薄层色谱法、液相色谱法、高效毛细管电泳法、酶免疫测定

法、同位素标记法等。其中最常用的是高效液相色谱法（HPLC法），而且联用技术的发展也为血清药物成分的检测提供了更方便、快捷的方法。

方法的选择，应根据药物的理化性质和实验室条件而定。应用前要进行相当时间的摸索，要求分析方法：第一，灵敏度高。以静脉血药浓度为例，最好能检出 $1\%\sim100\%$ 的初始浓度的药量。第二，专一性强。能区别药物代谢产物，并用药物等。第三，重现性好。以变异系数 CV 来表示：$CV=(S/X)100\%$，争取小于 5%，至少小于 10%。第四，回收率高。生物样本的回收率应大于 75%，同时要求方法简便、快速。总之，药物动力学的研究成功，依赖于最佳分析方法和条件的建立。实验观察期最好大于消除半衰期的 5 倍，不要小于 3 倍，过短将使参数的估算不准确。

4.制备血药浓度-时间曲线（药时曲线）

定时连续测定血药浓度，待药物在体内全部清除，测定完毕，将结果输入电脑，选择适当的动力学软件进行拟合，即可确定动力学模型归属，并运算打印出各种参数和药时曲线。近年来，高效液相色谱-质谱联用技术（HPLC-MS、HPLC-MS/MS），计算机程序拟合药动学模型更多地受到广大科研工作者的重视。

（二）中药的体内过程时效与时量关系

药物进入人体后因体内过程 ADME（吸收 absorption、分布 distribution、代谢 metabolism、排泄 elimination）诸方面的影响，机体内总药量以及各部位药物的量或浓度随着时间的推移而处于一种动态变化之中，此即"时量关系"（T-D 关系），以纵坐标为浓度，横坐标为药后时间，体内药量随时间变化的关系（时量关系），可绘制出一条曲线，称时量曲线。药物的效应随时间由体内尤其是靶部位的药量或浓度所决定，此即"时效关系"（T-E 关系），若纵坐标为效应，横坐标为药后时间，则用药后产生的药效随时间的变化关系（时效关系）绘制出的曲线，称时效曲线。时量关系和时效关系可统称为经时变化，药动学最重要任务之一就是研究药物经时变化的规律。

1.中药的时效关系与时量关系

如前述时效关系取决于时量关系，尤其是直接取决于药物靶部位的时量关系，进行靶部位的时量关系研究应较为合适，然而即使是已有检测方法的化学药物，实测靶部位的时量关系研究在人体几乎不可能进行，在动物也极其困难。由于定时采血检测方便可行，所以药动学研究多以检测血药浓度的经时变化（时浓关系），来间接推测药物的时量（体内药量）关系和时效关系。时效关系和时浓关系一般是相对平行而非绝对平行，在某些药物两者可差异很大，因此可以说时浓的研究方法仅只是可行的而不是最理想的，至于完全脱离时效关系的研究，单纯为了时浓关系而进行时浓关系的研究则更是舍本求末了。应当指出，中药的研究有很大的特殊性，与上述情形不同，目前绝大多数中药及其方剂根本无法测定血药浓度，而是借助于药效或毒效手段直接探求中药的时效关系，再间接推算药物的时量关系（少数情况也可以是时浓关系）。从中药无法检测血药浓度来说是个缺陷；但从另一角度来看，这迫使我们想方设法直接研究中药的时效关系，也未尝不是件好事，由此可以使研究工作密切地与中药的效应相关联。中药体内过程的研究模式与化学药物有不同的地方，可概括为：

化学药物：时浓关系→时量关系、时效关系

中药：时效关系→时量关系（时浓关系）

2.几个重要的参数

（1）消除动力学：药物在体内的降解（包括转化与排泄）称为消除，有两种消除动力学：①单位时间消除率恒定（有固定半衰期）的称为一级动力学。多数药物在治疗量的消除呈恒比消除，消除速率与血药浓度有关，半衰期恒定；②单位时间消除量恒定（无固定半衰期）的称为零级动力学。消除速率与药量或浓度无关，半衰期不恒定，可随给药剂量或浓度而变化。绝大多数药物包括中药都按一级动力学消除；少数药物用量过大时超过了机体消除能力极限，单位时间内只能按最大速度消除恒量药物即零级动力学消除，但当体内药量降解到一定程度时转变为一级动力学消除。研究中药应判明属于何种动力学消除，若为零级消除应找出转变为一级消除的量的关系。

（2）两种经时变化图形：给药后，药物的体内过程即吸收、分布、代谢和排泄共同起作用形成药物的血药浓度变化曲线。初期,药物吸收大于消除,形成曲线的上升部分,称为药物吸收分布相;当药物吸收与消除的速度相等时,达到峰浓度;以后药物吸收小于消除,形成曲线的下降部分,称为药物代谢排泄相。图中曲线处于满意效应的最小有效浓度(MEC)之上的时间段是药物生效和失效的维持时间。MEC 的高度是药物作用的强度,MEC 与最小不良反应浓度(MEC for adverse response)之间的范围是用药的治疗剂量窗。从给药开始到 MEC 的时间称为潜伏期,因此,吸收、分布、代谢和排泄没有严格的分界线,但在某段时间内以某些过程为优势而已。由时量曲线与横坐标轴围成的面积称为曲线下面积(AUC),它与吸收入体循环的药量成正比例,反映进入体循环药物的相对量。

若横轴定为用药后时间,纵轴为药物效应(或体内药量/浓度),因给药途径不同可得两类图形,静脉注射给药时曲线立即达最高点,而后逐渐下降(消除相,或分布相加消除相);而口服或肌内注射时,因药物吸收一般较缓慢,曲线逐渐上升(吸收相,即使有分布相也往往被掩盖),达高峰后转为下降(消除相),其他给药途径也都有吸收相,但图形一般介于上述两者之间,研究中药时应给出相应图形。图 11-1 为血管外给药的药时曲线示意图。

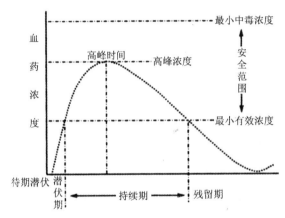

图 11-1　血管外给药的药时曲线示意图

(3)房室模型:图 11-2 和图 11-3 中若纵轴取对数,消除相为一直线时称为一房室模型;如果曲线下降段不能转化为一条直线而是左侧有"抬头"时则称为二房室(或多房室)模型,抬头部分为分布相,直线部分为消除相。房室数因药物不同而异,即使同一药物也可因给药途径不同、采点时间早晚而不一样。药物静脉推注时一般呈二房室模型,但若分布相太快太短或采点时间开始过晚,以及分布相太慢以致延及曲线全程时,也可呈一房室模型;药物口服时多凶吸收相掩盖了分布相,一般呈一房室模型。但也应注意,房室数的判定与取样点的数目有很大关系,实际应用时可采用药动学软件比较不同房室数下模型的拟合参数加以确定。

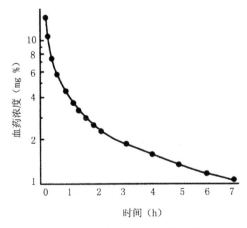

图 11-2　血药浓度时间-时间曲线图

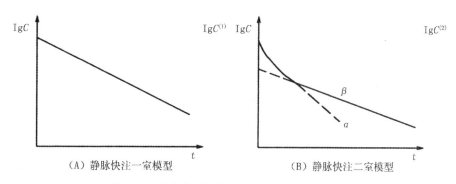

图 11-3　静脉注射给药一室和二室模型药时曲线

(4)表观分布容积(Vd):是给药剂量或体内药量与血浆药物浓度间相互关系的一个比例常数。其可设想为体内药量按血药浓度均匀分布时所需要的体液的容积。它不具有直接的生理意义,在多数情况下与真实体积无关。其数值的大小能反映该药的分布特性。一般水溶性或极性大的药物不易进入细胞内或脂肪组织中,血药浓度较高,表观分布容积小;而亲脂性药物通常在血液中的浓度较低,表观分布容积较大,往往超过体液总体积。因此,表观分布容积是药物的一个特征参数,对于一种药物,该参数是一个确定的数值。中药药动学研究若能直接检测或间接求出血药浓度,可按下式计算 Vd(式中 D 是给药剂量,F 是生物利用度,C₀ 是零时间血药浓度,C 是任意时间血药浓度,X 是任意时间的体内药量,下同):

$$V_d(mg/kg)=D\times F(mg/kg)/C_0(mg/kg)=X(mg/kg)/C(mg/L), X=C\times V_d$$

Vd 除能提示分布特点外,最重要的意义是进行体存量 X 与血药浓度 C 的换算。若了解 AUC 值,则 Vd=D₀/AUC。本公式可适用于口服给药完全吸收的情况,此时 D₀ 代表口服剂量。

(5)消除速率常数(k):本节讨论只适用于一级动力学,中药药动学研究不论纵轴取什么单位(药效、量和浓度),都可以求得 k,若纵轴以自然对数(ln)表示,则消除相直线的负斜率就是 k,因此斜率恒为负值,而 k 恒为正值。

(6)半衰期(t₁/₂):$t_{1/2}=\ln2/k=0.693/k$。

(7)曲线下面积(AUC):时效、时量或时浓曲线下的面积即为 AUC,若为一级动力学,可对曲线方程式进行积分求得 AUC,实际应用时多以数值计算方法获得该参数。AUC 较重要,可计算生物利用度、消除率等其他参数,并且也是统计矩算法的基本参数。实际应用时多以数值计算方法获得该参数。

(8)生物利用度(F):是指非血管给药的药物进入血液循环的量与所给药量之比。生物利用度反映一个制剂被人体吸收利用的程度,影响因素有人体的生物因素和药物的制剂因素。试验制剂与参比制剂的血药浓度-时间曲线下面积的比率称相对生物利用度(F=受试药 AUC/标准药 AUC×100%)。当参比制剂是静脉注射剂时,得到的比率称为绝对生物利用度(F=口服等量药物 AUC/静脉注射等量药物 AUC×100%)。在描述血药浓度=时间曲线时,有 3 个参数对评价生物利用度具有重要意义,分别是峰浓度(Cmax)、达峰时间(tmax)、血药浓度-时间曲线下面积(AUC)。

(9)消除率(CL):是指机体或消除器官在单位时间内能清除掉相当于多少体积的血液中的药物。单位时间所清除的药物量等于清除率与血药浓度的乘积。中药不易求得 Vd,常建议用公式:CL=F×D/AUC,此式适用于各种房室和各种曲线模型。

一般情况下多数药物通过肝代谢或肾排泄从体内消除,因而药物的总清除率等于肝清除率 CLh 与肾清除率 CLr 之和,CL=CLh+CLr。其中,肾清除率是总体廓清率中很重要的部分。每项分钟约有125 mL血浆在肾脏过滤为超滤液。若药物全部被"滤掉",则肾清除率数值与滤液体积相同。药物的肾清除率公式如下:肾清除率=单位时间尿药排泄量/血浆药浓度。

(10)有效水平和毒性水平:有效水平和毒性水平只有结合药效学的方法才能进行实测。体内药量或浓度低于有效水平则无效,高出毒性水平则出现中毒,非静脉用药时的经时变化曲线与有效水平相交而形成潜伏期、持效期和残效期的划分,且有峰值和达峰时间的概念;静脉注射时无潜伏期。必须以此两水平为参数标准,才能设计临床合理用药方案。

3.中药一次用药后的时量关系

获得中药有关药动学参数后,则可用计算方法求出一次用药后任意时间 t 的血药浓度或体存量。

4.中药多次连续用药的时量关系

讨论仅适用于一级动力学消除,多次连续用药情况千变万化,为了简化,可设每次用量和用药间隔(τ)是固定不变的,并按一房室模型处理,且忽略吸收相的影响。

5.临床合理用药方案的设计

中药临床合理用药方案设计的目的,就是最充分地发挥中药的治疗作用,尽可能地避免不良反应的发生。中药用药方案设计的内容包括:选择剂型和给药途径、确定每次用量和用药间隔时间、决定疗程的长短、配伍用药等。设计时必须的参数有 5 个,即:$t_{1/2}$、V_d、F 值、有效水平和毒性水平。例如多次连续给药时可利用这 5 个参数及有关公式,设计出每次剂量和用药间隔时间,以使稳态峰值不高出毒性水平,稳态谷值不低于有效水平。

二、有效成分不明或缺乏定量分析方法的中药药动学实验方法

中药具有化学成分复杂、有效成分不明、质量控制困难、体内作用机制不清等特点,因而难以选择适当的指标来衡量其在体内的确切过程。所以根据药物的总体生物活性效应来估算其整体在体内的大致过程不失为一有效方法,并具有一定临床指导价值。目前中药多为中药复方制剂,尚不能用化学测定的方法测定血药浓度以了解其在体内的变化,然而辨证论治复方配伍是中医临床用药的精髓,因此,从整体观点出发研究中药,进一步用数学公式模拟体内过程,探索其在体内的命运,对于整理提高祖国医药学遗产是有意义的。

(一)药理效应法

1.效应半衰期法

包括 Smolen 氏法和国内的效应半衰期法,两法的原理和步骤基本相同,合于一起介绍。

(1)原理:以中药的药理效应为指标,先分别求出该中药的量效(D-E,本节以 X-E 表示)关系和时效(T-E)关系,再利用 X、T、E 之间的三维关系进行转换以求得 T-X 关系,故又可称作三维转换法。求得 T-X 关系后,即可按一般药动学方法中的公式绘制 T-X 曲线,分析模型和计算药动学有关参数。

(2)方法和步骤:①选择药理效应的指标。找出能灵敏、定量地反映中药药效的指标是此法的关键。若指标反应迅速(起效快)而且可逆(恢复),则可在同一对象上连续动态观察(常需要一定数量对象以求均值及标准差),如血压、心律、眼压、痛阈和瞳孔直径等;若指标反应慢或不可逆(如阿托品散瞳起效虽快但恢复太慢)则每个对象上只能观察一个实验点(这就需要多组对象),如 [33]Rb 的吸收、发汗、消炎、抗感染和退热等。受试对象所需数应视指标的性质、方法、精度及中药效应强弱而定。②建立 X-E 关系。剂量应处于 ED_{15}～ED_{85} 之间,因此段量效曲线可作为直线处理,若能转换成直线如反应率取概率单位,则用量范围可适当扩大。剂量当然皆取对数为横轴。可直接求测 X-E 关系,也可在测 T-E 关系的同时间接得出 X-E 关系(先测定不同剂量的多条 T-E 关系线,而后纵连各线的峰值而得)。测得 X-E 关系则可方便地求出 ED_{50} 值。③建立 T-E 关系。应选择较大剂量(ED_{85} 左右)以拉开效应变化的差距,时间为横轴,用药后动态观察 T-E 曲线变化,可设 6～8 个时间点,间隔应前密后疏,有的指标可以同一对象上连续观察;有的指标一个对象上只能取得一个数据。

(3)本法的特点及评价:本法优点是指标密切与中药疗效关联,可直接求出药物效应半衰期,故对临床实践有较大意义;利用不同给药途径及不同制剂的 AUC 可计算绝对和相对生物利用度;与毒效指标结合可求测中药的治疗指数;有助于追踪中药有效成分。本法的主要缺点是对多数中药来说,难于找到灵敏而可靠并能定量反映疗效的恰当药理指标,故适用面较窄。

2.药效作用期法

所谓药效作用期指药效持续时间而言,在 ED_{20}～ED_{80} 范围内按一定比率选 3～5 个剂量,对同一对象先后给药(间隔时间应为药效作用期的 6～7 倍),或对不同对象分组给药,观察剂量和药效作用期的关系,

以对数剂量为横轴就药效作用期作图,若基本成直线则按直线回归求斜率 b_p,则效量半衰期 $t_{1/2}$(ED)$=0.03 \times b_p$。

有研究者认为用类似而更简单的方法可达同样目的,理论上剂量每增加一倍则药效作用期延长一个半衰期,亦即 $D \times 2n$ 则作用期延长 $n \times t_{1/2}$,故可设 D 及 2 天(倍量)两个剂量组,其作用期分为 $P_{(D)}$ 和 $P_{(2天)}$,则 $t_{1/2(ED)} = P_{(2天)}$。

此法优点是简便,适用于中药,但仅当药效作用期明确无误时才适用,且不能提供更多的药动学信息量,指标的选择也较困难。

(二)毒理效应法

1.急性累计死亡率法

本法由赫梅生等提出,有研究者已用此法估测了很多中药和数十种复方的药动学参数,其他单位也参考此法作了许多研究。

(1)原理:本法采用动物累计死亡率测定药物蓄积性的方法与药动学中多点动态检测的原则结合以估测药动学参数,实际也是体存量、时间和毒性效应进行三维转换而求得 T-X 关系。以急性累计死亡率为指标,适用于各种能使小鼠致死的中药及方剂。

(2)方法及步骤:中药按传统方法浸煎,减压浓缩至适当浓度备用,药液应尽快使用,并力求缩短实验全程,以防药液变质,此点颇为重要。

建立 D-P 直线:小鼠按组间一致原则(首先人为分出性别及体重层次,再随机分配)正确分成 5～7 组(每组 10 只),以概率单位法测 ip LD_{50} 和 D-P(对数剂量-死亡概率单位)直线回归方程式。若想求测口服给药的 F 值,需同时测小鼠的口服给药的 LD_{50}。

设计用药剂量和间隔时间:用药剂量按 D-P 直线斜率之不同而异,建议用 $1/2LD_{90}$,这样理论上两次腹腔注射此量最大累积死亡率为 0.9,可避免小鼠全死情况;用药间隔一般取 0.5 小时、1 小时、2 小时、3 小时、4 小时、6 小时、8 小时、12 小时、24 小时、48 小时、72 小时中的 6～8 个时间点,半衰期短的中药可增设 5 分钟、10 分钟、15 分钟的时间点。

两次腹腔注射药物观察累计死亡率,将小鼠(雌雄各半为好)分成 6～8 组,每组 20～40 只,各组皆两次腹腔注射确定好的剂量,但用药间隔时间各组不同,观察各组累计死亡率至不再出现死亡为止(中药大多需时 3～5 天),记录死亡时间、死亡情况及雌雄小鼠死亡数。

(3)计算、求测 T-X 关系:D 为腹腔注射剂量,P 为累计死亡概率单位(查表),D_c 为累积死亡率的相当剂量,a 及 b 分别为 D-P 直线截距和斜率,则各组 D_c 计算式为:

$$\lg D_c = (P-a)/b$$

各组第一次腹腔注射后经过用药间隔时间的体存量 $X = D_c - D$,体存百分率(%)$= (X/D)100\%$,就各组间隔时间(横轴)和 X 或 $\lg X$ 做图则得 T-X 曲线,据此可分析中药的消除动力学房室模型,并计算药动学参数,利用中国药理学会推荐的 3p87 程序通过微机计算十分方便。

(4)本法的特点及评价:本法最大优点是有普遍适用性,因为指标是非特异的死亡率,只要腹腔注射浓缩能致死的中药都适用,对那些找不到恰当药效指标的中药几乎是唯一可用的方法;其次本法简便易行,不需特殊设备和试剂;本法能观察到死前症状以推测中药作用性质;死亡时间可反映中药起效快慢;D-P 直线斜率可表明中药效应个体差异大小;能求出中药的生物利用度;可判断毒效的性别差异;与药理效应法结合可测定治疗指数;有助于中药毒性成分的探讨。本法主要缺点是毒效有可能与药效不平行,毒效成分与药效成分不同时差别更大;毒性小的中药如滋补药等难于测出死亡率则不适用;本法计数指标误差较大,量效曲线两头尤其如此。

2.LC_{50} 补量法

本法是在急性累计死亡率法基础上改进而成,原理相同,改进处是二次腹腔注射同量药物变为第一次腹腔注射某量基础上,不同时间后,求测降低了的 $LC_{50}(t)$,间隔时间越短 $LC_{50}(t)$,降低量越大,第一次用药后不同时间的体存量 $R1 = LC_{50} - LC_{50}(t)$。本法优点是结果更精确,误差小,死亡指标在曲线中段;缺点是所用动物数成倍增加,而且分组、给药及时间把握上更复杂。

（三）微生物法

微生物法又称琼脂扩散法。具有抗菌活性的中药复方制剂,可选用适宜的试验菌株,利用微生物法测定血液或尿样样品的浓度,然后拟合模型,分别计算药动学参数。其原理为:抗菌成分产生的抑菌环大小与其浓度对数呈线性关系,参照对照品的浓度与抑菌环大小的标准曲线,可测知待测样品的浓度。此法测定的是体液总体抗菌数,有简便易行,体液用量少等优点。但特异性不高,机体内外抗菌效应作用机制的差异、细菌选择的得当与否、可在一定程度上影响药代动力学参数的准确性。其他生物测定法也广泛用于测定中药的体液浓度,如利用水蛭素的抗凝活性,用凝血酶凝结测定法、生色底物法、蝰蛇酶凝结时间法等对水蛭素的药动学进行了研究。

在中药体内过程研究中,此类方法有广阔前景,一般步骤是:①给机体用中药制剂后,按药动学要求不同时间多点采血,适当处理后备用;②选择对中药药效易起反应的受试对象或生物标本,如微生物、原虫、离体组织、培养细胞以及正常或病理整体动物;③与"标准品"对照,换算出各血样中中药的有效浓度,取得T-C关系;④分析模型求测药动学参数。

本法关键问题是选择中药的"标准品"以及离体实验中如何避免非特异因素的干扰。

（四）关于中药药动学的几点说明

（1）上述 4 法所测得的"药量"或"效量",既指原型药物又包括有效转化产物,且以原型药的等效量表示。所以当不存在有效转化物时与原型药一致,存在时则不一致。

（2）效量 $t_{1/2}$ 与血药 $t_{1/2}$ 的关系:当不存在有效转化物且靶部位在中央室时,$t_{1/2}$ 可基本一致;虽不存在有效转化物,但靶部位在周边室时,效量数据变化较血浓度者迟而弱,且效量 $t_{1/2}$ 也较血浓度者长;当存在有效转化物时,效量 $t_{1/2}$ 肯定长于血浓度 $t_{1/2}$。

（3）中药药动学研究中,具有较大实际意义的药动学参数是消除速率常数和半衰期,除微生物和生物检定法外,一般不能求测血药浓度真值,故不能计算药动学原含义的 V_d 及 CL 值。

（4）综上所述,中药药动学参数称为"中药表观药动学参数"或"中药效量动力学参数"为宜。

三、中药药物动力学新学说新方法

随着中药药动学研究受重视程度的提高及先进检测技术的不断问世,中药药动学领域出现了一些新学说与新方法,现将一些重要的学说、方法做一简单介绍。

（一）中药证治药动学

"证治药动学"是我国学者黄熙提出的将"证机体"、方剂理论与药动学结合的新理论,证治药动学包括辨证药动学和复方效应成分药动学。辨证药动学是指同一药物在不同"证"的动物或人体内的药动学参数不同,这种差异明显影响药效和毒副作用。参照辨证药动学参数用药则可使这种差异消失和减轻。辨证药动学研究的目的是探讨中医"证"的生理病理状态对药动学的作用规律,具有中医特色,符合中医药基本理论,更适合中药的药动学研究,并对阐明中医临床用药的辨证施治和提高方剂临床疗效均具有重要的意义。目前,在大量实验依据的基础上,中药证治药动学假说认为,复方进入体内的化学成分:①能定性定量;②数目相对有限;③能代表母方的多靶点效应;④成分之间存在着药动学与药效学相互作用;⑤与机体相互作用可产生新的生理活性物质;⑥能被中医"证"患者的机体独特处置。

对于复方进入体内的化学成分数目相对有限并能代表母方的多种效应,提出如下实验研究思路:①测定方药体内/血清的成分谱,观察方药吸收或进入人体(血清)的化学成分动态分布状态,质的变化和动态数目范围;②在成分谱中确定与母方效应相关成分,即靶成分。靶成分可以是一个或多个,可以是原型,也可以是代谢产物或与机体相互作用形成的新活性物质;③建立靶成分的体内浓度测定方法,研究靶成分的药动学,进行靶成分的治疗药物监测。在上述基础上,研究不同治法系列方剂之间如下的共性和个性:制剂中化学成分与方药体内(血清)成分谱、靶成分及其药动学、靶成分的浓度-效应关系;方剂血清成分谱、靶成分的 TDM、方剂血清成分谱、靶成分与中药七情、归经、四气五味和升降沉浮的关系。

（二）中药胃肠药动学

中药胃肠药动学，是涉及药物、机体和两者之间相互作用规律的研究。中药复方制剂中成分复杂，理化性质也各不相同，每种成分口服进入体内后均既受胃肠道环境（酸、碱性，肠道细菌，消化酶等）的影响，也受其他成分的影响，因此各成分在胃肠道内的溶出速率和吸收不同。中药胃肠药动学是研究复方有效成分在胃肠道内的溶出、吸收、代谢的动力学及其影响因素，较之化学药物的生物药剂学，"中药胃肠药动学"一词，能较明确反映受试物为中药制剂，体内定位在胃肠道，重点在揭示其各有效成分之间协同或拮抗的规律，阐明其在胃肠内的药动学变化。其主要研究中药复方制剂在胃肠道内的动态变化过程，虽然这种变化是机体对药物的最初作用，用它必将影响到复方中各种成分在体内的全过程。通过对药物肠内菌群代谢的研究，有助于发现天然前体药物，揭示中药复方的真正作用成分，推动药物动力学的研究。如用中药血清药理学与中药胃肠药动学相结合的思路和方法研究人参皂苷的肠内菌代谢及其产物吸收。

这是一个较新的研究领域，为促进其发展，不少学者提出了自己的见解，认为中药胃肠药动学应建立规范化技术方法和应用领域；并建议以测定整体动物的药理作用或采用中药血清药理学作为研究方法，用数学公式推导复方效应成分在胃肠道内的综合变化模式，尤其应注意治疗消化道疾病方剂胃肠药动学研究的特殊性。

（三）中药指纹图谱药动学

近年来有学者提出利用中药指纹图谱进行药动学研究。指纹图谱的主要峰面积与药效相关，先在体外利用液相色谱等方法测定建立血浆中药物的指纹图谱，作为质控标准，然后通过探讨药物被实验动物或人体吸收入血后的相应指纹图谱的变化得到药动学参数，进行药代研究。

（四）时辰药动学

时辰药动学是基于生物体在生命过程中具有内在的时间演化规律而建立的一门学科。体内许多内外分泌激素、细胞因子等的分泌也都具有时间节律，表现为在血中的浓度曲线随四季、日夜、晨昏的不同而有高低变化的特性，进而外推用以探讨药物在体内的动力代谢过程也是否具有相应的时辰节律，不同时间用药药物的动力学过程可能不同，并进一步导致药效和毒性出现差异。

四、中药生物有效性

（一）中药生物有效性的概念

药物是由物质、生物活性、适用性三个要素构成的体系。药剂学的任务是把具有生物活性的物质制成适宜的剂型，剂型中的生物活性物质进入机体到达作用部位，呈现治疗效应，就是生物有效性。

中药的生物有效性是研究制剂施于机体后药物的量变规律，以及影响的因素，进而阐明药物及其制剂与治疗效应的关系。常通过同种药物不同剂型间或同种药物同种剂型不同厂家或同一厂家不同生产批号产品间的比较进行。制剂生物有效性量化的主要表达方式是生物利用度。实践已经证明，同一中药，若剂型改变，即使有效成分相等，临床效果未必相同。这说明制剂中的主药含量并不是决定临床效果的唯一指标，化学等值并不一定生物等效。若选取某种生物指标（如血药浓度、组织药物浓度，尿中药物排泄量或药物在生物体内的代谢浓度等）则可反映药物制剂在体内可能被利用的程度，从而间接地判断疗效。就口服制剂而言，只有吸收的那一部分才能产生药效。

中药生物利用度系指中药的有效成分或其治疗的主要部分，到达体循环的相对速度和程度。生物利用度对中药的有效性、安全性均具有重要的作用，如果血药浓度超越最小中毒浓度就会导致危险，血药浓度达不到最小治疗浓度就不呈现药效。可见掌握生物利用度是制备理想中成药的基础。

由于体内试验难度大，干扰因素多，因此，不可能每种产品、每批产品都进行试验。寻找反映制剂生物有效性的体外测定方法很有必要，目前为各国药典收载的是测定溶出度。溶出度是指固体或半固体药物制剂在适当的介质中，主药成分的溶出速度和程度。

中药的生物有效性系指以中医药理论为指导，结合中医临床疗效，运用现代科学技术方法，研究有效成分在体内的命运以及被机体利用的速度和程度。

中药生物有效性的研究,有助于阐明中医药理论,并促进中药的发展,为优选合理剂型、改进制剂工艺、充分发挥疗效、减少毒副作用,指导临床合理用药,提供科学依据,并推动中药临床药剂学的形成和发展。

(二)中药生物有效性研究的现状和意义

为了能够从实验角度客观地反映中药疗效,近年来已经开始运用药代动力学的理论和技术研究中药的生物有效性,并为生产和临床提供了重要的参考。

1.中药生物有效性的研究现状

进行中药生物有效性研究时,既要借鉴制剂研究的现代技术和方法,又要保证中医药理论指导下设计出有特色的研究方法。目前,中药生物有效性的研究归纳起来有以下三种情况。

(1)有效成分明确,而且有可供定量检测分析方法的中药,可以按照一般化学制剂研究生物有效性的方法进行。有效成分是中药治病的物质基础。麻黄能够平喘,因其含有麻黄碱,元胡能止痛,因其含有延胡索乙素,大黄泻下力缓,因其不但含有蒽醌类且含有多量的鞣质。因此对制剂中有效成分进行生物有效性研究,可以反映制剂的疗效。矾蜡丸、琥珀矾蜡丸、痔漏无双丸等三种蜡丸皆含有白矾[$KAl(SO_4)_2 \cdot 12H_2O$],曾有人用 Al_3^+ 为指标,动用转篮法测验其主药白矾的溶出度。

(2)组成成分比较复杂,但能选择其中某个或某类能反映中药制剂药效的化学成分,作为检测指标,进行制剂的生物有效性研究,例如香连丸中的小檗碱,防风通圣丸中的黄芩苷、总蒽醌,都曾被用作生物有效性的研究。

(3)组方复杂、有效成分不明确或未能建立灵敏、专一定量检测方法的中药,可以从中医整体观点出发,选择药效学指标,定量地反映体内过程。

中药往往含有多种成分,通常发挥的是综合性的药理作用。若进一步分离成单体,用于临床,疗效可能会降低。因此,对某一单体应用血药浓度的方法求得的药动学参数,不一定能反映中药的真实体内过程。在中医整体观指导下研究中药的生物有效性,进而用数学方程式模拟体内过程的研究,已引起中药药剂学和中药药理学界的极大关注。例如,根据体内药量与药理效应对应关系,研究包公藤甲素两种缩瞳剂的生物利用度的"药理效应法";根据药物剂量与药效强度之间关系研究青蒿素油注射液抗疟作用的效量半衰期法;将药动学中多点动态测定的原理与用动物急性死亡率测定蓄积性的方法结合起来,用数学方程式模拟体内过程,探索中药特别是含有毒组分中药在体内的命运的"药物累积法"等,均能较密切地联系临床实际,估算出安全有效的用药剂量范围,解决中药的安全与有效性问题。

2.中药生物有效性研究的意义

中药生物有效性的研究,对中药事业发展具有如下作用。

(1)优选药物剂型,为剂型改革提供依据:在处方和用药目的明确前提下,优选适宜的剂型尤为重要。研究时通常将同一处方的药物制成几种不同剂型,进行体外溶出度和体内生物利用度的测定,从中优选出生物利用度高、溶出度符合用药目的和要求的剂型。如黄连的主要有效成分小檗碱,水中溶解度很小,肌内注射 2~5 mL(1 mg/mL)很难达到有效抗菌浓度,且因为小檗碱季铵盐难以透过肠壁吸收,所以治肠道感染,小檗碱注射液远不如黄连素片或黄连素灌肠液有效。

(2)评价制剂内在质量,分析影响药效的因素:同一处方不同生产来源的同一剂型的制剂,即使主药成分含量相同,但疗效却不一定完全相同。因为制剂的生产条件,辅料的种类、规格与用量,甚至操作的程序和方法等都有可能影响药效的发挥。对制剂的溶出度和体内生物利用度的研究,不仅可较客观地评价制剂的内在质量,并能及时发现存在的问题。如进一步对用不同工艺、不同辅料或不同操作方法生产的同种剂型,进行有计划的对比试验,就可找出影响药效的关键,优选出最佳生产工艺、适宜辅料和合理的操作方法,确保中药质量。如将难溶性穿心莲内酯以 PEG-6 000 为载体制成固体分散物,进一步压制成片剂,与未经固体分散法处理的片剂进行溶出度对比,前者明显优于后者。

(3)拟定给药方案,指导合理用药:中药应用后,只有在药物的治疗安全范围内,并在一定时间维持较平稳的波动,才能既充分发挥疗效,又避免不良反应和毒性反应。不同药物的治疗安全范围不同,某些毒性较大的药物的治疗安全范围较窄,必需根据其特性,拟定有针对性的给药方案。因此,研究药物在体内的吸收、分布、代谢和排泄,求出药物在体内的吸收常数(Ka)、消除速度常数(K_e)、生物半衰期($t_{1/2}$)、表观分布容积(V_d)、达峰时间(t_p)、最大峰值(C_p)等,绘制血药经时曲线,计算曲线下面积(AUC),求生物利用度,确定房室模型,推导相应的数学方程式,拟定出包括给药总剂量、给药速度、给药方式及给药间隔时间等内容的合理给药方案。如麻黄和氨茶碱都是常用的平喘药,但实验研究指出,氨茶碱伍用麻黄后,氨茶碱的血药浓度降低,消除速度常数增加,消除半衰期缩短,峰值降低,表观分布容积增加,血药浓度-时间曲线下面积减少。可见,临床将麻黄与氨茶碱同时应用是不合理的。

(三)影响生物有效性的因素

为发挥中药在体内的药效作用,首先要控制支配血药浓度的主要因素,通常认为影响药物吸收的因素常常是影响中药生物有效性的主要因素。影响中药吸收的因素归纳为三个方面,即机体因素,药物因素或剂型因素。

1.机体因素对中药生物有效性的影响

(1)生理条件:包括性别、年龄、种属、胃排空速度、小肠蠕动和吸收的程度等均可影响中药的生物有效性。

(2)血液循环:血液能影响中药的吸收,故饮酒可促进胃的吸收,而小肠因为有足够的血流量,除动脉转运外,对一般药物吸收影响不大。至于淋巴系统的吸收占比例极小。

(3)胃肠分泌物与黏膜内代谢:胃肠内壁表面存在丰富的黏蛋白,可妨碍某些药物的吸收。胆汁酸对若干难溶性药物起增溶作用,有利于吸收;但也能与一些药物生成不溶性药物,影响吸收。胃肠道内除消化酶外,还有肠内菌丛产生的酶及肠上皮细胞新生时所产生的酶。它们对药物水解或还原起催化作用,而且药物在肠内停留时间越长,这类反应可能性越大。对可溶性药物而言,其吸收的限速阶段为溶出速度。故黏膜内的代谢不可忽视。

2.药物因素对中药生物有效性的影响

(1)剂型:剂型的种类组成各异,对药物释放的速度和程度都产生不同的影响。

通常剂型与吸收的关系,可以分为药物从剂型中释放溶出与药物通过生物膜吸收两个过程。前一过程以剂型条件为主,后一过程以生理因素为主尤其是与内环境的pH值有关,同时与药物中不同化学成分的解离常数也很有关系。因此,药物的吸收量通常正比于药物从剂型中释放-溶解的量。由于剂型因素的差异,可使制剂具有不同的释放特性,以致影响药物的吸收和疗效,包括起效时间、作用强度、作用部位、持续时间以及不良反应等。

(2)粒径:中药的溶解速度随着药物的粉末溶解面积而变化。假如各个粉粒均为球形,则其比表面积(样品具有的总表面积)随粒子的直径减少而增加。

通常一般口服的中药,需要在胃肠液中溶出后才能在体内吸收而显效,所以难溶性药物的粉末愈细,则体内吸收速度就愈快,吸收量也愈多。

传统的中药部分或全部直接应用中药材粉末制成,其中的有效成分,大部分被包裹在尚未击破的细胞内,这些成分溶出之前,首先要透过细胞壁,逐渐扩散到粉粒表面,再转移到溶液或体液中去。这一过程与丸剂等剂型本身的溶散、溶出混杂在一起,十分复杂。

减小中药粉料的粒径,既可以更多地击破药材细胞壁,加速有效成分的溶出度,亦可以增加与胃肠黏膜的接触面积,这是提高中药生物有效性的重要措施之一。

(3)晶型:很多药物的化学成分的结构相同,但可因结晶条件不同而得到不同的晶型,这种现象称为多晶型现象。有机化合物的多晶型现象较为普遍。晶型不同,它们的理化性质如密度、熔点、溶解度和溶出速度都有可能不同。在一定的温度和压力下,多晶型中只有一种是稳定型,其熵值最小,熔点最高,溶解度最小,化学稳定性好。其他晶型为亚稳定型的,熔点低,溶解度大,溶出速度比较快。因此可因晶型不同而呈现不同的生物利用度。通常亚稳型药物生物利用度较高,稳定型药物生物利用度较低,甚至无效。

能引起晶型转变的外界条件:①干热。②熔融。③粉碎。④结晶条件,如溶剂不同,饱和程度不同都可能产生不同的晶型。⑤混悬,在贮存过程中可能发生晶型转变,其至在测定药物溶解速度的短时间中亦可能发生晶型转变。

五、中药药动学今后研究的建议

(一)目标及挑战

中药药动学的研究目前处于起步阶段,尚未形成具有特色的体系。中药药动学较多的是参照化学药物研究的方法,选择制剂中某一化学成分测定血药浓度。此法对单一有效成分为原料的中药制剂是可行的,但对于采用此法研究的结果是否能代表成分复杂的中药或其复方整体的药动学规律这一问题,学术界存在着较大争议。

中药药动学研究面临的挑战来自3个方面:①基础理论与传统医学的相关性。②研究方法的难度,研究目标物的微量性和质量的可控性。③世界先进科学技术应用,要求我国的中药药动学研究有较高水平以面对外部世界的挑战。重视中药代谢物的研究对推动中药现代研究也显示其研究价值。对中药发挥药理作用的物质基础和化学本质认识相当困难,许多中药的化学成分,特别是真正的有效成分不很清楚。这些化学物质在治疗用的方剂中含量极微,一般多在毫克水平或更低。中药中化学成分的含量还受多种因素的影响,如产地、种植条件、品种所用部位、收获时间等因素的影响,难以控制其质量的均一性,这些都给研究中药的药动学带来困难。

20世纪80年代中期,有研究者提出遵循中医整体观思想,率先提出并用于中药药动学的药物累积法问世,随后这一研究领域开始活跃起来,大批学者采用此法对多种单味药、中药复方等进行了药动学研究并得到了大量有益的结果。由于药物累积法所采用的指标为非特异性的死亡率,部分学者认为这主要反映了药物毒性成分的药动学情况,对毒性与药效不一致的药物,提出以药效为指标的药理效应法,此外还有微生物法,适用于具有抗菌作用的中药。上述三种方法的共同点是:研究过程中所依赖的指标均为生物效应,故总称为生物效应法。其共同的特点在于研究对象不是某一化学成分,因此结果可以反映整个药物在体内的动态变化规律,符合中医的整体观原则,能体现复方中药制剂的综合疗效及其体内命运。其实验方法是通过输入药物剂量这个参数,得到不同时间的反应结果,至于中间可能出现的过程仍属黑箱,具体发生的变化则未能清晰描述。因此对药物的吸收、分布、代谢和排泄等体内过程的具体分析也有困难。

血药浓度法与生物效应法各有优缺点,在中药尤其是中药复方制剂药动学的研究中,双方各自的优势正是对方的不足之处,两者可以互补。凶此对不同经典名方,按生物效应法,同时选择其中有效成分或指标成分按血药浓度法平行进行药动学研究,综合分析实验结果,以阐明相关性。有研究者曾对几种中药制剂按此思路进行了初步的研究,结果表明,血药浓度法与药物累积法之间有相关性。同时也有学者对生物效应法中的药物累积法和药理效应法、药理效应法与药物溶出度的关系进行探讨,认为存在一定联系。若按平行对照的原则,以中药经典名方为实例,应用血药浓度法和生物效应法,研究制剂中有关成分在动物体内的存在状态、动态变化及其药理效应,并探讨实验方法间相互关系,导出数学规律方程,为建立反映中医药特色、科学描述中药制剂体内转运过程的中药复方制剂药动学研究方法提供依据,保证临床用药的安全、有效解决中药因缺乏药动学研究资料无法出口的难题,指导研究中药新制剂,促进中药新药研究与国际接轨。

(二)建立药物动力学与药效动力学(PK-PD)统一模型

任何药物均须及时抵达作用部位,并维持一定浓度和一定时间,才能与受体结合,产生药理效应。凡欲合理地使用药物,均须了解药物体内的规律。

1.血药浓度法不足以反映中医方药药动学特征

药物代谢动力学(简称PK)定量地研究药物体内过程的动态规律。通常是概括生物样本中的药量与时间的函数关系,建立数学模式,确定有关参数,以便用数学语言定量、简明地描述药物体内的动态规律。由于任何药物发挥药理作用均须及时抵达作用部位,并在一定时间维持一定的血药浓度,才能与受体结合,产生药理效应。所以对一些能取得单体有效成分的中药制剂进行中药药动学研究,采用灵敏的化学方法测定血药浓度,获得的药动学参数是可以描述其动力学特征的。但中药通常都含有多种成分,对于由多味中药组成的复方,其中的化学成分则可以数十,数百甚至上千种计。成分如此复杂的中医方药照搬西药的药动学研究方法,仅测定其中某一指标成分或即使是有效成分的研究结果,难以反映中医方药体内动力学的全貌,这是中医方药研究工作者应达成的共识。

以成分简单的丁公藤注射剂为例探讨单一有效成分及总体成分在体内药动学的特征。丁公藤含东莨菪内酯、东莨菪苷和丁公藤甲素等成分,其中东莨菪苷经水解后可转化为东莨菪内酯。当血清药物不经水解处理,其药-时曲线可出现双峰现象($t_{\max}1=1.08\pm3.88$ 分钟,$t_{\max}2=2.45\pm1.79$ 小时),如果将含药血清用 0.002 mol/L HCl 溶液保温水解 30 分钟,所测的成分是总东莨菪内酯,其药-时曲线不出现双峰现象,属动力学二房室模型 $t_{1/2\alpha}=0.668$ 小时,$t_{1/2\beta}=1.990$ 小时。二房室开放式模型为描述丁公藤中总东莨菪内酯在小鼠体内动态变化规律的最佳选择模型,呈一级动力学消除。相关系数 R=1.000(S=2.299)。血药浓度随时间变化的动力学方程为:$C=3714.636\,e^{-1.038t}+517.346\,e^{-0.348t}-4231.982\,e^{-5.308t}$。各项药动学参数如下:D=881 mg/kg,Co=3471.587 μg/mL,A=3714.636 μg/mL,B=517.346 μg/mL,$\alpha=1.038$ 小时$^{-1}$,$\beta=0.348$ 小时$^{-1}$,$K_a=5.308$ 小时$^{-1}$,$K_{12}=0.128$ 小时$^{-1}$,$K_{21}=0.444$ 小时$^{-1}$,$K_e=0.814$ 小时$^{-1}$,$t_{1/2ka}=0.131$ 小时,$t_{1/2\alpha}=0.668$ 小时$^{-1}$,$t_{1/2\beta}=1.990$ 小时,AUC=4266.8 mg/(L·h),Tp=0.399 小时,$C_{\max}=2396.1081$ mg/L。进一步以血药浓度法与生物累积法分别进行实验研究,结果发现:$K_血\gg K_累$、$t_{1/2}血$(1.18 小时)<$t_{1/2累}$(20.6 小时)、$V_血\ll V_累$、$AUC_血\ll AUC_累$……。提示,在通常剂量情况下,体内消除远远快于总成分累积毒性消除,反映了在此条件下,呈现酶饱和状态,肝脏解毒和肾脏排泄的速度缓慢,半衰期明显延长,药物主要分布在周边室,出现蓄积性。可见血药浓度法和药物累积法分别研究丁公藤的动力学规律及其参数是有差异的。

血药浓度法以药物中的某一成分或组分为指标;累积法以总体成分毒性效应所致的死亡率为指标。药物体内的相互作用或转化以及酶饱和动力学因素的影响,都会引起动力学参数的改变。由单一药材丁公藤制备的注射剂,应用血药浓度法与生物效应法测得的药动学参数尚且有差异,组成复杂的中医方药若仅用其中的某一成分测定血药浓度,其结果是远远无法反映在体内的真实过程的。

类似的实验结果同时提示,血药浓度法与药物累积法之间存在一定的相关性,如在体内代谢转化比较快的青藤碱,两法相关性研究表明:$Y=11.845X-137.23$,相关系数 r=0.9983。青藤碱 10~80 分钟血药浓度与主含青藤碱的制剂风痛宁 5~50 分钟体存量存在明显的线性相关性,这表明药物累积法与血药浓度法具有内在一致性。两者之间既有差异又有联系。

2.应用同一含药血清平行进行 PK-PD 研究

了解方中各味药的主要有效成分及成分的化学群与药理效应的关系,这将有助于探明中医方药作用的物质基础,阐明其作用原理。由于化学结构和特性,各成分进入体循环的程度亦不同,如果按照血药浓度法,分析中药复方制剂中每个成分的动态行为,将可以得出众多的动力学参数。因此探讨不同类别化学成分血药浓度法与生物效应法即 PK-PD(简称 PD)模型就具有重要的意义。PK/PD 模型是通过将一个PK 模型和一个 PD 模型相结合得到的,从而在给药和药物作用间建立起一种定量关系。PK 和 PD 在中医方药动力学的研究中各有特点,双方各自的优势正是对方的不足之处,两者可以互补,故对不同中医方药,应用同一含药血清,按生物效应法,同时选择其中有效成分或指标成分按血药浓度法同步平行进行药动学研究,可以消除实验中由于动物种属、体质、环境……等因素的影响而对结果的干扰,综合分析实验结果,阐明两者间的相关性,有利于对体内过程的客观分析和正确判断。

有研究者曾对多种中药复方制剂按此思路进行过探索,应用同一血清同步进行血药浓度法与药理效应法探讨药物动力学,例如通过对四逆汤的初步研究发现此模型的可行性及两者的相关性,实验中分别测定乌头碱、次乌头碱、新乌头碱及其水解产物在不同时相血中含量,并利用同一血源测定不同时相心肌收缩力等药理效应,从中探讨 PK、PD 之间的相关性。

定量地统一研究药物体内过程与生物效应的动态规律,对于中药复方制剂来说,有一定的困难。这一方面是由于成分复杂同时还可能出现原发和继发反应间血清药物浓度与药效反应间的关系可变性。含药血清本身的复杂性,对实验也会有一定干扰,故必须处理血清防止干扰。有时还会出现血清药物浓度与效应间存在的时滞现象,如片剂经口给药时的特征与剂型的崩解、溶出和吸收部位状态有关,或者药效反应主要由于它的代谢物产生。另一方面也可能因为药代动力学研究过程采样时间与效应动力学中的观察时间不一致等原因而导致结果的可变性。因此,应用同一血清样品先分别进行药代与药效动力学研究,然后建立 PK-PD 模型,通过药量与时间关系,把剂量与药效反应联系起来,是解决上述困难的可行方法。

3.应用统计矩阵法分析中医方药 PK-PD 模型

药物在体内的过程可以看成是一种随机的统计过程。当药物以不同途径进入机体时,药物化学成分群体也同时进入机体,但由于各种随机因素使不同成分在体内的时间过程不尽相同,有的成分被迅速排泄或代谢,有的则被某个组织摄取而在体内长期驻留。但是,药物成分吸收、分布、代谢或排泄的概率是相同的,故药时曲线也可看成是药物化学成分群在体内不同的驻留时间的概率分布曲线,可用统计学的概率分布曲线的统计参数描述。一般的程序是采用房室模型模拟药物进入机体后的变化规律,确定函数表达式并由此计算出能定量反映药物体内过程的各项参数。

近年来非房室模型分析法有很大进展,其优点是不受房室模型的限制,可通过计算获得主要的药动学参数,如应用卷积法、统计矩法等。统计矩在概率统计中用来表示随机变量的某种分布特征。将统计矩的概念用于药代动力学分析的基础是:当一定量的药物输入机体时,不论是在给药部位或在整个机体内,各个药物分子滞留时间的长短,均属随机变量。药物在体内的命运可以看作是这种随机变量所相应的总体效应,因而药—时曲线是某种概率统计曲线。不论任何给药途径,均具有零阶至二阶三个统计矩,其含义如下:

(1)零阶矩:血药浓度—时间线下时间从零至无穷大的面积,即 $AUC = \int_0^\infty Cdt$。

(2)一阶矩:MRT(平均滞留时间),表示完整药物分子通过机体(包括在机体内药物的释放、吸收、分布和消除过程)所需要的平均时间:

$$MRT = \int_0^\infty tCdt / \int_0^\infty Cdt = \frac{AUCM}{AUC}$$,式中 AUCM,即 $\int_0^\infty Cdt$。

(3)二阶矩:VRT(平均滞留时间的方差)表示平均滞留时间的变化程度:

$$VRT = \int_0^\infty t^2 Cdt / \int_0^\infty Cdt = \int_0^\infty (t-MRT)^2 Cdt / AUC$$

上述阶矩可通过给药后,所得血药浓度-时间数据,用梯形规则经数值积分法算得。

其中 MRT 与半衰期的性质相类似,指的是消除给药量的 63.2% 所需要的时间。如静脉给药后用一房室描述:

$$MTR_{iv} = t_{0.632} \approx \frac{1}{k}, k = \frac{1}{MRT_{iv}}, t_{1/2} = 0.632 MTR_{iv}$$

用统计矩描述药物的体内过程,不受数学模型的限制,其计算主要依据血药浓度-时间曲线下面积 AUC,另外释药与吸收这两个连续而实际上不同的过程,统计矩法可给以区别研究。由于有一些药物的药代动力学特征不易用房室模型处理,这种非房室药代动力学分析或统计矩药动学理论,比经典的隔室模型有更多优点,对中药复方药动学尤为适宜。

药物与机体是一对矛盾,但毕竟处于同一的"统一体"中,主要有效成分及成分的化学群是中医方药发挥治疗效应的物质基础。研究中医方药在体内的效应动力学,用 PK-PD 模型表达中医方药的体内过程,对中医方药进行治疗监测,是中医药与世界药学接轨的有益尝试。

（于秀娟）

第十二章

中药与天然药物的研究与开发

第一节 药学研究

中药与天然药物因成分复杂、效应多样,其新药研发流程与化学药物有较大区别,集中体现在新药研发的药学研究部分。《药品注册管理办法》附则中规定,中药与天然药物新药申报材料的药学研究部分较化学药品多出以下相关要求:①药材来源及鉴定依据;②药材生态环境、生长特征、形态描述、栽培或培植(培育)技术、产地加工和炮制方法等;③药材标准草案及起草说明,并提供药品标准物质及有关资料;④提供植物、矿物标本,植物标本应当包括花、果实、种子等。

一、中药与天然药物的来源研究

中药与天然药物相关资源研究的前期工作应包括药材种类、产量、商品流通以及资源更新能力等方面的调研。中药材资源与中药产业化发展相互制约影响,不当的开发利用很可能导致资源匮乏和环境破坏。这也是在中药开发研究中所需要关注的问题。因此,中药新药的研制要保障中药材来源的稳定和资源的可持续利用,并关注对环境等因素的影响。

我国幅员辽阔,各地气候不同,物产丰富,加之各地的用药习惯不同,因此长期以来中药存在着同名异物、同物异名以及异物同用等现象。如重楼、拳参的别名都为"草河车",前者为百合科植物,后者为蓼科植物,其功能主治、性味,归经也有不同。又如《中国药典》项下收载药材木通规定其基源植物为木通科植物木通、三叶木通和白木通,而实际木通商品流通药材中共有 4 科 22 种植物的藤茎充木通使用。再如虎杖的异名中有红药子、黄药子、土黄连、竹节参、大黄等异名,这些异名同时也属同名异物,由于同名异物的药物有时性效差异很大或有毒,因此在中药与天然药物的新药研发中更需要认真对待此类问题。在新药报批申请材料中必须提供药材来源及相应的鉴定依据,以及相应的药材标本。所提交的标本一般要有多份,同时要有原植(动、矿)物、药材等标本及样品。

古语有云"橘生于淮南则为橘,生于淮北则为枳",同一品种生长在不同地理环境下所产生的药材在品质方面必然有差异。药用植物品种比农作物更强调地域性,如《本草蒙筌》:"认为地黄江浙壤地种者,受南方阳气,质虽光润而力微;怀庆府产者,禀北方纯阴,皮有疙瘩而力大"。因此申报新药的药材应尽可能固定的出自规范化的中药材 GAP 生产基地或是有确凿文献记载的道地药材产区。此外,光照、温度、水分、土壤、海拔以及植被群落等自然条件均会影响药材的生长发育,进而导致品质的差异。因此,作为源头控制的一部分,对于药材生态环境、生长特征以及相关栽培或培植(培育)技术以及不同因素对药材品质造成的影响应引起足够重视并进行相应的基础研究工作。

大凡中药材在采收后,一般都须进行产地加工,如洗刷、去除非药用部分、蒸煮烫、切制、晾晒等。产地加工是保证药材质量的首要环节,对于药材进一步加工炮制起着决定性作用。每一味药材根据其特性都有不同的加工技术,如不严格按规定加工,就会降低质量,影响疗效。同一品种药材在不同产地根据当地的环境以及习俗也常发展出不同的加工技术,或者随科技进步产生新的加工技术。如传统的金银花产地加工技术主要为晒干,之后发展出烤房烘干技术,现代又发展出滚筒杀青烘干和微波杀青烘干等新技术。不同的产地加工技术常会造成药材中化学成分的变化,如上述 4 种金银花干燥方法所得成品的 HPLC 指纹图谱中,金银花的色谱峰数量、大小均有不同。因此固定产地加工技术是保证中药材质量稳定的前提条件。

中药炮制是我国历代医药学家在从事长期的医疗活动中逐步总结发展起来的一项具有传统特色的制药技术,是指药材根据医疗、调剂的需要,在防治疾病上发挥更好疗效的工艺加工处理方法。中药炮制的主要目的是降低和消除药物的毒副作用、改变和缓和药性、提高疗效等。现代科学研究表明,同一药材的不同炮制品在不同的炮制过程中常发生不同的化学反应,使不同炮制品的化学成分和药理活性发生变化。如地黄根据炮制方法的区别可分为鲜地黄、生地黄及熟地黄 3 种。生地黄中含量最高的四糖是水苏糖,三糖可能为棉籽糖和甘露三糖,其他糖类还有毛蕊糖、蔗糖和半乳糖等。在蒸制过程中,水苏糖、蜜三糖和蔗糖等发生水解反应,游离出果糖,因此,熟地黄中基本上不存在上述糖类,分别生成了甘露三糖、蜜二糖和葡萄糖等。这些变化导致了不同炮制品的功效、性味和用法上的区别。如六味地黄丸中以熟地黄入药,炙甘草汤以生地黄入药,而乌鸡白凤丸则以生地黄、熟地黄共同入药。又如据文献报道通过对藤黄不同炮制品的药效成分、药理作用及炮制工艺进行系统研究,结果表明,高压蒸制法与其他炮制方法比较,其炮制品中具有抗肿瘤活性的主要成分藤黄酸及新藤黄酸的含量较高,对肿瘤细胞的抑制作用最强,并具有较强的抗炎和镇静、镇痛作用。在此基础上,采用正交设计方法多指标综合性优选出藤黄高压蒸制的最佳工艺。因此,在中药新药研发过程中,以传统中药炮制方法为基础,并综合化学、药理、工艺、质量等多学科方法技术,优选出合理的炮制技术对现代中药新药研发是必要的基础工作。

二、中药与天然药物制备工艺研究

中药与天然药物剂型选择、提取路线设计、技术条件优选等均需满足临床的需要,其中中药需在中医药理论的指导下进行;要适合于工业化生产,并尽可能提高质量标准,使所研制的新药安全、有效、可控、稳定。

（一）工艺研究的研究对象及研究目的

Ⅰ类新药由于成分明确,只需对该有效成分针对性地设计相关提取分离工艺和制剂工艺,并结合相关质控方法予以评价,且兼顾该工艺的可行性、合理性和科学性等原则即可。Ⅱ、Ⅲ、Ⅳ类新药一般更侧重于相关制剂工艺,Ⅴ类新药主要涉及的是有效部位及其制剂,必须首先结合化学、药效学、药动学等方面的基础研究工作明确哪一类成分或者哪几类成分是有效成分,尽量避免出现误选或漏选,尤其是可能出现的微量成分有效性的现象。Ⅶ、Ⅷ类新药为剂型改制类药物,其工艺研究主要也是制剂工艺研究。Ⅵ类新药涉及对处方的分析,内容应包括了解该处方的君臣佐使或七情和合及其功能主治;了解该处方药味的传统用法;了解该处方药味的性味归经;确认处方中药味炮制与否、炮制的目的与方法;检索现代研究文献,了解各药味所含化学成分及其理化性质;了解方中各药味的药理作用,特别是与本处方功能主治相关的药理作用,应尽可能地掌握化学成分与药效之间的关系。天然药物复方制剂应在现代医药理论指导下组方,其适应证用现代医学术语表述,处方分析内容应包括:了解该处方的组方原理和功能主治;了解该处方药味的传统用法,有毒无毒;检索现代研究文献,了解各药味所含化学成分及其理化性质;了解方中各药味的药理作用;了解该方中不同组分是否存在药效、毒理相互影响的现象。中药、天然药物和化学药品组成的复方制剂还应明确是否存在中药、天然药物和化学药品间药效、毒理相互影响(增效、减毒或互补作用)的现象以及中药、天然药物对化学药品生物利用度的影响。

总之,应在处方分析的基础上,根据处方的相关理论、功能主治和效应物质基础,有针对性的设计其提取分离和制剂工艺,以达到保留有效成分,去除无效物质的目的。

（二）药物剂型

在工艺设计之前必须确定药物的剂型。剂型的选择要服从临床的需要,同时要根据药物性质,即药物的物理化学性质确定。例如皂苷类化合物溶解性差,可考虑用环糊精包裹等技术改善其溶解性;用固体分散技术制备的芸香油滴丸有吸收迅速、生物利用度高的特点。另外,新制剂技术的发展对传统药物起到了革命性的推动作用,如中药产品中复方丹参滴丸和藿香正气软胶囊就是对传统制剂改进而取得成功的典范之一。

（三）药材提取

为了达到疗效高、剂量小的要求,除少数情况直接使用药材粉末外,一般药材都需要经过提取。设计工艺路线要保证提取物的安全、疗效,并尽可能富集有效成分,除去无效杂物。在安全有效的前提下尽可能缩小提取物的得量。要尽力采用科学的先进技术、先进设备,尽量简化工艺步骤、方便生产、降低成本,不能低水平重复。同时,采用的辅料、溶剂等必须注意安全性。设计提取工艺路线时,还必须考虑质量可控性,成品的稳定性。君药、贵重药、毒药一般要求定量,达到新药研制开发的技术要求,必要时要考虑单提或特殊的提取路线。对于有效成分不明确的贵重药材或动物药可采用直接粉碎入药的方法;对于加水浸泡会因酶解而损失有效成分的药材可用沸水处理;花粉类药材提取时需包煎;矿物药提取时需打碎;含挥发油的药材需单独蒸馏;药材含有毒性成分的,工艺研究时应设法去除等。

1.提取方法

常用的提取方法有热提法、冷浸法、渗漉法,水蒸气蒸馏法和溶剂萃取法等。这些方法的优点在于方法简便、成本低廉和对设备的要求不高,缺点在于大都提取时间较长和效率不高。在传统提取方法的基础上,超声提取、微波辅助、超高压提取和超临界流体萃取等现代科技方法逐渐发展起来,这些方法的优点在于提取效率高,时间短,能耗低。超临界流体萃取法(SFE)目前在中药提取工艺研究中越来越受到重视,已成功应用于中药与天然药物中生物碱类、挥发油类、萜类和蒽醌类等成分的提取。与传统的水蒸气蒸馏法、溶剂萃取法等相比,SFE最大的优点是可在接近常温的条件下提取分离,整个过程几乎无有机溶剂残留,产品纯度高,收率高。天然植物中的成分繁多,但大都能够溶解在超临界流体中,且各成分的溶解度随压力改变而不同。当各成分充分溶解后,可以应用降压的方法,将溶解于流体中的溶质"脱溶"而达到分离的目的。通过加入夹带剂的方法,SFE可打破原有方法的局限性,实现对极性大或相对分子质量偏大的有效成分的提取。

2.分离纯化方法

常用的分离纯化方法主要包括传统的沉降分离法、滤过分离法和离心分离法等。此外还包括酸碱法、盐析法、透析法、吸附法、离子交换法、结晶法等。大孔吸附树脂具有吸附性能好、对有机成分选择性较高、价格低廉、可再生利用、洗脱剂安全、价廉、操作简单等优点,在中药及天然药物活性成分和有效部位的分离、纯化中应用越来越多。膜分离法是近年来发展非常迅速的一种分离方法,以选择性的透过膜为分离递质,在膜两侧存在一定的电位差、浓度差或者压力差时,原料一侧的组分就会选择性的通过透过膜,从而达到分离、纯化的目的。在中药成分分离纯化中,膜分离技术能够截留大分子杂质、滤除小分子物质和脱水浓缩。分离膜按其孔径大小可划分为微滤、超滤、纳滤、反渗透。膜分离技术具有高效、节能、可控性强、操作方便、污染小、工艺便于放大等优点,缺点在于膜易受污染、设备运行成本高。

3.浓缩方法

常用的浓缩方法主要包括减压蒸发、薄膜蒸发,常用的干燥方法有减压干燥、沸腾干燥、喷雾干燥、冷冻干燥。浓缩、干燥方法应根据药物性质来选择。浓缩、干燥方法的具体工艺参数应经实验优选确定。浓缩、干燥方法及条件的优选,应在有相应生产设备的制药企业中进行。

（四）制剂成型

制剂成型工艺是将药物半成品与辅料进行加工处理,制成剂型,形成最终产品的过程,也是新药工艺研究的最后一步。该工艺包括附加剂种类的选择、附加剂用量的优选、制剂稳定性考察、制剂成型方法的优选等。此外,应根据产品的特点和需要,添加合适的药用辅料以改善药物的稳定性,如多剂量包装的口服液体制剂需添加适量的防腐剂以保证有效期内药品卫生学方面的稳定性。中药浸膏制剂需添加适当的辅料以避免贮存期间中药的吸湿。中药固体制剂中的挥发油需采用适当的辅料进行包合或吸附以减少贮存期间挥发油的挥发。

三、中药与天然药物物质基础与质量控制研究

中药与天然药物中所含有的化学成分是其发挥功效的物质基础,中药新药的质量控制也以物质基础研究为前提。物质基础研究即明确药品中的有效成分,为质量控制和工艺研究确定评价的依据,常见的方法主要是通过经典的植物化学分离纯化的技术获得化学成分,鉴定其结构并检测其活性,以确定合理的质控指标。近年来又逐步发展出生物活性导向分离、中药血清药物化学和生物色谱法等新的方法和技术。

中药血清药物化学是以药物化学的研究手段和方法为基础,多种现代技术综合运用,分析鉴定中药口服后血清中移行成分,研究其药效相关性,确定中药药效物质基础并研究其体内过程的方法。近年来该方法发展迅速,能防止中药粗制剂本身理化性质(各种电解质、鞣质、不同的 pH 值、渗透压等)对实验的干扰,能模拟药物体内过程,实现体外实验的有效性。其不足之处在于口服进入血清中的移行成分不一定都是有效成分;难于检测不通过血液发挥作用的部分药物。质量标准研究是中药与天然药物新药研究的重要组成部分。中药与天然药物 Ⅰ 类新药的药用物质基本清楚,其质控方法与化学药类似,不同点在于有效成分中的杂质大多为主成分的结构类似物,理化性质及生物活性大多相似,故对限度控制的要求相对较低,但也需明确其相关物质的组成,并参考相关物质的药效、毒性乃至体内过程的基础研究结果对相关物质含量的上限进行限定。除相关物质外,异构体、晶型(不同晶型的溶出行为、吸收程度等可能不同,溶解度低的成分需重点考察)等也是 Ⅰ 类新药质量控制中需要考察的重点,口服固体制剂还需对溶出度等进行考察。Ⅴ 类新药即有效部位新药的原料药中一般至少含有 50% 以上相同结构类型的有效成分,其余部分的成分大多不清楚。由数类成分组成的有效部位,应当测定每类成分的含量,并对每类成分中的代表成分进行含量测定且规定下限(对有毒性的成分还应该增加上限控制)。此外,还需对共存杂质成分的性质进行研究,避免其对有效部位含量测定的干扰。Ⅵ 类新药即复方制剂是由多个原料经提取加工制成的,其中有效成分大多不明确,且所含成分的种类多、含量低,在对相关成分进行分析时,分离难、干扰大,需从影响药品质量的各关键环节入手,进行全过程的质量控制。质量标准研究中应采用多种质控指标,从不同的角度、不同的层面反映药品的质量。除对单一成分进行控制外,还需要对多成分进行整体的质量控制(如指纹图谱、生物学方法等),并尽可能选择与有效性、安全性相关联的指标。中药与天然药物新药产品制剂质量标准的内容应包括名称(中文名称和英文名称)、处方、制法、性状、鉴别[显微鉴别(组织、粉末、显微化学反应)和理化鉴别(化学试验、薄层鉴别和其他色谱鉴别)]、检查(包括相对密度、pH 值、水分、重量差异、装量差异、粒度、溶化性、崩解时限、发泡量、不溶物、含膏量、耐热性、赋形性、黏附性、溶散时限、总固体、不溶性微粒、溶变时限、重金属、农药残留和微生物限度等)、含量测定等。相关检查标准还应根据药品的具体性质做出不同规定,如对于含明确毒性成分的中药,还应在质量标准中建立毒性成分的质控方法,并规定其合理的限度,以保证临床用药的安全性。对于既有毒又有效的成分,需在质量标准中规定其合理的含量范围,使其在发挥药效的同时保证用药的安全性。

由于中药与天然药物的复杂性,现行的药品质量标准监测体系仍然存在较多问题,包括基础研究工作薄弱,导致药物中有效成分不明确;专属性鉴别方法缺乏;有害物质检测待加强,毒效关系不明;中药材/中药制剂质量评价体系不完善等。中药指纹图谱是借助于波谱或色谱技术获得的中药(天然药物)次生代谢化学成分的光谱图或色谱图,是一种综合的、可量化的鉴别手段,是当前符合中药特色的评价中药且具有真实性、稳定性和一致性的质量控制模式之一。20 世纪 90 年代,美国 FDA 及 WHO 用指纹图谱判断植物药上市产品批间样品质量的一致性。在药效及临床验证确认的前提下,经过严格试验获得的重现性良好的指纹图谱使中药内在质量的可视化在很大程度上成为可能。在最近的二十年间,基于各种色谱与光谱技术的发展与应用,中药指纹图谱已成为国内外广泛接受的一种中药与天然药物的质量评价模式。目前中药指纹图谱的建立方法主要有以下几种。①光谱法:紫外光谱法、红外光谱法、荧光光谱法等;②色谱法:薄层色谱法、液相色谱法、气相色谱法、毛细管电泳法等;③其他方法还有 X 射线衍射法、磁共振法等。其中,色谱法及色谱法联用光谱或波谱技术为主流方法,是目前研究中药化学指纹图谱优先考虑的方法,也是目前中药与天然药物新药研究中相关指纹图谱建立的首选方法。

(杜中英)

第二节　临床研究

中药及天然药物的临床试验与化学药品的临床试验一样,分为Ⅰ期、Ⅱ期、Ⅲ期和Ⅳ期。

一、Ⅰ期临床试验

(一)目的

就中药而言,多数制剂无法通过研究药动学特性了解药物在体内的生物学行为,在Ⅰ期试验中更主要的研究内容是采用剂量爬坡使受试人群充分暴露在药物下,以了解药物的人体安全性和耐受性。

(二)试验设计

1.剂量设计

剂量设计通常包括单剂量和多剂量2种给药方式,通常先进行单剂量试验,再进行多剂量试验,主要是为了评估药物的初始安全性和耐受性。中药Ⅰ期临床试验的剂量设计,重点是要明确初始剂量和最大剂量。通常视药物的安全范围大小,根据需要从初始起始剂量至最大剂量之间确定几个剂量级别,试验从低剂量至高剂量逐个剂量依次进行。

剂量确定以保证受试者安全为原则。应当充分考虑结合中医药特点,将临床习惯用量或临床常用剂量作为主要依据,亦可参考动物试验剂量,制订出预测剂量,然后用其1/5量作为初试剂量;对于动物有毒性反应或注射剂的剂量,可取预测量的1/10~1/5作为初试剂量。临床单位也可参照文献方法事先确定最大剂量及剂量梯度,试验从低至高逐个剂量依次进行。如在剂量递增过程中出现某些不良反应,虽未达到规定的最大剂量,应终止试验。在达到最大剂量时,虽无不良反应亦应终止试验。一个受试者只能接受一个剂量的试验,不得在同一受试对象身上进行剂量递增与累积耐受性试验,以确保受试者安全。

注射剂的剂量选择应更为谨慎,因静脉给药制剂相对口服和外用制剂而言,风险较大。如:在对注射用银杏制剂的Ⅰ期临床试验中,试验单位根据动物实验结果,小鼠一次性静脉注射或腹腔注射试验药物的急性毒性实验的半数致死量(LD50)为200 mg/kg提取物;犬的长期毒性实验提示最低有毒量为35 mg/kg提取物;大鼠药效学实验提示最低有效剂量为6 mg/kg提取物。试验起始剂量取其最小值0.33 mg/kg,按成人60 kg计算,理论起始剂量相当于每人每天20 mg提取物。另外,考虑到受试者的安全和临床可操作性,实际起始剂量不宜过大,故采用每人每天8.75 mg提取物(相当于粉针50 mg)为起始剂量;最大剂量的估算则根据家犬的长期毒性试验结果,取其最低有毒量3.5 mg/kg,按成人60 kg计算,相当于每人每天210 mg提取物。参照临床常用同类产品金纳多1次的最大用药量为87.5 mg,一天2次,每天每人最大剂量为175 mg,可取较大值,故本次试验的理论最大剂量设定为每人每天210 mg提取物。剂量递增方案未参照常用的改良Fibonacci法递增,而是按制剂规格单位进行递增。

2.疗程

单次给药组为给药物1次试验即结束,而多次给药组的疗程则需要具体问题,具体分析。一般而言,化学药物多次给药组的药动学试验为连续给药7~10天,将中药多次给药组设计周期与化学药物相同,是否能够达到Ⅰ期临床试验目的,尚有争议。近年来出现了按照预计临床疗程制订多次给药时间的设计方法,对于某些病种、某些选择轻型患者作为受试者的耐受性试验,这种设计方法是可行的,但是否适合所有的中药Ⅰ期临床试验,也不能一概而论。因此,鉴于目前中药药动学研究较薄弱的现实情况,如何合理设计多次给药组的疗程,建议申办者和临床研究单位针对Ⅰ期临床试验的目的,结合药物特点及临床实际情况,并考虑到伦理学等问题,合理进行制订。

(三)不良反应

在中药Ⅰ期临床试验中,由于药物特点不同,不良反应的表现也有差异。在设计试验方案时,应对预计可能对人体产生的损害充分加以考虑,重点观察其相关不良反应,并在试验前制订相应的中毒抢救措施,对进行试验的医师、护士进行培训,用药前后均应做详细记录。一般观察 24 小时,个别药物可观察 2～5 天,应根据药物代谢的规律制订详细的观察时点,出现不良反应者应追踪随访,直至恢复。

Ⅰ期临床试验中出现不良反应是否进行对症治疗,主要在保障受试者安全的前提下根据患者不良反应的严重程度来判断。在单次给药组中,出现不良反应主要以密切观察为主,一般轻度不良反应不需对症处理,重点观察其何时消失;中、重度不良反应则需对症处理。多次给药组中出现中、重度不良反应,主要是根据方案的设计要求判断是否对症治疗。如果受试者出现与试验药物有关的持续存在的不良反应,则需对症治疗,并考虑试验终止。此外,在多次给药组中是否对症处理出现的不良反应这一问题上,还需根据临床的具体实际情况做出正确的判断,其基本原则是要在保护受试者安全的基础上,尽量按试验设计来进行。

（四）观察、记录和总结

按照试验计划,给药后必须仔细观察每次效应和必要的检测指标并详细记录,根据试验结果客观而详细地进行总结并对试验数据进行统计学处理,写出正式书面报告并据此提出Ⅱ期临床试验给药方案的建议。

二、Ⅱ期临床试验

Ⅱ期临床试验要从中医药的理论和临床实际疗效出发,既要严格设计,又要充分体现中医药学的特点。就目前而言,病证结合的诊疗模式在中医诊疗中占有重要地位,这种模式强调在临床诊疗中既重视对西医疾病的诊断,又注重对中医证候的认识。因此,这一思路在中药新药的临床研究设计中要加以体现。

（一）试验设计

由于中医药的特性,在适应证选择、疗效判定以及不良反应观察等方面均较现代医学药物复杂。因此,在设计时首先应当充分注意到中医药理论体系的基本特点,同时也须充分采用现代科学包括现代医学的理论和方法。试验设计方案应当包括病例选择标准、对照组的设置、必要的各项检查指标、药物主剂量、给药途径、疗效标准、疗程和统计学处理方法等。

（二）病例选择

受试病例应选择住院病例为主。若为门诊病例,则要严格控制可变因素,使患者按试验计划进行以确保本项试验的有效性及可靠性。

1.病名诊断、证候诊断标准

中药新药的适应病证,既有以中医疾病、证候为主者,也有以西医疾病为主者,均应遵照现行公认标准执行,若无公认标准应当参照国内外文献制订。所以,临床试验设计要求凡以中医病、证为研究对象者,先列出中医病证和证候的诊断标准。以中医病、证为研究对象时,如果中医病证与西医病名相对应,则宜加列西医病名,并列出西医疾病的诊断标准及观测指标作为参考;如果中医病证不与西医病名相对应,则可不必列出西医病名;在以西医病名为研究对象时,则先列出西医诊断标准,同时列出中医证候诊断标准。但是,中药适应证候设计不能一成不变地套用现成的证候诊断标准,应根据具体试验药物的处方组成、配伍与功效,以及药效学和临床预试验结果或临床经验,设计其适应证候作为诊断纳入标准,同时设计其不适应证候作为排除标准,设计其可能出现的不良反应作为不良事件观察。

2.纳入标准

纳入标准必须符合病名诊断和证候诊断标准,辨病与辨证相结合。受试者年龄范围一般为 18～65 岁,儿童或老年病用药另行规定。试验方案中应预先明确制订入选标准并严格执行。

（三）给药方案

中药有效成分药的临床剂量一般是根据有效血药浓度而确定的。由于大部分中药制剂的有效血药浓度很难确定,在需要进行剂量研究的时候,一般可根据Ⅰ期临床试验结果,结合既往临床经验、文献资料以及药理实验量效研究的结论,推算出临床用药有效剂量范围。在有效剂量范围内确定几个剂量组进行临床研究,找出适宜的临床给药剂量。

在Ⅱ临床试验,一般采用一种固定剂量。观察的疗程应该根据情况而定,若无统一规定,应以能够判定其确切疗效的最低时限为起点。对于某些病证应进行停药后的随访观察。若需要2个或2个以上给药方案时,临床试验例数必须符合统计学要求。

(四)试验方法

在本阶段临床试验中,必须注重对照组的设置。对照组患者在数量上以及病情轻重程度上都应与受试的新药组近似,要科学分组。由于患者和医师的主观精神因素都可能对药效的判断产生影响,因此,为了能有效地排除这些主观偏见,临床试验设计应遵循对照、随机和盲法的原则。

(五)疗效判断

应按照现行公认标准执行,若无公认标准,对于尚未统一规定的病种和证候,应当按照中、西医学的各自要求,制订合理的疗效标准。综合疗效评定一般分为:临床痊愈、显效、进步、无效4级,注重显效以上的统计;若为特殊病种,可根据不同病种分别制订相应的疗效等级;若无临床痊愈可能,则分为临床控制、显效、进步、无效4级;抗肿瘤药,其近期疗效可分为:完全缓解、部分缓解、稳定、进展4级,以完全缓解、部分缓解为有效。疗效评定标准须重视规定疗效评定参数,疗效评定应包括中医证候、客观检测指标等内容,对于受试的每个病例,都应严格地按照疗效标准,分别加以判定。在任何情况下都不能任意提高或降低标准。

(六)观察、记录和总结

临床试验应当按照试验方案制订周密的病例报告表并逐项详细记录。试验结束后,根据试验客观而详细地进行总结并对数据进行统计分析,综合其统计学及临床意义,并按照《中药、天然药物临床试验总结报告的撰写原则》对药物的安全性、有效性、使用剂量做出初步评价和结论。

例如:在以安慰剂为对照评价消瘀降脂胶囊治疗高脂血症的Ⅱ期临床试验中,临床单位选用西医诊断为高脂血症且中医辨证为血瘀痰阻证的患者288例,采用随机分组、双盲、多中心、安慰剂组平行对照、优效性试验设计,进行了消瘀降脂胶囊大剂量组(5粒/次)、小剂量组(3粒/次)及安慰剂组用药比较,8周为一个疗程,观察各组治疗前后血脂各项指标的改变及相关中医症状的改变,同时观察用药前后安全性指标的变化。而在朴实颗粒治疗非胃肠手术后腹胀的Ⅱ期临床试验中,研究者采用双盲、双模拟、随机对照试验方法,选择40例非胃肠手术后肠麻痹患者随机分为试验组及对照组,试验组手术后6小时服用朴实颗粒6 g,同时服用西沙必利片模拟剂5 mg,对照组手术后6小时服用西沙必利片5 mg,同时服用朴实颗粒模拟剂6 g。观察相关症状及体征变化情况,如:肛门自动排气、排便时间及排出物性状、肠鸣音恢复时间及程度(肠鸣音音调、频率)等疗效指标及安全性指标。前者是以西医疾病结合中医证候的病证结合模式进行临床试验,而后者则以现代医学疾病为研究对象。

三、Ⅲ期临床试验

Ⅲ期临床试验是扩大的多中心临床试验,是为了进一步评价新药的疗效及安全性进行的验证性试验。本期临床试验研究内容可涉及剂量-效应关系,更广泛的人群,疾病的不同阶段,或合并用药,长期用药情况的研究等。病例选择上可参照Ⅱ期临床试验设计,根据具体情况适当扩大受试对象(如年龄、病期、合并症、合并用药)范围。其他方面基本同Ⅱ期。

四、Ⅳ期临床试验

Ⅳ期临床试验是新药上市后的监测,是在临床广泛使用的条件下考察疗效和不良反应,应特别注意发现罕见的不良反应。

对于疗效的观察,应包括考察新药远期疗效。对于不良反应、禁忌、注意等考察,应详细记录不良反应的表现(包括症状、体征、实验室检查等)并统计发生率。

(杜中英)

第十三章

清 热 药

第一节　清热解毒药

本类药物性质寒凉，清热之中更长于解毒，具有清解火热毒邪的作用。主要适用于痈肿疮毒、丹毒、瘟毒发斑、痄腮、咽喉肿痛、热毒下痢、虫蛇咬伤、癌肿、水火烫伤以及其他急性热病等。在临床用药时，应根据各种证候的不同表现及兼证，结合具体药物的特点，有针对性地选择应用。并应根据病情的需要给以相应的配伍。如热毒在血分者，可配伍清热凉血药；火热炽盛者，可配伍清热泻火药；夹有湿邪者，可配伍利湿、燥湿、化湿药；疮痈肿毒、咽喉肿痛者，可配伍活血消肿药或软坚散结药；热毒血痢、里急后重者，可配伍活血行气药等。本类药物易伤脾胃，中病即止，不可过服。

一、金银花

（一）来源

为忍冬科植物忍冬的干燥花蕾或带初开的花。我国南北各地均有分布，主产于河南、山东等省。夏初花开放前采摘，阴干。

（二）炮制

生用，炒用或制成露剂使用。

（三）性能

甘，寒。归肺、心、胃经。

（四）功效

清热解毒，疏散风热，凉血止痢。

（五）应用

1. 内痈外痈

本品甘寒，清热解毒，散痈消肿，为治一切内痈外痈之要药。

（1）用于温热病的各个阶段。

（2）用于热毒疮痈、咽痛、痢疾。本品清热解毒之力较佳，且不易伤胃，为治疗热毒疮痈、咽喉肿痛的要药。①治疮痈红肿热痛，宜与连翘、紫花地丁、黄连等配伍。②治疗咽喉肿痛，不论热毒内盛或风热外袭者，均宜选用。前者，多与射干、马勃等解毒利咽药同用。后者，宜与薄荷、牛蒡子等疏风热、利咽喉之药同用。③治热毒痢疾，可配伍黄连、白头翁等药以增强作用。

2. 外感风热，温病初起

本品甘寒，芳香疏散，善散肺经热邪，透热达表，常与连翘、薄荷、牛蒡子等同用，治疗外感风热或温病初起，身热头痛，咽痛口渴，如银翘散（《温病条辨》）；本品善清心、胃热毒，有透营转气之功，配伍水牛角、生地、黄连等药，可治热入营血，舌绛神昏，心烦少寐，如清营汤（《温病条辨》）；若与香薷、厚朴、连翘同用，又可治疗暑温,发热烦渴,头痛无汗,如新加香薷饮(《温病条辨》)。

3.热毒血痢

单用浓煎口服即可奏效;亦可与黄芩、黄连、白头翁等药同用,以增强止痢效果。

此外,尚可解暑热,用于暑热证。可与荷叶、西瓜翠衣、扁豆花等同用。

(六)用法用量

煎服,6～15 g。疏散风热、清泄里热以生品为佳;炒炭宜用于热毒血痢;露剂多用于暑热烦渴。

(七)使用注意

脾胃虚寒及气虚疮疡脓清者忌用。

(八)按语

本品甘寒气味清香,甘寒清热而不伤胃,芳香透达而不遏邪;既能宣散风热,又能清热解毒;既能清气分之热,又能解血分热毒;故表热、里热,气分、血分之热均可应用。为风热外感,温热病发热,疮痈肿毒,斑疹,咽痛及热毒血痢等证的常用要药。金银花之茎藤名忍冬藤,作用与金银花相似而力弱,但能清经络中风湿热邪止痛,故常用治风湿热痹,关节红肿热痛,屈伸不利之证。

(九)临床研究

(1)以仙方活命饮加减(白芷 15 g、浙贝母 30 g、白芍 30 g、生甘草 9 g、皂角刺 15 g、天花粉 30 g、乳香 10 g、没药 10 g、金银花 30 g、炒地榆 30 g、槐角 15 g、木香 10 g)45 例,治愈 6 例,显效 10 例,有效 22 例,无效 7 例,总有效率为 84.44%。

(2)以银翘散复方煮散(银花、连翘、薄荷、牛蒡子、桔梗、芦根、荆芥、淡豆豉、竹叶、甘草)随证加减治疗小儿感冒风热证患儿 30 例,显效 19 例,有效 8 例,无效 3 例,总有效率为 94.0%。

(3)新加香薷饮加减(香薷 15 g、桔梗 15 g、厚朴 15 g、连翘 15 g、金银花 15 g、苏叶 15 g、柴胡 15 g、荆芥 15 g、防风 15 g、扁豆花 10 g)治疗夏季发热 180 例,24 小时内治愈 31 例,48 小时内治愈 52 例,72 小时内治愈 50 例,共治愈 133 例,好转 37 例,未愈 10 例,总有效率为 94.4%。

(十)实验研究

1.化学成分

本品含有挥发油、木樨草素、肌醇、黄酮类、皂苷、鞣质等。绿原酸和异绿原酸是抗菌的主要成分。

2.药理作用

本品具有广谱抗菌作用,对金黄色葡萄球菌、痢疾杆菌等致病菌有较强的抑制作用,对钩端螺旋体、流感病毒及致病霉菌等多种病原微生物亦有抑制作用;金银花煎剂能促进白细胞的吞噬作用;有明显的抗炎及解热作用。本品有一定降低胆固醇作用。其水及酒浸液对肉瘤180 及艾氏腹水瘤有明显的细胞毒作用。此外大量口服对实验性胃溃疡有预防作用。对中枢神经有一定的兴奋作用。

二、连翘

(一)来源

为木樨科植物连翘的干燥果实。产于我国东北、华北、长江流域至云南。秋季果实初熟尚带绿色时采收,除去杂质,蒸熟,晒干,习称"青翘";果实熟透时采收,晒干,除去杂质,习称"老翘"或"黄翘"。青翘采得后即蒸熟晒干,筛取籽实作"连翘心"用。

(二)炮制

生用。

(三)性能

苦,微寒,归肺、心、小肠经。

(四)功效

清热解毒,消肿散结,疏散风热。

（五）应用

1.痈肿疮毒或咽喉肿痛

其消肿散结之力,胜于金银花,故为治疗热毒疮痈及咽痛的要药,被前人誉为"疮家圣药"。多与金银花相须为用。用治痈肿疮毒,常与金银花、蒲公英、野菊花等解毒消肿之品同用,若疮痈红肿未溃,常与皂角刺配伍,如加减消毒饮（《外科真铨》）；若疮疡脓出、红肿溃烂,常与牡丹皮、天花粉同用,如连翘解毒汤（《疡医大全》）；用治痰火郁结,瘰疬痰核,常与夏枯草、浙贝母、玄参、牡蛎等同用,共奏清肝散结,化痰消肿之效。

2.温热病的各个阶段

本品苦能清泄,寒能清热,入心、肺二经,长于清心火,散上焦风热,常与金银花、薄荷、牛蒡子等同用,治疗风热外感或温病初起,头痛发热、口渴咽痛,如银翘散（《温病条辨》）。若用连翘心与麦冬、莲子心等配伍,尚可用治温热病热入心包,高热神昏,如清宫汤（《温病条辨》）；本品又有透热转气之功,与水牛角、生地、金银花等同用,还可治疗热入营血之舌绛神昏,烦热斑疹,如清营汤（《温病条辨》）。

3.热淋涩痛

本品苦寒通降,兼有清心利尿之功,多与车前子、白茅根、竹叶、木通等药配伍,治疗湿热壅滞所致之小便不利或淋沥涩痛,像如圣散（《杂病源流犀烛》）。

（六）用法用量

煎服,6～15 g。

（七）使用注意

脾胃虚寒及气虚脓清者不宜用。

（八）按语

连翘轻清而浮,能透达表里,长于清心泻火,散上焦风热,又能宣畅气血,以散血结气聚,故用于外感风热或急性热病烦热神昏及血热发斑,疮痈肿毒,瘰疬结核等多种病证。因本品常用于疮痈肿毒,故历代称之为"疮家圣药"。

（九）鉴别用药

连翘与金银花均有清热解毒作用,既能透热达表,又能清里热而解毒。对外感风热、温病初起、热毒疮疡等证常相须为用,并能透达营分热邪由气分而解,有透营转气之功。然区别点是:连翘清心解毒之力强,并善于消痈散结,为疮家圣药,亦治瘰疬痰核；而金银花气味芳香,疏散表热之效优,且炒炭后善于凉血止痢,用治热毒血痢。

（十）临床研究

(1)以自拟银花连翘解毒汤（银花、连翘各 10 g,黄芩、柴胡、板蓝根、山栀子各 9 g,竹叶、赤芍、升麻各6 g,甘草 3 g）,随证加减,治疗急性流行性腮腺炎 68 例,治愈 50 例,显效 16 例,无效 2 例,总有效率为97.06%。

(2)采用加味银翘散（金银花 15 g、连翘 15 g、牛蒡子 9 g、薄荷 9 g、淡豆豉 6 g、淡竹叶 6 g、荆芥 6 g、桔梗 9 g、芦根 6 g、杏仁 10 g、防风 10 g、桑叶 6 g、鱼腥草 10 g、生甘草 6 g）治疗小儿风热感冒 60 例,显效18 例,有效 36 例,无效 6 例,总有效率为 90.00%。

(3)以清营汤（水牛角 30 g、生地黄 15 g、元参 9 g、竹叶心 3 g、麦冬 9 g、丹参 6 g、黄连 5 g、银花 9 g、连翘 6 g）治疗全身炎性反应综合征患者 32 例,显效 27 例,有效 4 例,无效 1 例,总有效率为 96%。

（十一）实验研究

1.化学成分

本品含三萜皂苷,果皮含甾醇、连翘酚、生物碱、皂苷、齐墩果酸、香豆精类。

2.药理作用

连翘有广谱抗菌作用,抗菌主要成分为连翘酚及挥发油,对金黄色葡萄球菌、痢疾杆菌有很强的抑制作用,对其他致病菌、流感病毒以及钩端螺旋体也均有一定的抑制作用；本品有抗炎、解热作用。所含齐墩果酸有强心、利尿及降血压作用;所含维生素 P 可降低血管通透性及脆性,防止溶血。其煎剂有镇吐和抗肝损伤作用。

三、大青叶

（一）来源

为十字花科植物菘蓝的干燥叶片。主产于江苏、安徽、河北、河南、浙江等地。冬季栽培,夏、秋二季分2～3 次采收。

（二）炮制

略洗,切碎。鲜用或晒干生用。

（三）性能

苦、寒。归心、胃经。

（四）功效

清热解毒,凉血消斑。

（五）应用

1.热入营血,温毒发斑

本品苦寒,善解心胃二经实火热毒;又入血分而能凉血消斑,气血两清,故可用治温热病心胃毒盛,热入营血,气血两燔,高热神昏,发斑发疹,常与水牛角、玄参、栀子等同用,如犀角大青汤(《医学心悟》)。本品功善清热解毒,若与葛根、连翘等药同用,便能表里同治,故可用于风热表证或温病初起,发热头痛,口渴咽痛等,如清温解毒丸(《中国药典》)。

2.喉痹口疮,痄腮丹毒

本品苦寒,既能清心胃实火,又善解瘟疫时毒,有解毒利咽,凉血消肿之效。用治心胃火盛,咽喉肿痛,口舌生疮者,常与生地、大黄、升麻同用,如大青汤(《圣济总录》);若瘟毒上攻,发热头痛,痄腮,喉痹者,可与金银花、大黄、拳参同用;用治血热毒盛,丹毒红肿者,可用鲜品捣烂外敷,或与蒲公英、紫花地丁、重楼等药配伍使用。

（六）用法用量

煎服,9～15 g,鲜品 30～60 g。外用适量。

（七）使用注意

脾胃虚寒者忌用。

（八）按语

本品清热凉血,兼行肌表,有较强的清热解毒的作用,为解疫毒的要药。对于温热疫毒所致的高热头痛、痄腮、黄疸、丹毒、咽喉肿痛及邪入营分、血热毒盛之发斑皆有良效。近年用治多种病毒及细菌性传染病疗效颇佳。

（九）临床研究

(1)采用凉血解毒汤加减(野菊花 15 g、蒲公英 15 g、大青叶 20 g、黄芩 15 g、栀子 10 g、丹皮 10 g、赤芍10 g、生地 15 g、紫花地丁 10 g、竹叶 10 g、金银花 15 g、皂角刺 10 g、夏枯草 15 g)治疗寻常型面部痤疮60 例,痊愈 46 例,显效 9 例,无效 5 例,治愈率达 77％,显效率为 15％,无效病例占 8％,总有效率为 92％。

(2)以清肺解毒汤(大青叶、鱼腥草、苇茎各 15 g,桃仁 10 g,金荞麦、金牛根各 12 g,甘草 6 g),随证加减,治疗儿童大叶性肺炎 217 例,痊愈 133 例,好转 81 例,未愈 3 例,总有效率 98.6％。其中患儿最短住院时间为 4 天,最长为 25 天,平均为 11.5 天。

（十）实验研究

1.化学成分

菘蓝叶含色氨酸、靛玉红 B、葡萄糖芸苔素、新葡萄糖芸苔素。

2.药理作用

菘蓝叶对金黄色葡萄球菌、溶血性链球菌均有一定抑制作用;大青叶对乙肝表面抗原以及流感病毒亚甲型均有抑制作用。靛玉红有显著的抗白血病作用。

四、板蓝根

(一)来源

为十字花科植物菘蓝的干燥根。主产于内蒙古、陕西、甘肃、河北、山东、江苏、浙江、安徽、贵州等地。秋季采挖,除去泥沙,晒干。

(二)炮制

切片,生用。

(三)性能

苦,寒。归心、胃经。

(四)功效

清热解毒,凉血利咽。

(五)应用

1.外感发热,温病初起,咽喉肿痛

本品苦寒,入心、胃经,善于清解实热火毒,有类似于大青叶的清热解毒之功,而更以解毒利咽散结见长。不论肺胃热毒内盛,或风热郁肺所致的咽喉红肿疼痛,均较常用。多与玄参、牛蒡子、薄荷、桔梗等药配伍。

2.温毒发斑,痄腮,丹毒,痈肿疮毒

本品苦寒,有清热解毒,凉血消肿之功,主治多种瘟疫热毒之证。用治时行温病,温毒发斑,舌绛紫暗者,常与生地、紫草、黄芩同用,如神犀丹(《温热经纬》);若用治丹毒、痄腮、大头瘟疫,头面红肿,咽喉不利者,常配伍玄参、连翘、牛蒡子等,如普济消毒饮(《东垣试效方》)。

(六)用法用量

煎服,9～15 g。

(七)使用注意

体虚而无实火热毒者忌服,脾胃虚寒者慎用。

(八)鉴别用药

大青叶与板蓝根来源于同一植物,仅入药部位有差异。二者性能及功用均十分相似,且常配伍使用。唯大青叶苦寒之性更甚,其凉血消斑之效胜于板蓝根。

(九)临床研究

(1)以十味板蓝根颗粒剂(板蓝根、大青叶、连翘、黄芩、柴胡、防风、山豆根、玄参、甘草等)治疗风热感冒 300 例,痊愈 174 例,显效 75 例,有效 36 例,无效 15 例,总有效率为 95.0%。

(2)以普济消毒饮加减(玄参 12 g、黄连 12 g、黄芩 9 g、板蓝根 30 g、桔梗 9 g、牛蒡子 9 g、升麻 5 g、僵蚕 6 g、柴胡 6 g、马勃 5 g、连翘 12 g、薄荷 3 g、甘草 6 g)治疗流行性腮腺炎 78 例,痊愈 64 例,显效 8 例,好转 4 例,无效 2 例,总有效率为 97.43%。

(十)实验研究

1.化学成分

菘蓝根含靛蓝、靛玉红、β-谷甾醇、棕榈酸、尿苷、次黄嘌呤、尿嘧啶等。

2.药理作用

本品对多种革兰氏阳性菌、革兰氏阴性菌及流感病毒、虫媒病毒、腮腺病毒均有抑制作用。可增强免疫功能;有明显的解热效果。本品所含靛玉红有显著的抗白血病作用;板蓝根多糖能降低实验动物血清胆固醇和三酰甘油的含量,并降低 MDA 含量,从而证明本品有抗氧化作用。

五、青黛

（一）来源

为爵床科植物马蓝、蓼科植物蓼蓝或十字花科植物菘蓝的叶或茎叶经加工制得的干燥粉末或团块。主产于福建、云南、江苏、安徽、河北等地。福建所产品质最优，称"建青黛"。秋季采收以上植物的落叶，加水浸泡，至叶腐烂，叶落脱皮时，捞去落叶，加适量石灰乳，充分搅拌至浸液由乌绿色转为深红色时，捞取液面泡沫，晒干而成。

（二）炮制

研细用。

（三）性能

咸，寒。归肝、肺经。

（四）功效

清热解毒，凉血消斑，清肝泻火，定惊。

（五）应用

1.温毒发斑，血热吐衄

可与生地、升麻、黄芩等药配伍。本品主要为大青叶的加工品，具有与其相似的清热解毒和凉血功效。因本品解热之效相对较弱，故在温热病中的使用不如大青叶广泛。

2.咽痛口疮，火毒疮疡

本品有清热解毒，凉血消肿之效。用治热毒炽盛，咽喉肿痛，喉痹者，常与板蓝根、甘草同用；若口舌生疮，多与冰片同用，撒敷患处；用治火毒疮疡，痄腮肿痛，可与寒水石共研为末，外敷患处，如青金散（《普济方》）。

3.咳嗽胸痛，痰中带血

本品咸寒，主清肝火，又泻肺热，且能凉血止血。故主治肝火犯肺，咳嗽胸痛，痰中带血，常与海蛤粉同用，如黛蛤散（《卫生鸿宝》）。若肺热咳嗽，痰黄而稠者，可配海浮石、瓜蒌仁、川贝母等同用，如青黛海石丸（《证因脉治》）。

4.暑热惊痫，惊风抽搐

本品咸寒，善清肝火，祛暑热，有息风止痉之功。用治暑热惊痫，常与甘草、滑石同用，如碧玉散（《宣明论方》）；用治小儿惊风抽搐，多与钩藤、牛黄等同用，如凉惊丸（《小儿药证直诀》）。

（六）用法用量

内服 1～3 g，本品难溶于水，一般作散剂冲服，或入丸剂服用。外用适量。

（七）使用注意

胃寒者慎用。

（八）鉴别用药

大青叶、板蓝根、青黛需鉴别用药。大青叶为菘蓝叶；板蓝根为菘蓝或马蓝的根；青黛为马蓝、蓼蓝或菘蓝的茎叶经加工制得的粉末。三者大体同出一源，功效亦相近，皆有清热解毒、凉血消斑之作用。相比较而言，大青叶凉血消斑力强，多用于治疗热毒发斑；板蓝根解毒利咽效著，多用于治疗咽喉肿痛、痄腮、大头瘟等；青黛清肝定惊功胜，对肝火犯肺咳嗽咯血，小儿惊风抽搐等尤宜。

（九）临床研究

（1）以青黛散（青黛：冰片：雄黄＝200：20：1）外用治疗带状疱疹 158 例，痊愈 132 例，占 83.5%；好转 19 例，占 12%；未愈 7 例，占 4.5%。

（2）采用青黛散（青黛、儿茶各 6 g，冰片 1.5 g，煅硼砂 9 g，泼尼松 0.1 g）治疗复发性口腔溃疡 30 例，愈合 11 例，有效 17 例，无效 2 例，愈合率 36.67，有效率为 93.33%。

（3）以黛蛤散（青黛、海蛤粉各 12 g，黄芩 10 g，桑白皮、白及各 15 g，紫菀、杏仁、款冬花、百部各 12 g）

随证加减,治疗支气管扩张咯血 35 例中,治愈 32 例,占 92.7％,无效 1 例,总有效率为 97.20％。

（十）实验研究

1.化学成分

本品含靛蓝,靛玉红,靛棕,靛黄,鞣酸,β-谷甾醇,蛋白质和大量无机盐。

2.药理作用

本品具有抗癌作用,其有效成分靛玉红,对动物移植性肿瘤有中等强度的抑制作用。对金黄色葡萄球菌、炭疽杆菌、志贺氏痢疾杆菌、霍乱弧菌均有抗菌作用。靛蓝尚有一定的保肝作用。

六、穿心莲

（一）来源

为爵床科植物穿心莲的干燥地上部分。主产于广东、广西。秋初茎叶茂盛时采收。

（二）炮制

除去杂质,洗净,切段,晒干生用,或鲜用。

（三）性能

苦,寒。归心、肺、大肠、膀胱经。

（四）功效

清热解毒,凉血,消肿,燥湿。

（五）应用

1.外感风热,温病初起

本品苦寒降泄,清热解毒,故凡温热之邪所引起的病证皆可应用。治外感风热或温病初起,发热头痛,可单用,如穿心莲片（《中国药典》);亦常与金银花、连翘、薄荷等同用。

2.肺热咳喘,肺痈吐脓,咽喉肿痛

本品善清肺火,凉血消肿,故常与黄芩、桑白皮、地骨皮合用,治疗肺热咳嗽气喘;与鱼腥草、桔梗、冬瓜仁等药同用,则治肺痈咳吐脓痰;若与玄参、牛蒡子、板蓝根等药同用,常用治咽喉肿痛。

3.湿热泻痢,热淋涩痛,湿疹瘙痒

本品苦燥性寒,有清热解毒,燥湿,止痢功效,故凡湿热诸证均可应用。主治胃肠湿热,腹痛泄泻,下痢脓血者,可单用,或与苦参、木香等同用;用治膀胱湿热,小便淋沥涩痛,多与车前子、白茅根、黄檗等药合用;治湿疹瘙痒,可以本品为末,甘油调涂患处。亦可用于湿热黄疸,湿热带下等证。

4.痈肿疮毒,蛇虫咬伤

本品既能清热解毒,又能凉血消痈,故可用治火热毒邪诸证。用治热毒壅聚,痈肿疮毒者,可单用或配金银花、野菊花、重楼等同用,并用鲜品捣烂外敷;若治蛇虫咬伤者,可与墨旱莲同用。

（六）用法用量

煎服,6～9 g。煎剂易致呕吐,故多作丸、散、片剂。外用适量。

（七）使用注意

不宜多服久服;脾胃虚寒者不宜用。

（八）临床研究

据报道,穿心莲及其制剂在临床上广泛用于多种感染性疾病,其中以肠道及呼吸道感染者疗效为佳,还可用于其他疾病,如用穿心莲总内酯片及穿心莲甲、乙、丙素片共先后治疗钩端螺旋体病 81 例,治愈 71 例;用穿心莲注射治疗绒毛膜上皮癌及恶性葡萄胎 60 例,治愈 47 例;用穿心莲水煎液加入食醋熏洗坐浴,治疗肛门肿痛,疗效满意。此外,穿心莲尚可用于血栓闭塞性脉管炎、急性肾盂肾炎、传染性结膜炎、急性黄疸型肝炎以及神经性皮炎、湿疹等。

（九）实验研究

1.化学成分

本品叶含穿心莲内酯、去氧穿心莲内酯、新穿心莲内酯、穿心莲烷、穿心莲酮、穿心莲甾醇等，根还含多种黄酮类成分。

2.药理作用

穿心莲煎剂对金黄色葡萄球菌、绿脓杆菌、变形杆菌、肺炎双球菌、溶血性链球菌、痢疾杆菌、伤寒杆菌均有不同程度的抑制作用；有增强人体白细胞对细菌的吞噬能力；有解热，抗炎，抗肿瘤，利胆保肝，抗蛇毒及毒蕈碱样作用；并有终止妊娠等作用。

七、贯众

（一）来源

为鳞毛蕨科植物粗茎鳞毛蕨的带叶柄基部的干燥根茎。主产于黑龙江、吉林、辽宁三省山区，习称"东北贯众"或"绵马贯众"。秋季采挖，洗净，除去叶柄及须根，晒干。

（二）炮制

切片生用或炒炭用。

（三）性能

苦，微寒。有小毒。归肝、脾经。

（四）功效

清热解毒，凉血止血，杀虫。

（五）应用

1.风热感冒，温热病及痄腮等

本品性味苦寒而清热解毒，既入气分，又入血分。可用于治疗感冒和流行性感冒，并有一定预防作用。因其为清泄里热之品，主治风热感冒，或温热病邪在卫分，须与发散风热药同用，以利于祛邪外出，如配桑叶、金银花等可防治风热感冒。治温热病热入营血，或温毒发斑，本品具有清热解毒、凉血和止血等多种针对性的功效，故较为多用，并常与玄参、大青叶、水牛角等凉血、解毒药配伍。治痄腮红肿疼痛，本品亦可与牛蒡子、连翘、青黛等清热解毒药同用，内服与外用均宜。

2.血热崩漏及吐血、便血、衄血等证

本品的清热凉血和止血功效，可用以治疗各种血热妄行的内科病证，尤善治崩漏下血。治吐血，可与黄连为伍，研末糯米饮调服，如贯众散（《圣济总录》）；治便血可配伍侧柏叶；治崩漏下血可与五灵脂同用。

3.绦虫、蛔虫、蛲虫等多种肠道寄生虫病

本品的杀虫作用，可收驱除或杀灭绦虫、蛔虫等多种肠虫之效。因其有毒，一般不宜单味重用。用以驱杀绦虫，宜与槟榔、雷丸等善驱绦虫的药物同用。治蛔虫病，宜与使君子、苦楝皮等同用。治蛲虫，可单用本品煎浓汁，临睡前浸洗和搽于肛门；亦宜入复方。

此外，本品还可用于治疗烧烫伤及妇人带下等病证。

（六）用法用量

煎服，5～10 g。杀虫及清热解毒宜生用；止血宜炒炭用。外用适量。

（七）使用注意

本品有小毒，用量不宜过大。服用本品时忌油腻。脾胃虚寒者及孕妇慎用。

（八）按语

贯众为清热解毒之良药，尤善解时邪疫毒，近年来常用于流感、麻疹、乙脑、痄腮等病毒性传染病的防治。本品炒炭，能凉血止血，适宜于血热妄行之证，尤常用于崩漏下血。亦能杀虫，治虫疾，但现较少应用。

（九）临床研究

(1)采用莲花清瘟颗粒［金银花、连翘、麻黄（炙）、苦杏仁（炒）、石膏、板蓝根、绵马贯众、鱼腥草、广藿香、大黄、红景天、薄荷脑、甘草],治疗流行性感冒患者 100 例,痊愈 63 例,显效 16 例,有效 12 例,无效 9 例,总有效率 91.00%。

（2）采用莲花清瘟胶囊（连翘、金银花、炙麻黄、炒苦杏仁、石膏、板蓝根、绵马贯众、鱼腥草、大黄、红景天、薄荷脑、甘草）联合阿昔洛韦治疗带状疱疹患者 40 例,治愈 36 例,显效 3 例,无效 1 例,总有效率 97.5%。

（十）实验研究

1.化学成分

本品主要含绵马素、三叉蕨酚、黄三叉蕨酸、绵马次酸、挥发油、绵马鞣质等。

2.药理作用

本品所含绵马酸、黄绵马酸有较强的驱虫作用,对绦虫有强烈毒性,可使绦虫麻痹而排出,也有驱除绦虫、蛔虫等寄生虫的作用。实验证明本品可强烈抑制流感病毒,对腺病毒、脊髓灰质炎病毒、乙脑病毒等亦有较强的抗病毒作用。外用有止血、镇痛、消炎作用。绵马素有毒,能麻痹随意肌,对胃肠道有刺激,引起视网膜血管痉挛及伤害视神经,中毒时引起中枢神经系统障碍,见震颤、惊厥乃至延脑麻痹。绵马素一般在肠道不吸收,但肠中有过多脂肪时,可促进吸收而致中毒。

八、蒲公英

（一）来源

为菊科植物蒲公英、碱地蒲公英或同属数种植物的干燥全草。全国各地均有分布。夏至秋季花初开时采挖。

（二）炮制

除去杂质,洗净,切段,晒干。鲜用或生用。

（三）性能

苦、甘,寒。归肝、胃经。

（四）功效

清热解毒,消肿散结,利湿通淋。

（五）应用

1.痈肿疔毒,乳痈内痈

本品苦寒,既能清解火热毒邪,又能泄降滞气,故为清热解毒、消痈散结之佳品,用于痈肿疔毒,不论外痈或内痈,内服或外敷,单用或复方,俱可选用。兼能疏郁通乳,故为治疗乳痈之要药。用治乳痈肿痛,可单用本品浓煎内服;或以鲜品捣汁内服,渣敷患处;也可与红花、玄参等药同用（乳癖消片）。用治肠痈腹痛,常与大黄、牡丹皮、桃仁等同用;用治肺痈吐脓,常与鱼腥草、冬瓜仁、芦根等同用。本品解毒消肿散结,与板蓝根、玄参等配伍,还可用治咽喉肿痛;鲜品外敷还可用治毒蛇咬伤。

2.湿热黄疸、胁痛、淋证、泻痢等

本品苦、甘而寒,能清利湿热,利尿通淋,对湿热引起的淋证、黄疸等有较好的疗效。用治热淋涩痛,常与车前子、金钱草等同用,以加强利尿通淋的效果;治疗湿热黄疸,常与茵陈、柴胡等药同用。

此外,本品还有清肝胃肺热的作用,用于咽喉、牙龈肿痛及目赤肿痛等证。治疗肝热目赤,宜与菊花、决明子等配伍;胃火牙龈肿痛,宜配伍石膏、黄连等;肺热咽喉不利及咳嗽等。可配伍黄芩、板蓝根等药同用。

（六）用法用量

煎服,10~15 g。外用鲜品适量捣敷或煎汤熏洗患处。

（七）使用注意

用量过大可致缓泻。

（八）按语

本品苦寒泄热散结,甘寒清热解毒,为治热毒疮疡之佳品;因兼散滞气,通乳窍,故又为治疗乳痈之要药。本品苦寒清泄湿热,用治淋病涩痛,黄疸尿少也有良效。

（九）临床研究

(1)以青霉素静脉滴注联合蒲公英外敷,电动吸乳器负压吸乳,治疗早期急性乳腺炎 15 例,治愈14 例,显效 1 例,治愈率 93.3%。

(2)以蒲公英单味 20 g 用水煎服,观察对 40 例产褥康复的促进作用,结果实验组恶露的干净时间比对照组短($P<0.05$),干净时间为 5～18 天,平均干净时间为 14.5 天,说明口服蒲公英煎剂对产妇产褥期的恶露情况以及子宫复旧速度具有良好的效果。

（十）实验研究

1.化学成分

本品含蒲公英固醇、蒲公英素、蒲公英苦素、肌醇和莴苣醇等。

2.药理作用

本品煎剂或浸剂,对金黄色葡萄球菌、溶血性链球菌及卡他球菌有较强的抑制作用,对肺炎双球菌、脑膜炎双球菌、白喉杆菌、福氏痢疾杆菌、绿脓杆菌及钩端螺旋体等也有一定的抑制作用。尚有利胆、保肝、抗内毒素及利尿作用,其利胆效果较茵陈煎剂更为显著。蒲公英地上部分水提取物能活化巨噬细胞,有抗肿瘤作用。体外试验提示本品能激发机体的免疫功能。

九、紫花地丁

（一）来源

为堇菜科植物紫花地丁的干燥全草。产于我国长江下游至南部各省。春秋二季采收,除去杂质,洗净,切碎。

（二）炮制

鲜用或干燥生用。

（三）性能

苦、辛,寒。归心、肝经。

（四）功效

清热解毒,凉血消肿。

（五）应用

1.热毒疮痈疔疖

本品苦泄辛散,寒能清热,入心肝血分,故能清热解毒,凉血消肿,消痈散结,为治血热壅滞,痈肿疮毒,红肿热痛的常用药物,尤以治疗毒为其特长。用治痈肿、疔疮、丹毒等,可单用鲜品捣汁内服,以渣外敷;也可配金银花、蒲公英、野菊花等清热解毒之品,如五味消毒饮(《医宗金鉴》);用治乳痈,常与蒲公英同用,煎汤内服,并以渣外敷,或熬膏摊贴患处,均有良效;用治肠痈,常与大黄、红藤、白花蛇舌草等同。其清热解毒之功,还常用于咽喉肿痛、痢疾、黄疸、丹毒、虫蛇咬伤等热毒病证。

2.毒蛇咬伤

本品兼可解蛇毒,治疗毒蛇咬伤,可用鲜品捣汁内服,亦可配雄黄少许,捣烂外敷。

此外,还可用于肝热目赤肿痛以及外感热病。

（六）用法用量

煎服,15～30 g。外用鲜品适量,捣烂敷患处。

（七）使用注意

体质虚寒者忌服。

（八）按语

本品苦泄辛散,寒能清热,入心肝血分,故能凉血解毒,清热消肿,为治疗痈疮疔通用药物,尤善治疗毒。

（九）鉴别用药

紫花地丁与蒲公英均具有清热解毒,消痈散结之功,主治疔疮痈肿,目赤肿痛,为治痈疮疔毒常用药物,常相须配伍应用。但紫花地丁凉血解毒,善治疗毒(入心肝血分,苦泄辛散,又能散血中热滞),又治乳痈、肠痈、丹毒、毒蛇咬伤;蒲公英散结消肿,兼能通乳窍,善治乳痈(又能散滞气,通乳窍),又治肠痈、肺痈,兼能利湿治湿热黄疸,小便淋痛。

（十）临床研究

(1)运用紫花地丁汤(紫花地丁 30 g,半枝莲 20 g,鸡血藤 15 g,党参、红花、桃仁、红花、香附、黄连、延胡索各 10 g)治疗盆腔炎 42 例,治愈 20 例,显效 10 例,有效 9 例,无效 3 例,总有效率 92.86%。

(2)以乳痈消(蒲公英 15 g、野菊花 15 g、金银花 12 g、紫花地丁 12 g、牡丹皮 12 g、赤芍 12 g、生地黄 15 g、柴胡 12 g、夏枯草 12 g、当归 15 g)联合芒硝外敷治疗急性乳腺炎 45 例,治愈 29 例,显效 9 例,有效 4 例,无效 3 例,总有效率 93.33%。

（十一）实验研究

1.化学成分

本品含苷类、黄酮类。

2.药理作用

本品有明显的抗菌作用。对结核杆菌、痢疾杆菌、金黄色葡萄球菌、肺炎球菌、皮肤真菌及钩端螺旋体有抑制作用。有确切的抗病毒作用。实验证明,其提取液对内毒素有直接摧毁作用。本品尚有解热、消炎、消肿等作用。

十、野菊花

（一）来源

野菊花为菊科植物野菊的干燥头状花序。全国各地均有分布,主产于江苏、四川、安徽、广东、山东等地。秋、冬二季花初开时采摘,晒干。

（二）炮制

生用。

（三）性能

苦、辛,微寒。归肝、心经。

（四）功效

清热解毒。

（五）应用

1.疮痈疔疖,咽喉肿痛等热毒证

本品辛散苦降,其清热泻火,解毒利咽,消肿止痛力胜,为治外科疔痈之良药。用治治疮痈肿痛,可内服,也可外用。常与紫花地丁、金银花、蒲公英等药同用,如五味消毒饮(《医宗金鉴》);治热毒或风热咽喉肿痛。常与板蓝根、牛蒡子、山豆根等解毒利咽药同用。

2.目赤肿痛,头痛眩晕

(1)治肝火上炎,目赤肿痛。可与决明子、密蒙花等药合用。

(2)治风热目疾。宜与桑叶、蝉蜕等药同用。

(3)用于肝阳上亢之眩晕、头痛等。多与钩藤、罗布麻、槐花等药同用。

此外,本品还有与菊花相似的疏风热和清肺热作用,亦可用于风热表证及肺热咳嗽等。并常与薄荷、桑叶、桔梗等同用。

（六）用法用量

煎服,9～15 g。外用适量。

（七）鉴别用药

1.野菊花与菊花

二者为同科植物,均有清热解毒之功,但野菊花苦寒之性尤胜,长于解毒消痈,疮痈疔毒肿痛多用之;而菊花辛散之力较强,长于清热疏风,上焦头目风热多用之。

2.蒲公英、紫花地丁、野菊花

三者均可清热解毒,可治痈肿疔疮。但蒲公英为治乳痈佳品,配浙贝母、天门冬,兼利湿通淋,可治热淋、黄疸等;紫花地丁尤宜治疔毒、蛇毒,常配重楼、黄连;野菊花尤宜疗疖、丹毒,常配金银花、大青叶,还可清热利咽,治咽喉肿痛,常配射干。

（八）临床研究

(1)以五味消毒饮(金银花 15 g、蒲公英 12 g、野菊花 12 g、紫花地丁 10 g、紫背天葵子 15 g、黄芩 10 g、栀子 10 g、车前子 12 g、泽泻 12 g、茯苓 12 g、当归 12 g)随证加减,治疗湿疹患者 40 例,治愈 15 例,显效 12 例,有效 10 例,无效 3 例,有效率为 92.5%。

(2)运用五味消毒饮加味[金银花、野菊花、蒲公英、紫花地丁、紫背天葵各 8 g,射干 6 g,黄芩、牛蒡子、山豆根、生甘草各 5 g,生石膏(先煎)12 g,马勃 4 g]联合青霉素治疗小儿急性化脓性扁桃体炎 56 例,治愈 46 例,好转 8 例,未愈 2 例,有效率为 96.4%。

(3)以五味消毒饮加味(七叶一枝花、野菊花、生山栀、丹皮、泽泻各 10 g,紫花地丁、半枝莲各 20 g、天葵子 12 g、蒲公英、生白芍、生米仁各 30 g、板蓝根、大青叶、连翘、生地黄、醋元胡各 15 g、黄芩、生甘草 6 g),随证加减,治疗急性期蛇串疮 23 例,临床治愈 15 例,有效 6 例,无效 2 例,治愈率为 65.2%,总有效率为 91.3%。

（九）实验研究

1.化学成分

本品含刺槐素-7-鼠李糖葡萄糖苷、野菊花内脂、苦味素、挥发油、维生素 A 及维生素 B_1 等。

2.药理作用

有抗病原微生物作用,对金黄色葡萄球菌、白喉杆菌、痢疾杆菌、流感病毒、疱疹病毒以及钩端螺旋体均有抑制作用。研究表明野菊花有显著的抗炎作用,但其所含抗炎成分及机制不同,其挥发油对化学性致炎因子引起的炎症作用强,而其水提物则对异性蛋白致炎因子引起的炎症作用较好。此外尚有明显的降血压作用。

十一、土茯苓

（一）来源

为百合科植物光叶菝葜的干燥块茎。长江流域及南部各省均有分布。夏、秋二季采收,除去残茎和须根,洗净,晒干;或趁鲜切成薄片,干燥。

（二）炮制

生用。

（三）性能

甘、淡,平。归肝、胃经。

（四）功效

解毒,除湿,通利关节。

（五）应用

1.梅毒以及因梅毒服用汞剂中毒者

服用汞剂中毒者可见肢体拘挛急、牙龈肿痛、口颊溃烂。本品甘淡,解毒利湿,通利关节,又兼解汞毒,可收治疗梅毒和缓解汞毒的双重功效,为治梅毒的要药。可单用本品水煎服,如土草薢汤(《景岳全书》);也可与金银花、白鲜皮、威灵仙、甘草同用;若因服汞剂中毒而致肢体拘挛者,常与薏苡仁、防风、木瓜等配伍治之,如搜风解毒汤(《本草纲目》)。

2.淋证,痹证,带下,湿疹等湿热病证

本品甘淡渗利,解毒利湿,治湿热淋证,多与车前子、木通等药同用;治湿热痹证,常与秦艽、防己等药同用;治湿热带下,可与苦参、黄檗等药同用;治湿疹、湿疮,宜与苦参、白鲜皮等同用。

3.痈肿疮毒

本品清热解毒,兼可消肿散结,如《滇南本草》以本品研为细末,好醋调敷,治疗痈疮红肿溃烂;《积德堂经验方》将本品切片或为末,水煎服或入粥内食之,治疗瘰疬溃烂;亦常与苍术、黄檗、苦参等药配伍同用。

(六)用法用量

煎服,15~60 g。外用适量。

(七)使用注意

肝肾阴虚者慎服。服药时忌茶。

(八)临床研究

(1)采用搜风解毒汤(土茯苓 30 g、薏苡仁 20 g、金银花 20 g、防风 10 g、木瓜 12 g、广木通 10 g、白薢皮 20 g、皂角刺 10 g)联合秋水仙碱、尼美舒利治疗急性痛风性关节炎 60 例,临床痊愈 43 例,显效 12 例,有效 4 例,无效 1 例,总有效率 98.33%。

(2)以清宫解毒饮(土茯苓 30 g、鸡血藤 20 g、忍冬藤 20 g、薏苡仁 20 g、丹参 15 g、车前草 10 g、益母草 10 g、甘草 6 g),配合瑶药治疗湿热瘀结型慢性盆腔炎 60 例,痊愈 19 例,显效 23 例,有效 15 例,无效 3 例,总有效率 95.00%。

(九)实验研究

1.化学成分

本品含落新妇苷、异黄杞苷、胡萝卜苷、鞣质、黄酮、树脂类等。

2.药理作用

本品所含落新妇苷有明显的利尿、镇痛作用;对金黄色葡萄球菌、溶血性链球菌、大肠杆菌、绿脓杆菌、伤寒杆菌、福氏痢疾杆菌、白喉杆菌和炭疽杆菌均有抑制作用;对大鼠肝癌及移植性肿瘤有一定抑制作用;经动物试验推断:本品可通过影响 T 淋巴细胞释放淋巴因子的炎症过程而选择性地抑制细胞免疫反应;此外尚能缓解汞中毒;明显拮抗棉酚毒性。

十二、鱼腥草

(一)来源

为三白草科植物蕺菜的干燥地上部分。分布于长江流域以南各省。夏季茎叶茂盛花穗多时采割,除去杂质,迅速洗净,切段,晒干。

(二)炮制

生用。

(三)性能

辛,微寒。归肺经。

(四)功效

清热解毒,消痈排脓,利尿通淋。

(五)应用

1.肺痈及肺热咳嗽

本品味辛,辛以散结,寒能泄降,无苦寒药伤胃之偏性,主要归于肺经,以清解肺热见长,又具消痈排脓之效,故为治肺痈之要药,并多与金银花、连翘、黄芩等主入肺经的清热解毒药同用。其初起发热恶寒、咳嗽胸痛者,可再与发散风热药配伍;其痈溃成脓,咳吐脓痰者,宜再与芦根、薏苡仁、桔梗等清肺排脓之药配伍。治肺热咳嗽,本品长于清肺止咳,单用有效,更宜与其他清肺、祛痰、止咳药同用,以增强效力。

2.热毒疮毒

本品长于解毒排脓消痈,性寒而不伤正,不仅为肺痈等内痈之要药,亦为外痈疮毒常用之品,不论初起红肿热痛,或毒盛成脓,均可单服或入复方使用;单用其鲜品捣烂外敷,对疮肿未溃者亦较有效。

3.用于湿热淋证、带下、黄疸、泻痢等证

本品清利湿热的功效,可以主治淋证及带下、黄疸、泻痢等多种湿热病证,宜分别配伍利尿通淋、利湿退黄或清热燥湿药等。

(六)用法用量

煎服,15~25 g。鲜品用量加倍,水煎或捣汁服。外用适量,捣敷或煎汤熏洗患处。

(七)使用注意

本品含挥发油,不宜久煎。虚寒证及阴性疮疡忌服。

(八)临床研究

(1)以鱼腥草滴眼液及人工泪液联合应用,治疗干眼症 40 例,结果效果明显优于单纯使用人工泪液治疗组($P<0.05$),表明鱼腥草滴眼液可以有效控制干眼症患者眼表炎症,是辅助治疗干眼症的有效药物。

(2)以鱼腥草注射液 2 mL 加生理盐水 5 mL 取其注射液 0.5 mL 分别行子宫、中极穴位注射联合中药离子透析法(丹参注射液 400 mg,稀释至 50 mL 直流电透入)治疗慢性盆腔炎患者 30 例,治愈 7 例,显效 16 例,有效 7 例,总有效率为 100%。

(3)以复方鱼腥草颗粒(鱼腥草、黄芩、连翘、板蓝根、金银花等)治疗小儿急性支气管肺炎 58 例,显效 25 例,有效 31 例,无效 2 例,临床有效率 96.55%。

(九)实验研究

1.化学成分

本品含鱼腥草素、挥发油、蕺菜碱、槲皮苷、氯化钾等。

2.药理作用

鱼腥草素对金黄色葡萄球菌、肺炎双球菌、甲型链球菌、流感杆菌、卡他球菌、伤寒杆菌以及结核杆菌等多种革兰氏阳性及阴性细菌,均有不同程度的抑制作用;其用乙醚提取的非挥发物,还有抗病毒作用。本品能增强白细胞吞噬能力,提高机体免疫力,并有抗炎作用。所含槲皮素及钾盐能扩张肾动脉,增加肾动脉血流量,因而有较强的利尿作用。此外,还有镇痛、止血、促进组织再生和伤口愈合以及镇咳等作用。

十三、大血藤

(一)来源

为木通科植物大血藤的干燥藤茎。又称红藤。主产江西、湖北、湖南、江苏、河南、浙江、安徽、广东、福建等地区。秋、冬二季采收,除去侧枝,截段,干燥。

(二)炮制

切厚片,生用。

(三)性能

苦,平。归大肠、肝经。

(四)功效

清热解毒,活血,祛风止痛。

(五)应用

1.肠痈腹痛及皮肤疮痈肿痛

本品治疗内痈或外痈,既可清热解毒,又可活血止痛。然其清热解毒之力不甚强,宜与相应的解毒消痈药同用。本品善入大肠,以解肠中热毒,行肠中瘀滞,为治疗肠痈的要药。但以瘀滞期(型)右下腹疼痛,胀满,恶心者多用,并宜与清热解毒及活血、行气药配伍,如常与桃仁、大黄等药同用。

2.跌打损伤,经闭痛经

本品能活血散瘀,消肿,止痛。用治跌打损伤,瘀血肿痛,常与骨碎补、续断、赤芍等药同用;用治经闭痛经,常与当归、香附、益母草等药同用。

3.风湿痹痛

本品有活血化瘀,祛风活络止痛之作用,广泛用于风湿痹痛,腰腿疼痛,关节不利,常与独活、牛膝、防风等药同用。

(六)用法用量

煎服,9~15 g。外用适量。

(七)使用注意

孕妇慎服。

(八)按语

本品善清肠胃之热毒,又能活血。毒去则肿消,血活则痛止,为治痈肿常用药。尤善治肠痈腹痛。

(九)临床研究

(1)以抗妇炎胶囊口服,大血藤汤(大血藤、败酱草、蒲公英、紫花地丁、莪术、桃仁、延胡索、香附各20 g)灌肠,配合多功能微波治疗仪,治疗慢性盆腔炎患者40例,治愈28例,有效11例,无效1例,总有效率97.5%。

(2)以中药内服(伸筋草30 g、秦皮30 g、车前子30 g、陈皮6 g、络石藤30 g、苍术10 g、牛膝15 g、黄檗10 g、薏苡仁30 g、当归10 g、忍冬藤30 g、甘草6 g)配合大血藤颗粒外敷,治疗急性痛风性关节炎32例,显效20例,有效12例,无效0例,总有效率100%。

(十)实验研究

1.化学成分

本品含大黄素、大黄素甲醚、β-谷甾醇、胡萝卜苷、硬脂酸、毛柳苷、大黄酚和红藤多糖、鞣质。

2.药理作用

本品煎剂对金黄色葡萄球菌及乙型链球菌均有较强的抑制作用,对大肠杆菌、白色葡萄球菌、卡他球菌、甲型链球菌及绿脓杆菌,亦有一定的抑制作用。本品水溶提取物能抑制血小板聚集,增加冠脉流量,抑制血栓形成,提高血浆 cAMP 水平,提高实验动物耐缺氧能力,扩张冠状动脉,缩小心肌梗死范围。

十四、败酱草

(一)来源

为败酱科植物黄花败酱、白花败酱的干燥全草。全国大部分地区均有分布,主产于四川、河北、河南、东北三省等地。夏、秋季采收,全株拔起,除去泥沙,洗净,阴干或晒干。

(二)炮制

切段,生用。

(三)性能

辛、苦,微寒。归胃、大肠、肝经。

(四)功效

清热解毒,消痈排脓,祛瘀止痛。

(五)应用

1.肠痈、肺痈及皮肤疮痈肿痛

本品辛散苦泄寒凉,既可清热解毒,又可消痈排脓,且能活血止痛,故为治疗肠痈腹痛的首选药物。治疗肠痈,不论初起的瘀滞期(型),症见右下腹疼痛、胀满,恶心,还是脓肿期(型),右下腹疼痛拒按,且出现肿块、高热者,均常使用。用治肠痈初起,腹痛便秘、未化脓者,常与金银花、蒲公英、牡丹皮、桃仁等同用;

若治肠痈脓已成者,常与薏苡仁、附子同用,如薏苡附子败酱散(《金匮要略》)。用于治疗肺痈及皮肤疮痈肿痛,同样可收清热解毒和活血止痛之功。用治肺痈咳吐脓血者,常与鱼腥草、芦根、桔梗等同用。若治痈肿疮毒,无论已溃未溃皆可用之,常与金银花、连翘等药配伍,并可以鲜品捣烂外敷,均效。

2.瘀滞腹痛

本品活血止痛之功,除有助于消痈止痛以外,亦可用于瘀血阻滞引起的妇女月经失调、痛经及产后腹痛等证,并多与当归等活血止痛、养血调经药同用。

此外,本品还可用于湿热带下、痢疾、黄疸及目赤肿痛等证。

(六)用法用量

煎服,6~15 g。外用适量。

(七)使用注意

脾胃虚弱,食少泄泻者忌服。

(八)按语

本品苦寒清泄,味辛能行,清降中有行散之性,毒解瘀散则痈肿自消,故为治疮痈肿毒常用药。因其辛散入肠胃,可行肠胃之瘀滞,因此为治肠痈之要药。凡肠痈之证,无论有脓无脓均为必用之品。

(九)鉴别用药

鱼腥草、大血藤、败酱草均可清热治痈,治内痈证。其中鱼腥草为治肺痈、咳吐脓血要药,常配芦根使用,又可利尿通淋,治淋证;大血藤为治肠痈要药,常配大黄、金银花使用,兼活血止痛,治血滞证;败酱草常用于肠痈、肺痈,兼祛瘀止痛,治血滞证,此外,亦可治疗肝热目赤肿痛及赤白痢。

(十)临床研究

(1)以薏苡败酱汤(重楼 10 g、牡丹皮 10 g、党参 10 g、桑寄生 10 g、续断 10 g、薏苡仁 10 g、丹参 10 g、茯苓 10 g、败酱草 10 g、炒白术 10 g、白花蛇舌草 10 g、半枝莲 10 g、紫花地丁 10 g、细辛 3 g、金银花 10 g)观察对151例急性哺乳期乳腺炎发病初期炎症因子的影响,痊愈 68 例,显效 39 例,有效 44 例,无效 0 例,总有效率100%。

(2)运用薏苡附子败酱散合千金苇茎汤加桔梗汤[薏苡仁 30 g、附子(先煎)6 g、败酱草 15 g、芦根 30 g、冬瓜 30 g、桃仁 10 g、桔梗 10 g],治疗慢性鼻窦炎患者54 例,显效38 例,有效13 例,无效3 例,总有效率94.44%。

(十一)实验研究

1.化学成分

黄花败酱根和根茎含齐墩果酸,常春藤皂苷元,黄花龙芽苷、胡萝卜苷及多种皂苷;含挥发油,其中以败酱烯和异败酱烯含量最高;亦含生物碱、鞣质等。白花败酱含有挥发油,干燥果枝含黑芥子苷等;根和根茎中含莫罗忍冬苷、番木鳖苷、白花败酱苷等。

2.药理作用

黄花败酱草对金黄色葡萄球菌、痢疾杆菌、伤寒杆菌、绿脓杆菌、大肠杆菌有抑制作用;并有抗肝炎病毒作用,能促进肝细胞再生,防止肝细胞变性,改善肝功能。尚有抗肿瘤作用。

十五、射干

(一)来源

为鸢尾科植物射干的干燥根茎。主产于湖北、河南、江苏、安徽等地。春初刚发芽或秋末茎叶枯萎时采挖,以秋季采收为佳。

(二)炮制

除去苗茎、须根及泥沙,洗净,晒干。切片,生用。

(三)性能

苦,寒。归肺经。

（四）功效

清热解毒，消痰，利咽。

（五）应用

1.咽喉肿痛等证

本品苦寒清降之力虽不及山豆根，但亦为较常用的解毒利咽药。又因其具有祛痰作用，对热毒或肺热咽喉肿痛而痰浊阻滞者，尤为适宜。治热毒塞盛者，可与升麻、马勃、芒硝同用，如射干汤（《幼幼新书》）；治风热犯肺者，可与牛蒡子、荆芥、连翘等发散风热药配伍，如射干消毒饮（《张氏医通》），共收疏散风热、清肺解毒、利咽止痛之效。

本品的清热解毒功效，亦可用于疮痈肿毒、痄腮等热毒病证。可内服，或捣敷局部。

2.痰盛咳喘

本品能祛痰降逆，以止咳平喘，可用以治疗咳喘而痰涎壅滞，喉中痰鸣之证。又因其能消肺热，较宜于痰热所致之咳喘，多与清化热痰药和止咳平喘药配伍，与桑白皮、贝母、马兜铃等药同用，如射干兜铃汤（《痧胀玉衡》）。亦可用于寒痰冷饮所致的咳喘，多与温肺化痰、止咳平喘之药配伍，与半夏、麻黄、细辛、紫菀等同用，如射干麻黄汤（《金匮要略》）。

此外，本品还略有活血、消痰之效，尚可用于妇女经闭、癥瘕积聚、疟母及瘰疬痰核等证。

（六）用法用量

煎服，3～10 g。

（七）使用注意

因本品用量过大能通利大肠，故脾虚便溏者慎用。孕妇忌用或慎用。

（八）按语

本品入肺，善能清肺，故为咽喉肿痛及痰盛咳喘常用之品，尤宜于痰火较甚之咽喉肿痛，咽痛常与升麻、桔梗、马勃等配伍，咳喘需与马兜铃、麻黄等合用。

（九）临床研究

（1）以麻芩射干汤（石膏 30 g，麻黄 15 g，黄芩 25 g，苏子、葶苈子、杏仁、甘草各 15 g，射干、地龙、丹参各 12 g，金银花、知母各 10 g）治疗哮喘 60 例，临床控制 30 例，显效 5 例，有效 21 例，无效 4 例，总有效率为 93.3%。

（2）以射干麻黄汤（射干 9 g，麻黄 9 g，生姜 9 g，细辛 3 g，半夏 9 g，款冬花 6 g，紫菀 6 g，五味子 3 g，大枣 3 枚），随证加减，治疗小儿毛细支气管炎 30 例，显效 18 例，有效 10 例，无效 2 例，总有效率为 93.3%。

（十）实验研究

1.化学成分

本品含射干定、鸢尾苷、鸢尾黄酮苷、鸢尾黄酮、射干酮、紫檀素多种二环三萜及其衍生物和苯酚类化合物等。

2.药理作用

射干对常见致病性真菌有较强的抑制作用；对外感及咽喉疾患中的某些病毒（腺病毒、ECHO11）也有抑制作用；有抗炎、解热及止痛作用；尚有明显的利尿作用。

十六、山豆根

（一）来源

为豆科植物越南槐的干燥根及根茎。本品又名广豆根。主产于广西、广东、江西、贵州等地。全年可采，以秋季采挖者为佳。

（二）炮制

除去杂质，洗净，干燥。切片生用。

（三）性能

苦,寒。有毒。归肺、胃经。

（四）功效

清热解毒,消肿利咽。

（五）应用

1.咽喉肿痛

本品苦寒之性较甚,长于清热解毒以利咽消肿,为治疗热毒塞盛,咽喉红肿疼痛的要药。凡火毒上攻的喉痹、乳蛾、喉痛等病证,均常选用。轻者可单用,如《永类钤方》单用本品磨醋嚼服;重者常与桔梗、栀子、连翘等药同用,如清凉散（《增补万病回春》）;若治乳蛾喉痹,可配伍射干、花粉、麦冬等药,如山豆根汤（《慈幼新书》）。

2.牙龈肿痛、痔疮肿痛、疮痈肿痛及毒虫蛰伤等

可单用本品煎汤,浸洗局部;或磨汁外涂。亦宜与相宜的清热药配伍内服。

此外,本品还可用于湿热黄疸,肺热咳嗽,痈肿疮毒等证。

（六）用法用量

煎服,3～6 g。外用适量。

（七）使用注意

虚寒证忌用。本品味大苦而性甚寒,服用过量易引起恶心、呕吐、头昏、头痛、腹泻、腹痛、四肢乏力、心悸胸闷,甚至四肢逆冷、抽抽搐等,故用量不可过大。

（八）按语

本品苦寒之性较大,泻火解毒力强,为治咽喉肿痛要药,尤宜于热毒较甚、红肿疼痛较重之证。喉癌及疮痈溃烂,用之亦有疗效。

（九）临床研究

（1）运用银翘玄麦汤（金银花 15 g、连翘 15 g、玄参 15 g、麦冬 15 g、桔梗 15 g、甘草 10 g、射干 15 g、山豆根 10 g、牛蒡子 15 g、蝉蜕 12 g、杏仁 10 g）治疗喉源性咳嗽97 例,痊愈81 例,占88.35%;好转16 例,占11.65%;无效 0 例。服 5 剂治愈46 例,10 剂治愈24 例,15 剂治愈11 例。

（2）采用五味消毒饮加减（金银花 10 g、连翘 10 g、牛蒡子 10 g、淡竹叶 6 g、蝉蜕 6 g、山豆根 10 g、僵蚕 10 g、血竭 6 g、蒲公英 10 g、紫花地丁 10 g、苦参 10 g、黄芪 30 g、甘草 6 g、茯苓 20 g、蜈蚣 1 条）联合西医常规治疗带状疱疹39 例,治愈28 例,好转10 例,无效 1 例,总有效率97.44%。

（十）实验研究

1.化学成分

本品主要生物碱及黄酮化合物。生物碱有苦参碱、氧化苦参碱、臭豆碱和甲基金雀花碱等;黄酮类化合物包括柔枝槐酮、柔枝槐素、柔枝槐酮色烯、柔枝槐素色烯。

2.药理作用

本品有抗癌作用,所含苦参碱、氧化苦参碱对实验性肿瘤均呈抑制作用。有抗溃疡作用,能抑制胃酸分泌,对实验性溃疡有明显的修复作用;对金黄色葡萄球菌、痢疾杆菌、大肠杆菌、结核杆菌、霍乱弧菌、麻风杆菌、絮状表皮癣菌、白色念珠菌以及钩端螺旋体均有抑制作用;此外,本品还有升高白细胞、抗心律失常作用、抗炎作用及保肝作用。

十七、马勃

（一）来源

为灰包科真菌脱皮马勃大马勃或紫色马勃的干燥子实体。脱皮马勃主产于辽宁、甘肃、湖北、江苏、湖南、广西、安徽;大马勃主产于内蒙古、河北、青海、吉林、湖北;紫色马勃主产于广东、广西、湖北、江苏、安徽。夏、秋二季子实体成熟时及时采收。

（二）炮制

除去泥沙，干燥。除去外层硬皮，切成方块，或研成粉，生用。

（三）性能

辛，平。归肺经。

（四）功效

清肺利咽，止血。

（五）应用

1.咽喉肿痛等证

本品味辛质轻，入肺经。既能宣散肺经风热，又能清泻肺经实火，长于解毒利咽，为治咽喉肿痛的常用药。本品又能止血敛疮，故对喉证有出血和溃烂者尤为适宜。用治风热及肺火所致咽喉肿痛、咳嗽、失声，常与牛蒡子、玄参、板蓝根等同用，如普济消毒饮（《东垣试效方》）。

2.肺热咳嗽或失声

本品能清肺热而缓和咳嗽，并能利咽开音，故可用于肺热咳嗽或兼声音嘶哑者。治轻证，可单用为丸服。肺热重者，宜与其他清泻肺热之药合用。如配伍薄荷、蝉蜕等药，亦可用于风热咳嗽、音哑者。

3.出血证

本品内服与外用，均可止血。因其药性、微偏寒凉，较宜于血热妄行的吐血、咯血、衄血等出血证，多与其他凉血止血药同用。治外伤出血，可用马勃粉撒敷伤口。现代以消毒的马勃粉、马勃菌丝海绵（除去包被后切成块状的马勃），或用马勃粉混悬液浸泡过的绷带或纱布等敷压伤口，对刀伤、刺伤等外伤出血，手术伤口出血，拔牙后牙槽窝出血及鼻腔出血等，均有较好的止血效果。

（六）用法用量

煎服，2～6 g，布包煎；或入丸、散。外用适量，研末撒，或调敷患处，或作吹药。

（七）使用注意

风寒伏肺咳嗽失声者禁服。

（八）按语

马勃味辛质轻，既能宣散肺经风热，又能清泻肺经实火，长于解毒利咽，为治咽喉肿痛的常用药。本品又能止血敛疮，故对喉症有出血或溃烂者尤为适宜。

（九）鉴别用药

射干、山豆根、马勃均可清热利咽，治咽喉肿痛。射干又能祛痰平喘，治痰热咳喘，配桑白皮，治寒痰气喘，配半夏；山豆根又能抗肿瘤，用于肺、喉、膀胱癌等，用于胃火上炎引起的牙龈肿痛；马勃又能止血，用于治疗吐衄，外伤出血。

（十）临床研究

（1）以自拟银翘散加减（金银花、荆芥各 12 g，芦根 30 g，连翘、牛蒡子、射干、马勃、辛夷各 9 g，凤凰衣、竹叶、蝉蜕各 6 g），随证加减，治疗急性咽喉炎患者 40 例，临床痊愈 6 例，显效 14 例，有效 17 例，无效 3 例，总有效率 92.50%。

（2）内服普济消毒饮（黄芩 15 g，黄连 15 g，陈皮 6 g，甘草 6 g，玄参 6 g，连翘 3 g，柴胡 6 g，桔梗 6 g，板蓝根 6 g，马勃 3 g，牛蒡子 3 g，薄荷 3 g，僵蚕 2 g，升麻 2 g）联合外敷青黛散治疗流行性腮腺炎患者 30 例，治愈 18 例，好转 12 例，未愈 0 例，总有效率 100%。

（十一）实验研究

1.化学成分

本品含紫颓马勃酸、马勃素、马勃素葡萄糖苷。

2.药理作用

脱皮马勃有止血作用，对口腔及鼻出血有明显的止血效果。其煎剂对金黄色葡萄球菌、绿脓杆菌、变形杆菌及肺炎双球菌均有抑制作用，对少数致病真菌也有抑制作用。

十八、白头翁

（一）来源

白头翁为毛茛科植物白头翁的干燥根。主产于吉林、黑龙江、辽宁、河北、山东、陕西、山西、江西、河南、安徽、江苏等地。春、秋二季采挖，除去叶及残留的花茎和须根，保留根头白绒毛，晒干。

（二）炮制

切薄片，生用。

（三）性能

苦，寒。归胃、大肠经。

（四）功效

清热解毒，凉血止痢。

（五）应用

1.痢疾

本品苦寒降泄，清热解毒，凉血止痢，尤善于清胃肠湿热及血分热毒，故为治热毒血痢之良药。对热毒、湿热痢疾（多为细菌性痢疾）或血痢（多为阿米巴痢疾）均有较好疗效，故被称为治痢疾的良药。治湿热、热毒痢疾，常与黄连、黄檗、秦皮等清热燥湿药同用，如白头翁汤（《伤寒论》）；治血痢时作时止，腹痛腹泻，大便带血，色暗红或紫红，或白色黏液中有鲜红色血液者，可单用本品煎服，或以煎液保留灌肠，亦可与阿胶、干姜、赤石脂等药同用，如白头翁汤（《千金方》）。

2.疮痈肿毒

本品苦寒，主入阳明，有解毒凉血消肿之功，可与蒲公英、连翘等清热解毒，消痈散结药同用，以治疗痄腮、瘰疬、疮痈肿痛等证。

此外，本品略有凉血和杀虫之功，还能治疗便血、衄血等出血证，以及妇女阴痒、带下（如滴虫性阴道炎）和疟疾。治阴痒带下，如《圣济总录》白头翁丸，其与艾叶同用；尤宜于煎汤灌洗阴道，可单用，亦可配伍苦参、百部等药。治痢疾，《本草汇言》以本品与黄芩、柴胡等同用。

（六）用法用量

煎服，9～15 g。治阿米巴痢疾可用 15～30 g，7 日为一疗程；保留灌肠，30～50 g，每日 1 次。外用适量。

（七）使用注意

虚寒泻痢慎用。本品有较强的刺激性，灌肠及灌洗阴道宜慎。

（八）按语

白头翁苦寒降泄，能入血分清肠热，善除肠胃热毒蕴结，为治热毒下痢要药。现用于细菌性及阿米巴痢疾均有显著疗效。

（九）临床研究

（1）以白头翁汤加减灌肠（白头翁 30 g、黄芩 30 g、黄连 20 g、秦皮 30 g、黄檗 30 g、栀子 20 g、红藤 30 g、败酱草 30 g、紫花地丁 30 g、防风 15 g、槟榔 15 g、苍术 15 g，水煎）取汁，保留灌肠，治疗溃疡性结肠炎 33 例，显效 23 例，有效 8 例，无效 2 例，总有效率为 94%。

（2）采用白头翁汤[白头翁 15 g、黄连 6 g、黄檗 6 g、秦皮 10 g、木香 10 g（后下）、苍术 10 g、槐花 10 g、地榆 15 g、赤芍 15 g、蒲公英 10 g、冰片 3 g、延胡索 15 g]加减灌肠治疗腹泻型肠易激综合征 60 例，临床治愈 30 例，显效 15 例，有效 10 例，无效 5 例，总有效率为 91.7%。

（十）实验研究

1.化学成分

本品主要含皂苷，水解产生三萜皂苷、葡萄糖、鼠李糖等，并含白头翁素、23-羟基白桦酸、胡萝卜素等。

2.药理作用

白头翁鲜汁、煎剂、乙醇提取物在体外对金黄色葡萄球菌、绿脓杆菌、痢疾杆菌、枯草杆菌、伤寒杆菌、沙门杆菌以及一些皮肤真菌等,均具有明显的抑制作用。本品煎剂及所含皂苷有明显的抗阿米巴原虫作用。本品对阴道滴虫有明显的杀灭作用;对流感病毒也有轻度抑制作用。另外,尚具有一定的镇静、镇痛及抗惊厥作用,其地上部分具有强心作用。

（于秀娟）

第二节 清热泻火药

一、石膏

（一）别名
细石、白虎、软石膏、细理石。

（二）处方名
生石膏、熟石膏、煅石膏。

（三）常用量
10～30 g。

（四）常用炮制

1.石膏
取原药材,捣碎或研细即可。

2.煅石膏
取石膏放入砂锅或铁锅内,煅至酥松为度,放冷研细即可。

（五）常用配伍

1.配知母
清热泻火。用于治疗发热口渴、头痛、小便黄赤等症。

2.配熟地黄
滋阴泻火。用于治疗阴虚火旺所致之牙痛、头痛、口渴、舌黄等症。

3.配麻黄
清肺止喘。用于治疗支气管哮喘、慢性支气管炎咳喘、痰黄、口苦、舌黄等症。

4.配黄芩
清肺胃火邪。用于治疗肺胃热盛,痰黄口渴、恶心腹胀等症。

5.配牡丹皮
凉血消疹。用于治疗血热皮肤斑疹之症。

（六）临床应用

1.流行性乙型脑炎
生石膏 40 g（先煎）,知母 18 g,生甘草 6 g,粳米 10 g,生大黄 10 g,板蓝根 15 g,水牛角粉 6 g。水煎服,日服 1 剂。

2.牙痛
生石膏 30 g,细辛 5 g。水煎服,日服 1 剂。

3.急性扭伤
生石膏粉 150 g,鲜白萝卜 50 g,捣料成糊,外敷患处。

4.皮肤溃疡不敛

煅石膏 45 g,红花 5 g,共研细粉,外用适量,撒于患处。

5.口舌生疮

口炎颗粒(石膏、知母、生地黄、玄参、青蒿、木通、淡竹叶、板蓝根、儿茶、芦竹根、甘草),口服,一次 3~6 g,一日 3 次。

6.淋巴结炎

生石膏 100 g,研细末。与桐油调匀,敷患处,外加纱布包扎,每日换药 1 次(脓肿溃破者勿用)。

(七)不良反应与注意事项

(1)用量过大,可致神呆不语,疲倦乏力,精神不振。

(2)脾胃虚寒者忌用。

二、知母

(一)别名

名母肉、毛知母、光知母。

(二)处方名

知母、盐知母、炒知母、酒知母、知母肉。

(三)常用量

6~15 g。

(四)常用炮制

1.知母

取原药材,去须毛及外皮,用冷水或温水洗净,闷润,切 0.1~0.3 cm 厚之片,晒干。

2.炒知母

取知母片,放热锅中,用微火炒至深黄色,放冷即可。

3.酒知母

知母片 5 kg,黄酒 1 kg。取知母片,加黄酒拌匀,用微火炒至微黄色。

4.盐知母

知母片 5 kg,盐 90 g,水适量。先将知母片加盐水拌匀,微火炒至变色或炒干。

(五)常用配伍

1.配黄檗

滋阴降火。舌红苔黄、咳血等症。

2.配麦冬

清肺泻火。用于治疗肺结核午后低热、手足心热、盗汗、口渴、用于治疗肺中燥热,气管炎导致的干咳、咽喉干燥等症。

3.配酸枣仁

清热养阴除烦。用于治疗虚烦失眠之症。

4.配郁李仁

清火通便。用于治疗血虚津少,大便秘结之症。

(六)临床应用

1.外感发热

白虎汤:生石膏 30~50 g(先煎),知母 12 g,粳米 10 g,甘草 4 g。水煎服,日服 1 剂。

2.肺结核低热咳嗽

知母 15 g,川贝母 10 g,苦杏仁 9 g,炒葶苈子 10 g,法半夏 10 g,秦艽 10 g,橘红 10 g,甘草 6 g。水煎服,日服 1 剂。

3.流行性乙型脑炎

白虎加人参汤:石膏 30 g(先煎),知母 10 g,人参 6 g,粳米 10 g,炙甘草 6 g。水煎至米熟汤成。

4.遗精

知母 15 g,熟地黄 24 g,山茱萸 12 g,山药 12 g,牡丹皮 10 g,云苓 10 g,泽泻 8 g,黄檗 12 g。水煎服,日服 1 剂。

5.妊娠反应

知母 12 g,人参 3 g,黄芩 3 g。水煎服,日服 1 剂。

6.胃火牙痛

知母 15 g,紫花地丁 30 g,白芷 10 g。水煎服,13 服 1 剂。

(七)注意事项

脾胃虚寒、腹泻者慎服。

三、芦根

(一)别名

苇根、芦苇根、苇子根、甜梗子。

(二)处方名

芦根、鲜芦根。

(三)常用量

10～30 g。鲜品 30～60 g。

(四)常用炮制

取鲜品洗净,切 1.5～3 cm 段,晒干即可。

(五)常用配伍

1.配白茅根

增强清热利水功效。用于治疗肾炎水肿及泌尿道感染尿频尿急之症。

2.配竹茹

清胃止呕。用于治疗胃肠炎呕吐、口渴心烦之症。

3.配麦冬

用于治疗热病伤津、干咳、干哕、口干、烦渴等症。

4.配淡竹叶

用于治疗小便赤痛不畅、口苦舌干、脉数等症。

5.配茜草

凉血消斑。用于治疗皮肤斑疹、红赤或瘙痒等症。

(六)临床应用

1.肺脓疡

芦根 30 g,薏苡仁 30 g,冬瓜子 10 g,桃仁 10 g。水煎服,日服 1 剂。

2.胃热呕吐

鲜芦根 100 g,煎浓汁频饮。

3.尿道炎

芦根 30 g,木通 6 g,车前子 30 g(另包),滑石 15 g,白茅根 10 g。水煎服,日服 1 剂。

4.河豚中毒

鲜芦根 60 g,生姜 10 g,紫苏叶 10 g。水煎服,日服 1 剂。

5.牙龈出血

芦根 30 g。水煎服,日服 1 剂。

6.疝气

芦根 50 g。水煎服,早晚分服,每日 1 剂。

7.荨麻疹

芦根 30 g,黄芩 15 g,茜草 10 g,苍耳子 10 g。水煎服,日服 1 剂。

(七)注意事项

脾胃虚寒者慎用。

四、天花粉

(一)别名

瓜蒌根。

(二)处方名

天花粉、花粉。

(三)常用量

10～15 g。

(四)常用炮制

取原药材,加水浸泡,淋水润透,切 0.2～0.3 cm 片,晒干。

(五)常用配伍

1.配知母

滋阴生津泻火。用于治疗糖尿病口渴、尿频及汗多,伤津口渴等症。

2.配芦根

清热生津。用于治疗热病伤津,心烦口渴、恶心、干呕等症。

3.配川贝母

清热化痰。用于治疗肺热咳嗽、痰黄等症。

4.配天冬

消痰散结。用于治疗乳腺增生,肿硬疼痛之症。

(六)临床应用

1.乳腺增生

天花粉 15 g,天冬 30 g,小茴香 10 g。水煎服,日服 1 剂。

2.糖尿病

天花粉 20 g,夏枯草 10 g,蒲公英 15 g,五味子 3 g,人参 3 g,黄芩 12 g,山楂 15 g。水煎服,日服 1 剂。

3.胃热呕吐

天花粉 15 g,清半夏 12 g,黄芩 15 g。水煎服,日服 1 剂。

4.肺结核咳嗽

天花粉 15 g,蜈蚣 2 条,桑叶 15 g,甘草 10 g。水煎服,日服 1 剂。

5.黄褐斑

天花粉 18 g,当归 10 g,黄芪 30 g,薏苡仁 30 g。水煎服,日服 1 剂。

6.过期流产及死胎

结晶天花粉蛋白针剂肌内注射,剂量以 0.45 mg 乘以月份计算;可加注射地塞米松 5 mL,以减少不良反应。一日 2 次,连用 3 天。

7.流行性腮腺炎

天花粉、绿豆各等份,共研细粉,冷水润涂患处,每日 3～4 次。

（七）不良反应

1.变态反应

荨麻疹、血管神经性水肿、胸闷、气急、变应性休克等。

2.毒性反应

腹痛、呕吐、阴道出血、肝大、脾大等。

五、栀子

（一）别名

山栀子、红栀子、黄栀子。

（二）处方名

栀子、炒栀子、姜栀子、焦栀子、栀子炭、盐栀子。

（三）常用量

6～15 g。

（四）常用炮制

1.炒栀子

用微火炒至微黄色或者黄色，放冷即可。

2.焦栀子

取栀子放热锅中炒至焦黄色，炒后略洒水取出。

3.栀子炭

取栀子置180 ℃热锅内，炒至外黑内深褐色，喷水取出，筛去屑末，晒干。

4.姜栀子

栀子500 g，姜50 g。用姜汁拌匀栀子，用微火熔干，或微炒干即可。

5.盐栀子

栀子50 kg，食盐1.5 kg，水适量。取栀子用大火炒至内心半透、喷入盐水取出。

（五）常用配伍

1.配玄参

清热利咽。用于治疗慢性咽炎、咽干不适、咽部异物感及喉炎声音嘶哑、口苦舌黄之症。

2.配淡豆豉

清热除烦。用于治疗阴虚或热病伤津，心烦不安、失眠、头痛等症。

3.配侧柏叶

清热凉血。用于治疗肺结核咯血、胃火吐血、鼻炎出血、痔大便出血等症。

4.配牡丹皮

疏泄肝胆。用于治疗慢性肝炎及胆囊炎腹痛、腹胀；月经腹痛、头痛；神经衰弱之头晕头痛、失眠等症。

5.配白茅根

泻火凉血。用于治疗尿血、尿灼热等症。

6.配大黄

清火通便。用于治疗痔大便出血、疼痛之症。

（六）临床应用

1.咽炎

栀子15 g，玄参15 g，麦冬15 g。水煎服，日服1剂。

2.痰中带血

栀子15 g，侧柏叶15 g，荷叶15 g，黄芩12 g，白茅根20 g。水煎服，日服1剂。

3.痔

栀子 18 g,大黄 10 g,白芍 15 g,甘草 3 g。水煎服,日服 1 剂。

4.胆囊炎

栀子 12 g,白芍 15 g,牡丹皮 12 g,柴胡 12 g,生姜 6 g,甘草 3 g,山楂 10 g。水煎服,日服 1 剂。

5.尿道感染

栀子 15 g,白茅根 30 g,黄檗 10 g,蒲公英 30 g。水煎服,日服 1 剂。

6.肝火头痛

栀子 15 g,龙胆草 8 g,薄荷 6 g,白芷 8 g,石膏 30 g。水煎服,日服 1 剂。

7.慢性胃炎

炒栀子 10 g,淡豆豉 10 g,蒲公英 30 g。水煎服,日服 1 剂。

8.细菌性痢疾

栀子 15 g,黄连 15 g,黄檗 10 g,白芍 15 g,地榆 10 g,木香 6 g,马齿苋 30 g,山楂 30 g。水煎服,日服 1 剂。

9.血小板减少性紫癜

栀子(炒焦)15 g,生地黄 30 g,赤芍 12 g,白茅根 30 g,炙甘草 3 g。水煎服,日服 1 剂。

10.急性黄疸型肝炎

栀子 15 g,茵陈 20 g,鸡骨草 15 g,田基黄 15 g,甘草 3 g,大枣 5 枚。水煎服,日服 1 剂。

11.胎动不安

栀子 6 g,白芍 10 g,黄芩 9 g。水煎服,日服 1 剂。

（七）不良反应与注意事项

（1）胃部不适、恶心、灼烧感。

（2）外敷偶见皮肤红疹、起疱、瘙痒。

（3）中寒便溏者慎用。

六、夏枯草

（一）别名

东风、六月干、广谷草、灯笼头、白花草、大头花、羊肠菜、牛枯草。

（二）处方名

夏枯草、夏枯头。

（三）常用量

6～20 g。

（四）常用炮制

取原药材,摘去花柄,筛去泥土即可。

（五）常用配伍

1.配杜仲

用于治疗高血压所致之头痛、眩晕、烦躁等症。

2.配黄芩

用于治疗内热炽盛、肝火上攻所致之目赤、咽痛、牙痛、头痛等症。

3.配菊花

清肝明目。用于治疗目赤肿痛、迎风流泪以及头目眩晕之症。

4.配玄参

用于治疗阴虚内热、淋巴结核之症。

5.配石决明

用于治疗高血压头痛、颈项不适、眩晕、失眠等症。

（六）临床应用

1.高血压

夏枯草 30 g，石决明 30 g，杜仲 12 g，菊花 12 g。水煎服，日服 1 剂。

2.淋巴结核

夏枯草 30 g，沙参 20 g，玄参 15 g，牡蛎 30 g。水煎服，日服 1 剂。

3.结膜炎

夏枯草 30 g，黄芩 15 g，赤芍 15 g，生地黄 30 g。水煎服，日服 1 剂。

4.内耳眩晕症

夏枯草 20 g，竹茹 6 g，清半夏 12 g，云苓 20 g，黄芩 12 g，桂枝 3 g，钩藤 20 g（后下）。水煎服，日服 1 剂。

5.急性黄疸型肝炎

夏枯草 30 g，茵陈 15 g，大枣 10 枚。水煎服，日服 1 剂。

6.甲状腺良性结节

夏枯草 25 g，当归 10 g，丹参 15 g，昆布 10 g，珍珠母 20 g，生牡蛎 30 g（先煎）。水煎服，日服 1 剂。

7.滑膜炎

夏枯草 30 g，防己 6 g，泽兰 6 g，豨莶草 10 g，薏苡仁 30 g，丹参 10 g，功劳叶 10 g，土茯苓 20 g，当归 10 g，黄芪 15 g，川牛膝 12 g，丝瓜络 6 g。水煎服，日服 1 剂。

8.糖尿病

夏枯草 30 g，木贼 6 g，生地黄 15 g，黄芪 20 g。水煎服，日服 1 剂。

（七）不良反应与注意事项

（1）变态反应恶心、呕吐、心悸、头晕、腹痛、腹泻、皮肤红斑、丘疹等。

（2）脾胃虚弱者慎用。

（于秀娟）

第三节　清热凉血药

一、生地黄

（一）别名

鲜生地黄。

（二）处方名

生地黄、干地黄、干生地黄、大生地黄、细生地黄、小生地黄、焦生地黄、生地黄炭。

（三）常用量

10～30 g。

（四）常用炮制

1.生地黄

取原药材，洗净，切成小段，晒干。

2.焦生地黄

取生地黄片放热锅内，炒至微焦。

3.生地黄炭

取生地黄片,放入热锅内,炒至炭黑色,至外皮发起小泡,喷以清水,放冷即可。

(五)常用配伍

1.配阿胶

滋阴补血。用于治疗血虚有热、面黄乏力、口渴舌黄或出血性疾病、血液耗伤、口干唇焦,烦躁不宁、失眠等症。

2.配玄参

凉血消斑。用于治疗热病皮肤斑疹痒点、烦热口渴等症。

3.配白茅根

清热凉血。用于治疗血热所致之鼻血、尿血、妇女崩漏等症。

4.配地榆

凉血止血。用于治疗痔大便出血、便秘疼痛等症。

5.配生石膏

用于治疗热证牙龈肿痛、口渴舌黄、头痛目赤等症。

6.配白芍

柔肝止痛。用于治疗慢性肝炎、慢性胆囊炎之胁腹疼痛、上脘不适、纳差、恶心、腹胀等症。

(六)临床应用

1.退行性脊椎炎

生地黄20 g,肉苁蓉15 g,淫羊藿6 g,鸡血藤10 g,莱菔子6 g。水煎服,日服1剂。

2.痛风性关节炎

生地黄20 g,山茱萸12 g,山药12 g,泽泻10 g,云苓12 g,牡丹皮10 g,金钱草10 g,黄芪10 g,川牛膝10 g,赤芍10 g,车前子(另包)15 g,盐黄檗6 g,盐知母6 g。水煎服,日服1剂。

3.高血压

知柏地黄丸(盐知母、盐黄檗、熟地黄、山茱萸、山药、泽泻、牡丹皮、云苓),口服,一次2丸,一日2次。

4.化脓性中耳炎

鲜地黄酊(60%地黄乙醇液),清洁耳道后滴耳,一次2~3滴,一日3次。

5.肿瘤化疗毒副反应

生地黄15 g,山茱萸10 g,炒山药15 g,半枝莲15 g,白花蛇舌草15 g,大枣10枚。水煎服,日服1剂。

6.更年期综合征

生地黄30 g,牡丹皮12 g,五味子10 g,炒枣仁15 g,蒲公英30 g,枸杞子12 g,山楂12 g。水煎服,日服1剂。

7.心悸、失眠

生地黄30 g,当归12 g,丹参20 g,何首乌6 g,远志6 g,五味子10 g,合欢花6 g。水煎服,日服1剂。

8.颈椎病

生地黄30 g,杜仲15 g,白芍15 g,菟丝子15 g,黄芩15 g,三七粉3 g(冲服)。水煎服,每日1剂。

9.糖尿病

生地黄30 g,天花粉12 g,夏枯草10 g,山药15 g。水煎服,日服1剂。

10.痛经

生地黄30 g,赤芍15 g,白芍15 g,川芎15 g。水煎服,日服1剂。

(七)不良反应与注意事项

(1)过量服用,可致头痛、头晕、乏力、颜面苍白、口唇发绀、血压下降、心律不齐等。

(2)变态反应,荨麻疹样皮疹。

(3)脾虚、便溏、食少者慎用。

二、玄参

(一)别名

黑参。

(二)处方名

玄参、元参、大玄参、乌远参。

(三)常用量

10～15 g。

(四)常用炮制

1.玄参

取原药材,加水浸泡,闷润,切 0.1～0.3 cm 厚的片,晒干。

2.盐玄参

玄参片 500 g,盐水 100 g。取玄参片,洒匀盐水,微炒即可。

3.制玄参

玄参 5 kg,黑豆 0.5 kg,盐 50 g,水适量。取玄参,加黑豆盐水煮后,晒干,去芦切片。

(五)常用配伍

1.配麦冬

清咽利喉。用于治疗慢性咽炎、咽喉疼痛、干燥不适、声音嘶哑以及慢性扁桃体炎、咽肿干咳等症。

2.配生地黄

凉血消斑。用于治疗热病伤血之皮肤斑疹、口渴舌黄、低热倦怠等症。

3.配牡蛎

软坚散结。用于治疗淋巴结核、甲状腺肿大等病症。

4.配菊花

凉血明目。用于治疗肝火上攻,目赤流泪之症。

(六)临床应用

1.慢性咽炎

玄参 20 g,沙参 15 g,牛蒡子 12 g,甘草 3 g。水煎服,日服 1 剂。

2.荨麻疹

玄参 30 g,麻黄 5 g,蛇床子 6 g,槐花 6 g,地肤子 6 g,炙甘草 3 g。水煎服,日服 1 剂。

3.目赤肿痛

玄参 20 g,大黄 10 g,黄芩 15 g,菊花 15 g,牡丹皮 10 g,木贼 6 g。水煎服,日服 1 剂。

4.淋巴结核

玄参 30 g,牡蛎 30 g,干姜 2 g,肉桂 1 g,黄芩 15 g,夏枯草 30 g,黑豆 15 g。水煎服,日服 1 剂。

5.血栓闭塞性脉管炎

玄参 30 g,黄芪 30 g,当归 12 g,金银花 30 g,赤芍 15 g,乳香 6 g,没药 6 g,炙甘草 3 g。水煎服,日服 1 剂。

6.高脂血症

玄参 20 g,生地黄 20 g,决明子 15 g,生山楂 30 g,女贞子 10 g,丹参 10 g,甘草 3 g。水煎服,日服 1 剂。

7.带状疱疹

玄参 30 g,野菊花 15 g,大青叶 15 g,马齿苋 30 g,生地黄 30 g。水煎服,日服 1 剂。

8.便秘

玄参、黄连、大黄各等份,共研细粉,每服 10 g,每日 2 次。

（七）注意事项

脾虚泄泻者慎用。

三、牡丹皮

（一）别名

连牡丹皮、山牡丹皮、川丹皮、连丹、骨丹皮、丹根、花王、洛阳花、木芍药。

（二）处方名

牡丹皮、粉丹皮、刮丹皮、刮丹、风丹皮、风丹、炒丹皮、丹皮炭。

（三）常用量

6～12 g。

（四）常用炮制

1.牡丹皮

取原药材,拣净杂质,去净木心,洗净,切 0.1～0.2 cm 厚的片,晒干,筛去灰屑即可。

2.酒丹皮

丹皮 500 g、白酒 70 g。取丹皮用白酒喷匀,润 1 小时,至酒被吸尽时,晾干。

3.炒丹皮

取牡丹皮片,用微火炒至黄色即可。

4.丹皮炭

取牡丹皮放锅内,炒至焦黑或炭黑为度。

（五）常用配伍

1.配青蒿

清热除烦。用于治疗肺结核午后低热、夜间盗汗、手足心热等症。

2.配赤芍

增强活血化瘀作用。用于治疗荨麻疹、变应性紫癜、丹毒等皮肤热性斑疹、丘疹等症。

3.配芦根

行血利水。用于治疗慢性肾炎导致的眼睑及下肢水肿之症。

4.配桃仁

泄热化瘀。用于治疗瘀血头痛、失眠、烦躁以及跌打损伤疼痛、痛经等症。

5.配桂枝

温经活血。用于治疗脉管炎肢体发凉疼痛以及冻疮痒痛之症。

6.配菊花

清肝泻火。用于治疗高血压头痛头晕、口苦失眠等症。

7.配皂角刺

消肿化瘀。用于治疗痈肿初起、疼痛灼热或脓成不溃、胀痛不消等症。

（六）临床应用

1.高血压

牡丹皮 15 g,杜仲 15 g,菊花 20 g,黄芩 15 g,赤芍 15 g,山楂 30 g。水煎服,日服 1 剂。

2.变应性鼻炎

牡丹皮 18 g,酒大黄 5 g,苍耳子 10 g,薏苡仁 30 g,辛夷 3 g,生甘草 6 g。水煎服,日服 1 剂。

3.扁桃体炎

牡丹皮 12 g,蒲公英 30 g,地丁 30 g,皂角刺 5 g,青果 3 g。水煎服,日服 1 剂。

4.慢性胃炎

牡丹皮 12 g,山药 12 g,黄芪 30 g,白茅根 30 g,大枣 6 枚。水煎服,日服 1 剂。

5.胃溃疡

牡丹皮 10 g,白芍 15 g,牡蛎 30 g,清半夏 15 g,黄芩 12 g。水煎服,日服 1 剂。

6.冠心病

牡丹皮 15 g,丹参 20 g,葛根 20 g,川芎 10 g,赤芍 10 g,桂枝 3 g。水煎服,日服 1 剂。

7.痛经

牡丹皮 18 g,醋延胡索 15 g,赤芍 15 g,小茴香 6 g,槐花 6 g,红糖 20 g。水煎服,日服 1 剂。

8.荨麻疹

牡丹皮 15 g,赤芍 15 g,生地黄 30 g,麻黄 3 g,紫草 15 g,甘草 10 g。水煎服,日服 1 剂。

9.更年期综合征

牡丹皮 15 g,黄芩 12 g,菟丝子 15 g,杜仲 10 g,黄芪 15 g,太子参 15 g,天麻 15 g,百合 30 g,石斛 6 g。水煎服,日服 1 剂。

10.慢性腰痛

牡丹皮 10 g,泽泻 6 g,山药 12 g,云苓 12 g,山茱萸 6 g,杜仲 12 g,菟丝子 15 g。水煎服,日服 1 剂。

（七）注意事项

(1)孕妇禁用。

(2)虚寒,血虚者慎用。

四、赤芍

（一）别名

北赤芍、川赤芍、京赤芍、西赤芍。

（二）处方名

赤芍、赤芍药、炒赤芍、酒赤芍、醋赤芍。

（三）常用量

6～15 g。

（四）常用炮制

1.赤芍

取原药材洗净,切片,晒干。

2.炒赤芍

赤芍片 100 kg,麦麸 6 kg,在 180 ℃热锅中,撒入麦麸,至冒烟时,倒入赤芍片,炒至微黄色,筛去麦麸即可。

3.酒赤芍

赤芍 5 kg,酒 0.5 kg。取赤芍片,加酒拌匀,用微火烘干,或炒至微黄色。

（五）常用配伍

1.配川芎

增强活血化瘀功效。用于治疗瘀血所致之冠心病、痛经、偏头痛、失眠等病症。

2.配桃仁

行血祛瘀。用于治疗妇女附件炎、痛经、经血量少等病症。

3.配香附

行气化瘀。用于治疗气滞血瘀之胃脘痛、肋痛、痛经等症。

4.配蒲黄

化瘀止痛。用于治疗瘀血胃脘疼痛、慢性胃炎、溃疡病等病症。

5.配小茴香

行气止痛。用于治疗疝气小腹疼痛之症。

（六）临床应用

1.慢性胃炎

赤芍 15 g,蒲黄 3 g(冲服),五灵脂 15 g,甘草 6 g。水煎服,日服 1 剂。

2.疝气

赤芍 15 g,小茴香 15 g(另包),橘核 6 g,干姜 3 g,桂枝 4 g,陈皮 10 g。水煎服,日服 1 剂。

3.慢性胆囊炎

赤芍 15 g,白芍 10 g,柴胡 12 g,香附 10 g,蒲公英 30 g,大黄 5 g。水煎服,日服 1 剂。

4.偏头痛

赤芍 15 g,醋延胡索 15 g,川芎 15 g,山楂 30 g,天冬 15 g,沙参 15 g,黄檗 10 g,木贼 3 g,白芷 6 g,菊花10 g。水煎服,日服 1 剂。

5.癫痫

赤芍 12 g,大黄 6 g,全蝎 6 g,蜈蚣 1 条,红花 6 g,当归 10 g,莪术 6 g,大青叶 10 g,琥珀 3 g(研末冲服)。水煎服,日服 1 剂。

6.冠心病

赤芍 20 g,三七 10 g,红花 10 g,佛手 6 g,当归 10 g,桃仁 10 g,泽泻 6 g,葛根 15 g,生甘草 3 g。水煎服,日服 1 剂。

7.乳腺炎

赤芍 30 g,酒大黄 10 g,金银花 30 g,蒲公英 30 g,丹参 15 g,黄芪 10 g,川芎 10 g,生甘草 6 g。水煎服,日服 1 剂。

8.慢性附件炎

赤芍 15 g,桃仁 10 g,土茯苓 30 g,三棱 10 g,川楝子 10 g,莪术 8 g,醋延胡索 12 g,黄芩 10 g,苦参 15 g,黄檗 12 g,丹参 10 g,香附 10 g,山药 15 g,薏苡仁 15 g。水煎服,日服 1 剂。

9.盆腔炎

赤芍 15 g,乌药 10 g,香附 12 g,刘寄奴 12 g,萆薢 6 g,萹蓄 6 g,猪苓 15 g,女贞子 12 g,苦参 12 g,蒲公英 30 g,马齿苋 30 g,益母草 10 g,甘草 3 g。水煎服,日服 1 剂。

10.淋巴结核

赤芍 18 g,蜈蚣 2 条,苦参 15 g,山药 30 g,百合 15 g,夏枯草 15 g,黄芪 10 g,党参 10 g,沙参 15 g,石斛6 g。水煎服,日服 1 剂。

11.痈疽肿痛

赤芍 20 g,蒲公英 30 g,皂角刺 6 g,金银花 30 g,连翘 20 g,黄芩 15 g,地丁 30 g,甘草 10 g。水煎服,日服 1 剂。

12.失眠

赤芍 20 g,红花 6 g,当归 10 g,黄檗 15 g,钩藤 30 g(后下),琥珀 3 g(冲服),龙骨 30 g,牡蛎 30 g。水煎服,日服 1 剂。

13.慢性肾盂肾炎

赤芍 15 g,白茅根 30 g,马齿苋 30 g,蒲公英 30 g,黄檗 15 g,益智仁 6 g,生蒲黄 6 g(另包),生甘草 6 g。水煎服,日服 1 剂。

（七）注意事项

痈疽已溃者慎用。

五、紫草

（一）别名

地血、鸦衔草、山紫草、红石根、紫根。

（二）处方名

紫草、软紫草、紫草茸、紫草根、老紫草、硬紫草。

（三）常用量

6～20 g。

（四）常用炮制

取原药材,拣净杂质,去苗,剪成 1.5～2 cm 段即可。

（五）常用配伍

1.配连翘

清凉解毒。用于治疗热证之湿疹、荨麻疹、斑疹等病症。

2.配大青叶

清热解毒。用于治疗流行性乙型脑炎、传染性肝炎等所致之高热口渴、小便赤黄、皮肤斑点等症。

3.配黄檗

清血燥湿。用于治疗疖肿、湿疹、水火烫伤等症。

4.配茵陈

清热退黄。用于治疗黄疸型肝炎,皮肤、小便发黄,口渴,腹胀等症。

5.配生地黄

清热凉血。用于治疗外感热病,高热神昏、口舌绛紫以及血热所致之鼻血、尿血等症。

（六）临床应用

1.扁桃体炎

紫草 30 g,黄芩 15 g,蒲公英 30 g。水煎服,日服 1 剂。

2.黄疸型肝炎

紫草 15 g,茵陈 15 g,柴胡 12 g,黄芩 12 g,白茅根 30 g,五味子 6 g,生姜 6 g,大枣 6 枚。水煎服,日服 1 剂。

3.预防麻疹

33%紫草根糖浆口服,6 个月～1 岁每次 10 mL;2～3 岁每次 20 mL;4～6 岁每次 30 mL。每隔日服 2 次,共服 3 天,计 6 次。

4.玫瑰糠疹

紫草 15～30 g(小儿用 6～15 g),煎服,每日 1 次,10 天为 1 个疗程。

5.银屑病

0.1%紫草注射液 2 mL,每日肌内注射 1 次,连用 30～40 次。

6.扁平疣

0.1%紫草注射液,肌内注射,每次 2 mL,每日 1 次,10 次为 1 个疗程。

7.面颈部烧伤

紫草 10 g,菜油 100 mL,加热煮沸 20 分钟后,过滤,凉后备用。用时,先用 75%乙醇清洁创面,抽出水疱积液,然后用纱布块蘸紫草油均匀地涂在创面上,每日 3～4 次,保持创面湿润,连用 7～9 天。小面积轻度烧伤 2～4 天。

8.新生儿臀红

先用 20～25 ℃生理盐水洗净患处,消毒纱布蒸干后,涂当归紫草油,每日 3～4 次。

9.子宫颈糜烂

紫草油外涂,每日 1～2 次,10 次为 1 个疗程。

10.消化道灼伤

紫草油口服,每次 10～20 mL,每日 3～4 次。儿童酌减。

11.肌内注射后硬结

将紫草油涂于硬结皮肤上,加塑料膜覆盖,用无菌纱布包扎,胶布固定。每日涂敷2～6次。

12.变应性紫癜

紫草15 g,黄檗12 g,当归10 g,知母12 g,牛蒡子12 g,苦参12 g,淡竹叶6 g,西河柳10 g,蝉蜕6 g。水煎服,日服1剂。

13.便秘

紫草30 g,杏仁10 g,防风12 g,白术15 g,生姜3 g,山楂10 g。水煎服,日服1剂。

14.荨麻疹

紫草30 g,黄芩15 g,地肤子15 g,苍耳子12 g,土茯苓15 g,天冬30 g。水煎服,日服1剂。

(七)注意事项

脾虚便溏者慎服。

（于秀娟）

第四节　清热燥湿药

一、黄芩

(一)别名

黄文、元芩、印头、空肠、空心草、黄金茶。

(二)处方名

黄芩、淡芩、淡芩片、条芩、子芩、枯芩、片芩、酒芩、焦黄芩、黄芩炭、蜜黄芩。

(三)常用量

6～15 g。

(四)常用炮制

1.黄芩

取原药材,加水浸泡,闷润,晒至八成干,切成0.2～0.3 cm厚的片,晒干。

2.酒黄芩

黄芩5 kg,黄酒1 kg。取黄芩片,加酒拌匀,置热锅内,用微火炒至深黄色,取出晾干即可。

3.黄芩炭

取黄芩片,置200 ℃热锅内,炒至外黑内深黄色,存性,喷水灭火星即可。

4.炒黄芩

取黄芩片,在120 ℃热锅内炒黄为度。

5.焦黄芩

取黄芩片,用大火炒至全焦。

6.蜜黄芩

黄芩片500 g,蜜150 g。先将蜜熔化过滤,再加热至起泡,加入黄芩片,炒至微黄色至黄色,不粘手为度。

(五)常用配伍

1.配黄连

清热解毒。用于治疗热毒肿痛、湿热痢疾等症。

2.配白芍

清肠止痛。用于治疗肠炎及痢疾泻利腹痛等症。

3.配栀子

用于治疗咽喉肿痛、鼻炎出血、胃火吐血等症。

4.配知母

清肺降火。用于治疗肺热咳嗽,痰黄胸痛等症。

5.配夏枯草

清肝降火。用于治疗高血压肝火上炎,头痛、眩晕等症。

6.配地榆

清热凉血。用于治疗痔出血、大便疼痛之症。

7.配桑白皮

清肺止咳。用于治疗外感风热、咳嗽痰黄之症。

8.配苦参

清热解毒。用于治疗皮肤红斑痒疹、荨麻疹、湿疹等症。

(六)临床应用

1.上呼吸道感染

黄芩15 g,穿心莲10 g,金银花10 g,薄荷6 g,炙甘草6 g。水煎服,日服1剂。

2.痢疾、肠炎

黄芩15 g,诃子10 g,黄檗12 g,秦皮12 g,黄连12 g,马齿苋30 g。水煎服,日服1剂。

3.病毒性肝炎

黄芩12 g,焦栀子10 g,茵陈12 g,薄荷6 g,山楂20 g。水煎服,日服1剂。

4.高血压

黄芩15 g,山楂30 g,决明子10 g,罗布麻叶6 g。水煎服,日服1剂。

5.麦粒肿

黄芩15 g,大黄10 g,金银花30 g,薄荷6 g,菊花15 g。水煎服,日服1剂。

6.牙龈炎

黄芩12 g,黄连10 g,牡丹皮15 g,生地黄30 g,升麻6 g,生石膏30 g(先煎)。水煎服,日服1剂。

7.钩端螺旋体病

黄芩15 g,金银花20 g,连翘15 g。水煎服,日服1剂。

8.猩红热

黄芩15 g,紫参10 g,板蓝根20 g。水煎服,日服1剂。

9.月经过多

炒黄芩10 g,焦黄檗10 g,制香附9 g,白芍15 g,炙龟甲10 g,艾叶炭3 g。水煎服,日服1剂。

10.急性扁桃体炎

黄芩15 g,蒲公英30 g,金银花30 g。水煎服,日服1剂。

11.安胎

黄芩9 g,菟丝子10 g。水煎服,日服1剂。

12.肾盂肾炎

黄芩15 g,黄檗12 g,白茅根30 g,蒲公英30 g,苦参15 g,甘草4 g。水煎服,日服1剂。

13.荨麻疹

酒黄芩15 g,苍耳子10 g,大枣10 枚。水煎服,日服1剂。

(七)不良反应

(1)变态反应,可见大水疱样药疹、皮肤潮红、瘙痒、结膜充血。

（2）胃部不适、腹泻。

二、黄连

（一）别名

王连、支连、峨嵋野连、云南黄连、味连、雅连。

（二）处方名

黄连、川黄连、酒黄连、鸡爪黄连、姜黄连、黄连炭、云连。

（三）常用量

5～12 g。

（四）常用炮制

1.酒黄连

（1）酒洗黄连 500 g，黄酒 150 g。取黄连置竹篦中，洒入黄酒，边洒边翻，篦下置一木桶盛淋出之酒，取淋出之酒再洒之，反复数次，使酒全部渗入药料中。取出切 0.2～0.3 cm 厚之片，先晾至半干，再晒干。

（2）酒炒：黄连 5 kg，黄酒 1 kg。取黄连片加酒拌匀，稍闷，用微火炒至深黄色，放冷即可。

2.姜黄连

黄连 5 kg，姜汁 0.5 kg。用生姜汁将黄连拌匀，微炒至干。

3.黄连炭

取黄连用大火炒至外面呈黑色，喷水灭净火星，晒干。

4.醋黄连

黄连 500 g，醋 100 g。取黄连加水浸透后切片，或直接用整货加醋拌匀，至醋渗入后，晒干，再微炒。

5.盐黄连

黄连 500 g，盐 6 g，水适量。取黄连加盐水润透，用微火炒干，至色稍深，放冷即可。

（五）常用配伍

1.配苦参

清热止痢。用于治疗痢疾、肠火所致之腹泻腹痛、里急后重、大便脓血等症。

2.配天花粉

清热生津。用于治疗糖尿病口渴多尿之症。

3.配生地黄

凉血消斑。用于治疗热病皮肤斑疹、瘙痒等症。

4.配吴茱萸

清胃和胃止痛。用于治疗溃疡病、胃炎所致之吞酸、胃脘疼痛等症。

5.配肉桂

用于治疗心火旺盛、肾阴不足所致之失眠、心烦之症。

6.配细辛

清胃止痛。用于治疗胃火上攻所致之口舌生疮、牙痛等症。

（六）临床应用

1.细菌性痢疾

黄连 12 g，黄檗 12 g，黄芩 15 g，栀子 10 g，白芍 13 g，云苓 15 g，地榆 10 g，马齿苋 15 g。水煎服，日服 1 剂。

2.心律失常

黄连 10 g，人参 6 g。水煎服，日服 1 剂。

3.流行性乙型脑炎

黄连 10 g，黄芩 10 g，黄檗 9 g，栀子 10 g，白茅根 20 g，云苓 15 g，侧柏叶 10 g，生地黄 15 g，牡丹皮

10 g。水煎服,日服 1 剂。

4.急性尿道炎

黄连 12 g,黄檗 12 g,车前子 30 g(另包),木通 6 g,白茅根 30 g,泽泻 6 g,滑石 10 g,云苓 10 g。水煎服,日服 1 剂。

5.糖尿病

黄连 10 g,天花粉 10 g,泽泻 6 g,知母 10 g,山药 15 g,人参 6 g。水煎服,日服 1 剂。

6.咽喉肿痛

黄连 12 g,麦冬 30 g,玄参 15 g,薄荷 6 g。水煎服,日服 1 剂。

7.百日咳

100%黄连煎剂,1 岁以下每日 1～1.5 mL;1～2 岁每日 1.5～2 mL;2～5 岁每日 2～2.5 mL;5 岁以上每日 2.5～3 mL。每日 3 次,口服。

8.白喉

黄连粉口服,每次 0.6 g,每日 4～6 次。

9.伤寒

取黄连粉装入胶囊口服,每次 2 g,每 4 小时 1 次,直至体温恢复正常后 3～5 天为止。

10.肺结核

小檗碱每次 300 mg,每日 3 次口服。3 个月为 1 个疗程。

11.猩红热

口服黄连干浸膏。儿童剂量为 0.15～0.3 g,成人 0.45 g,每日 3 次。连用 6～7 天。

12.布氏茵病

0.2%黄连素注射液,每日 2 mL,肌内注射,15 天为 1 个疗程。

13.高血压

黄连 10 g,杜仲 15 g,夏枯草 30 g,赤芍 15 g,泽泻 6 g。水煎服,日服 1 剂。

14.结肠炎

黄连 12 g,苦参 15 g,黄檗 10 g,黄芩 10 g,蒲公英 30 g,干姜 3 g,大枣 10 枚。水煎服,日服 1 剂。

15.沙眼

用 10%黄连液滴眼,每日 2 次,21 天为 1 个疗程。

16.扁桃体炎

黄连 15 g,金银花 30 g,蒲公英 30 g,玄参 12 g。水煎服,日服 1 剂。

17.咽峡炎

黄连 15 g,野菊花 12 g,甘草 6 g。水煎服,日服 1 剂。

18.湿疹

将黄连粉与蓖麻油按 1∶3 调成混悬液,涂搽患部。

(七)不良反应与注意事项

(1)过量服用,可导致血压下降、呼吸困难。

(2)可出现变应性紫癜,皮肤变应性药疹、荨麻疹,偶见头晕、心慌、血压下降、呼吸困难等变应性休克反应。

(3)脾胃虚寒者慎用。

三、黄檗

(一)别名

黄波罗、黄伯粟、灰皮柏、檗皮、檗木、华黄檗、东黄檗、关黄檗。

（二）处方名

黄檗、川黄檗、盐黄檗、酒黄檗、黄檗炭。

（三）常用量

6～12 g。

（四）常用炮制

1.炒黄檗

取黄檗片放锅内,用微火炒至微焦。

2.黄檗炭

取黄檗片在锅内炒至焦黑色,存性放冷,喷淋清水,灭净火星,取出即可。

3.酒黄檗

黄檗 5 kg,黄酒 0.5 kg。取黄檗片用黄酒拌匀,用微火炒干。

4.盐黄檗

黄檗 500 g,食盐 10 g。取黄檗片用盐水拌匀,用微火炒至变色为度。

（五）常用配伍

1.配牡蛎

滋肾涩精。用于治疗肾阴虚所致之手足心热、遗精、盗汗之症。

2.配车前子

清热利水。用于治疗泌尿道感染及肾盂肾炎所致尿痛、尿急之症。

3.配赤芍

清热止痢。用于治疗痢疾大便脓血、腹痛下重等症。

4.配木香

清热止泻。用于治疗胃肠炎腹痛、腹泻之症。

5.配泽泻

清火利水。用于治疗慢性肾炎下肢水肿之症。

6.配生地黄

滋阴清热。用于治疗糖尿病口渴舌干,多饮多尿之症。

（六）临床应用

1.黄疸型肝炎

栀子 10 g,黄檗 12 g,炙甘草 6 g,茵陈 10 g。水煎服,日服 1 剂。

2.腰膝酸痛、脚气肿痛

炒黄檗 12 g,炒苍术 12 g。水煎服,日服 1 剂。

3.湿疹

黄檗、苍术、槟榔各等份,研细末,外搽患处。

4.肺结核潮热盗汗

炒黄檗 12 g,酒知母 10 g,熟地黄 15 g,炙龟甲 15 g。水煎服,日服 1 剂。

5.湿热痢疾

黄檗 15 g,苦参 15 g,蒲公英 30 g,白头翁 10 g。水煎服,日服 1 剂。

6.化脓性中耳炎

黄檗浓缩液(150 g/100 mL)滴耳,一日 2～3 次。

7.流行性脑脊髓膜炎

黄檗流浸膏(每毫升相当生药 1 g),3 岁以下每 6 小时服 3 mL;3 岁以上 4～6 mL;成人 6～10 mL。10 天为 1 个疗程。

8.肺炎

0.2%黄檗碱注射液,每次肌内注射 3 mL,8 小时 1 次,体温降至正常后减为每日注射 2 次。

9.急性结膜炎

10%黄檗煎液滴眼,每次 2～3 滴,每日 2～3 次。

（七）不良反应与注意事项

(1)偶见变应性药疹。

(2)脾虚便溏者慎用。

四、龙胆草

（一）别 名

胆草、草龙胆、地胆草、山龙胆、四叶胆、水龙胆、苦龙胆草。

（二）处方名

龙胆草、酒龙胆、龙胆炭。

（三）常用量

3～9 g。

（四）常用炮制

1.龙胆

取原药材,切去地上部分,洗净切片。

2.龙胆炭

取龙胆段放锅内,用大火炒至焦黑色。

3.酒龙胆

龙胆段 5 kg,黄酒 0.5 kg。取龙胆段用黄酒拌匀,微火炒干。

（五）常用配伍

1.配黄芩

增强清热泻火功效。用于治疗肝胆热盛、口苦舌赤、目赤肿痛以及尿道感染,尿痛尿急之症。

2.配茵陈

清肝退黄。用于治疗黄疸型肝炎胁痛口苦、小便皮肤黄赤等症。

3.配石决明

平肝泻火。用于治疗肝火旺盛或肝阳上亢、高血压所致之头痛口苦、眩晕耳鸣等症。

（六）临床应用

1.急性黄疸型肝炎

龙胆泻肝汤加减:龙胆草 12 g,茵陈 15 g,郁金 10 g,黄檗 10 g,车前子 15 g(另包),柴胡 12 g,炙甘草 6 g。水煎服,日服 1 剂。

2.急性胆囊炎

龙胆草 12 g,黄芩 10 g,栀子 12 g,车前子 15 g(另包),泽泻 6 g,木通 6 g,生地黄 15 g,苦楝皮 5 g,大黄 6 g,柴胡 12 g,当归 10 g,生甘草 6 g。水煎服,日服 1 剂。

3.化脓性中耳炎

龙胆草 20 g,薏苡仁 20 g,栀子 15 g,生地黄 15 g,柴胡 10 g,黄芩 15 g,车前子 15 g(另包),当归 10 g,淡竹叶 10 g,泽泻 6 g,木通 6 g,生甘草 8 g。水煎服,日服 1 剂。

4.带状疱疹

龙胆草 20 g,丹参 20 g,板蓝根 18 g,川芎 15 g,炙甘草 6 g。水煎服,日服 1 剂。

5.阴囊皮炎

龙胆草 20 g,刘寄奴 10 g,五倍子 6 g。水煎滤渣后,加冰片 1 g,浸洗患处,每日 1 次。

6.急性结膜炎

龙胆草 15 g,石决明 20 g。水煎去渣后加食盐 5 g,冷却后洗眼。一日 2～3 次。

7.鼻衄

龙胆草 30 g。水煎服,日服 1 剂。

8.高血压头痛

龙胆草 15 g,黄芩 15 g,石决明 30 g,槐花 6 g,丹参 10 g,决明子 10 g。水煎服,日服 1 剂。

9.肝火耳鸣

龙胆草 15 g,菊花 15 g,磁石 30 g。水煎服,日服 1 剂。

(七)不良反应与注意事项

(1)大剂量服用,可致头痛,颜面潮红,心率减慢,体温降低,倦怠等。

(2)脾胃虚寒者慎用。

五、苦参

(一)别名

苦骨、川参、牛参、白茎、岭茎、地槐、山槐子、虎麻。

(二)处方名

苦参、炒苦参、苦参炭。

(三)常用量

5～12 g。

(四)常用炮制

1.炒苦参

苦参片 500 g,麦麸 100 g。先炒麦麸,至冒烟时,加入苦参片炒至黄色,筛去麦麸即可。

2.苦参炭

将苦参炒至黑色,晾一夜即可。

(五)常用配伍

1.配蛇床子

杀虫止痒。用于治疗湿疮疥癣、阴痒带下、皮肤瘙痒等症。

2.配丹参

用于治疗冠心病胸闷气短、心悸等症。

3.配木香

清热止痢。用于治疗痢疾腹痛腹泻之症。

4.配苍耳子

祛风止痒。用于治疗皮肤瘙痒、荨麻疹等症。

(六)临床应用

1.急性细菌性痢疾

苦参片口服,一次 3 片,一日 3 次。

2.慢性直肠炎

苦参 30 g,槐花 30 g。水煎 2 次,滤液浓缩至 150 mL,加锡类散 2 支,2％盐酸普鲁卡因 10 mL(需做皮肤药敏试验),保留灌肠,每日 1 次。

3.蛲虫病

苦参 20 g,百部 15 g,明矾 5 g。水煎去渣,保留灌肠,每日 1 次。

4.白细胞减少症

10％苦参总碱注射液 200～400 mg/d,肌内注射。

5.滴虫性阴道炎、外阴瘙痒

20％苦参煎剂灌洗或清洗患部,每日1次。

6.烫伤

苦参30 g,连翘10 g,共研细粉,用麻油100 g,调匀后涂患处,每日2次。用于一、二度小面积烫伤。

7.带状疱疹

苦参疱疹酊(苦参、蜂胶各8 g,牡丹皮、灯盏细辛各5 g,75％乙醇100 mL),加药液保湿外敷,每日2~4次。1~2日换棉垫1次,6~8日为1个疗程。

8.盆腔炎、阴道炎、慢性宫颈炎

抗妇炎胶囊(苦参、黄檗、益母草、当归、乌药、杠板归、连翘、艾叶、红豆),口服,一次4粒,一日3次。

9.急性传染性肝炎

苦参粉(可装入胶囊),每次1 g,每日3~4次。

10.急性扁桃体炎

苦参15 g,蒲公英30 g,金银花20 g,麦冬20 g,甘草6 g。水煎服,日服1剂。

11.急性胃肠炎

苦参10 g,黄檗10 g,清半夏10 g,陈皮6 g,车前子15 g(另包),水煎服,日服1剂。

12.小儿肺炎

200％苦参注射液2 mL,肌内注射,每日2次。

13.血吸虫病腹水

苦参10 g。水煎服,日服1剂。

14.人肠滴虫

苦参片,成人每次按生药1.2~4 g的剂量,每日3次。小儿酌减。10天为1个疗程。

15.神经性皮炎

苦参200 g,加入500 mL陈醋内浸泡5天备用。搽患处,每日2次。

16.失眠

苦参12 g,黄芩10 g。水煎服,日服1次。

17.慢性气管炎

苦参10 g,杏仁10 g,地龙10 g,陈皮10 g,蒲公英30 g,甘草6 g。水煎服,日服1剂。

18.肝火头痛

苦参15 g,黄芩15 g,菊花10 g,石决明15 g,川芎6 g,当归6 g。水煎服,日服1剂。

(七)不良反应与注意事项

(1)过量服用可出现毒性反应,头昏、恶心、呕吐、四肢抽搐、语言不利、呼吸不规则,甚则呼吸衰竭。

(2)变态反应,麻疹样药疹。

(3)与北豆根同用可加重心脏传导阻滞和其他不良反应。

(4)与藜芦配伍,可加重心律失常、血压下降等毒性反应。

(5)脾虚、食少、便溏者慎用。

六、秦皮

(一)别 名

岑皮。

(二)处方名

秦皮、北秦皮。

(三)常用量

6~12 g。

（四）常用炮制

取原药材,洗净,切 2 cm 长方块。

（五）常用配伍

1.配黄檗

清热止痛。用于治疗湿热痢疾,大便脓血、里急后重等症。

2.配蛇床子

祛风止痒。用于治疗荨麻疹皮肤瘙痒以及阴囊湿疹等病症。

3.配白头翁

清热解毒。用于治疗阿米巴痢疾、湿热痢疾等病症。

（六）临床应用

1.急性细菌性痢疾

秦皮 12 g,苦参 12 g,木香 6 g,山楂 10 g,黄檗 10 g。水煎服,日服 1 剂。

2.结膜炎

秦皮 30 g,黄连 15 g,淡竹叶 10 g,滑石 30 g。水煎,取药液 1 500 mL,趁热熏洗,一日 2 次。

3.慢性气管炎

100％秦皮喷雾液,使患者在气雾室内每次吸 30 分钟,每日 1 次,10 次为 1 个疗程。同时口服秦皮浸膏片,一次 2 片,一日 3 次。

4.筋骨扭伤

秦皮接骨胶囊(秦皮、龙骨、川贝母、川西小黄菊),口服,一次 3 粒,一日 3 次。

5.结肠炎

秦皮 12 g,黄芪 15 g,猪苓 15 g,蒲公英 30 g,薏苡仁 30 g,大枣 10 枚。水煎服,日服 1 剂。

（七）不良反应与注意事项

(1)过量可导致呼吸中枢毒性反应。

(2)脾胃虚寒者慎用。

（于秀娟）

第十四章

解 表 药

第一节 辛温解表药

味辛性温,以发散风寒表证为主的中草药,叫作辛温解表药。风寒表证的主要表现为发热轻、恶寒重,汗出不畅或无汗,头痛、身痛、舌苔薄白、口不渴、脉浮等。

一、麻黄

(一)别名

草麻黄。

(二)处方名

麻黄、生麻黄、炙麻黄、麻黄绒、净麻黄、制麻黄、蜜麻黄。

(三)常用量

3～9 g。

(四)常用炮制

1.麻黄绒

取原药材去根,切 1.5～2 cm 长段,研绒,筛去灰屑即可。

2.制麻黄

麻黄 500 g,生姜 50 g,甘草 50 g。取甘草、生姜煎汤,煎至味出,趁热浸泡麻黄段,浸后晒干。

3.蜜麻黄(炙麻黄)

麻黄段 50 kg,蜜 5～10 kg。先将蜜熔化后,加入麻黄段,或再加少许水拌匀、稍闷,置锅中用微火炒至蜜干,以不粘手为度。

(五)常用配伍

1.配桂枝

增强宣散风寒、止痛功效,用于治疗外感风寒、头痛、身痛、无汗等症。

2.配杏仁

增强止咳、平喘、化痰作用,用于治疗风寒咳喘之证。

3.配生石膏

用于治疗肺热咳喘之证。如胸满咳喘、口苦舌干、脉浮数等。

(六)临床应用

1.风寒感冒

麻黄汤:麻黄 9 g,桂枝 6 g,苦杏仁 9 g,炙甘草 3 g。水煎服,日服 1 剂。

2.荨麻疹

麻黄 10 g,桂枝 3 g,苦杏仁 6 g,白术 12 g,蝉蜕 6 g,炙甘草 6 g。水煎服,日服 1 剂。

3.支气管炎

止嗽定喘丸(麻黄、苦杏仁、石膏、甘草),口服 1 次 6 g,1 日 2 次。

4.水肿病初起

麻黄 6 g,白术 15 g,茯苓 20 g,冬瓜皮 30 g,薏苡仁 30 g。水煎服,日服 1 剂。

5.咳喘

麻黄 10 g,生石膏 30 g,黄芩 15 g,桑白皮 30 g,生甘草 6 g。水煎服,日服 1 剂。

（七）不良反应与注意事项

（1）长期服用本品能引起病态嗜好。

（2）超过治疗量 5 倍以上时,即可引起中毒。

（3）大剂量中毒可引起心率缓慢、胸闷、气急、烦躁、失眠、头痛、恶心、呕吐、周身发麻、排尿困难,甚至呼吸困难、昏迷等。

（4）心绞痛者用此药可引起心绞痛发作。

（5）偶有变态反应,表现为皮肤红斑、水疱、皮疹、溃疡等。

（6）体虚多汗者忌用麻黄。

（7）高血压、心脏病患者忌用。

二、桂枝

（一）别名
柳桂。

（二）处方名
桂枝、细桂枝、嫩桂枝、桂枝尖、炒桂枝、蜜桂枝。

（三）常用量
3～10 g。

（四）常用炮制

1.炒桂枝

取桂枝放锅中,用微火炒数分钟至深黄色或微焦为度。

2.蜜桂枝

桂枝 10 kg,蜜 2.5 kg。先将蜜熔化,加热至起泡,加入桂枝片拌匀,微洒清水炒至老黄色不粘手为度。

（五）常用配伍

1.配白芍

温中止痛。用于治疗脾胃虚寒之胃病、腹痛。另可用于治疗外感风寒,表虚多汗者。

2.配桃仁

有温经活血功效。用于治疗妇女虚寒痛经、月经失调、慢性附件炎腹痛等症。

3.配附子

温经散寒止痛。用于治疗风寒关节疼痛、四肢疼痛等症。

4.配丹参

通气活血。用于治疗冠心病胸痛、心悸以及血虚失眠、惊悸等症。

5.配甘草

温阳益心。用于治疗阳虚所致的心悸气短、畏寒等症。

（六）临床应用

1.流行性感冒

桂枝汤加减：桂枝 10 g，赤芍 10 g，炙甘草 6 g，厚朴花 10 g，法半夏 10 g，茯苓 12 g，白术 12 g，生姜 10 g，大枣 10 枚。水煎服，日服 1 剂。

2.类风湿关节炎

桂枝芍药知母汤加味：桂枝、白芍各 12 g，制附子 15 g（先煎），甘草 9 g，麻黄 8 g，知母 10 g，白术 15 g，防风 10 g，生姜 10 g。水煎服，日服 1 剂。

3.荨麻疹

桂枝 10 g，白芍 15 g，生姜 10 g，炙甘草 10 g，大枣 12 枚。随症加减：痒甚者加蝉蜕 10 g，白蒺藜 15 g，防风 10 g；皮疹鲜红者加生地黄 30 g，赤芍 10 g；皮疹苍白者加当归 12 g，土茯苓 30 g，苍耳子 10 g。水煎服，日服 1 剂。

4.胃及十二指肠溃疡虚寒性脘腹疼痛

桂枝 10 g，白芍 15 g，黄芪 30 g，陈皮 10 g，醋延胡索 12 g，炙甘草 6 g，生姜 10 g，大枣 10 枚。水煎服，日服 1 剂。

5.冠心病心悸胸痛

桂枝 10 g，薤白 10 g，瓜蒌 30 g，丹参 30 g，炙甘草 6 g，生姜 10 g。水煎服，日服 1 剂。

6.风湿性及类风湿关节疼痛

桂枝 10 g，制附子 6 g（先煎），鸡血藤 30 g，黄芪 30 g，细辛 3 g。水煎服，日服 1 剂。

7.慢性附件炎腹痛

桂枝 10 g，赤芍 12 g，醋延胡索 12 g，桃仁 10 g，红花 6 g，皂角刺 3 g，蒲公英 30 g，炙甘草 6 g，大枣 10 枚。水煎服，日服 1 剂。

（七）不良反应与注意事项

(1)有伤津助火之弊。热病高热、阴虚火旺、血热妄行者禁用。

(2)风热表证、风寒表湿证及温病初起者，不宜应用。

(3)孕妇慎用。

三、防风

（一）别名

防风根、东防风、关防风、西防风、水防风、屏风、公防风、母防风。

（二）处方名

防风、炒防风、口防风、防风炭。

（三）常用量

16～12 g。

（四）常用炮制

1.净防风

取原药材，拣净杂质，去茎及毛茸，洗净，切 2～3 cm 或 0.5 cm 厚的片，晒干。

2.炒防风

取防风片，用微火炒呈深黄色或微焦，放冷即可。

3.防风炭

取防风片在 180 ℃热锅内炒，或用微火炒至黑色为度，喷淋清水，灭净火星取出。

4.蜜防风

防风片 500 g，蜂蜜 200 g。取防风片，加蜜炒至蜜被吸尽，放冷即可。

（五）常用配伍

1.配苍术

增强祛散风湿作用。用于治疗风湿性关节疼痛及风邪皮肤痒疹等症。

2.配秦艽

祛风除湿。用于治疗风湿四肢关节疼痛以及午后、夜间低热者。

3.配白术

润肠健脾。用于治疗脾胃虚弱，运化无力导致的大便秘结之症。

4.配苍耳子

祛风止痒。用于治疗皮肤荨麻疹、瘙痒等症。

5.配川芎

祛风活血止痛。用于治疗头痛、偏头痛。

（六）临床应用

1.头痛

防风通圣散加减：防风 15 g，荆芥 10 g，连翘 15 g，黄芩 15 g，川芎 15 g，当归 12 g，白术 15 g，炒白芍 15 g，栀子 15 g，麻黄 6 g，大黄 8 g，芒硝 8 g，滑石 10 g，生石膏 15 g（先煎），薄荷 6 g（后下）。随症加减：无大便秘结者去大黄、芒硝；无小便黄赤者去滑石、栀子；头昏眼花者加菊花 15 g。水煎服，日服 1 剂。

2.周围性神经麻痹

防风 20 g，川芎 15 g，当归 15 g，蜈蚣两条（研粉）。前三味水煎汤，送服蜈蚣粉。每日 1 剂，分 2 次服。

3.慢性肠炎

防风 15 g，白芍 15 g，补骨脂 10 g，五味子 10 g，乌梅 6 g。水煎服，日服 1 剂。

4.脾胃虚大便秘结

防风 15 g，白术 30 g，蒲公英 30 g。水煎服，每日 1 剂。

5.砷中毒

防风 15 g，绿豆 15 g，红糖 10 g，甘草 6 g。水煎服，日服 1 剂。14 天为 1 个疗程。

（七）不良反应与注意事项

（1）偶见变态反应。于服药后 1 小时内，出现恶心、呕吐、烦躁、皮肤瘙痒、冷汗、灼热、红斑等，或见荨麻疹样药疹、光敏性皮炎。

（2）血虚发痉及阴虚火旺者慎用。

四、生姜

（一）别名

名姜、鲜姜。

（二）处方名

生姜、川姜、煨姜、闽姜。

（三）常用量

6～15 g。

（四）常用炮制

1.煨姜

取生姜片或块，用纸包好，加水润湿，置炉台上烘烤，或在火中煨至纸黄或焦枯时，去纸即可。

2.闽姜

将生姜切片，加白糖腌制数天而成。

（五）常用配伍

1.配半夏

和胃止呕。用于治疗胃肠炎所致之呕吐、恶心、腹胀等症。

2.配竹茹

清热止呕。用于治疗体虚有热，恶心呕吐，口苦、舌苔黄，尿赤等症。

3.配陈皮

温中行气。用于治疗脾胃有寒，脘腹胀满，胃脘疼痛之症。

4.配大枣

和胃解表。用于治疗风寒感冒，胃脘不舒，恶心、呕吐等症。

（六）临床应用

1.慢性胃炎

生姜泻心汤：生姜 15 g，炙甘草 9 g，党参 10 g，干姜 3 g，黄芩 9 g，黄连 3 g，制半夏 9 g，大枣 4 枚。水煎服，日服 1 剂。

2.风寒感冒

生姜 30 g，紫苏叶 10 g。水煎服，日服 1 剂。

3.急性细菌性痢疾

生姜 50 g，红糖 30 g。水煎分 3 次服，日服 1 剂。

4.急性扭伤

取生姜适量，捣烂去汁，加入食盐少许拌匀，外敷患处，可用绷带固定，每日 1 次。

5.尿潴留

将生姜 15～24 g，咀嚼后用开水吞服。一般可在用药后 5 分钟内缓解症状，过半小时后按上法续服 1 次。

（七）不良反应与注意事项

（1）大剂量口服可致鼻血。

（2）外敷偶可见皮肤变应性紫癜。

（3）高血压患者不宜多用。

（4）阴虚内热盛者不宜应用。

五、荆芥

（一）别名
假苏、香荆芥。

（二）处方名
荆芥、炒荆芥、荆芥炭、黑荆芥。

（三）常用量
3～9 g。

（四）常用炮制

1.炒荆芥
将荆芥段炒至微黄或黄色。

2.醋荆芥
荆芥段 50 kg，醋 5 kg。取荆芥段加醋炒至大部分黑色为度。

3.荆芥炭
取荆芥段置180 ℃热锅中，炒至黑色存性，加水灭净火星，放冷即成。

（五）常用配伍

1.配薄荷

治疗感冒头痛,鼻塞不通,无汗,四肢疼痛等症。

2.配防风

治疗感冒无汗身痛及荨麻疹皮肤瘙痒之症。

3.配白芷

治疗头痛、偏头痛,症见舌苔白,口不渴,少汗等症者。

4.配黄芩

治疗气管炎咳嗽痰多,胸闷不舒,口苦、舌苔发黄者。

（六）临床应用

1.风寒感冒

荆芥 12 g,射干 12 g,柴胡 10 g,防风 10 g,葛根 15 g,苦杏仁 9 g,茵陈 10 g,金银花 10 g,桂枝 10 g,生姜 15 g,甘草 6 g。水煎服,每日 1 剂。

2.传染性软疣

荆芥 12 g,防风 10 g,蝉蜕 10 g,当归 15 g,柴胡 15 g,赤芍 15 g,僵蚕 15 g,黄芩 15 g,薏苡仁 30 g,大青叶 30 g,甘草 6 g。水煎服,日服 1 剂。

3.痔疮出血

荆芥炭 15 g,槐花炭 10 g,共研为细粉,每服 3～4 g,饭前清茶送服,每日 1～2 次。

4.慢性咽炎

荆芥穗 30 g,桔梗 10 g,沙参 30 g,炙甘草 6 g。共研为细末,每服 3 g,每日 1～2 次。

5.荨麻疹

荆芥 12 g,防风 10 g,紫草 30 g,黄芩 15 g,山楂 30 g,甘草 9 g。水煎服,每日服 1 剂。

（七）不良反应与注意事项

(1)变态反应,表现为眼睑浮肿,皮肤丘疹或暗红色斑点,烘热,瘙痒或伴有胸闷,腹痛、恶心、呕吐、腹泻。

(2)表虚盗汗,阴虚头痛者禁服。

(3)服荆芥时忌食鱼、虾、蟹、驴肉等食物。

六、羌活

（一）别名
蚕羌、竹节羌、条羌、鸡头羌、大头羌。

（二）处方名
羌活、川羌活、西羌活、蚕羌。

（三）常用量
3～10 g。

（四）常用炮制
取原药材,洗净,切 0.3 cm 之厚片,晒干或用微火烘干。

（五）常用配伍

1.配川芎
祛风湿、活血、止痛。用于外感风寒关节疼痛,四肢疼痛;风湿性关节炎疼痛;偏正头痛。

2.配防风
增强祛风湿作用。用于治疗风寒头痛、关节疼痛、肢体疼痛之症。

3.配独活

增强祛风湿作用。用于治疗风湿关节疼痛、腰腿疼痛。

（六）临床应用

1.流行性感冒

（1）九味羌活汤：羌活 9 g，防风 8 g，苍术 10 g，川芎 8 g，细辛 3 g，白芷 5 g，生地黄 10 g，黄芩 10 g，甘草 5 g。水煎服，日服 1 剂。

（2）九味羌活丸：口服，一次 6～9 g，日 2～3 次。

2.功能性水肿

羌活胜湿汤加味：羌活 6 g，独活 6 g，藁本 3 g，防风 6 g，川芎 6 g，炙甘草 2 g，蔓荆子 3 g。随症加减：气虚加党参 10 g，炒白术 10 g；尿少加茯苓皮 10 g，泽泻 6 g，车前子 20 g；食积加谷芽 20 g，麦芽 15 g，炒莱菔子 6 g，山楂 30 g；阳虚加巴戟天 10 g，补骨脂 6 g。水煎服，日服 1 剂。

3.风湿性关节炎

羌活 10 g，防风 10 g，生地黄 15 g，苍术 10 g，细辛 4 g，川芎 10 g，白芷 10 g，炙甘草 6 g，秦艽 10 g，五加皮 10 g，独活 10 g，薏苡仁 10 g。水煎服，日服 1 剂。

4.感冒发热

羌活 10 g，板蓝根 30 g，蒲公英 30 g。水煎服，每日 1 剂。

5.肢体麻木

羌活 12 g，鸡血藤 30 g，当归 10 g。水煎服，日服 1 剂。

6.偏头痛

羌活 10 g，白芷 10 g，川芎 15 g，天麻 12 g。水煎服，日服 1 剂。

7.上肢怕冷

羌活 12 g，黄芪 30 g，薏苡仁 30 g，炙甘草 6 g。水煎服，日服 1 剂。

（七）注意事项

阴虚火旺者慎用。

七、白芷

（一）别名

祁白芷、禹白芷。

（二）处方名

白芷、香白芷、川白芷、杭白芷、白芷片、白芷炭。

（三）常用量

3～10 g。

（四）常用炮制

1.白芷片

取原药材，洗净，加水浸 1 天至透，切 0.2～0.3 cm 厚的片，晒干。

2.白芷炭

取白芷片用 180 ℃锅炒至炭存性，加水灭净火星，放冷即成。

（五）常用配伍

1.配藁本

散寒止痛。用于治疗风寒头痛、偏正头痛。

2.配细辛

用于治疗风寒头痛及慢性鼻炎之鼻塞流涕等症。

3.配川芎

治疗风寒头痛、偏正头痛、眉框痛等症。

4.配甘草

缓中和胃止痛。用于治疗胃、十二指肠溃疡或慢性胃炎所致之胃脘疼痛之症。

5.配天麻

治疗头痛、肢体麻木、头晕等症。

6.配菊花

治疗高血压所致之头痛、头项不适等症。

(六)临床应用

1.胃溃疡

白芷 10 g,黄连 9 g,炙甘草 12 g,焦三仙(山楂、神曲、麦芽)各 10 g。共研细粉,饭前口服,一次 6～9 g,一日 3 次。

2.风寒感冒

白芷 9 g,羌活 6 g,防风 10 g,苍术 6 g,细辛 3 g。水煎服,日服 1 剂。

3.头痛、眉棱骨痛

(1)风寒引起者:白芷 6 g,荆芥 6 g,紫苏叶 6 g,川芎 10 g。水煎服,日服 1 剂。

(2)风热引起者:白芷 6 g,菊花 10 g,川芎 10 g,茶叶 6 g。水煎服,日服 1 剂。

4.额窦炎

白芷 15 g,黄芩 15 g,苍耳子 10 g,葛根 15 g,川芎 15 g,薄荷(后下)9 g。水煎服,日服 1 剂。

5.白癜风

(1)白芷 15 g,补骨脂 15 g,北沙参 20 g,防风 15 g。水煎服,日服 1 剂。

(2)15％白芷酊,外涂搽患处,每日 2～3 次。

6.便秘

白芷为末,每服 6 g,米汤入蜜少许送服,连进 2 服。

(七)不良反应与注意事项

(1)大剂量使用能引起强直性间歇性痉挛、惊厥,继则全身麻木。临床服用白芷所引起的中毒表现为恶心、呕吐、头晕、心悸、气短、大汗、血压升高、惊厥、烦躁不安、呼吸困难、心前区疼痛,最后可因呼吸中枢麻痹而死亡。

(2)变态反应:主要为接触性皮炎,皮损主要发生于面颈、胸上部和四肢暴露部位,出现红斑、水肿、水疱、大疱、糜烂、丘疹等。

(3)阴虚血热者忌用本品。

八、藁本

(一)别名

西芎、茶芎、土芎。

(二)处方名

藁本、川藁本、北藁本、香藁本。

(三)常用量

3～10 g。

(四)常用炮制

取原药材,用清水洗净,半阴干,切 0.3 cm 厚的片;或隔夜,再切片,晒干。

（五）常用配伍

1.配细辛

增强祛风散寒止痛作用。用于治疗风寒头痛以及感受风寒所致之鼻塞流涕等症。

2.配苍术

用于治疗风湿腰腿疼痛,关节疼痛。

3.配吴茱萸

用于治疗寒疝疼痛,肠鸣腹痛等症。

4.配川芎

用于治疗偏正头痛,耳鸣头眩等症。

5.配木瓜

用于治疗寒湿肢体麻木、疼痛之症。

（六）临床应用

1.血管神经性头痛

藁本 15 g,当归 15 g,桃仁 12 g,红花 10 g,川芎 15 g,白芷 10 g,生地黄 20 g,黄芪 18 g,丹参 20 g,龙骨 30 g,牡蛎 30 g(先煎),细辛 3 g(后下),甘草 9 g,蜈蚣 2 条。水煎服,日服 1 剂。

2.风湿性关节炎

藁本 15 g,苍术 15 g,防风 15 g,川牛膝 15 g,血竭 6 g。水煎服,13 服 1 剂。

3.慢性鼻炎

辛夷 12 g,藁本 10 g,炒苍耳子 10 g,升麻 6 g,黄芩 15 g,防风 10 g,牛蒡子 10 g,蝉蜕 6 g,连翘 20 g,川芎 12 g,荆芥穗 8 g(后下),红花 6 g,甘草 6 g。水煎服,日服 1 剂。

4.巅顶头痛

藁本 12 g,川芎 15 g,细辛 4 g。水煎服,日服 1 剂。

5.血虚四肢麻木

藁本 12 g,当归 12 g,木瓜 30 g,鸡血藤 30 g。水煎服,日服 1 剂。

6.寒疝疼痛

藁本 15 g,吴茱萸 8 g,小茴香 10 g。水煎服,每日 1 剂。

（七）不良反应与注意事项

(1)变态反应表现为头面及周身奇痒、皮肤出现红色或白色风团块。

(2)阴虚火旺者慎用。

（杜中英）

第二节　辛凉解表药

味辛性凉,能够发散消除风热表证的中草药,叫辛凉解表药。风热表证的主要表现为发热重、恶寒轻、头痛、口苦、口干、红舌质、舌苔黄、脉浮数等。

一、牛蒡子

（一）别名

大力子、牛子、恶实、杜大力、关力子、鼠黏子。

（二）处方名

牛蒡子、炒牛蒡子、大力子、牛子。

（三）常用量

6～15 g。

（四）常用炮制

1.牛蒡子

取原药材,筛去尘土,洗净,晒干或用微火烘干。

2.炒牛蒡子

取牛蒡子用微火炒至鼓起,微黄或黄色,有香味。

（五）常用配伍

1.配桔梗

清热利喉止咳。用于治疗风热感冒,咽喉疼痛,咳嗽吐痰之症。

2.配白芷

清热解毒消肿。用于治疗热毒肿痛或脓成不溃者。

3.配连翘

增强清热解表功效。用于治疗风热感冒,咽痛口干以及口舌生疮、痈肿疮疡之症。

4.配玄参

治疗慢性咽炎口干咽痒,干咳少痰等症。

（六）临床应用

1.风热感冒

牛蒡子 12 g,柴胡 12 g,黄芩 15 g,葛根 15 g,连翘 15 g,金银花 15 g,皂角刺 6 g,生石膏 30 g(先煎)。随症加减:咳嗽加前胡 10 g,射干 10 g;便秘者加大黄 9 g,柏子仁 15 g。水煎服,日服 1 剂。

2.慢性咽炎

牛蒡子 12 g,桔梗 10 g,北豆根 10 g,沙参 10 g,赤芍 15 g,甘草 3 g。水煎服,日服 1 剂。

3.牙周炎

牛蒡子 12 g,栀子 15 g,薄荷 9 g(后下),荆芥 10 g,牡丹皮 10 g,玄参 12 g,夏枯草 15 g,石斛 10 g。水煎服,日服 1 剂。

4.面神经麻痹

牛蒡子 20 g,钩藤 20 g,全蝎 6 g,僵蚕 10 g,白附子 6 g。水煎服,日服 1 剂。

（七）不良反应与注意事项

(1)过量可引起胸闷气急,咽喉阻塞感,头晕呕吐,血压下降。

(2)变态反应,可导致皮肤丘疹,皮肤瘙痒。

(3)脾胃虚寒,便溏泄泻者慎服。气虚者不可过量久服。

二、薄荷

（一）别名

薄荷草、仁丹草、野薄荷。

（二）处方名

苏薄荷、炒薄荷、蜜薄荷、盐薄荷。

（三）常用量

3～9 g。

（四）常用炮制

1.薄荷粉

取原药材晒干,去土及梗,磨成细粉。

2.蜜薄荷

薄荷 500 g,蜂蜜 200 g。先将蜜熔化,至沸腾时加入薄荷拌匀,用微火炒至微黄色即可。

3.盐薄荷

薄荷 50 kg,盐 100 kg,甘草 12.5 kg,桔梗 6 kg,浙贝母 6 kg。先将薄荷叶蒸至软润倾出,放通风处稍凉,再用甘草、桔梗、浙贝母三味煎汤去渣,浸泡薄荷至透,另将盐炒热研细,投入薄荷内,待吸收均匀即成。

(五)常用配伍

1.配菊花

疏散风热,清利头目。用于治疗风热头痛,肝火及肝阳上亢之头目眩、目赤肿痛等症。

2.配夏枯草

用于治疗淋巴结核及目赤肿痛、风热头痛等症。

3.配白僵蚕

清热息风解痉。用于治疗小儿癫痫及皮肤丘疹瘙痒等症。

4.配牛蒡子

清咽利喉。用于治疗咽喉肿痛及慢性咽炎咽干咽痒等症。

(六)临床应用

1.外感高热

薄荷 10 g,荆芥穗 9 g,金银花 30 g,苦杏仁 10 g,前胡 10 g,板蓝根 30 g,黄芩 15 g,柴胡 15 g,淡竹叶 6 g,生石膏 40 g(先煎),生甘草 8 g,连翘 30 g。水煎服,日服 1 剂。

2.慢性荨麻疹

薄荷 15 g,龙眼肉 20 g,大枣 12 枚。水煎服,日服 1 剂。

3.急性咽喉炎

薄荷 12 g,桔梗 10 g,麦冬 20 g,玄参 15 g,板蓝根 15 g,生甘草 10 g,金银花 15 g,白茅根 30 g,生地黄 15 g,藕节 10 g。水煎服,日服 1 剂。

4.黄褐斑

薄荷 10 g,柴胡 10 g,黄芩 15 g,栀子 12 g,当归 10 g,红花 10 g,赤芍 15 g,莪术 12 g,陈皮 6 g,生甘草 10 g。水煎服,日服 1 剂。

5.乳腺炎

薄荷 12 g,蒲公英 40 g,金银花 30 g。水煎服,日服 1 剂。

6.风热牙痛

薄荷 12 g,生石膏 40 g,生地黄 40 g,白芷 10 g。水煎服,日服 1 剂。

(七)不良反应与注意事项

(1)过量可引起中毒反应。主要表现为神经系统症状及消化道刺激征,头痛、眩晕、恶心、呕吐、腹痛腹泻、大汗、四肢麻木、神志恍惚,甚则昏迷、心率缓慢、血压下降等。

(2)胃纳差、久病体虚者慎用。

(3)婴幼儿慎用。

(4)表虚汗多者禁用。

三、蝉蜕

(一)别名

蝉壳、知了壳。

(二)处方名

蝉衣、虫衣、蝉蜕、虫蜕、仙人衣、净蝉蜕。

（三）常用量

3～10 g。

（四）常用炮制

取原药材,加水浸泡 3～5 分钟,轻轻搅动,使泥沙脱落,或去头足,淘净晒干。

（五）常用配伍

1.配薄荷

疏散风热,透疹止痒。用于治疗风疹肤痒、麻疹透发不畅以及风热头痛、目赤等症。

2.配苍耳子

祛风止痒。用于治疗荨麻疹、银屑病、湿疹等皮肤瘙痒之症。

3.配磁石

用于治疗肝火上攻所致之耳鸣耳聋之症。

4.配胖大海

宣肺利咽。用于治疗慢性咽喉炎所致之声音嘶哑、咽干疼痛等症。

（六）临床应用

1.结膜炎

蝉蜕 10 g,黄芩 15 g,蒲公英 30 g。水煎服,每日 1 剂。

2.耳鸣

蝉蜕 10 g,磁石 40 g,夏枯草 30 g,杜仲 6 g,五味子 6 g。水煎服,日服 1 剂。

3.湿疹

蝉蜕 10 g,苍耳子 15 g,薏苡仁 30 g,鸡血藤 30 g,山楂 30 g,生甘草 9 g。水煎服,日服 1 剂。

4.慢性荨麻疹

蝉蜕炒焦、研末,与炼蜂蜜制成丸,每丸 9 g 重。每服 1 丸,每日 2～3 次。

5.头痛

蝉蜕 15 g,葛根 20 g,川芎 15 g,白芍 15 g,白芷 6 g,细辛 3 g,甘草 6 g。水煎服,日服 1 剂。

6.风热感冒

蝉蜕 9 g,前胡 10 g,淡豆豉 15 g,牛蒡子 10 g,瓜蒌仁 6 g,薄荷 6 g(后下)。水煎服,日服 1 剂。

（七）不良反应与注意事项

(1)消化道反应:上腹疼痛、腹胀、肠鸣等。但停药后多可自行消失。

(2)变态反应:全身出汗、颜面潮红、全身出现散在性小皮疹、体温升高等。

(3)孕妇慎用。

(4)痘疹虚寒者忌用。

四、桑叶

（一）别名

霜叶。

（二）处方名

冬桑叶、霜桑叶、蜜桑叶。

（三）常用量

6～15 g。

（四）常用炮制

1.桑叶

取原药材,拣净杂质,去梗搓碎即可。

2.炒桑叶

用微火炒至焦黄色,有焦斑即可。

3.蜜桑叶

桑叶 5 kg,蜜 1.5 kg。先将蜜熔化开,加入桑叶,用微火炒至微黄色至不粘手为度。

4.蒸桑叶

取桑叶放蒸笼内,下垫清洁细麻布,蒸 1 小时,晒干即可。

(五)常用配伍

1.配菊花

凉血明目,清利头目。用于治疗目赤肿痛、风热头痛以及肝阳上亢所致之眩晕、抽搐等症。

2.配紫菀

止咳化痰。用于治疗感冒咳嗽及气管炎咳嗽痰多,口苦胸闷等症。

3.配杏仁

润肺止咳。用于治疗干咳少痰、咽喉干燥发痒等症。

4.配黑芝麻

补益肝肾。用于治疗肝肾阴虚所致之头目眩晕之症。

(六)临床应用

1.肺热咳嗽

桑叶 15 g,苦杏仁 10 g,麦冬 15 g,黄芩 15 g,枇杷叶 10 g,板蓝根 15 g,蒲公英 30 g,炙甘草 6 g,生石膏15 g(先煎)。水煎服,日服 1 剂。

2.百日咳

桑菊饮:桑叶 20 g,薄荷(后下)3 g,菊花 10 g,苦杏仁 6 g,连翘 15 g,桔梗 6 g,芦根 15 g,甘草 5 g。水煎服,日服 1 剂。

3.风热感冒

桑菊感冒颗粒(桑叶、菊花、连翘、苦杏仁、桔梗、薄荷、甘草、芦根)。开水冲服,一次 1～2 袋,一日2～3 次。

4.荨麻疹、神经性皮炎、日光性皮炎、脂溢性皮炎

桑叶 30 g,重楼 15 g,生地黄 15 g,枇杷叶 15 g,生甘草 10 g。水煎服,日服 1 剂。

5.妇女面部褐色斑

桑叶 500 g,隔水蒸消毒,去除杂物,干燥后处理备用。每日 15 g,沸水泡后作茶饮用。连服 1 个月为 1 个疗程。

(七)注意事项

风寒感冒不宜使用。

五、菊花

(一)别名

滁菊花、亳菊、贡菊。

(二)处方名

白菊花、甘菊花、黄菊花、杭菊花、怀菊花、菊花炭。

(三)常用量

6～15 g。

(四)常用炮制

1.菊花

取原药材,挑去杂质,过筛即可。

2.炒菊花

取菊花用微火炒至微黄色或深黄色。

3.菊花炭

取菊花放120 ℃热锅内,翻炒至黄黑色或黑色,喷淋清水,灭净火星取出。

(五)常用配伍

1.配石决明

用于治疗肝阳上亢及高血压头目眩晕、耳鸣、头项疼痛等症。

2.配川芎

活血祛风止痛。用于治疗外感风热头痛及高血压头痛、肝火上炎头痛等。

3.配枸杞子

清利头目,滋补肝肾。用于治疗肝肾不足及血虚导致的头昏目花,腰膝酸软等症。

4.配天麻

祛风止痛。用于治疗高血压眩晕、头痛以及小儿惊痫抽搐等症。

5.配黄芩

清火明目。用于治疗目赤、流泪、目昏等症。

(六)临床应用

1.目昏流泪

菊花20 g,黄芩15 g,赤芍6 g。水煎服,日服1剂。

2.目赤肿痛

菊花15 g,白蒺藜15 g,木贼6 g,蝉蜕10 g。水煎服,日服1剂。

3.偏头痛

菊花30 g,天麻15 g,醋延胡索15 g,黄芩15 g,川芎15 g,百合15 g,甘草3 g。水煎服,日服1剂。

4.干咳咽痛

菊花20 g,麦冬30 g,沙参15 g,山楂30 g,杏仁9 g,甘草6 g。水煎服,日服1剂。

5.高血压、动脉硬化症

菊花30 g,金银花20 g,山楂30 g,炒决明子15 g。每日1剂,开水冲泡15分钟后当茶饮。

6.三叉神经痛

菊花30 g,丹参15 g,白芍15 g,川芎15 g,柴胡10 g,白芷10 g,荜茇10 g,全蝎6 g,僵蚕10 g,细辛(后下)5 g。水煎服,日服1剂。

7.冠心病

菊花30 g,山楂18 g,决明子12 g,泽泻9 g。水煎服,日服1剂。

8.外感风热、发热恶寒

菊花30 g,柴胡15 g,蒲公英30 g,薄荷6 g。水煎服,日服1剂。

(七)不良反应与注意事项

(1)偶见变态反应,表现为面部、手部皮肤瘙痒、烧灼感,水肿性红斑,甚至糜烂、渗出、色素沉着,皮肤瘙痒或见红色丘疹。

(2)胃寒泄泻者慎用。

六、蔓荆子

(一)别名

京子、万金子。

(二)处方名

炒蔓荆子、酒蔓荆、蜜蔓荆、蔓荆子。

（三）常用量

6～10 g。

（四）常用炮制

1.炒蔓荆子

（1）炒黄:取蔓荆子置锅内,微火炒至黄色,去白膜即可。

（2）炒焦:取蔓荆子置120 ℃热锅中炒至微焦,去膜即可。

2.酒蔓荆

先将蔓荆子用微火炒至外膜脱落时,喷洒炒干。

3.蜜蔓荆

先将蔓荆子炒热,再加蜜水炒干。

4.蒸蔓荆

取蔓荆子蒸半小时即可。

（五）常用配伍

1.配菊花

清利头目。用于治疗风热头痛、头目眩晕等症。

2.配川芎

祛风止痛。用于治疗偏正头痛,风湿腰腿痛等症。

3.配黄芩

用于治疗气虚头晕、耳鸣、耳聋等症。

4.配钩藤

祛风解痉。用于治疗惊风抽搐及癫痫抽搐之症。

5.配熟地黄

用于治疗血虚头痛、肢体疼痛之症。

（六）临床应用

1.血管性头痛

蔓荆子15 g,菊花20 g,钩藤20 g(后下),川芎15 g,白芷10 g,薄荷6 g(后下),甘草6 g,细辛4 g(后下)。水煎服,日服1剂。

2.急性鼻窦炎

蔓荆子12 g,白芷10 g,菊花15 g,苍耳子10 g,僵蚕10 g,辛夷9 g,苦杏仁10 g,生石膏20 g(先煎),黄芩12 g,麻黄6 g,细辛3 g(后下),甘草5 g。水煎服,日服1剂。

3.感冒

蔓荆子12 g,紫苏叶10 g(后下),薄荷9 g(后下),白芷10 g,菊花10 g。水煎服,日服1剂。

4.化脓性中耳炎

蔓荆子15 g,功劳叶10 g,苍耳子10 g。水煎服,日服1剂。

5.耳鸣

蔓荆子10 g,地龙15 g,菊花15 g,白术15 g,黄芩12 g。水煎服,日服1剂。

6.皮肤瘙痒

蔓荆子12 g,桑叶30 g,苍耳子12 g,大枣15枚。水煎服,日服1剂。

（七）注意事项

（1）血虚多汗者慎用。

（2）脾胃虚弱者慎用。

七、葛根

（一）别名

柴葛根、柴葛。

（二）处方名

粉葛根、粉葛、干葛、煨葛根、葛根粉、炒葛根。

（三）常用量

6～20 g。

（四）常用炮制

1.葛根粉

取原药材，碾碎过筛，去筋取粉。

2.葛根片

取原药材，加水浸后淋水闷润至透，晒半干，切 0.6 cm 厚之片，晒干。

3.煨葛根

葛根片 500 g，米汤 180 g。取葛根片用米汤拌浸，以吸润为度。连药和米汤一同入锅内炒干，至色成深黄褐色即成。

4.炒葛根

葛根 500 g，麦麸 40 g。将麦麸放热锅中待烟起，加入葛根片，炒至黄色，筛去麦麸即可。

（五）常用配伍

1.配升麻

解表透疹。用于治疗麻疹出不透之症。

2.配山药

健脾止泻。用于治疗热病口渴、腹泻以及脾胃虚弱腹泻等症。

3.配黄连

清热止痢。用于治疗湿热痢疾、大便脓血之症。

4.配白术

用于治疗脾胃气虚、大便溏泄之症。

5.配赤芍

用于治疗血瘀气滞之冠心病心绞痛频繁发作之症。

6.配车前子

利湿止泻。用于治疗小儿脾虚湿滞所致之泄泻之症。

（六）临床应用

1.冠心病

葛根 30 g，丹参 30 g，赤芍 15 g，薤白 10 g。水煎服，日服 1 剂。

2.小儿腹泻

葛根 10 g，车前子 10 g（另包），生姜 2 片。水煎服，日服 1 剂。

3.痢疾

葛根 30 g，黄连 15 g，秦皮 10 g，苦参 12 g，黄檗 10 g，山楂 30 g，生甘草 6 g。水煎服，日服 1 剂。

4.结肠炎

葛根 30 g，黄芪 30 g，薏苡仁 30 g，山药 30 g，大枣 10 枚。水煎服，日服 1 剂。

5.缺血性脑梗死

葛根汤加减：葛根 30 g，麻黄 3 g，桂枝 8 g，白芍 15 g，当归 15 g，丹参 30 g，川芎 15 g，红花 9 g，甘草 6 g，干姜 2 g，大枣 5 枚。随症加减：上肢活动不便，加桑枝 15 g，鸡血藤 30 g；下肢活动不便，加川牛膝

15 g,桑寄生 15 g;痰多加半夏 12 g,陈皮 10 g;血压高加夏枯草 30 g,石决明 30 g。水煎服,日服 1 剂。

6.面神经麻痹

葛根 30 g,桂枝 10 g,白芍 12 g,生姜 6 g,麻黄 3 g,炙甘草 6 g,大枣 10 枚。水煎服,日服 1 剂。

(七)不良反应与注意事项

(1)大剂量可引起中毒,表现为心悸、烦躁、神志不清、面色潮红、精神异常、语言不清、腹胀、呕吐等。

(2)胃寒及表虚多汗者慎用。

八、柴胡

(一)别名

茈胡。

(二)处方名

北柴胡、醋柴胡。

(三)常用量

6～15 g。

(四)常用炮制

醋柴胡:将柴胡饮片置 120 ℃热锅内,喷醋炒至黄色即可。

(五)常用配伍

1.配黄芩

清热解表。用于治疗外感热证所致之口苦、咽干、目眩、烦躁等症。

2.配白芍

清肝止痛。用于治疗胆囊炎疼痛、阴虚胃痛、妇女气滞痛经等症。

3.配枳壳

和胃理气。用于治疗肝脾失调所致之胃脘痛、腹痛、食欲不振等症。

4.配青皮

疏肝理气。用于治疗气滞胁痛、胆囊炎腹痛、痛经等症。

5.配甘草

舒肝和胃。用于治疗肝炎肝区疼痛之症。

6.配茵陈

理气退黄。用于治疗黄疸型肝炎所致之面目爪甲发黄、脘腹胀痛等症。

(六)临床应用

1.痛经

柴胡 15 g,白芍 15 g,醋延胡索 12 g。水煎服,日服 1 剂。

2.月经不调

柴胡 15 g,当归 15 g,川芎 15 g,白芍 12 g,白术 10 g,桂枝 6 g,炙甘草 6 g。水煎服,日服 1 剂。

3.胆囊炎

柴胡 15 g,大黄 9 g,白芍 15 g,陈皮 10 g,紫花地丁 30 g。水煎服,日服 1 剂。

4.病毒性肝炎

柴胡 15 g,黄芩 15 g,人参 10 g,清半夏 10 g,炙甘草 10 g,生姜 10 g,大枣 4 枚。水煎服,日服 1 剂。14 天为 1 个疗程。

5.胆结石

柴胡 15 g,黄芩 15 g,枳壳 15 g,木香 10 g,白芍 20 g,郁金 15 g,大黄 15 g(后下),甘草 10 g。随症加减:黄疸加茵陈 18 g,栀子 15 g;腹胀加厚朴 15 g,莱菔子 10 g。水煎服,日服 1 剂。

6.急慢性阑尾炎

大柴胡汤加减:柴胡 20 g,枳实 15 g,大黄 12 g,黄芩 12 g,姜半夏 15 g,白芍 15 g,牡蛎 30 g,川楝子 15 g,生姜 3 片,大枣 6 枚。水煎服,日服 1 剂。

7.风热感冒

柴胡 15 g,葛根 15 g,羌活 10 g,白芍 15 g,黄芩 15 g,前胡 10 g,桔梗 10 g,白芷 6 g,生石膏 30 g(先煎),金银花 30 g。水煎服,日服 1 剂。

8.梅尼埃病

柴胡 10 g,黄芩 10 g,白芍 15 g,清半夏 15 g,大黄 10 g(后下),枳实 10 g,竹茹 10 g,石菖蒲 10 g,木通 6 g,炙甘草 6 g。水煎服,日服 1 剂。

9.多形红斑

柴胡注射液每次 2 mL,肌内注射,一日 2 次。

(七)不良反应

(1)过量服用可致呕吐、少尿、水肿、无尿等毒性反应。

(2)变态反应表现为皮肤红色丘疹、头痛加重。注射剂可致头晕、心悸、手足麻木、呼吸急促、面色苍白、四肢厥冷、大汗淋漓、血压降低等表现。

九、升麻

(一)别名

北升麻、西升麻、川升麻、绿升麻、花升麻、关升麻、蜀升麻、鸡骨升麻、黑升麻。

(二)处方名

炒升麻、炙升麻、蜜升麻、升麻炭。

(三)常用量

3～9 g。

(四)常用炮制

1.升麻

取原药材洗净,加水闷润 12 小时,切 0.2～0.3 cm 的片即可。

2.炒升麻

升麻片 5 kg,麦麸 0.8 kg。先将锅烧热,加入麦麸与升麻片,炒至微黄色,筛去麦麸。

3.升麻炭

取升麻片,用大火炒至焦黑色。

4.酒升麻

升麻片 5 kg,白酒 1 kg,麦麸 0.6 kg,米酒 0.6 kg。取升麻片,加白酒与水拌匀,用微火熔干,再将锅烧热,撒入麦麸,至冒烟时,倒入升麻片,1～2 分钟后成微黄色,筛去麦麸。

5.蜜升麻

升麻 500 g,蜜 100 g。先将蜜煮沸,加入升麻片,炒至蜜被吸尽,升麻呈黄红色,放冷即可。

(五)常用配伍

1.配牛蒡子

清热透疹。用于治疗疹毒热盛,疹出不畅之症。

2.配生石膏

清胃泻火。用于治疗胃热火盛所致之牙痛齿肿、口舌生疮之症。

3.配柴胡

清热解表。用于治疗外感风热,发热恶寒之症。

4.配黄芪

升提中气。用于治疗气虚所致之子宫脱垂、久痢脱肛、胃下垂等症。

（六）临床应用

1.风热感冒

升麻 6 g，柴胡 10 g，蒲公英 30 g，生姜 6 g。水煎服，日服 1 剂。

2.急性鼻窦炎

升麻葛根汤加味：升麻 6 g，葛根 15 g，赤芍 10 g，黄芩 12 g，鱼腥草 15 g，蒲公英 30 g，桔梗 6 g，白芷 8 g，苍耳子 12 g，生甘草 6 g。随症加减：身热、舌红、脉数加生石膏 30 g；口苦、耳鸣、耳聋加龙胆草 10 g；头晕、身重、胃纳呆滞加佩兰 10 g，藿香 6 g，薏苡仁 20 g；鼻塞加辛夷 10 g，苦杏仁 9 g；涕中带血加紫草 10 g，牡丹皮 12 g，白芍 10 g，炙甘草 3 g；气虚无力加黄芪 15 g，当归 10 g；便秘加生大黄 10 g。水煎服，日服 1 剂。

3.胃下垂

升麻 6 g，葛根 15 g，黄芪 30 g，炙甘草 10 g，细辛 3 g(后下)，大枣 10 枚。水煎服，日服 1 剂。

4.习惯性流产

黄芪 30 g，升麻 8 g，人参 5 g，白术 12 g，当归 10 g，续断 12 g，杜仲 10 g，菟丝子 15 g，炙甘草 6 g。水煎服，日服 1 剂。

（七）不良反应与注意事项

（1）剂量过大，可出现毒性反应，头痛、震颤、四肢强直性收缩等。

（2）可致皮肤充血、胃肠炎、呼吸困难等不良反应。

（3）体虚汗多者慎用。

（杜中英）

第十五章

止咳化痰平喘药

第一节　止咳平喘药

一、杏仁

（一）处方名

苦杏仁、杏仁、光杏仁、杏仁泥、炙杏仁、蜜杏仁、炒杏仁。

（二）常用量

5～9 g。

（三）常用炮制

1.杏仁

取原药材，置开水锅中浸泡半小时，或者至皮皱起，倾入冷水中搓去皮，晒干，筛去皮即可。

2.炒杏仁

取杏仁用微火炒至微黄色有焦香味为度。

3.蜜杏仁

杏仁 0.5 kg，蜜 100 g。取杏仁加蜜炙，以不粘手为度。

（四）常用配伍

1.配前胡

止咳化痰。用于治疗感冒咳嗽、气管炎咳嗽、痰多胸闷等症。

2.配桔梗

止咳祛痰。用于治疗外感风寒、咳嗽痰多、胸闷气促等症。

3.配瓜蒌

润肺止咳。用于治疗肺热咳嗽，干咳少痰、口舌干燥、胸闷、吐痰不利等症。

（五）临床应用

1.上呼吸道感染

杏仁 10 g，法半夏 10 g，云苓 12 g，陈皮 10 g，前胡 10 g，枳壳 6 g，桔梗 6 g，甘草 6 g，生姜 3 片，大枣 3 枚。水煎服，日服 1 剂。

2.急性气管炎

杏仁 10 g，麻黄 6 g，生石膏 30 g，黄芩 15 g，金银花 30 g，小蓟 15 g，陈皮 6 g，甘草 6 g，生姜 3 片。水煎服，日服 1 剂。

3.便秘

杏仁 10 g，生地黄 30 g，当归 12 g，火麻仁 10 g，桃仁 6 g，枳壳 6 g。水煎服，日服 1 剂。

4.扁平疣

杏仁 9 g,麻黄 6 g,薏苡仁 30 g,大青叶 20 g,赤芍 15 g,紫草 12 g,牡丹皮 12 g,皂角刺 6 g,柴胡 9 g,紫花地丁 30 g,白花蛇舌草 15 g,甘草 9 g。水煎服,日服 1 剂。

(六)不良反应

大量服用可发生中毒,严重者导致死亡。中毒表现为眩晕、头痛、呕吐、心悸、发绀、呼吸急促、血压下降、昏迷、惊厥等。

二、百部

(一)别名

百条根、九丛根、山百根、野天门冬。

(二)处方名

百部、炙百部、制百部、炒百部。

(三)常用量

5～12 g。

(四)常用炮制

1.百部

取原药材洗净,切片,晒干。

2.制百部

百部片 50 kg,甘草 4 kg。取甘草煎汤,加入百部片浸泡后捞出晒干。

3.蜜百部

百部 50 kg,蜜 7 kg。取百部微炒至焦斑,加蜜及水和匀,再用微火缓炒变干。

4.炒百部

取百部用微火炒至微黄色。

(五)常用配伍

1.配沙参

润肺止咳。用于治疗干咳少痰、肺结核咳嗽、低热乏力以及慢性咽炎咽部干痒、干咳等症。

2.配川贝母

清肺化痰。用于治疗肺热咳嗽、咳吐黄痰、胸痛胸闷等症。

(六)临床应用

1.滴虫性肠炎

百部 15 g,党参 15 g,白术 12 g,黄芪 18 g,云苓 15 g,苦参 10 g,秦皮 8 g,砂仁 6 g,蛇床子 6 g,木香 6 g,黄檗 9 g,白头翁 9 g,炙甘草 6 g。水煎服,日服 1 剂。

2.阴虱

百部 60 g,硫黄 30 g,鹤虱 20 g,苦参 20 g,白鲜皮 20 g,地肤子 20 g,五倍子 25 g,蛇床子 18 g,大黄 20 g。水煎洗并湿敷患处,一日 1～2 次。

3.足癣

百部 30 g,苦参 60 g,黄芩 30 g,黄檗 30 g,白鲜皮 30 g,蛇床子 40 g,姜黄 20 g,白芷 20 g。水煎,泡足,每次 30 分钟,每日 1 次。

4.滴虫性阴道炎

百部 30 g,蛇床子 30 g,苦参 40 g,白鲜皮 20 g,明矾 10 g,硫黄 10 g,乌梅 9 g,花椒 3 g。水煎,待药液温度适当时坐浴,每次 30 分钟,每日 1～2 次。

5.淋巴结核

百部 15 g,白果 6 g,牡蛎 30 g,沙参 15 g,百合 15 g,瓜蒌 30 g,黄芩 12 g,紫菀 6 g,桑白皮 12 g。水煎

服,日服 1 剂。

（七）不良反应与注意事项

(1)腹痛、腹泻、胸部灼热感、口咽干燥、头晕等。

(2)过量可引起呼吸中枢麻痹,表现为恶心、呕吐、头昏、头痛、面色苍白、呼吸困难、呼吸麻痹。

(3)脾虚泄泻者慎用。

三、紫菀

（一）别名

青菀、紫倩、山紫菀。

（二）处方名

紫菀、炙紫菀、炒紫菀。

（三）常用量

6～10 g。

（四）常用炮制

1.紫菀

取原药材,拣净杂质,洗净,切片,晒干。

2.炒紫菀

取紫菀,用微火炒至老黄色或微焦。

3.蜜紫菀

紫菀 0.5 kg,蜜 150 g。先将蜜熔化,将紫菀片放入拌匀,炒至深黄色不粘手为度。

（五）常用配伍

1.配款冬花

化痰止咳。用于治疗咳嗽痰多、胸闷气喘之症。

2.配五味子

润肺止咳。用于治疗久咳不止,咳嗽痰多,气喘自汗等症。

（六）临床应用

1.支气管扩张

紫菀 10 g,阿胶 15 g(烊化),桔梗 9 g,知母 10 g,党参 12 g,云苓 10 g,川贝母 9 g,五味子 6 g,甘草 3 g。水煎服,日服 1 剂。

2.支气管炎

紫菀 10 g,芒硝 6 g,木通 6 g,桔梗 9 g,白茅根 20 g,大黄 5 g,甘草 6 g。水煎服,日服 1 剂。

3.百日咳

紫菀 9 g,百部 9 g,白僵蚕 5 g,川芎 5 g,乳香 3 g,胆南星 3 g,赭石 10 g。水煎服,日服 1 剂。

4.支气管哮喘

紫菀 10 g,炙麻黄 6 g,地龙 15 g,延胡索 10 g,紫苏子 10 g,桃仁 10 g,枳实 9 g。水煎服,日服 1 剂。

（七）不良反应与注意事项

(1)阴虚火旺者慎用。

(2)紫菀皂苷有强力溶血作用,其粗制剂不宜静脉注射。

四、紫苏子

（一）别名

黑苏子、杜苏子、南苏子。

（二）处方名

紫苏子、苏子、炒苏子、蜜苏子。

（三）常用量

3～9 g。

（四）常用炮制

1.炒紫苏子

取紫苏子用微火炒至有香味，或起爆声为度。

2.蜜紫苏子

紫苏子 50 kg，蜜 6 kg。取紫苏子加蜜炒至深棕色不粘手为度。

（五）常用配伍

1.配半夏

祛痰平喘。用于治疗咳嗽气喘、胸闷痰多等症。

2.配川贝母

止咳化痰。用于治疗咳嗽气喘、痰多黏稠、咳吐不利等症。

3.配火麻仁

润肠通便。用于治疗体虚津少大便燥结、脘腹胀闷之症。

（六）临床应用

1.慢性气管炎

紫苏子 10 g，半夏 10 g，当归 10 g，前胡 6 g，陈皮 6 g，肉桂 2 g，甘草 3 g，生姜 3 片。水煎服，日服 1 剂。

2.哮喘

炙苏子 12 g，炙麻黄 6 g，紫菀 10 g，佛耳草 10 g，苦杏仁 9 g，黄芩 12 g，法半夏 10 g，云苓 15 g，白僵蚕 10 g，橘红 10 g，炙款冬花 10 g，甘草 6 g。水煎服，日服 1 剂。

3.便秘

紫苏子 10 g，火麻仁 10 g，知母 12 g，防风 10 g，杏仁 9 g，生姜 3 片，陈皮 6 g。水煎服，日服 1 剂。

五、桑白皮

（一）别名

桑树皮、桑皮。

（二）处方名

桑白皮、双皮、炙桑白皮。

（三）常用量

6～15 g。

（四）常用炮制

1.桑白皮

取原药材，去外皮，洗净，切片，晒干。

2.炙桑白皮

桑白皮 5 kg，蜜 1.2 kg。先将蜜加水适量化开，加入桑白皮片拌匀，炒至黄色蜜尽为度。

3.炒桑白皮

取桑白皮片，用微火炒至黄色即可。

（五）常用配伍

1.配枇杷叶

清肺化痰。用于治疗肺热咳嗽、痰黄胸闷、口干苔黄等症。

2.配地骨皮

养阴退热。用于治疗阴虚低热、手足心热、夜间盗汗、口咽干燥等症。

3.配白茅根

清热利水。用于治疗泌尿系感染,尿痛尿频、小便不畅以及慢性肾炎下肢水肿等症。

（六）临床应用

1.急性气管炎

桑白皮 15 g,黄芩 15 g,苦杏仁 9 g,川贝母 9 g,枇杷叶 10 g,桔梗 9 g。水煎服,日服 1 剂。

2.鼻出血

桑白皮 30 g,白茅根 30 g,芦根 20 g,黄芩 15 g,大黄 6 g。水煎服,日服 1 剂。

3.支原体肺炎

桑白皮 15 g,姜半夏 6 g,紫苏子 10 g,杏仁 6 g,浙贝母 6 g,黄芩 6 g,黄连 2 g,栀子 6 g,苇茎 20 g,白僵蚕 6 g,瓜蒌 15 g,金银花 6 g。水煎服,日服 1 剂。

4.痤疮

桑白皮 20 g,黄芩 15 g,枇杷叶 10 g,苦参 10 g,栀子 6 g,金银花 15 g,茵陈 10 g,白花蛇舌草 20 g,甘草 5 g。水煎服,日服 1 剂。

5.小儿急性肾炎

麻黄 3 g,连翘 6 g,金银花 6 g,赤小豆 30 g,桑白皮 9 g,云苓 9 g,泽泻 6 g,车前草 10 g,白茅根 30 g,蝉蜕 6 g。水煎服,日服 1 剂。

6.肾炎水肿

桑白皮 30 g,冬瓜皮 30 g,大腹皮 10 g,薏苡仁 30 g,芦根 30 g,桑寄生 15 g,车前草 30 g,白花蛇舌草 15 g。水煎服,日服 1 剂。

六、葶苈子

（一）别名

独行菜子、辣辣根子、播娘蒿子。

（二）处方名

葶苈子、炒葶苈子、蜜葶苈子。

（三）常用量

5～10 g。

（四）常用炮制

1.炒葶苈子

取葶苈子用微火炒 2～3 分钟,至有响声并有香气时为度。

2.蜜葶苈子

葶苈子 0.5 kg,蜜 200 g。先将蜜熬黄,加入葶苈子,用微火翻炒呈紫色为度。

（五）常用配伍

1.配桑白皮

行水平喘。用于治疗水气壅肺、喘咳胸闷、下肢水肿、小便不利等症。

2.配泽泻

泻水消肿。用于治疗肾性及心性水肿、小便不利、脘胸胀闷等症。

3.配干姜

温肺止咳。用于治疗肺寒咳喘、痰多胸闷、呕恶脘胀等症。

（六）临床应用

1.胸腔积液

炒葶苈子 10 g，大枣 12 枚。水煎服，日服 1 剂。

2.内耳眩晕症

葶苈子 10 g，云苓 15 g，桂枝 8 g，炒白术 10 g，天麻 10 g，泽泻 6 g，半夏 10 g，淡竹叶 6 g，甘草 3 g。水煎服，日服 1 剂。

3.肺心病

葶苈子 10 g，百合 15 g，川贝母 10 g，法半夏 10 g，陈皮 10 g，枳壳 6 g，紫苏子 6 g，云苓 10 g，虎杖 6 g，茵陈 6 g，板蓝根 15 g，丹参 15 g，牡丹皮 6 g。水煎服，日服 1 剂。

4.支气管哮喘

葶苈子 15 g，紫苏子 15 g，炙麻黄 8 g，陈皮 10 g，地龙 15 g，麦冬 30 g，沙参 15 g，干姜 3 g，甘草 6 g。水煎服，日服 1 剂。

5.慢性肾炎

葶苈子 10 g，防己 10 g，椒目 6 g，大黄 6 g，桂枝 6 g，黄芪 30 g，白术 15 g，云苓 20 g，泽泻 6 g，蝉蜕 6 g，薏苡仁 30 g，甘草 6 g。水煎服，日服 1 剂。

6.肝硬化腹水

葶苈子 15 g，黄芪 30 g，党参 15 g，云苓 20 g，益母草 15 g，炙鳖甲 15 g，白术 15 g，泽泻 6 g，土鳖虫 10 g，莪术 10 g，三棱 6 g，白花蛇舌草 15 g，蒲公英 30 g，车前草 30 g。水煎服，日服 1 剂。

（七）不良反应与注意事项

(1)心脏毒性：心律减慢、传导阻滞。

(2)变应性休克胸闷、恶心、呕吐、头晕、心慌、面色苍白、大汗、呼吸困难、血压下降等。

(3)体质虚弱者慎用。

七、枇杷叶

（一）别名

杷叶。

（二）处方名

枇杷叶、蜜枇杷叶、炒枇杷叶。

（三）常用量

6～10 g。

（四）常用炮制

1.枇杷叶

取原药材，刷净背面毛茸，去柄，洗净，切丝，晒干。

2.炒枇杷叶

取枇杷叶丝，放 120 ℃热锅内，炒至微焦即可。

3.蜜枇杷叶

枇杷叶 0.5 kg，蜜 100 g。先将蜜化开，加适量水与枇杷叶拌匀，炒至微黄色不粘手为度。

（五）常用配伍

1.配紫菀

化痰止咳。用于治疗感冒咳嗽及气管炎咳嗽痰多、胸闷、喉痒等症。

2.配竹沥

清肺化痰。用于治疗肺热咳嗽、痰黄黏稠、咳吐不利、舌干口苦等症。

3.配半夏

止咳祛痰。用于治疗咳嗽痰多、呕恶痞闷、胸闷胸痛等症。

（六）临床应用

1.痤疮

枇杷叶10 g,桑白皮15 g,黄檗10 g,黄连6 g,人参6 g,黄芩12 g,桑寄生12 g,玄参12 g,蒲公英30 g,小蓟30 g,白花蛇舌草15 g,甘草3 g。水煎服,日服1剂。

2.妊娠呕吐

枇杷叶6 g,白术6 g,黄芩9 g,云苓10 g,姜竹茹6 g,法半夏6 g,陈皮6 g,大枣6枚。水煎服,日服1剂。

3.百日咳

枇杷叶9 g,麦冬10 g,天冬10 g,北沙参9 g,百合10 g,瓜蒌仁6 g,百部8 g,桔梗4 g,木蝴蝶3 g,橘红6 g,桑白皮6 g,地龙6 g,蒲公英10 g。水煎服,日服1剂。

4.慢性气管炎

枇杷叶10 g,紫菀10 g,黄芩10 g,金银花15 g,黄芪15 g,姜半夏10 g,竹茹6 g,紫苏叶6 g,炙甘草6 g。水煎服,日服1剂。

5.回乳

枇杷叶20 g,炒麦芽30 g,炒神曲30 g。水煎服,日服1剂。

（七）不良反应

未除毛之枇杷叶可引起咳嗽、喉头水肿、痉挛等症状。

八、白果

（一）别名

银杏果、公孙树果、佛指柑。

（二）处方名

白果、白果仁、炒白果。

（三）常用量

3～9 g。

（四）常用炮制

炒白果:取白果肉用微火炒至黄色。

（五）常用配伍

1.配地龙

止咳平喘。用于治疗哮喘、气管炎所致之喘促胸闷、咳嗽痰多等症。

2.配半夏

止咳祛痰。用于治疗感冒咳嗽、气管炎咳嗽、痰多、胸脘痞闷等症。

3.配干姜

温肺止咳。用于治疗肺寒咳嗽、痰白清稀、食纳少进、四肢不温等症。

（六）临床应用

1.支气管炎

白果10 g,麻黄3 g,葶苈子10 g,紫苏子6 g,款冬花10 g,炒杏仁9 g,蜜桑白皮15 g,黄芩15 g,法半夏12 g,陈皮6 g,枳壳6 g,甘草3 g。水煎服,日服1剂。

2.遗尿

白果6 g,益智仁6 g,茯神5 g,女贞子5 g,覆盆子4 g,金樱子3 g,桑螵蛸6 g,菟丝子9 g,五味子6 g,莲须3 g,生龙骨10 g,生牡蛎10 g。水煎服,日服1剂。或将白果仁炒熟,每岁1枚,最多不超过20枚,每晚服 1 次,连用 7～10 天。

3.肺结核

白果 10 g,枇杷叶 12 g,沙参 15 g,百部 15 g,白及 10 g,夏枯草 20 g,瓜蒌 20 g,枸杞子 10 g,阿胶 15 g(烊化),紫菀 10 g,白薇 6 g,甘草 3 g。水煎服,日服 1 剂。

4.冠心病

白果 10 g,丹参 15 g,赤芍 12 g,牡丹皮 12 g,红花 6 g,川芎 10 g,当归 6 g,生地黄 30 g,桂枝 3 g,葛根 15 g,三七粉 2 g(冲服)。水煎服,日服 1 剂。

(七)不良反应

1.消化系统

呕吐、腹胀、腹痛、腹泻等。

2.造血系统

白细胞计数升高。

3.神经系统

头痛、昏迷、惊厥、抽搐、触觉、痛觉消失等。

4.皮肤过敏

潮红、瘙痒、丘疹、血肿、起疱等。

(韩文正)

第二节　清化热痰药

一、桔梗

(一)别名

苦梗、苦桔梗。

(二)处方名

桔梗、炒桔梗、蜜桔梗。

(三)常用量

5～12 g。

(四)常用炮制

1.桔梗

取原药材洗净,急速摊开,去芦,隔一夜,切片,晒干。

2.炒桔梗

取桔梗炒至微黄为度。

3.蜜桔梗

桔梗片 0.5 kg,蜜 150 g。先将蜜炼至起泡,或加入清水炼滚后,再加桔梗片,炒至蜜尽色黄为度。

(五)常用配伍

1.配半夏

止咳祛痰。用于治疗风寒咳嗽、咳痰不利、胸闷不适等症。

2.配紫苏

宣肺止咳。用于治疗风寒感冒、咳嗽吐痰、痰稀量多等症。

3.配白芷

开气排脓。用于治疗疮痈已溃,脓出不畅或脓成不溃等症。

(六)临床应用

1.肺脓肿

桔梗 10 g,桑白皮 15 g,川贝母 10 g,当归 12 g,瓜蒌仁 12 g,防己 9 g,百合 20 g,薏苡仁 30 g,五味子 9 g,地骨皮 10 g,知母 10 g,苦杏仁 9 g,葶苈子 12 g,黄芩 15 g,枳壳 6 g,甘草 5 g。水煎服,日服 1 剂。

2.咽喉炎

桔梗 10 g,牛蒡子 9 g,薄荷 6 g,甘草 6 g,蝉蜕 6 g,乌梅 10 g,射干 9 g,青果 6 g,麦冬 10 g。水煎服,日服 1 剂。

3.外感咳嗽

桔梗 9 g,远志 6 g,蜜款冬花 9 g,紫苏叶 6 g,黄芩 9 g,炙甘草 6 g,生姜 4 片。水煎服,日服 1 剂。

4.乳腺增生症

桔梗 15 g,川芎 15 g,枳实 10 g,皂角刺 6 g,白芍 10 g,桃仁 10 g,赤芍 12 g,牡丹皮 12 g,云苓 20 g,夏枯草 15 g,麦冬 15 g,黄芩 10 g,甘草 5 g。水煎服,日服 1 次。

5.细菌性痢疾

桔梗 20 g,黄连 10 g,陈皮 6 g,枳壳 9 g,白芍 10 g,黄檗 10 g,干姜 3 g。水煎服,日服 1 剂。

(七)不良反应与注意事项

(1)剂量过大,可引起恶心、呕吐、腹痛、腹泻等症。

(2)低血压反应,血压降低、头晕、乏力、心悸等。

(3)咯血者忌服。

二、前胡

(一)别名

冬前胡、信前胡、北前胡、南前胡。

(二)处方名

前胡、炙前胡、炒前胡。

(三)常用量

3～10 g。

(四)常用炮制

1.前胡

取原药材,去梢尾及芦头,切片,晒干。

2.炒前胡

取前胡片用微火炒至微焦为度。

3.蜜前胡

前胡 5 kg,蜜 1.5 kg。将蜜炼黄,加入前胡拌匀,炒至黄色即可。

(五)常用配伍

1.配杏仁

润肺止咳。用于治疗干咳少痰、咽喉发痒、胸闷气喘等症。

2.配紫菀

止咳化痰。用于治疗咳嗽痰多,久咳不止,胸中滞闷等症。

(六)临床应用

1.慢性气管炎

前胡 12 g,紫苏叶 6 g,桔梗 6 g,地龙 15 g,苦参 12 g,陈皮 10 g,黄芩 15 g,姜半夏 12 g,甘草 6 g。水

煎服,日服1剂。

2.冠心病

前胡15 g,枳实10 g,延胡索10 g,郁金12 g,木香6 g,党参15 g,半夏12 g,川芎12 g,黄芪30 g,香附10 g,石菖蒲10 g,丹参18 g,泽泻6 g。水煎服,日服1剂。

3.咽喉炎

前胡12 g,柴胡9 g,法半夏10 g,桂枝3 g,射干15 g,紫苏叶6 g,虎杖6 g,葛根12 g,川芎12 g,桔梗6 g,麦冬15 g,金银花12 g,甘草3 g。水煎服,日服1剂。

4.变应性鼻炎

前胡10 g,防风10 g,乌梅9 g,黄芪15 g,银柴胡10 g,白术12 g,辛夷6 g,白芷9 g,五味子6 g,黄芩12 g,桑寄生15 g,白芍10 g,甘草6 g。水煎服,日服1剂。

三、瓜蒌

（一）别名

栝楼、油栝楼、野苦瓜。

（二）处方名

瓜蒌、全瓜蒌、糖瓜蒌、炒瓜蒌。

（三）常用量

9～15 g。

（四）常用炮制

1.全瓜蒌

取原药材,阴干至其皮萎缩为度。

2.瓜蒌丝

取原药材,切丝,晒干。

（五）常用配伍

1.配薤白

通气除痰。用于治疗冠心病胸痛、气短、心悸等症。

2.配天花粉

生津润肺。用于治疗糖尿病口渴咽干、多饮多尿之症。

3.配半夏

止咳化痰。用于治疗肺热咳嗽、口咽干燥、痰黄等症。

4.配杏仁

润肺止咳。用于治疗干咳少痰、胸痛气促、口咽干燥等症。

（六）临床应用

1.冠心病

全瓜蒌30 g,薤白12 g,制半夏9 g,佛手10 g,川芎15 g,当归10 g,丹参15 g,姜黄9 g,甘草3 g。水煎服,日服1剂。

2.急性乳腺炎

全瓜蒌30 g,炒牛蒡子12 g,天花粉10 g,黄芩15 g,栀子12 g,柴胡10 g,连翘30 g,皂角刺6 g,金银花18 g,青皮9 g,陈皮6 g,甘草6 g。水煎服,日服1剂。

3.糖尿病

全瓜蒌30 g,炒山药30 g,炒白术15 g,天花粉15 g,玉竹12 g,黄芩15 g,槐花6 g,天冬30 g,青皮10 g,夏枯草15 g,车前草30 g,五味子6 g。水煎服,日服1剂。

4.慢性气管炎

瓜蒌15 g,炒杏仁10 g,川贝母6 g,桔梗6 g,黄芩12 g,陈皮6 g,紫苏叶6 g,荆芥穗6 g,地龙15 g,白前10 g,前胡10 g,姜半夏10 g,甘草5 g。水煎服,日服1剂。

5.乳腺增生症

瓜蒌30 g,天冬30 g,玄参10 g,枳壳10 g,青皮10 g,三棱12 g,莪术10 g,红花6 g,当归10 g,白芷6 g,石斛10 g,沙参12 g,甘草6 g。水煎服,日服1剂。

6.便秘

全瓜蒌30 g,肉苁蓉12 g,郁李仁6 g,炒杏仁10 g,知母12 g,何首乌10 g,枸杞子6 g,当归6 g,防风6 g,百合15 g,生地黄30 g,甘草3 g。水煎服,日服1剂。

(七)不良反应与注意事项

(1)胃部不适、腹泻。

(2)变态反应,皮肤丘疹、瘙痒、头晕、心悸、血压下降等。

(3)脾胃虚寒者慎用。

四、川贝母

(一)别名

乌花贝母、青贝母、松贝、炉贝、平贝。

(二)处方名

川贝母、川贝。

(三)常用量

3～10 g。

(四)常用炮制

取原药材,洗净,闷3～6小时,去心,晒干。

(五)常用配伍

1.配杏仁

润肺化痰。用于治疗外感咳嗽以及气管炎、哮喘等病所致之咳嗽痰多、胸闷气促等症。

2.配知母

清热化痰。用于治疗肺热咳嗽,痰稠而黏,咽喉干燥等症。

3.配玄参

清利咽喉。用于治疗慢性咽炎咽部干燥、咳嗽、胸闷不适等症。

(六)临床应用

1.上呼吸道感染

川贝母10 g,款冬花10 g,苦杏仁9 g,炙甘草10 g,黄芩12 g,陈皮12 g,紫苏叶6 g,生姜6 g。水煎服,日服1剂。

2.慢性咽炎

川贝母9 g,玄参15 g,青果6 g,白芷6 g,西瓜霜10 g(冲服),麦冬15 g,金银花15 g,甘草5 g。水煎服,日服1剂。

3.哮喘

川贝母10 g,麻黄6 g,黄芩15 g,杏仁10 g,生石膏30 g,白花蛇舌草15 g,荆芥穗6 g,瓜蒌30 g,枳壳6 g,陈皮10 g,厚朴6 g,芦根15 g,炙甘草6 g。水煎服,日服1剂。

4.淋巴结核

川贝母12 g,牡蛎30 g,玄参15 g,牡丹皮15 g,黄芪15 g,太子参30 g,夏枯草20 g,蜈蚣2条,甘草6 g。水煎服,日服1剂。

（七）不良反应与注意事项

(1)皮肤过敏,潮红、丘疹、瘙痒、药疹等。

(2)大便溏泄者慎用。

（杜中英）

第三节 温化寒痰药

一、半夏

（一）别名

蝎子草、三步跳、地巴豆、地雷公、麻草子。

（二）处方名

半夏、清半夏、姜半夏、制半夏、法半夏。

（三）常用量

3～10 g。

（四）常用炮制

1.清半夏

取生半夏,用水浸泡 8 天,每天换水 1 次。再加白矾(每百斤加 2 斤白矾),与水共煮,至无白心、晾至六、七成干,切片,晒干。

2.姜半夏

半夏 50 kg,生姜 5 kg。取生姜汁,喷在干燥的半夏片上,拌匀晒干,以微火炒黄。

3.法半夏

半夏 50 kg,生姜、皂角刺、甘草各 3 kg,白矾冬季 1.5 kg,夏季 3 kg,芒硝夏季 1.5 kg,冬季 3 kg,除半夏外,洗净打碎。将上药分 5 份,先取 1 份用布包好,加水漂洗半夏,夏季 3 天,冬季 4 天,换水;再取另 1 份药,如前法浸泡;至 5 份药泡完后,再用清水泡 1 天,取出切片,晒干。

（五）常用配伍

1.配陈皮

行气化痰。用于治疗肺寒咳嗽痰白,慢性气管炎咳嗽痰多,胃肠炎恶心呕吐、腹胀腹痛等症。

2.配黄连

清胃止呕。用于治疗胃肠炎、痢疾所致之恶心呕吐、腹痛腹泻、肠鸣下坠等症。

3.配黄芩

清热化痰。用于治疗外感风热,咳嗽痰黄、咽干口苦以及慢性气管炎胸闷咳嗽、痰黄黏稠、咳吐不利等症。

4.配厚朴

温中除胀。用于治疗脾胃寒湿、脘腹胀满、肠鸣泄泻、食少纳呆等症。

（六）临床应用

1.慢性胃炎

姜半夏 12 g,黄芩 15 g,干姜 6 g,党参 9 g,黄连 5 g,陈皮 6 g,枳壳 9 g,炙甘草 6 g,大枣 4 枚。水煎服,日服 1 剂。

2.胃溃疡

清半夏 12 g,白芍 15 g,牡蛎 30 g,黄连 6 g,白及 15 g,香附 12 g,黄芪 30 g,炙甘草 9 g,生姜 6 g。水

煎服,日服 1 剂。

3.妊娠呕吐

姜半夏 12 g,云苓 15 g,黄芩 6 g,黄连 3 g,党参 10 g,干姜 3 g,车前子 6 g(另包),炙甘草 2 g。水煎服,日服 1 剂。

4.慢性咽炎

法半夏 12 g,厚朴 10 g,云苓 15 g,紫苏叶 6 g,白芍 12 g,赤芍 12 g,蒲公英 30 g,天花粉 12 g,麦冬 15 g。水煎服,日服 1 剂。

5.高血压

法半夏 10 g,云苓 30 g,天麻 10 g,炒杜仲 15 g,白术 15 g,黄芩 12 g,泽泻 9 g。水煎服,日服 1 剂。

6.感冒咳嗽

姜半夏 10 g,干姜 6 g,紫苏子 10 g,炒莱菔子 6 g,黄芩 10 g,党参 15 g,荆芥穗 6 g,炙甘草 6 g。水煎服,日服 1 剂。

7.癫痫

法半夏 10 g,竹茹 6 g,枳实 6 g,陈皮 6 g,云苓 9 g,全蝎 3 g,白僵蚕 6 g,天竺黄 6 g,酸枣仁 6 g,生姜 2 片,大枣 2 枚。水煎服,日服 1 剂。

8.内耳眩晕症

清半夏 10 g,白术 15 g,陈皮 6 g,竹茹 6 g,黄芩 10 g,泽泻 6 g,钩藤 20 g(后下),生姜 3 片。水煎服,日服 1 剂。

9.呕吐

姜半夏 10 g,党参 10 g。水煎服,日服 1 剂。

10.心悸

二夏清心片(炒半夏、云苓、陈皮、石菖蒲、炒枳实、葛根、炒竹茹、冬虫夏草、干姜、炙甘草),口服,一次 3 片,一日 3 次。

(七)不良反应与注意事项

(1)消化系统:生半夏粉吞服可致舌麻木、喉痒、咳嗽、恶心、腹痛、腹泻、转氨酶升高等。

(2)神经系统:过量可引起痉挛、四肢麻痹。

(3)呼吸系统:呼吸困难、不规则,严重时呼吸中枢麻痹。

(4)孕妇禁用。

(5)肝肾功能不全者禁用。

二、白芥子

(一)别名

芥菜籽、辣菜子。

(二)处方名

白芥子、炒白芥子、芥子。

(三)常用量

3～9 g。

(四)常用炮制

1.白芥子

取原药材,拣净杂质,晒干即可。

2.炒芥子

取白芥子炒至黄色,微有香气为度。

（五）常用配伍

1.配紫苏子

止咳化痰。用于治疗风寒咳嗽以及气管炎咳嗽、胸闷喉痒、痰白不爽等症。

2.配地龙

止咳平喘。用于治疗慢性气管炎、支气管哮喘之咳嗽气喘、胸闷不适等症。

3.配桂枝

温经化痰。用于治疗寒湿关节疼痛、肢体麻木、腰膝怕冷等症。

（六）临床应用

1.渗出性胸膜炎

白芥子 15 g，柴胡 10 g，黄芩 12 g，半夏 12 g，白芷 9 g，陈皮 9 g，浙贝母 12 g，苦杏仁 10 g，皂角刺 8 g，昆布 15 g，葶苈子 10 g，海藻 12 g，云苓 18 g，赤芍 12 g，夏枯草 30 g，甘草 6 g。水煎服，日服 1 剂。

2.滑膜炎

白芥子 15 g，薏苡仁 30 g，苍术 15 g，白芷 10 g，云苓 30 g，木瓜 30 g，当归 10 g，土鳖虫 10 g，益母草 30 g，川芎 10 g，川牛膝 15 g，柴胡 6 g，甘草 6 g。水煎服，日服 1 剂。

3.耳软骨膜炎

白芥子 12 g，薏苡仁 30 g，半夏 10 g，泽泻 12 g，白术 15 g，云苓 30 g，柴胡 10 g，黄芩 15 g，通草 6 g，鹿角霜 30 g，蒲公英 30 g，牡蛎 30 g，甘草 6 g。水煎服，日服 1 剂。

4.淋巴结核

白芥子、百部、乌梅各等份，共研细末，拌醋调糊状，敷患处，第一次敷 7 天，第二次敷 5 天，第三次敷 3 天。每次间隔 3 天。

5.慢性气管炎

白芥子 12 g，陈皮 10 g，姜半夏 12 g，地龙 12 g，五味子 6 g，炒杏仁 10 g，紫菀 12 g，黄芩 15 g，甘草 6 g。水煎服，日服 1 剂。

6.急性腰扭伤

炒白芥子末，每次 5 g，每日 2 次，黄酒送服。连用 1～3 天。

（七）不良反应与注意事项

（1）胃肠道反应：恶心、呕吐、腹中隐痛等。

（2）外敷时间过长，可致皮肤发疱、疼痛、瘙痒等。

三、旋覆花

（一）别名

金沸花、金盏花。

（二）处方名

旋覆花、覆花、蜜旋覆花。

（三）常用量

3～9 g。

（四）常用炮制

1.旋覆花

取原药材，拣净杂质，筛去土。晒干。

2.蜜旋覆花

旋覆花 0.5 kg，蜜 180 g。先将蜜熔化，倒入旋覆花拌炒，至老黄色不粘手为度。

3.炒旋覆花

将旋覆花用微火炒至具焦斑为度。

（五）常用配伍

1.配半夏

降逆平喘。用于治疗胃肠炎呕吐及哮喘胸闷气喘,咳嗽痰多等症。

2.配前胡

止咳化痰。用于治疗咳嗽痰多、胸闷喉痒、痰白而稀等症。

（六）临床应用

1.呕吐

旋覆花 10 g(另包),党参 12 g,姜半夏 12 g,生姜 10 g,赭石 20 g,甘草 6 g,大枣 4 枚。水煎服,日服1 剂。

2.胃神经官能症

旋覆花 6 g(另包),香附 12 g,党参 12 g,炒白术 15 g,鸡内金 10 g,神曲 30 g,淡豆豉 15 g,木香 6 g。水煎服,日服 1 剂。

3.膈肌痉挛

旋覆花 6 g(另包),代赭石 30 g(先煎),太子参 15 g,制半夏 12 g,丁香 3 g,柿蒂 9 g,麦冬 12 g,黄芪 15 g,竹茹 6 g,甘草 3 g。水煎服,日服 1 剂。

4.慢性气管炎

旋覆花 9 g(另包),桔梗 6 g,白前 6 g,紫菀 10 g,姜半夏 12 g,陈皮 10 g,前胡 6 g,远志 5 g,黄芩 10 g,干姜 6 g,沙参 10 g,甘草 6 g。水煎服,日服 1 剂。

（七）不良反应与注意事项

(1)恶心、呕吐、胸闷、烦躁等。

(2)变态反应:皮肤潮红、瘙痒、皮炎、哮喘等。

(3)大便溏泄者慎用。

四、白前

（一）别名

鹅管白前、鹅白前、南白前。

（二）处方名

白前、炒白前、蜜白前。

（三）常用量

3～10 g。

（四）常用炮制

1.白前

取原药材,洗净,切段,晒干。

2.炒白前

取白前段炒至黄色。

3.蜜白前

白前段 50 kg,蜜 12 kg。将蜜炼熟,加入白前段拌匀,炒至老黄色。

（五）常用配伍

1.配紫菀

止咳化痰。用于治疗外感风寒,咳嗽胸闷以及慢性气管炎咳嗽痰多,胸闷气喘等症。

2.配桑白皮

清肺止咳。用于治疗肺热咳嗽、痰黄黏稠、口苦咽干等症。

3.配百部

润肺止咳。用于治疗干咳少痰、喉痒胸闷、肺结核咳嗽咳血等症。

(六)临床应用

1.肺热咳嗽

前胡 9 g,赤芍 10 g,麻黄 3 g,川贝母 10 g,白前 12 g,大黄 3 g,陈皮 6 g,黄芩 10 g,甘草 3 g。水煎服,日服 1 剂。

2.支气管哮喘

白前 10 g,麦冬 15 g,桑白皮 15 g,炒白果 12 g,炙紫菀 15 g,炙麻黄 6 g,款冬花 10 g,百部 15 g,陈皮 9 g,地龙 15 g,黄芩 12 g,桃仁 g9,枳壳 10 g,细辛 4 g,紫苏叶 6 g,甘草 5 g。水煎服,日服 1 剂。

3.顽固咳嗽

白前 12 g,黄芪 15 g,枸杞子 15 g,前胡 10 g,当归 10 g,党参 15 g,金银花 18 g,连翘 15 g,牛蒡子 10 g,蝉蜕 10 g,百合 12 g,南沙参 10 g,北沙参 10 g。水煎服,日服 1 剂。

4.慢性气管炎

白前 10 g,桔梗 9 g,紫菀 12 g,百部 15 g,紫苏子 9 g,陈皮 10 g。水煎服,日服 1 剂。

5.跌打胁痛

白前 15 g,香附 10 g,青皮 6 g。水煎服,日服 1 剂。

(杜中英)

第十六章

利 湿 药

第一节 利水消肿药

一、茯苓

（一）别名

茯菟、松苓。

（二）处方名

茯苓、云茯苓、云苓、白茯苓、朱茯苓。

（三）常用量

6～15 g。

（四）常用炮制

1.茯苓

取原药材，加水浸泡 30～60 分钟或更长，闷润，去皮，切片，晒干。

2.朱茯苓

茯苓块 0.5 kg，朱砂 15 g，取茯苓块加水喷湿，再加朱砂拌匀，晒干。

3.蒸茯苓

取茯苓去皮，加米汤浸一夜，蒸热，趁热切片，晒干。

（五）常用配伍

1.配泽泻

利水消肿，用于治疗肾炎以及心脏病导致之下肢水肿、胃脘腹胀、身重倦怠、小便不利等症。

2.配甘草

益气宁心，用于治疗阳虚所致的心悸、气短、面目浮肿、食少乏力等症。

3.配半夏

利湿除痰，用于治疗脾胃虚寒所致之恶心呕吐、腹痛腹胀、胃脘胀满以及肺寒咳嗽吐痰、痰白清稀等症。

4.配车前子

利水通淋，用于治疗肾炎所致之水肿、小便不利以及尿道炎、小便短赤、尿频尿急之症。

5.配赤芍

通阳活血，用于治疗冠心病胸闷疼痛、气短、心悸等症。

（六）临床应用

1.结肠炎

云苓 30 g，泽泻 6 g，木香 6 g，白芍 15 g，山楂 30 g，神曲 10 g，鸡内金 3 g(冲服)，淡竹叶 6 g，甘草 5 g。

水煎服,日服1剂。

2.失眠

朱茯苓15 g,柏子仁10 g,红花6 g,当归10 g,桃仁10 g,赤芍10 g,大黄5 g,远志3 g,石菖蒲6 g,茜草5 g,牡蛎30 g,龙骨30 g,姜半夏6 g。水煎服,日服1剂。

3.偏头痛

云苓30 g,白芍20 g,川芎20 g,白芷10 g,水蛭5 g,全蝎6 g,石决明30 g,菊花30 g,黄芩15 g,天麻15 g,地龙12 g,沙参15 g,甘草3 g。水煎服,日服1剂。

4.慢性肝炎

云苓15 g,山药15 g,牡丹皮9 g,当归6 g,五味子10 g,蒲公英30 g,柴胡6 g,菟丝子15 g,桑寄生15 g,蝉蜕3 g,连翘10 g,炒杜仲6 g,甘草3 g。水煎服,日服1剂。

5.胃十二指肠溃疡

云苓30 g,香附15 g,山药30 g,莲子15 g,醋延胡索15 g,白芷9 g,车前子30 g(另包),葛根15 g,清半夏12 g,生姜6 g,炙甘草10 g。水煎服,日服1剂。

6.慢性胃炎水肿

云苓20 g,冬瓜皮30 g,防己6 g,泽泻6 g,山药12 g,茜草6 g,玉米须30 g,芡实20 g,薏苡仁30 g,大枣6枚,生姜6 g,淡竹叶6 g。水煎服,日服1剂。

7.内耳眩晕症

云苓30 g,桂枝6 g,炒白术15 g,姜半夏12 g,竹茹6 g,陈皮10 g,泽泻15 g,菊花15 g,天麻10 g,远志6 g,槐花3 g,黄芩6 g,生姜10 g。水煎服,日服1剂。

8.妊娠水肿

云苓30 g,红鲤鱼1条,水煎服汤吃鱼肉,日服1剂。

9.肾病综合征

云苓30 g,大腹皮15 g,木瓜30 g,厚朴10 g,焦白术15 g,草豆蔻6 g,木香6 g,干姜6 g,炮附子(先煎40分钟)6 g,芡实20 g,白扁豆15 g,薏苡仁15 g,黄芩12 g,生姜10 g,大枣12枚。水煎服,日服1剂。

10.醛固酮增多症

真武汤:云苓12 g,白芍12 g,白术8 g,生姜15 g,炮附子10 g(先煎30分钟)。水煎服,日服1剂。

(七)不良反应与注意事项

(1)偶见胃肠道反应,表现为恶心、呕吐、腹痛、腹泻等。

(2)皮肤变态反应,可见红色丘疹、瘙痒。

(3)变应性哮喘,可见流清涕、胸闷、气短、呼吸有哮鸣音、冷汗、口唇发绀等。

(4)忌与米醋同服。

二、金钱草

(一)别名

对座草、大金钱草。

(二)处方名

金钱草、小金钱草。

(三)常用量

15～30 g。

(四)常用炮制

取原药材,拣净杂质,切段,晒干。

（五）常用配伍

1.配茵陈

清热除黄,用于治疗急、慢性肝炎所致之面目皮肤发黄、腹胀、乏力、脘腹疼痛等症。

2.配海金沙

清热通淋,用于治疗泌尿道结石、尿时涩痛、小便不畅等症。

3.配小茴香

温肾消肿,用于治疗肾虚水肿、肝痛腹水肿胀等症。

（六）临床应用

1.黄疸型肝炎

金钱草15 g,茵陈15 g,栀子10 g,虎杖6 g,郁金10 g,金银花20 g,小蓟20 g,五味子8 g,柴胡10 g,甘草3 g。水煎服,日服1剂。

2.慢性肾炎

金钱草30 g,海金沙9 g,郁金9 g,白茅根20 g,野菊花15 g,白术10 g,琥珀3 g(冲服),大枣6枚。水煎服,日服1剂。

3.胆结石

(1)金钱草30 g,柴胡12 g,枳壳10 g,白芍15 g,海螵蛸10 g,浙贝母10 g,郁金6 g,甘草3 g。水煎服,日服1剂。

(2)老年胆石症:金钱草30 g,海金沙15 g(另包),郁金12 g,川楝子10 g,柴胡10 g,鸡内金10 g,威灵仙10 g,生大黄6 g(后下),芒硝10 g(冲服)。水煎服,日服1剂。

4.慢性胆囊炎

(1)金钱草30 g,炒枳实15 g,鸡内金12 g,香附10 g,炒山楂15 g,白芍15 g,郁金10 g,川芎12 g,大黄6 g(后下),柴胡6 g。水煎服,日服1剂。

(2)胆石利胶囊(金钱草、郁金、茵陈、陈皮、黄芩、乳香、硝石、白矾、大黄、栀子、三棱、没药、甘草),口服,一次5粒,一日3次。

5.胆管蛔虫症

金钱草30 g,乌梅10 g,槟榔10 g,花椒6 g。水煎服,日服1剂。

6.泌尿系结石

(1)金钱草50 g,海金沙50 g(另包),鸡内金10 g。水煎服,日服1剂。

(2)金钱草30~60 g,海金沙10 g(另包),鸡内金10 g,青皮12 g,陈皮6 g,乌药10 g,王不留行15 g,石韦10 g,川牛膝15 g,赤芍15 g,车前子20 g(另包)。水煎服,日服1剂。

7.冠心病

金钱草30 g,丹参20 g,葛根30 g,赤芍6 g,云苓10 g,瓜蒌15 g,桂枝3 g,当归8 g,决明子8 g。水煎服,日服1剂。

8.痢疾

金钱草40 g,山楂40 g,白芍15 g,车前子15 g(另包),黄连6 g,干姜6 g。水煎服,日服1剂。

（七）不良反应与注意事项

(1)大剂量服用可产生头晕、心悸等症。

(2)变态反应,表现为皮疹、全身潮红、瘙痒、腹痛、面部肿胀等。接触或煎水外洗时,有时可引起接触性皮炎,局部红肿热痛、起疱、皮肤糜烂等。

(3)不宜与保钾利尿药螺内酯、氨苯蝶啶同服,以防引起高血钾症。

三、泽泻

(一)别名

鹄泻、及泻。

(二)处方名

泽泻、川泽泻、建泽泻、盐泽泻、炒泽泻。

(三)常用量

6～12 g。

(四)常用炮制

1.泽泻

取原药材洗净,加水浸泡,闷润,切片、晒干。

2.炒泽泻

泽泻 5 kg,麦麸 0.7 kg。先炒麦麸冒烟时,加入泽泻炒至焦黄色。

3.酒泽泻

泽泻 50 kg,酒 2.5 kg。在 100 ℃热锅中加入泽泻片,翻炒数次,用酒喷匀,炒干,放冷即可。

4.盐泽泻

泽泻片 5 kg,盐 100 g。取泽泻片放锅中,用微火炒热,慢慢喷入盐水,使匀,焙干水汽,晒干。

(五)常用配伍

1.配防己

通利小便,用于治疗水肿小便不利、脘腹胀满等症。

2.配半夏

利湿化痰,用于治疗胃肠炎所致的恶心呕吐、腹痛腹泻、肠鸣畏寒等症。

3.配白术

健脾除湿,用于治疗脾虚水肿、纳差食少、倦怠无力、头目眩晕等症。

4.配车前子

利水止泻,用于治疗肠鸣水泻、腹痛畏寒以及脾虚久泻、大便溏薄等症。

5.配决明子

清肝止眩,用于治疗高脂血症所致之头目眩晕、四肢麻木、大便不畅等症。

(六)临床应用

1.高脂血症

泽泻 20 g,决明子 15 g,制何首乌 15 g,生大黄 6 g,炒白术 15 g,荷叶 15 g。水煎服,日服 1 剂。

2.脂肪肝

泽泻 20 g,何首乌 15 g,决明子 15 g,丹参 15 g,虎杖 10 g,荷叶 15 g,黄精 15 g,山楂 30 g,薏苡仁 30 g。水煎服,日服 1 剂。

3.肥胖症

泽泻 30 g,决明子 15 g,生山楂 20 g,炒白术 10 g,菊花 15 g。水煎服,日服 1 剂。

4.高血压

泽泻 30 g,夏枯草 15 g,决明子 15 g,益母草 10 g,牡丹皮 12 g,钩藤 10 g(后下),石决明 20 g,黄芩 12 g。水煎服,日服 1 剂。

5.水肿

白术泽泻汤:泽泻 30 g,炒白术 30 g,猪苓 15 g,大腹皮 10 g,白茅根 10 g。水煎服,日服 1 剂。

6.内耳眩晕症

泽泻 30 g,炒白术 30 g,桂枝 4 g,钩藤 30 g(后下),菊花 15 g,石决明 30 g,地龙 15 g,白僵蚕 10 g,甘

草 3 g。水煎服,日服 1 剂。

（六）不良反应与注意事项

（1）消化系统:恶心、呕吐、肠鸣、腹痛、腹泻等。大剂量对肝细胞有一定损害,可导致中毒性肝炎、黄疸、肝大、脾大。

（2）泌尿系统:大剂量或长期服用,可导致水电解质失调及血尿。

（3）外敷可导致发疱性皮炎。

四、猪苓

（一）别名

豕苓、黑猪苓。

（二）处方名

猪苓、粉猪苓。

（三）常用量

6～12 g。

（四）常用炮制

取原药材,加水浸泡,闷透,切片,晒干。

（五）常用配伍

1.配茯苓

增强利水渗湿功效,用于治疗肾炎、心脏病、贫血、脾虚等导致之水肿、尿少、食少倦怠等症。

2.配大腹皮

行气消胀,用于治疗肝硬化所致之腹水、脘腹胀、小便不利等症。

3.配玉米须

清热止渴,用于治疗糖尿病,口渴尿赤、烦躁不宁、下肢乏力等症。

（六）临床应用

1.肾炎水肿

猪苓 15 g,云苓 15 g,泽泻 12 g,炒白术 15 g,金银花 15 g,连翘 15 g,白茅根 15 g,地黄 15 g,枸杞子 10 g,川续断 10 g,藕节 10 g,桑白皮 12 g,车前子 15 g(另包),陈皮 6 g,大腹皮 6 g。水煎服,日服 1 剂。

2.肝硬化腹水

猪苓 20 g,大腹皮 12 g,泽泻 15 g,阿胶 15 g(烊化),滑石 10 g,白芍 10 g,茵陈 10 g,白茅根 18 g,冬瓜皮 30 g。水煎服,日服 1 剂。

3.尿潴留

猪苓 20 g,云苓 30 g,防己 6 g,金钱草 20 g,桃仁 10 g,红花 6 g,赤芍 15 g,白芍 10 g,滑石 10 g,车前子 30 g(另包),阿胶 10 g(烊化),生姜 6 g。水煎服,日服 1 剂。

4.泌尿系感染

猪苓 20 g,黄檗 15 g,海金沙 30 g(另包),苦参 12 g,萹蓄 6 g,连翘 15 g,白芍 12 g,生姜 6 g。水煎服,日服 1 剂。

5.银屑病

猪苓注射液(每毫升相当于生药 0.5 g),肌内注射,一次 2 mL,一日 2 次。

6.慢性肝炎

猪苓 15 g,当归 10 g,白芍 12 g,菟丝子 12 g,薏苡仁 15 g,淡竹叶 6 g,藕节 6 g,黄精 10 g,五味子 6 g。水煎服,日服 1 剂。

7.更年期综合征

猪苓 15 g,黄芩 15 g,远志 5 g,柴胡 10 g,清半夏 10 g,泽泻 6 g,决明子 10 g,菊花 10 g,炒杜仲 10 g,

荷叶 6 g,玉竹 6 g,天花粉 10 g,山楂 20 g。水煎服,日服 1 剂。

8.慢性咽炎

猪苓 20 g,金银花 20 g,麦冬 10 g,玄参 10 g,沙参 10 g,神曲 15 g,淡豆豉 20 g,清半夏 10 g,黄芩 12 g,甘草 3 g。水煎服,日服 1 剂。

(七)注意事项

脾胃虚弱,无水湿者慎用。

五、薏苡仁

(一)别名

起实、回回米、草珠子、六各米、药玉米。

(二)处方名

薏苡仁、苡仁、苡米,炒苡米。

(三)常用量

10～30 g。

(四)常用炮制

1.薏苡仁

取原药材,拣净杂质,筛去破壳及灰渣,洗净,晒干。

2.炒薏苡仁

取薏苡仁置热锅中,用微火炒至黄色。

(五)常用配伍

1.配枸杞子

健脾养肝,用于治疗慢性肝炎、食少腹胀、大便不利、乏力、胁痛等症。

2.配桃仁

化瘀止痛,用于治疗妇女附件炎小腹隐痛、倦怠乏力、午后低热等症。

3.配败酱草

清热消肿,用于治疗慢性阑尾炎下腹疼痛、口苦尿黄、小便不利等症。

4.配白术

健脾止泻,用于治疗脾胃虚弱、腹痛便溏、口淡不渴等症。

5.配天花粉

健脾利湿,用于治疗糖尿病口渴尿赤、手足心热、烦躁失眠等症。

(六)临床应用

1.慢性肾炎

薏苡仁 30 g,白术 15 g,蒲公英 30 g,赤芍 15 g,桃仁 10 g,大黄 3 g,石斛 6 g,金钱草 10 g,芦根 12 g,藕节 6 g,桂枝 3 g,琥珀 3 g(冲服)。水煎服,日服 1 剂。

2.慢性肝炎

薏苡仁 20 g,柴胡 10 g,鸡内金 10 g,猪苓 15 g,白芍 15 g,桑寄生 10 g,茵陈 6 g,神曲 15 g,生姜 6 g,甘草 3 g,太子参 15 g,葛根 10 g。水煎服,日服 1 剂。

3.下肢无力

黄檗 10 g,薏苡仁 30 g,苍术 10 g,川牛膝 12 g,炒杜仲 10 g,菟丝子 15 g,黄芪 10 g,红花 6 g,天花粉 12 g。水煎服,日服 1 剂。

4.结肠炎

炒薏苡仁 20 g,大黄 6 g,芡实 15 g,炒鸡内金 10 g,炒山药 20 g,焦粳米 10 g,焦糯米 10 g,土白术 15 g,炒枳壳 6 g,佩兰 6 g。水煎服,日服 1 剂。

5.真菌性肠炎

薏苡仁 30 g,制附子 6 g(先煎),败酱草 15 g。水煎服,日服 1 剂。

6.痛风

薏苡仁 30 g,忍冬藤 30 g,土茯苓 20 g,黄檗 12 g,怀牛膝 12 g,山慈菇 10 g,苍术 12 g,桑枝 15 g,鸡血藤 15 g,生甘草 6 g。水煎服,日服 1 剂。

7.坐骨神经痛

薏苡仁 60 g,制附子 10 g(先煎),赤芍 18 g,炙甘草 10 g,党参 18 g,当归 10 g,鸡血藤 15 g,秦艽 12 g,海风藤 10 g,川牛膝 12 g,白芍 10 g。水煎服,日服 1 剂。

8.扁平疣

薏苡仁 30 g,水煎连渣服,日服 1 剂。

9.传染性软疣

薏苡仁 50 g,大青叶 30 g,板蓝根 30 g,升麻 10 g,菟丝子 15 g。水煎服,日服 1 剂。

10.坐骨结节滑囊炎

生薏苡仁 60 g,加水 30 mL,煎至 200 mL,分 2 次口服,连用 30 天。

(七)注意事项

孕妇忌用。

(任楠楠)

第二节 利水退黄药

一、茵陈

(一)别名

蒿子苗。

(二)处方名

茵陈、茵陈蒿、绵茵陈、嫩茵陈。

(三)常用量

6～15 g。

(四)常用炮制

取原药材,拣净杂质,筛去泥沙,阴干或晒干。

(五)常用配伍

1.配栀子

消热退黄,用于治疗黄疸型肝炎,目、皮肤发黄,小便黄赤,口苦不渴,舌苔黄腻等症。

2.配干姜

温中退黄,用于治疗慢性肝炎、脾胃虚寒、倦怠乏力、手足不温、皮肤发黄、脉沉细等症。

3.配滑石

利湿退黄,用于治疗暑湿小便不利,头重乏力、脘闷以及黄疸型肝炎,内热较盛、身黄、口苦、尿赤等症。

(六)临床应用

1.高脂血症

(1)茵陈 30 g,生山楂 30 g,生麦芽 15 g。制成糖浆,口服,一次 30 mL,一日 3 次。

(2)茵陈 15 g,葛根 15 g,荷叶 15 g,泽泻 12 g。水煎服,日服 1 次。

2.胆管感染

茵陈30 g,虎杖60 g,生大黄15 g,制成片剂,每片含生药0.3 g,一次服5～12片,一日3次。

3.黄疸

茵陈五苓散加减:茵陈15 g,党参9 g,黄芪10 g,白术10 g,茯苓12 g,制附子3 g(先煎),干姜3 g,肉桂1 g。水煎服,日服1剂。

4.胆结石

茵陈30 g,大黄10 g(后下),栀子12 g,槟榔9 g,鸡内金10 g,木香6 g,黄芩12 g,牡丹皮12 g,金钱草15 g,海金沙15 g(另包),连翘12 g,柴胡10 g,醋延胡索9 g,蒲公英20 g,板蓝根20 g,大青叶20 g。水煎服,日服1剂。

5.急性乙型病毒性肝炎

(1)茵陈20 g,茜草15 g,山药20 g,甘草15 g。水煎服,日服1剂。

(2)茵陈30 g,制大黄10 g,秦皮10 g,土茯苓15 g,蒲公英15 g,甘草3 g。水煎服,日服1剂。

(3)肝净注射液(茵陈、栀子、板蓝根、胆汁膏、大黄、黄芩),肌内注射,一次2～4 mL,一日2次。

6.麻疹

茵陈30 g,地肤子30 g,黄檗15 g,甘草12 g。水煎服,温洗全身,一日1剂,洗1～2次。

(七)不良反应

1.消化系统

恶心、上腹饱胀、灼热、轻度腹泻、呕吐等。

2.心血管系统

心悸、心律失常、发绀、脉细弱等。

3.变态反应

变应性皮炎、瘙痒、面红发热等。

二、连钱草

(一)处方用名

活血丹、透骨消、马蹄草。

(二)性味与归经

味辛、微苦,性微寒。归肝、肾、膀胱经。

(三)药性特点

连钱草辛苦渗利,寒能清热,有良好的利尿通淋、除湿退黄及解毒消肿等作用,为治各种淋证及肝胆、膀胱结石的要药。

(四)功效

除湿退黄,利尿通淋,解毒消肿。

(五)传统应用

(1)湿热黄疸,配茵陈、郁金、大黄等。

(2)石淋,单用本品煎汤代茶饮。

(3)热淋,单用;或与海金沙、鸡内金、石韦等同用。

(4)石淋兼有肾虚者,配桑寄生、胡桃仁等。

(5)恶疮肿毒,蛇毒咬伤,单用鲜草捣汁饮,或捣敷患处;亦可与野菊花、蒲公英、万年青等同用。

(六)现代应用

(1)非细菌性胆道感染,伴有低烧者,每日服30 g,无低烧者,每日服20 g。

(2)泌尿系统结石,连钱草、海金沙各20～30 g,石韦15～20 g。水煎服,每日1次。

(3)痔疮,鲜连钱草100 g,干品减半,煎服。

(4)丹毒、带状疱疹,连钱草 250 g。用 1 000 mL 乙醇浸泡 1 周,滤液加雄黄 6 g,涂于患处。

(5)婴儿肝炎综合征,单味连钱草 30~60 g。水煎至 100 mL,每日 2 次,口服葡萄糖内酯 0.1 g 及维生素 C 0.19g,维生素 B_1 0.01 g,每日 3 次。

(6)跌打损伤,鲜连钱草洗净,捣汁 50 mL,分 2 次服。

(7)痢疾,鲜连钱草 60 g,鲜马齿苋 30 g,枳壳 9 g。水煎服。

(七)用法与用量

煎服,30~60 g。鲜品加倍。外用适量。

三、地耳草

(一)处方用名

地耳草、田基黄。

(二)性味与归经

苦,甘,凉。归肝、胆经。

(三)药性特点

地耳草味苦而性凉,苦味燥湿,凉性清热。能利湿退黄,治湿热黄疸;并能清热解毒,活血消肿,治热毒疮痈、瘀血肿痛等。

(四)功效

利湿退黄,清热解毒,活血消肿。

(五)现代应用

1.肝炎

地耳草鲜品 30~60 g。水煎服,每日 1 剂,分 2 次服。

2.伤寒及副伤寒

地耳草 30~150 g。切碎,水煎 2 次,合并煎液,分 3 次口服,10 天为 1 个疗程。

3.预防感冒

地耳草 15 g。水煎,分 2 次服,连服 6 天。

4.急性眼结膜炎

地耳草适量。水煎熏洗。

5.扁桃体炎

地耳草鲜品捣汁饮。

(六)用法与用量

煎服,15~30 g。鲜品加倍。外用适量。

四、垂盆草

(一)处方用名

垂盆草、狗压半支莲、白蜈蚣。

(二)性味与归经

甘、淡、微酸,凉。归心、肝、胆、小肠经。

(三)药性特点

垂盆草为甘寒清利之品,清热解毒兼利湿热,常用于治痈肿、蛇伤、烫伤及湿热黄疸、热淋涩痛。

(四)功效

利湿退黄,清热解毒。

(五)传统应用

(1)湿热黄疸:配郁金、茵陈蒿、金钱草。

(2)湿热淋证:配车前草、萹蓄。

(3)湿热泻痢:配马齿苋、地锦草等。

(4)痈疮肿毒,毒蛇咬伤,烫火伤等:单用鲜品,洗净捣烂取汁服,并以汁外涂或以渣局部外敷。

(5)咽喉肿痛,口疮:垂盆草取汁含漱。

(六)现代应用

1.肝炎

用垂盆草片(每片含垂盆草浸膏 0.32 g)口服,每次 6 片,每日 3 次。

2.结膜溃疡

用垂盆草注射液 1 mL 行结膜下注射。

3.蜂窝织炎、乳腺炎

垂盆草 60～120 g。洗净捣烂加面粉少许调成糊状外敷患处,每日或隔日 1 次。

4.静脉炎、肌肉局部热痛

将垂盆草洗净捣烂,加乙醇调敷患处,绷带固定,干后更换。

5.阑尾炎

鲜垂盆草 30～60 g。配红藤、蒲公英、紫花地丁适量。水煎服。

6.毒蛇咬伤、水火烫伤

鲜品适量,洗净捣汁服,并以汁外涂。

(七)用法与用量

煎服,15～30 g;鲜品加倍。外用适量。

(八)注意事项

脾胃虚寒者慎用。

(单玲玲)

第三节　利尿通淋药

一、车前子

(一)别名

车前实、风眼前仁、猪耳朵穗子。

(二)处方名

车前子、炒车前子。

(三)常用量

10～20 g。

(四)常用炮制

1.车前子

取原药材,拣净杂质,除去泥沙及外膜即可。

2.炒车前子

取车前子,置热锅中,用微火炒至鼓起,或炒至有爆裂声,呈棕褐色为度。

3.酒车前子

车前子 50 kg,黄酒 2 kg。用黄酒拌匀车前子,微火炒至略带火色为度。

4.盐车前子

车前子 50 kg,盐 0.5 kg。取车前子,用盐水拌匀,微火炒至鼓起微苦为度。

(五)常用配伍

1.配泽泻

利水消肿,用于治疗水肿、小便不利、倦怠乏力、口淡不渴等症。

2.配海金沙

清热通淋,用于治疗尿道、膀胱结石、小便涩痛、淋漓不畅、口苦舌干等症。

3.配白术

健脾止泻,用于治疗脾虚大便稀薄、慢性肠炎腹痛腹泻等症。

(六)临床应用

1.气管炎

车前子 30 g(另包),百部 15 g,地龙 15 g,苦参 10 g,陈皮 10 g,姜半夏 10 g,甘草 6 g。水煎服,日服 1 剂。

2.妇女白带过多

车前子 30 g(另包),苍术 15 g,小茴香 10 g(另包),桃仁 10 g,当归 12 g,红花 6 g,柴胡 9 g,桔梗 6 g,牛膝 10 g,甘草 3 g。水煎服,日服 1 剂。

3.视物昏花

车前子 30 g(另包),熟地黄 20 g,生地黄 10 g,菊花 15 g,黄芩 15 g,红花 3 g,赤芍 12 g,决明子 12 g,苍术 12 g,石斛 12 g,芦根 10 g,淡竹叶 6 g。水煎服,日服 1 剂。

4.黄疸型肝炎

车前子 30 g(另包),茵陈 20 g,白茅根 30 g,柴胡 12 g,黄芩 12 g,半夏 10 g,冬瓜皮 15 g,薏苡仁 15 g,陈皮 6 g,炒白术 15 g,炒山药 15 g,甘草 3 g。水煎服,日服 1 剂。

5.泌尿系感染

车前子 30 g(另包),瞿麦 9 g,萹蓄 10 g,滑石 12 g,栀子 10 g,大黄 9 g,木通 6 g,炙甘草 9 g。水煎服,日服 1 剂。

6.小儿腹泻

车前子 12 g(另包),金银花 10 g,鸡内金 10 g,防风 6 g,炒白术 6 g,炒白扁豆 10 g,炒山药 6 g。水煎服,日服 1 剂。

7.小儿消化不良

炒车前子 200 g,砂仁 20 g,焦苍术 200 g。共研细粉。6 个月以内,一次服 1.0～1.5 g,6 个月至 1 岁一次服 1.5～2.0 g;1～3 岁一次服 2～3 g。一日 3 次。淡盐水送服。

8.流行性出血性结膜炎

车前子 50 g(另包),薄荷叶 10 g。水煎外洗,一日 1 剂,洗 3～5 次。

9.高血压

车前子 30 g(另包),黄芩 15 g,炒杜仲 15 g,夏枯草 15 g,泽泻 10 g,黄檗 10 g,石决明 30 g,槐花 6 g。水煎服,日服 1 剂。

10.胎位不正

车前子 9 g,焙干研末和水 1 次送服。如未成功,隔 1 周可再服 1 次,最多 3 次。

(七)不良反应

偶见变态反应,四肢、肩背、头项、耳后、眼睑等部位皮肤出现红斑、瘙痒、疼痛。

二、滑石

(一)别名

画石。

（二）处方名

滑石、滑石粉、飞滑石。

（三）常用量

9～15 g。

（四）常用炮制

1.滑石

取原药材,拣净杂物泥土,晒干,打碎或研细即可。

2.飞滑石

取滑石加水浸泡,研磨,放置澄清后,去水,晒干研细。

（五）常用配伍

1.配冬葵子

清热利尿,用于治疗泌尿道感染尿痛尿急,黄赤不畅以及尿道结石小便不畅,疼痛,尿赤等症。

2.配甘草

清热解暑,用于治疗感受暑热,头昏倦怠,口渴烦躁,小便不利等症。

3.配黄檗

清热解毒,用于治疗皮肤疮疡,痒痛流水以及湿疹糜烂、瘙痒不止,口渴,尿黄等症。

（六）临床应用

1.黄疸

滑石 15 g,杏仁 10 g,清半夏 9 g,橘红 10 g,黄芩 9 g,黄连 6 g,通草 6 g,厚朴 6 g,郁金 10 g,生姜 3 g。水煎服,日服 1 剂。

2.水痘

滑石粉、青黛、生牡蛎粉各等份,混匀外用。

3.中暑

滑石 30 g,鲜丝瓜叶 30 g,升麻 3 g。煎汤代茶频服。

4.暑泻

六一散:滑石 18 g,甘草 3 g,共研细粉,一次服 9 g,一日 3 次。

5.泌尿系感染

滑石 3 份,蒲黄 2 份,共研细粉,口服,肉眼可见血尿者,一次 10 g,一日 1 次;镜下可见血尿者,一次 5 g,一日 1 次。

6.湿疹

滑石粉 15 g,枯矾粉 6 g,青黛粉 9 g,混匀,涂搽患处,一日 1 次。

7.脚气溃烂

滑石 10 g,煅石膏 5 g,枯矾 3 g。共研为细末,撒敷患处,每日 1 次。

（七）不良反应与注意事项

(1)在腹部、直肠、阴道等处可引起肉芽肿。

(2)原药材如含杂质过多,如含砷过多时,可引起中毒,表现为剧烈呕吐、腹痛、体软乏力、腹泻等。

(3)孕妇慎用。

(4)热病伤津者慎用。

(5)不宜与西药抗生素类同服,因可产生螯合反应而降低疗效。

三、通草

（一）别名

通脱木、方通草、川通草。

（二）处方名

通草、白通草、朱通草。

（三）常用量

3～6 g。

（四）常用炮制

1.通草

取原药材，去根，切片。

2.朱通草

通草 0.5 kg，朱砂 0.35 g。取通草加水淋湿，将朱砂面撒上，颠至朱砂均匀挂上，风干即可。

（五）常用配伍

1.配滑石

利水消肿，用于治疗暑热证、湿热阻滞呕吐腹泻，头痛身重，身重口苦，小便不利以及慢性肾炎下肢水肿，口苦黏腻者。

2.配大腹皮

清热利水，用于治疗肝硬化腹水以及尿道炎症引起的小便涩痛不利等症。

3.配瞿麦

利水通淋，用于治疗尿道结石，小便疼痛，排尿不畅等症。

（六）临床应用

1.产后乳少

通草 9 g，炒王不留行 30 g，当归 12 g，白芍 10 g，赤芍 6 g。水煎服，日服 1 剂。

2.尿道结石

通草 8 g，泽泻 15 g，云苓 30 g，金钱草 30 g，桃仁 10 g，海金沙 10 g（另包），陈皮 6 g，柴胡 6 g。水煎服，日服 1 剂。

3.中暑

通草 6 g，滑石 30 g，薄荷 6 g，荷叶 20 g，佩兰 10 g，太子参 30 g，桔梗 3 g。水煎服，日服 1 剂。

4.肝硬化腹水

通草 9 g，醋鳖甲 30 g，泽泻 12 g，大腹皮 12 g，冬瓜皮 30 g，薏苡仁 30 g，炒山药 30 g，鸡内金 15 g，神曲 15 g，陈皮 6 g，焦山楂 10 g，云苓 20 g。水煎服，日服 1 剂。

5.急性泌尿系感染

（1）通草饮子：通草 10 g，瞿麦 6 g，滑石 10 g，石韦 15 g，甘草 6 g。水煎服，日服 1 剂。

（2）通草 10 g，冬葵子 10 g，滑石 15 g，石韦 15 g，淡竹叶 6 g。水煎服，日服 1 剂。

6.急性肾小球肾炎

通草 6 g，大腹皮 15 g，茯苓皮 10 g，白茅根 30 g，小蓟 15 g，车前草 30 g，浮萍 30 g，甘草 3 g。水煎服，日服 1 剂。

（七）注意事项

孕妇慎用。

四、石韦

（一）别名

石兰、金星草、石背柳。

（二）处方名

石韦、炒石韦。

（三）常用量

6～12 g。

（四）常用炮制

1.石韦

取原药材洗净,去根与毛,切 2～3 cm 长段,晒干。

2.炒石韦

取石韦加沙炒后刷去毛,切段。

（五）常用配伍

1.配瞿麦

清热通淋,用于治疗泌尿道结石小便不畅、尿时疼痛以及尿道炎症所致之小便黄赤不爽等症。

2.配生蒲黄

清热止血,用于治疗血淋、小便涩痛等症。

3.配地榆

清热止血,用于治疗热证所致之咯血、崩漏、大便出血等症。

（六）临床应用

1.肺热咳嗽

石韦 12 g,黄芩 15 g,杏仁 10 g,生石膏 15 g,陈皮 10 g,金银花 15 g,麦冬 15 g,五味子 6 g,炙甘草 3 g。水煎服,日服 1 剂。

2.痔

石韦 10 g,大黄 8 g,地榆 12 g,知母 12 g,桃仁 6 g,槐花 9 g。水煎服,日服 1 剂。

3.鼻出血

石韦 15 g,黄芩 15 g,白茅根 30 g,生地黄 30 g,栀子 10 g,小蓟 30 g。水煎服,日服 1 剂。

4.白细胞下降

石韦 12 g,菟丝子 15 g,桑寄生 12 g,阿胶 15 g(烊化),白芍 15 g,生地黄 18 g,熟地黄 15 g,黄芪 15 g,太子参 30 g,炒杜仲 12 g,当归 8 g,茜草 6 g,炙甘草 6 g。水煎服,日服 1 剂。

5.尿道炎

石韦 12 g,生蒲黄 10 g,当归 10 g,白芍 15 g,冬葵子 10 g,炙甘草 3 g。水煎服,日服 1 剂。

6.泌尿系结石

石韦 30 g,车前子 30 g(另包),栀子 30 g,甘草 10 g。水煎服,日服 1 剂。

7.慢性前列腺炎

石韦 30 g,土茯苓 30 g,薏苡仁 30 g,白茅根 30 g,败酱草 15 g,王不留行 9 g,萹蓄 9 g,川牛膝 15 g。水煎服,日服 1 剂。

（七）不良反应与注意事项

(1)心悸、饥饿感、头晕等。

(2)阴虚、脾虚者慎用。

五、地肤子

（一）别名

扫帚子。

（二）处方名

地肤子、炒地肤子。

（三）常用量

10～15 g。

（四）常用炮制

1.地肤子

取原药材，筛去灰屑及杂质即可。

2.炒地肤子

取地肤子，用微火微炒即可。

（五）常用配伍

1.配苦参

清热止痒，用于治疗湿疹、皮肤疮疡瘙痒等症。

2.配蛇床子

祛风除痒，用于治疗荨麻疹、湿疹等皮肤瘙痒之症以及妇女带下恶臭、外阴瘙痒等症。

3.配猪苓

清热利水，用于治疗泌尿感染、淋病等小便不利、尿痛尿急等症。

（六）临床应用

1.泌尿系感染

地肤子 15 g，白茅根 30 g，大黄 6 g，桃仁 6 g，蒲公英 30 g，金钱草 30 g。水煎服，日服 1 剂。

2.湿疹

地肤子汤：地肤子 15 g，黄檗 15 g，知母 12 g，瞿麦 10 g，猪苓 15 g，枳实 6 g，甘草 6 g，冬葵子 15 g，薏苡仁 30 g。水煎服，日服 1 剂。

3.足癣

地肤子 30 g，蛇床子 20 g，苦参 20 g，白鲜皮 20 g，黄檗 20 g，每日 1 剂，水煎后泡患足 30 分钟。

4.荨麻疹

地肤子 50 g，水煎服，日服 1 剂。

5.多形性红斑

地肤子 30 g，槐花 12 g，菊花 10 g，嫩冬草 10 g，夜交藤 15 g。水煎服，日服 1 剂。

（七）不良反应

可引起变态反应，表现为全身皮肤瘙痒、起风团、口唇起疱，面赤红等。

六、萹蓄

（一）别名

萹竹、萹竹牙、猪牙草。

（二）处方名

萹蓄、萹蓄草。

（三）常用量

9～15 g。

（四）常用炮制

取原药材，洗净去根或湿润后，切段，晒干。

（五）常用配伍

1.配瞿麦

清热通淋，用于治疗泌尿道结石小便疼痛、尿涩不畅以及泌尿系感染尿频尿急、小便浑浊之症。

2.配地肤子

清热止痒，用于治疗皮肤疮疡湿疹、瘙痒流水以及外阴瘙痒等症。

3.配海金沙

清热利水，用于治疗淋病小便不利、尿道涩痛等症。

4.配茵陈

除湿退黄,用于治疗黄疸型肝炎,皮肤发黄、小便黄赤之症。

(六)临床应用

1.足癣

萹蓄 50 g,苦参 50 g,蛇床子 50 g,水煎泡患足,每次 30 分钟,每日 1 次,连用 10 天。

2.便秘

萹蓄 12 g,白芍 15 g,火麻仁 8 g,防风 10 g,知母 12 g,玄参 15 g。水煎服,日服 1 剂。

3.慢性胆囊炎

萹蓄 12 g,虎杖 9 g,柴胡 10 g,陈皮 10 g,郁金 12 g,青蒿 10 g,白芍 15 g,黄芩 6 g,山楂 15 g。水煎服,日服 1 剂。

4.高血压

萹蓄 15 g,泽泻 15 g,地龙 15 g,石决明 30 g,赤芍 15 g,红花 6 g,槐花 6 g,茜草 6 g。水煎服,日服 1 剂。

5.经血量多

萹蓄 15 g,栀子 15 g,黄连 6 g,大黄 6 g,熟地黄 15 g,当归 6 g,太子参 20 g,阿胶 15 g(烊化),仙鹤草 15 g,白茅根 15 g,天冬 12 g,生姜 3 g。水煎服,日服 1 剂。

6.泌尿系感染

萹蓄 15 g,木通 6 g,车前子 15 g(另包),栀子 10 g,益母草 30 g,瞿麦 10 g,黄檗 6 g,甘草 6 g。水煎服,日服 1 剂。

7.尿道结石

萹蓄 12 g,木通 6 g,瞿麦 9 g,栀子 12 g,滑石 15 g,车前子 15 g(另包),大黄 5 g,甘草 6 g,灯心草 3 g。水煎服,日服 1 剂。

8.滴虫性肠炎

萹蓄 15 g,马齿苋 30 g,苦参 12 g。水煎服,日服 1 剂。

9.睾丸鞘膜积液

萹蓄 30 g,薏苡仁 30 g,芡实 12 g,蒲公英 30 g,桃仁 12 g,橘核 6 g,黄檗 10 g,小茴香 6 g,泽泻 6 g。水煎服,日服 1 剂。

10.阴囊湿疹

萹蓄 30 g,地肤子 30 g,苦参 30 g,黄檗 30 g。水煎洗患处,一日 1 剂。

(七)注意事项

阴虚者慎用。

七、海金沙

(一)别名

金沙藤、海金沙草。

(二)处方名

海金沙、金沙粉。

(三)常用量

6～15 g。包煎。

(四)常用炮制

取原药材,拣净杂质,过筛即可。

(五)常用配伍

1.配石韦

清热利尿,用于治疗泌尿系感染,小便赤涩、尿频、尿痛、尿急等症。

2.配金钱草

利水排石,用于治疗尿道、膀胱结石症,尿痛小便不畅等症。

3.配琥珀

利尿凉血,用于治疗血热尿血之症以及慢性肾炎、肾盂肾炎所致之尿中带血、下肢水肿、倦怠乏力等症。

(六)临床应用

1.带状疱疹

海金沙5份,青黛1份,共研细粉,以麻油调稀糊状,涂患处,一日1~2次。

2.胆管结石

海金沙15 g(另包),金钱草30 g,鸡内金15 g,郁金10 g。水煎服,日服1剂。

3.泌尿系结石

(1)海金沙30 g(另包),金钱草30 g,石韦15 g。水煎服,日服1剂。

(2)海金沙50 g(另包),金钱草50 g,鸡内金10 g。水煎服,日服1剂。

4.前列腺肥大

海金沙30 g(另包),蒲公英10 g,制没药10 g,琥珀粉2 g(冲服)。水煎服,日服1剂。

(七)不良反应

过量服用,可有舌麻、恶心、头晕、胃寒等。

八、灯心草

(一)别名

灯草、灯心、米灯心。

(二)处方名

灯灯心、灯心炭、朱灯心、黛灯心。

(三)常用量

1.5~5.0 g。

(四)常用炮制

1.灯心草

取原药材,拣净杂质,剪段即可。

2.朱灯心

灯心段0.5 kg,朱砂15 g。取灯心段稍喷水湿润,与朱砂拌匀,晾干。

3.青黛拌灯心

灯心段30 g,青黛4 g。将灯心段稍喷水湿润后,与青黛拌匀,晾干即可。

4.灯心炭

取灯心草置锅中,加盖较小的锅一只,锅底贴白纸一张,两锅接合处用黄泥封严。用微火加热煅至白纸焦黄,放冷即可。

(五)常用配伍

1.配酸枣仁

降气安神,用于治疗心肾不调、失眠烦躁、头痛等症。

2.配甘草

利尿通淋,用于治疗尿道感染、小便涩痛以及泌尿系结石排尿疼痛、小便不畅等症。

3.配滑石

清热泻湿,用于治疗心火上炎、口舌生疮、小便赤涩、烦躁不宁等。

（六）临床应用

1.失眠

朱灯心 4 g,酸枣仁 30 g,炒白术 15 g,黄芩 15 g,钩藤 30 g(后下),菊花 15 g,赤芍 15 g,葛根 12 g。水煎服,日服 1 剂。

2.产后乳少

灯心草 4 g,通草 6 g,赤芍 15 g,白芍 15 g,炒王不留行 30 g,猪蹄 1 个。水煎,喝汤吃猪蹄,日服 1 剂。

3.荨麻疹

青黛灯心 4 g,白茅根 30 g,白鲜皮 12 g,土茯苓 30 g,大枣 10 枚。水煎服,日服 1 剂。

4.内耳眩晕症

朱灯心 4 g,茯苓 20 g,天麻 15 g,竹茹 6 g,姜半夏 12 g,菊花 6 g,炒白术 20 g,桂枝 3 g,泽泻 12 g,栀子 10 g,黄芩 12 g,萹蓄 12 g,生姜 6 g。水煎服,日服 1 剂。

5.高血压

灯心草 4 g,夏枯草 30 g,土鳖虫 12 g,红花 12 g,炒杜仲 15 g,泽泻 15 g,浮萍草 30 g,神曲 12 g,决明子 12 g,桃仁 9 g,车前子 15 g(另包)。水煎服,日服 1 剂。

6.泌尿系结石

灯心草 6 g,木通 6 g,滑石 15 g,冬葵子 30 g,栀子 10 g,甘草 6 g,淡竹叶 6 g,防己 6 g,生姜 3 g。水煎服,日服 1 剂。

7.鼻出血

灯心草 10 g,仙鹤草 15 g,铁苋菜 10 g,蔗糖 50 g(冲服)。水煎服,日服 1 剂。

8.慢性咽炎

灯心草 3 g,麦冬 6 g,金银花 3 g。泡茶饮用。

9.急性膀胱炎

鲜灯心草 10 g,鲜车前草 30 g,鲜海金沙 15 g(另包),薏苡仁 30 g。水煎服,日服 1 剂。

（七）注意事项

虚寒小便多者慎用。

（单玲玲）

第十七章

补 虚 药

第一节 补 阳 药

一、巴戟天

（一）别名

建巴戟、巴吉。

（二）处方名

巴戟天、巴戟、巴戟肉、炙巴戟、盐巴戟。

（三）常用量

5～12 g。

（四）常用炮制

1.巴戟天

取原药材,加水浸泡,闷润、去心,切片,晒干。

2.盐巴戟

巴戟肉 0.5 kg,盐 12 g,水适量。取巴戟肉,加盐水拌匀,至盐水渗入后,晾干,炒至微呈火色即可。

3.炙巴戟

巴戟肉 50 kg,甘草 3 kg。先煮甘草半小时,加入巴戟天煮 1 小时,去心,晒干。

（五）常用配伍

1.配菟丝子

补肾壮阳。用于治疗肾阳虚所致之腰膝酸软、下肢寒凉、遗精、早泄,女子小腹冷痛等症。

2.配山茱萸

固肾涩精。用于治疗肾阳虚所致之阳痿、遗精、女子带下等症。

3.配桂枝

温经止痛。用于治疗阳虚经脉虚寒、肢体疼痛、关节疼痛、手足不温等症。

（六）临床应用

1.中风

巴戟天 15 g,熟地黄 15 g,山茱萸 10 g,石斛 12 g,肉苁蓉 12 g,炮附子 6 g(先煎),云苓 15 g,麦冬 15 g,石菖蒲 10 g,远志 6 g,五味子 6 g,肉桂 3 g。水煎服,日服 1 剂。

2.老年性痴呆

巴戟天 15 g,山茱萸 20 g,云苓 20 g,杜仲 15 g,山药 30 g,枸杞子 15 g,石菖蒲 15 g,熟地黄 15 g,川牛膝 12 g,肉苁蓉 10 g,五味子 6 g,小茴香 6 g,远志 6 g,干姜 5 g,大枣 10 枚。水煎服,日服 1 剂。

3.更年期综合征

巴戟天 15 g,肉苁蓉 12 g,淫羊藿 6 g,仙茅 10 g,杜仲 12 g,生地黄 15 g,熟地黄 15 g。水煎服,日服 1 剂。

4.阳痿

巴戟天 300 g,川牛膝 300 g,白酒 1 000 mL 浸 1 周,口服,每次 50 mL,一日 2 次。

5.遗精、带下

巴戟天 15 g,羌活 6 g,桂心 5 g,刺五加 10 g,干姜 6 g,川牛膝 15 g,炒杜仲 15 g。水煎服,日服 1 剂。

6.慢性肾炎

巴戟天 15 g,生地黄 20 g,制附子 6 g(先煎),炒白术 15 g,桂枝 6 g,山茱萸 15 g,炒山药 20 g,泽泻 10 g,云苓 15 g,车前子 20 g(另包),黄芪 20 g。水煎服,日服 1 剂。

(七)注意事项

阴虚火旺、大便燥结者慎用。

二、淫羊藿

(一)别名

刚前、三叉骨、放杖草。

(二)处方名

淫羊藿、仙灵脾、羊藿叶、炙淫羊藿。

(三)常用量

3～10 g。

(四)常用炮制

1.淫羊藿

取原药材,拣净杂质,去根、梗,切碎即可。

2.炒淫羊藿

取淫羊藿用微火炒至微焦。

3.炙淫羊藿

淫羊藿 5 kg,羊脂油 300 g。先将羊脂油熔化去渣,加入淫羊藿用微火炒至油尽,微显黄色为度。

(五)常用配伍

1.配巴戟天

补肾壮阳。用于治疗肾阳虚所致之阳痿、早泄、腰膝冷痛以及妇女虚寒带下、宫冷不孕等症。

2.配威灵仙

壮阳散寒。用于治疗风寒腰痛、关节疼痛、肢体麻木等症。

(六)临床应用

1.绝经期高血压

淫羊藿 12 g,仙茅 12 g,巴戟天 10 g,当归 9 g,黄檗 12 g,知母 10 g。水煎服,日服 1 剂。

2.闭经、不孕症

淫羊藿 15 g,紫石英 15 g,仙茅 10 g,肉苁蓉 10 g,巴戟天 12 g,肉桂 2 g。水煎服,日服 1 剂。

3.风寒腰痛

淫羊藿、威灵仙、川芎、桂心、苍耳子各 30 g,共研细粉。口服,一次 3 g,一日 3 次,温酒送服。

4.类风湿关节炎

淫羊藿 30 g,茄子根 30 g,黑豆 30 g。水煎服,日服 1 剂。

5.阳痿

巴戟振阳胶囊(淫羊藿、人参、红花、刺五加、巴戟天等),口服,一次 1～2 粒,一日 1 次。

6.骨质疏松

仙灵骨葆胶囊(淫羊藿、川续断、丹参、知母、补骨脂、生地黄),口服,一次3粒,一日2次。

(七)不良反应与注意事项

(1)口干、恶心、腹胀、头晕等。

(2)阴虚火旺者慎用。

三、杜仲

(一)别名

杜仲皮、厚杜仲、绵杜仲。

(二)处方名

杜仲、炒杜仲、炙杜仲。

(三)常用量

6～15 g。

(四)常用炮制

1.杜仲

取原药材,洗净,刮去粗皮,切块,晒干。

2.炒杜仲

取杜仲用淡盐水炒至表面发黑即可。

3.杜仲炭

先将杜仲在沙子中炒断丝,筛去沙,再炒黑。

(五)常用配伍

1.配桂枝

散寒止痛。用于治疗风寒腰腿疼痛、关节疼痛、四肢不温等症。

2.配枸杞子

滋肝补肾。用于治疗肝肾虚所致之视物昏花、腰膝酸软、阳痿、遗精、自汗等病症。

3.配益智仁

固肾涩精。用于治疗肾阳虚小便清长、腰膝酸软、遗尿、遗精等症。

(六)临床应用

1.风寒关节痛

炒杜仲12 g,山药20 g,山茱萸10 g,桂枝10 g,制附子6 g(先煎),熟地黄12 g,木瓜30 g,川续断10 g,独活6 g,川牛膝10 g,陈皮6 g,炙甘草6 g。水煎服,日服1剂。

2.腰肌劳损

青娥丸(杜仲、肉苁蓉、补骨脂、大蒜、胡桃仁),口服,一次3 g,一日3次。

3.重症肌无力

金刚丸(杜仲、肉苁蓉、萆薢、菟丝子、猪肾),口服,一次6 g,一日2次。

4.高血压

炒杜仲15 g,黄芩15 g,夏枯草30 g,川牛膝10 g,赤芍12 g,泽泻6 g,车前子20 g(另包),巴戟天6 g,淫羊藿3 g,地龙6 g,菊花9 g,黄檗6 g。水煎服,日服1剂。

5.习惯性流产

杜仲6 g,川续断6 g,香附9 g,桑寄生9 g,菟丝子5 g,赤芍6 g。水煎服,日服1剂。

6.中风

杜仲15 g,川芎15 g,制附子6 g(先煎),淫羊藿6 g,川续断10 g,川牛膝12 g,黄檗10 g,苍术12 g,当归10 g,红花6 g,泽泻6 g,牡丹皮9 g。水煎服,日服1剂。

7.骨质疏松症

骨松康合剂(杜仲、鸡子壳、大叶骨碎补、山药、蜂王浆、蜂蜜),口服,一次 30 mL,一日 3 次。

8.遗精

杜仲 15 g,益智仁 10 g,牡蛎 30 g,覆盆子 10 g,金樱子 6 g,五味子 10 g,桃仁 10 g,赤芍 15 g,黄檗 6 g,黄芩 12 g,金银花 15 g,知母 12 g,甘草 3 g。水煎服,日服 1 剂。

（七）不良反应与注意事项

(1)可有接触性皮炎,皮肤出现红色斑丘疹、瘙痒。

(2)阴虚火旺者慎用。

四、续断

（一）处方名
续断、川续断、川断、炒续断、川断肉。

（二）常用量
10～15 g。

（三）常用炮制

1.续断

取原药材,用水浸泡、闷润,切片,晒干。

2.炒续断

取续断炒至黄色具焦斑。

3.酒续断

续断 50 kg,白酒 6 kg。取续断加酒闷透,炒干。

4.盐续断

续断 50 kg,食盐 600 g,水适量。取续断加盐水拌匀,晒干或微火焙干。

（四）常用配伍

1.配杜仲

补肾强筋。用于治疗肾虚腰膝酸软、肢体疼痛、怕冷、乏力等症。

2.配川牛膝

舒筋活血。用于治疗关节疼痛、腰腿疼痛、肢体麻木等症。

（五）临床应用

1.腰椎间盘突出症

川续断 12 g,当归 10 g,千年健 10 g,炒白芍 15 g,木通 6 g,独活 10 g,制附子 8 g(先煎),黄芪 30 g,胆南星 4 g,蜈蚣 2 条,炙马钱子 1 g,甘草 10 g。水煎服,日服 1 剂。

2.习惯性流产

川续断 12 g,桑寄生 12 g,菟丝子 15 g,阿胶 15 g(烊化)。水煎服,日服 1 剂。

3.不孕

川续断 15 g,桑寄生 15 g,阿胶 20 g(烊化),炒菟丝子 15 g。水煎服,日服 1 剂。

4.类风湿关节炎

川续断 15 g,鹿角胶 12 g,当归 10 g,秦艽 12 g,威灵仙 10 g,蚕沙 19 g,羌活 6 g,独活 6 g,乌药 9 g,桑枝 15 g,防风 10 g,延胡索 9 g。水煎服,日服 1 剂。

5.扭伤肿痛

川续断 18 g,红花 10 g,当归 12 g,栀子 12 g,地榆 10 g,生地黄 15 g,赤芍 12 g,大黄 6 g,白花蛇舌草 20 g,茜草 6 g,瓜蒌 30 g,皂角刺 6 g,甘草 9 g。水煎服,日服 1 剂。

（六）不良反应与注意事项

（1）变态反应：丘疹、瘙痒、灼热等。

（2）阴虚火旺者慎用。

五、蛤蚧

（一）别名

蛤蟹、仙蟾。

（二）处方名

蛤蚧、制蛤蚧、蛤蚧粉、对蛤蚧。

（三）常用量

1～3 g。冲服。

（四）常用炮制

1.蛤蚧

取原药材洗净，切段，晒干。

2.蜜蛤蚧

取蛤蚧蜜炙后研细。

3.油蛤蚧

取蛤蚧酥炙后研细或加香油后炙至稍黄。

（五）常用配伍

1.配地龙

降气平喘。用于治疗哮喘病胸闷气喘、夜不能卧、喉中痰鸣等症。

2.配紫菀

止咳平喘。用于治疗体虚久咳不止、动则气喘、胸闷痰多等症。

3.配冬虫夏草

固肾止喘。用于治疗肺气肿、肺心病、慢性支气管炎所致之久咳痰多、胸闷气喘、倦怠乏力、腰膝酸软等症。

（六）临床应用

1.失眠、健忘

蛤蚧精口服液，每支 10 mL，口服，一次 2 支，一日 2 次。

2.久咳

蛤蚧养肺丸（蛤蚧、紫菀、甘草，为大蜜丸，每丸 9 g 重），口服，一次 1 丸，一日 2 次。

3.肺气肿

蛤蚧 1 对，冬虫夏草 20 g，五味子 50 g，枸杞子 50 g，共研为细粉，每次服 5 g，一日 3 次。

4.支气管哮喘

蛤蚧 200 g，紫河车 500 g，桔梗 150 g，陈皮 150 g，共研为细粉，装胶囊，每粒 0.25 g。口服，发作期一次 3～4 粒，缓解期一次 1～2 粒，一日 2 次。

5.肺结核

蛤蚧 1 对，冬虫夏草 30 g，人参 30 g，熟地黄 30 g，阿胶 30 g，川贝母 30 g，牡蛎 40 g，麦冬 20 g，三七 15 g，天冬 20 g，百部 20 g，北沙参 20 g，神曲 60 g，龟甲 60 g。共研为细粉，炼蜜为丸，每丸 9 g 重。口服，一次 1 丸，一日 2 次。

6.阳痿

蛤蚧 100 g，五味子 30 g，蜈蚣 30 条，甘草 30 g。共研为细粉，口服，每次 2 g，每日 2 次。

六、菟丝子

(一)别名

龙须子、黄网子、豆须子、菟丝实。

(二)处方名

菟丝子、菟丝、炒菟丝子。

(三)常用量

10~15 g。

(四)常用炮制

1.菟丝子

取原药材,筛去泥屑,洗净,晒干。

2.炒菟丝子

取菟丝子,炒至微黄。

(五)常用配伍

1.配覆盆子

益肾固精。用于治疗肾虚遗精、腰膝酸软、头晕、乏力、食欲不振等症。

2.配桑寄生

养肝安胎。用于治疗胎动不安、腰酸下坠等症。

3.配枸杞子

调补肝肾。用于治疗肾虚血虚、视物昏花、腰酸腿软、尿频、遗尿等症。

(六)临床应用

1.腰膝酸痛

菟丝子 100 g,制附子 20 g,桂枝 15 g。共研细粉,炼蜜为丸,每丸重 6 g。每服 1 丸,每日 2 次。

2.足膝痿软

菟丝子 20 g,龟甲 15 g,黄檗 10 g,当归 10 g,知母 12 g,川牛膝 12 g,白芍 15 g,锁阳 10 g,白术 15 g,云苓 20 g,熟地黄 15 g,枸杞子 10 g,陈皮 6 g,炙甘草 6 g,紫河车 15 g,五味子 10 g。水煎服,日服 1 剂。

3.阳痿

菟丝子 18 g,鹿角胶 10 g,肉苁蓉 12 g,杜仲 12 g,山药 20 g,山茱萸 10 g,远志 6 g,川牛膝 15 g,益智仁 12 g,巴戟天 12 g,全蝎 6 g,沉香 3 g,五味子 6 g,韭菜子 15 g。水煎服,日服 1 剂。

4.乳糜尿

菟丝子 20 g,黄檗 6 g,车前草 30 g,白花蛇舌草 20 g,冬瓜皮 30 g,杜仲 12 g,鸡内金 10 g,茵陈 6 g,石菖蒲 10 g,天冬 10 g,泽泻 6 g,猪苓 15 g。水煎服,日服 1 剂。

(七)不良反应与注意事项

(1)毒性反应:恶心、呕吐、头昏、胃出血、抽搐、昏迷等。

(2)变态反应:外用可致皮肤灼热、出水疱、瘙痒等。

(3)孕妇、阴虚火旺者慎用。

(荆树英)

第二节 补 阴 药

一、北沙参

(一)别名
银条参、海沙参、羊乳。

(二)处方名
沙参、北沙参、炒北沙参。

(三)常用量
6～15 g。

(四)常用炮制
1.北沙参

取鲜货洗净,去皮,切段,晒干。

2.炒北沙参

取北沙参段,炒至黄色为度。

3.蜜北沙参

北沙参 0.5 kg,蜜 120 g。将蜜炼至起泡后,加入北沙参段,炒至蜜尽不粘手为度。

(五)常用配伍
1.配川贝母

润肺止咳。用于治疗干咳少痰、胸痛胸闷、口舌干燥、小便黄赤等症。

2.配麦冬

清咽利喉。用于治疗热病伤津,口咽干燥以及胃火上攻,口苦咽痛,咽喉红肿等症。

3.配川楝子

清胃止痛。用于治疗肝胃有火,胃脘疼痛、食欲不振、胸胁疼痛等症。

4.配生石膏

清热止渴。用于治疗热病口干舌燥、高热烦躁以及糖尿病口渴咽干、小便黄赤等症。

(六)临床应用
1.食管癌

北沙参 15 g,苏木 6 g,三七 3 g(冲服),郁金 12 g,旋覆花 9 g(另包),丹参 15 g,荷梗 12 g,川楝子 10 g,牡丹皮 12 g,鸡内金 15 g,神曲 15 g。水煎服,日服 1 剂。

2.肺脓肿

北沙参 30 g,薏苡仁 30 g,桔梗 12 g,川贝母 12 g,黄芪 15 g,赤芍 15 g,地骨皮 15 g,麦冬 30 g,桑白皮 15 g,牡丹皮 12 g,金银花 15 g,当归 10 g,白扁豆 30 g,冬瓜皮 30 g,川芎 12 g,白芍 12 g。水煎服,日服 1 剂。

3.胃脘痛

北沙参 20 g,川楝子 12 g,香附 15 g,麦冬 20 g,醋五灵脂 15 g,蒲黄 6 g(另包),白芍 10 g,黄连 6 g,吴茱萸 6 g,玉竹 12 g,枸杞子 10 g,甘草 6 g。水煎服,日服 1 剂。

4.咳嗽

北沙参 12 g,玉竹 10 g,白扁豆 15 g,桑叶 12 g,天花粉 10 g,麦冬 15 g,甘草 5 g。水煎服,日服 1 剂。

5.支气管扩张

蒲公英 30 g,栀子 12 g,白茅根 20 g,黄芩 15 g,干姜 3 g,淡豆豉 15 g。水煎服,日服 1 剂。

6.心悸

北沙参 15 g,丹参 15 g,玄参 10 g,酸枣仁 15 g,白芍 12 g,麦冬 20 g,五味子 10 g,竹茹 6 g,生地黄 15 g。水煎服,日服 1 剂。

二、麦冬

(一)别名

麦门冬、朱麦冬。

(二)处方名

麦冬、寸冬、炒麦冬。

(三)常用量

10～30 g。

(四)常用炮制

1.麦冬

取原药材,拣去杂质,筛去灰渣,晒干。

2.炒麦冬

取麦冬炒至胀胖发松,呈老黄色。

(五)常用配伍

1.配天冬

滋肺润喉。用于治疗燥热咳嗽、干咳少痰、胸痛以及咽炎咽喉疼痛、干燥发痒、干咳等症。

2.配天花粉

生津止渴。用于治疗热病伤津、口干舌燥以及糖尿病口舌干燥等症。

3.配玄参

清热利咽。用于治疗咽喉肿痛、慢性咽喉炎声音嘶哑、干咳口干等症。

(六)临床应用

1.糖尿病

麦冬 30 g,天花粉 15 g,五味子 10 g,地骨皮 12 g,太子参 30 g,沙参 10 g,鸡内金 10 g,香附 6 g。水煎服,日服 1 剂。

2.慢性咽炎

麦冬 3 g,山楂 3 g,炙甘草 2 g。泡水当茶饮,日服 1 剂。

3.肺结核

咯血麦冬 30 g,玄参 15 g,牡蛎 30 g,生地黄 30 g,小蓟 30 g,白茅根 30 g,川贝母 10 g,阿胶 20 g(烊化),百部 12 g,白及 10 g,三七粉 3 g(冲服)。水煎服,日服 1 剂。

4.膈肌痉挛

麦冬 30 g,姜半夏 12 g,党参 15 g,乌梅 10 g,枇杷叶 10 g,石菖蒲 10 g,知母 10 g,北沙参 12 g,枳壳 10 g。水煎服,日服 1 剂。

5.病毒性心肌炎

麦冬 20 g,生地黄 30 g,桂枝 6 g,丹参 15 g,黄芪 30 g,大青叶 15 g,苦参 12 g,云苓 15 g,炙甘草 8 g,大枣 5 枚。水煎服,日服 1 剂。

三、石斛

(一)别名

小石斛、枫斗。

（二）处方名

石斛、金钗石斛、霍石斛。

（三）常用量

6～12 g。

（四）常用炮制

1.石斛

取原药材,拣净杂质,切段,晒干。

2.炒石斛

取石斛段,用微火炒至发胖或微焦。

（五）常用配伍

1.配麦冬

清胃生津。用于治疗胃热呕吐、口干咽燥、脘腹痞闷等症。

2.配金银花

清热利咽。用于治疗慢性咽炎咽喉干燥、干咳少痰、咽部异物感等症。

（六）临床应用

1.糖尿病

石斛 20 g,麦冬 30 g,生地黄 30 g,远志 6 g,云苓 10 g,玄参 30 g,炙甘草 6 g,生姜 3 片。水煎服,日服 1 剂。

2.慢性萎缩性胃炎

石斛 15 g,麦冬 15 g,生地黄 20 g,鸡内金 12 g,天花粉 15 g,山楂 20 g,焦神曲 15 g,陈皮 6 g,甘草 6 g。水煎服,日服 1 剂。

3.胃酸缺乏症

石斛 20 g,山楂 30 g,天冬 15 g,白芍 15 g,远志 6 g,柴胡 6 g,皂角刺 3 g,当归 10 g,红花 6 g,栀子 10 g,干姜 3 g,乌药 3 g,甘草 3 g。水煎服,日服 1 剂。

4.慢性咽炎

石斛 15 g,金银花 15 g,玄参 15 g,沙参 10 g,五味子 10 g,蒲公英 30 g,连翘 30 g,黄芩 10 g,红花 6 g,赤芍 10 g,生地黄 30 g,青皮 6 g。水煎服,日服 1 剂。

5.白内障

石斛夜光丸(石斛、天冬、菟丝子、人参、茯苓、菊花、山药、麦冬、熟地黄、肉苁蓉、青葙子、生地黄、枸杞子、决明子、苦杏仁、五味子、白蒺藜、川芎、黄连、防风、枳壳、水牛角、牛膝、炙甘草)。口服,一次1丸,一日2次。

6.风热感冒

石斛 20 g,连翘 30 g,黄芩 15 g,贯众 15 g,大青叶 15 g,柴胡 12 g,紫苏叶 6 g,薄荷 6 g,甘草 3 g。水煎服,日服 1 剂。

（七）注意事项

脾胃虚寒者慎用。

四、玉竹

（一）别名

萎、丽草、地节、竹节黄、竹七根。

（二）处方名

玉竹、制玉竹、蜜玉竹、蒸玉竹。

（三）常用量

6～15 g。

（四）常用炮制

1.玉竹

取原药材,闷润,切片,晒干。

2.蜜玉竹

玉竹 5 kg,蜜 400 g。将蜜熔化,拌匀玉竹,用微火炒至不粘手为度。

3.蒸玉竹

取原药材洗净,蒸 6～8 小时,闷 1 昼夜,再复蒸 2～3 次,至黑色为度,晒半干,切段,晒干。

（五）常用配伍

1.配天花粉

生津止渴。用于治疗热病伤津、口干舌燥、大便秘结以及糖尿病口渴尿赤等症。

2.配瓜蒌

清肺止咳。用于治疗肺热咳嗽、痰黄稠黏、口渴胸痛等症。

3.配玄参

清咽利喉。用于治疗慢性咽炎口舌干燥、喉中发痒、干咳少痰等症。

（六）临床应用

1.咳嗽

玉竹 15 g,生石膏 15 g,葛根 12 g,白薇 10 g,麻黄 6 g,苦杏仁 10 g,青木香 6 g,炙甘草 9 g,生姜 3 片。水煎服,日服 1 剂。

2.充血性心力衰竭

玉竹 25 g。水煎服,日服 1 剂。

3.高脂血症

玉竹 10 g,党参 10 g,泽泻 6 g。水煎服,日服 1 剂。

4.慢性咽炎

玉竹 12 g,玄参 12 g,麦冬 15 g,天花粉 12 g。水煎服,日服 1 剂。

（七）不良反应与注意事项

(1)变态反应可见瘙痒、皮肤红色丘疹及风团等。

(2)脾虚者慎用。

五、黄精

（一）别名

大黄精、鸡头黄精。

（二）处方名

黄精、酒黄精、蒸黄精、蜜黄精。

（三）常用量

6～15 g。

（四）常用炮制

1.黄精

取原药材洗净,切片,晒干。

2.蒸黄精

取原药材洗净,蒸 2 次,每次 6 小时,至内心呈黑色,加蒸出液汁拌匀,焙干。

3.酒黄精

黄精 5 kg,酒 0.8 kg。取黄精加酒拌匀,稍闷,蒸至黑透,晒干。

4.蜜黄精

取黄精煮后晒半干,加蜜适量润一夜,蒸 2 小时,晒干。

(五)常用配伍

1.配人参

补益气血。用于治疗久病体质虚弱、食少乏力、气短胸闷、形体瘦弱等症。

2.配熟地黄

补血养肝。用于治疗贫血面色萎黄、乏力气短、不思饮食等症。

3.配天麻

养血祛风。用于治疗血虚头痛、头晕、心悸、失眠等症。

(六)临床应用

1.病毒性心肌炎

黄精 15 g,玉竹 15 g,生地黄 20 g,桂枝 9 g,炙甘草 9 g,炒白芍 12 g,黄芪 30 g,当归 12 g,丹参 15 g,菟丝子 10 g,桑寄生 12 g,香附 10 g。水煎服,日服 1 剂。

2.体虚乏力

黄精 15 g,生地黄 15 g,枸杞子 10 g,黄芪 12 g,党参 15 g。水煎服,日服 1 剂。

3.流行性出血热

黄精 30 g,黄芪 30 g,白茅根 40 g,白术 15 g。水煎服,日服 1 剂。

4.低血压症

黄精 30 g,党参 18 g,当归 6 g,桂枝 6 g,乌药 9 g,炒白术 12 g,炒山药 15 g,黄芪 15 g,炙甘草 6 g。水煎服,日服 1 剂。

5.病态窦房结综合征

黄精 30 g,黄芪 30 g,淫羊藿 15 g,麦冬 20 g,五味子 15 g,人参 9 g,麻黄 3 g,制附子 6 g(先煎),升麻 3 g,鹿角胶 10 g,细辛 3 g,炙甘草 6 g。水煎服,日服 1 剂。

6.糖尿病

黄精 30 g,红参 6 g,云苓 15 g,白术 15 g,黄芪 30 g,葛根 15 g,大黄 3 g,黄连 6 g,五味子 10 g,甘草 3 g。水煎服,日服 1 剂。

(七)注意事项

脾虚泄泻者慎用。

六、百合

(一)别名

野百合、大百合、药百合。

(二)处方名

百合、蜜百合。

(三)常用量

10~30 g。

(四)常用炮制

1.百合

取原药材洗净,晒干。

2.蜜百合

百合 50 kg,蜜 5 kg。先将蜜熔化,放入百合拌匀,用微火炒至蜜被吸尽为度。

323

（五）常用配伍

1.配沙参

润肺止咳。用于治疗肺热肺燥、干咳少痰、胸痛、咽喉干燥等症。

2.配生地黄

清热养心。用于治疗阴虚内热、烦躁、失眠等症。

3.配柴胡

清热解表。用于治疗外感风热、发热恶寒、头痛、口渴、肌肉疼痛等症。

（六）临床应用

1.肺结核

百合 30 g,白芍 15 g,鳖甲 15 g,北沙参 15 g,麦冬 20 g,地骨皮 12 g,川贝母 9 g,知母 10 g,天冬 10 g,炙甘草 6 g,夏枯草 15 g,牡蛎 30 g。水煎服,日服 1 剂。

2.慢性胃炎

百合 30 g,丹参 15 g,香附 12 g,白芍 15 g,蒲公英 30 g,蒲黄 6 g(另包),五灵脂 12 g,乌药 9 g,陈皮 9 g,佛手 10 g,炒麦芽 15 g,神曲 15 g,甘草 3 g。水煎服,日服 1 剂。

3.失眠

百合 30 g,生地黄 30 g,夜交藤 30 g,丹参 30 g,五味子 15 g,钩藤 30 g(后下),龙骨 30 g,牡蛎 30 g,北沙参 10 g,女贞子 10 g,玉竹 10 g,甘草 3 g。水煎服,日服 1 剂。

4.更年期综合征

百合 30 g,浮小麦 30 g,生地黄 30 g,鸡血藤 30 g,远志 6 g,黄芩 12 g,知母 6 g,炙甘草 6 g。水煎服,日服 1 剂。

5.慢性肝炎

百合 15 g,枇杷叶 6 g,香附 10 g,郁金 12 g,柴胡 9 g,枸杞子 12 g,鸡内金 10 g,枳壳 9 g,赤芍 12 g,川芎 10 g,薏苡仁 30 g,车前草 30 g,甘草 3 g。水煎服,日服 1 剂。

6.慢性咽炎

百合 15 g,白芍 15 g,南沙参 10 g,北沙参 10 g,天花粉 10 g,瓜蒌 15 g,桔梗 6 g,麦冬 20 g,射干 10 g,虎杖 6 g,桂枝 3 g,吴茱萸 3 g。水煎服,日服 1 剂。

7.慢性气管炎

百合 20 g,地龙 12 g,紫菀 12 g,紫苏叶 6 g,姜半夏 12 g,苦杏仁 10 g,白前 6 g,黄芩 12 g,白花蛇舌草 15 g,陈皮 10 g,荆芥穗 6 g,甘草 6 g。水煎服,日服 1 剂。

（七）不良反应与注意事项

(1)变态反应可见心悸、面赤、烦躁、头部蚁走感等。

(2)便溏者慎用。

七、枸杞子

（一）别名

红青椒、血枸子、地骨子、枸杞豆、红耳坠。

（二）处方名

枸杞子、杞果、杞子、炒枸杞子。

（三）常用量

6～15 g。

（四）常用炮制

1.枸杞子

取原药材,拣净杂质,阴干至外皮发枯。

2.炒枸杞子

取枸杞子,用微火炒至黄色稍有焦斑为度。

(五)常用配伍

1.配阿胶

补血养肝。用于治疗血虚所致之面色萎黄、四肢无力、食少倦怠等症。

2.配菊花

养肝明目。用于治疗视物昏花、迎风流泪、目中涩干等症。

3.配白芍

益肝止痛。用于治疗慢性肝炎胁肋疼痛、腹胀少食、恶心口苦等症。

(六)临床应用

1.眩晕

枸杞子 15 g,菊花 15 g,白术 15 g,山药 30 g,云苓 30 g,麦冬 15 g,生地黄 30 g,泽泻 10 g,牡丹皮 12 g。水煎服,日服 1 剂。

2.夜盲症

杞菊地黄丸(枸杞子、菊花、熟地黄、山茱萸、山药、牡丹皮、泽泻、茯苓)。口服,一次 9 g,一日 2 次。

3.目涩流泪

明目地黄丸(熟地黄、山茱萸、山药、牡丹皮、泽泻、茯苓、枸杞子、菊花、白芍、当归、石决明、蒺藜)。口服,一次 1 丸,一日 2 次。

4.月经不调

熟地黄 15 g,山茱萸 15 g,山药 30 g,枸杞子 15 g,生地黄 15 g,牡丹皮 10 g,泽泻 10 g,云苓 15 g,当归 12 g,五味子 10 g。水煎服,日服 1 剂。

5.高脂血症

枸杞子 15 g,制何首乌 10 g,红参 6 g,酒大黄 6 g,红花 6 g,竹叶 6 g,柴胡 6 g,泽泻 6 g。水煎服,日服 1 剂。

6.阳痿

复方虫草口服液(枸杞子、冬虫夏草、淫羊藿、山楂、甘松、蜂王浆),口服,一次 10 mL,一日 2 次。

(七)不良反应与注意事项

(1)毒性反应:尿频、尿痛、血尿。

(2)变态反应:皮肤潮红、瘙痒、荨麻疹、恶心呕吐等。

(3)火盛内实者慎用。

八、女贞子

(一)别名

土金刚子、爆竹子、冬青子。

(二)处方名

女贞子、酒女贞子、醋女贞子、蒸女贞子。

(三)常用量

3～10 g。

(四)常用炮制

1.女贞子

取原药材,筛去泥土,去柄叶,洗净,晒干。

2.酒女贞子

女贞子 50 kg,黄酒 10 kg,开水适量。取女贞子加黄酒与开水拌匀,用微火焙干水气,晒干。

3.醋女贞子

女贞子 0.5 kg,醋 100 mL。取女贞子用醋拌匀,蒸上气后,晒干。

4.蒸女贞子

取女贞子,蒸 4 小时,闷 1 夜,晒干。

(五)常用配伍

1.配何首乌

滋发明目。用于治疗肝肾亏损、头发枯黄、目中干涩、视物不明等症。

2.配覆盆子

益肾固精。用于治疗肾虚腰膝酸软、遗精、口渴、头目昏眩等症。

3.配枸杞子

滋阴补血。用于治疗血虚所致之乏力、食少、心悸、头晕等症。

(六)临床应用

1.眩晕

女贞子 12 g,旱莲草 12 g,云苓 15 g,白术 15 g,黄芩 15 g。水煎服,日服 1 剂。

2.老年性白内障

女贞子 12 g,泽泻 6 g,山茱萸 9 g,枸杞子 15 g,熟地黄 15 g,云苓 15 g,牡丹皮 12 g,山药 15 g,菊花 10 g,黄芩 15 g,玄参 12 g,山楂 10 g。水煎服,日服 1 剂。

3.复发性口腔溃疡

女贞子 12 g,黄芪 30 g,党参 18 g,薏苡仁 30 g,白术 15 g,当归 12 g,陈皮 10 g,枸杞子 12 g,炙甘草 6 g,神曲 30 g,鸡内金 10 g,竹叶 6 g。水煎服,日服 1 剂。

4.功能性子宫出血

女贞子 15 g,生地黄 30 g,玄参 15 g,海螵蛸 15 g,麦冬 30 g,白芍 12 g,地骨皮 12 g,茜草 12 g,阿胶 15 g(烊化),旱莲草 20 g。水煎服,日服 1 剂。

5.乳腺增生症

女贞子 15 g,当归 12 g,香附 12 g,柴胡 10 g,白芍 12 g,郁金 10 g,旱莲草 12 g,淫羊藿 6 g,菟丝子 15 g,鸡血藤 30 g,天冬 15 g,玄参 12 g。水煎服,日服 1 剂。

6.再生障碍性贫血

女贞子 15 g,党参 30 g,黄芪 30 g,山茱萸 15 g,巴戟天 12 g,鸡血藤 30 g,龟甲 20 g,淫羊藿 10 g,丹参 15 g,生地黄 30 g,鹿角胶 15 g(烊化),大枣 10 枚,生姜 6 g,黑豆 15 g,炙甘草 6 g。水煎服,日服 1 剂。

7.白细胞减少症

女贞子 15 g,人参 9 g,白术 15 g,当归 12 g,何首乌 10 g,淫羊藿 10 g,菟丝子 10 g,枸杞子 15 g,肉桂 3 g,赤芍 12 g。水煎服,日服 1 剂。

九、鳖甲

(一)别名

团鱼甲、鳖壳、上甲。

(二)处方名

鳖甲、醋鳖甲、炒鳖甲。

(三)常用量

10~30 g。

(四)常用炮制

1.鳖甲

取原药材,用水浸泡 5~9 天,至甲皮膜脱落,取出晒干。

2.炒鳖甲

取鳖甲块,用微火炒至黑黄色。

3.醋鳖甲

鳖甲5 kg,醋1 kg,取鳖甲块加醋炒至干。

（五）常用配伍

1.配龟甲

滋阴清热。用于治疗热病伤津、口渴咽干、心烦失眠、小便黄赤以及阴虚火旺、午后发热、手足心热、盗汗等症。

2.配阿胶

滋阴补血。用于治疗血虚所致之面黄甲枯、心烦失眠、口渴咽干、小便黄赤等症。

3.配青蒿

退热除蒸。用于治疗阴虚火旺所致之午后夜间低热、盗汗不止、口渴乏力、头晕耳鸣、心悸失眠等症。

（六）临床应用

1.肺结核

醋鳖甲30 g,地骨皮15 g,银柴胡10 g,青蒿12 g,生地黄30 g,白芍15 g,阿胶20 g(烊化),知母12 g,川贝母10 g,北沙参12 g,瓜蒌18 g,黄芩15 g,竹茹6 g,紫菀12 g,女贞子10 g,枸杞子10 g。水煎服,日服1剂。

2.热病口渴

鳖甲30 g,龟甲30 g,生牡蛎30 g,白芍15 g,生地黄30 g,五味子6 g,阿胶15 g(烊化),麦冬30 g,天冬30 g,天花粉12 g,炙甘草6 g,生石膏20 g。水煎服,日服1剂。

3.慢性前列腺炎

鳖甲20 g(先煎),黄檗15 g,莪术12 g,苦参12 g,九香虫9 g,赤芍12 g,当归10 g,红花9 g,香附12 g,芦根30 g,甘草6 g。水煎服,日服1剂。

4.子宫肌瘤

鳖甲30 g(先煎),黄檗12 g,炒王不留行30 g(另包),赤芍12 g,白花蛇舌草20 g。水煎服,日服1剂。

5.肝硬化

鳖甲30 g,黄芪30 g,薏苡仁30 g,木瓜20 g,白术15 g,土鳖虫10 g,丹参15 g,茵陈10 g,柴胡9 g,党参15 g,桑寄生15 g,白茅根30 g。水煎服,日服1剂。

6.真性红细胞增多症

鳖甲30 g,桃仁10 g,红花6 g,当归12 g,赤芍12 g,川芎15 g,三棱10 g,香附15 g,丹参15 g,鸡血藤30 g。水煎服,日服1剂。

（七）注意事项

（1）孕妇慎用。

（2）便溏者慎用。

（白　莉）

第三节　补　血　药

一、当归

（一）别名

山蕲、文蕲、文无、云归。

（二）处方名

当归、酒当归、全当归、当归炭。

（三）常用量

5～15 g。

（四）常用炮制

1.当归

取原药材,洗净勿浸,闷润 24 小时,切片,晾干。

2.酒当归

当归 0.5 kg,黄酒 100 mL。取当归用酒拌匀,烘干。

3.炒当归

取当归片,炒至黄色为度。

4.当归炭

将当归片炒至外黑内焦黄为度。

（五）常用配伍

1.配红花

活血化瘀。用于治疗瘀血所致之头痛、胸胁疼痛、痛经等病症。

2.配桂枝

温经活血。用于治疗气滞血瘀所致之腰腿关节疼痛、肢体麻木、手足不温等症。

3.配熟地黄

养肝补血。用于治疗血虚所致之面色萎黄、心悸气短、食少乏力等症。

4.配川芎

行气活血。用于治疗冠心病胸痛以及偏正头痛、肌肉疼痛等症。

（六）临床应用

1.血卟啉病

当归 12 g,黄芪 30 g,桂枝 10 g,白芍 15 g,大枣 10 枚,饴糖 30 g(冲化)。水煎服,日服 1 剂。

2.急性肠梗阻

当归 30 g,木香 15 g,赤小豆 15 g。水煎服,日服 1 剂。

3.颅内血肿

当归 18 g,川芎 15 g,红花 10 g,桃仁 10 g,延胡索 12 g,赤芍 12 g,茜草 10 g,远志 9 g,炒酸枣仁 15 g,郁金 12 g,三七粉 3 g(冲服)。水煎服,日服 1 剂。

4.功能性子宫出血

酒当归 20 g,黄芪 30 g,桑叶 15 g,生地黄 30 g,三七粉 3 g(冲服)。水煎服,日服 1 剂。

5.贫血

当归 15 g,黄芪 30 g,大枣 6 枚。水煎服,日服 1 剂。

6.月经不调

酒当归 12 g,川芎 12 g,白芍 10 g,熟地黄 15 g,香附 10 g,桑寄生 12 g,黄芩 10 g,桂枝 6 g,白术 12 g。水煎服,日服 1 剂。

7.胆囊炎

当归 12 g,桂枝 10 g,白芍 15 g,细辛 3 g,吴茱萸 3 g,花椒 5 g,木通 6 g,炙甘草 6 g,生姜 3 片,大枣 3 枚。水煎服,日服 1 剂。

8.痛经

当归 15 g,川芎 15 g,白芍 12 g,云苓 15 g,白术 15 g,泽泻 6 g,益母草 12 g,炒王不留行 12 g,炒杜仲 12 g,黄芩 12 g,陈皮 6 g,青皮 6 g,甘草 6 g。水煎服,日服 1 剂。

9.风湿性关节炎

当归 15 g,桑寄生 15 g,桂枝 10 g,制附子 6 g(先煎),苍术 12 g,白术 15 g,猪苓 15 g,木瓜 15 g,白芍 12 g,防己 6 g,细辛 3 g,炙甘草 6 g。水煎服,日服 1 剂。

10.脱发

六君生发胶囊(当归、熟地黄、侧柏叶、何首乌、蜂王浆粉、胱氨酸),口服,一次 4 粒,一日 3 次。

11.慢性肝炎

强肝丸(当归、白芍、丹参、郁金、黄芪、党参、山药、泽泻、黄精、地黄、茵陈、板蓝根、山楂、神曲、秦艽、甘草、蜂蜜),口服,一次 2.5 g,一日 2 次。

(七)不良反应与注意事项

(1)偶见腹痛、腹泻。

(2)注射剂可引起变应性休克。

(3)月经过多、出血性疾病慎用。

(4)便溏者慎用。

二、何首乌

(一)别名

赤首乌。

(二)处方名

何首乌、首乌、制何首乌、生何首乌。

(三)常用量

6~15 g。

(四)常用炮制

1.何首乌

取原药材,洗净,切片,晒干。

2.蒸何首乌

取何首乌先闷后蒸,再蒸至黑色,切块,晒干。

3.制何首乌

何首乌 5 kg,黑豆 1 kg。先将黑豆煎汤去渣,加入何首乌润透,蒸 2~4 小时,闷 24 小时,晒至八成干,与蒸出液拌匀至被吸干后,晒干。

(五)常用配伍

1.配当归

补血养肝。用于治疗血虚头晕、乏力、便秘等症。

2.配桑葚子

补益肝肾。用于治疗肝肾血虚、遗精、健忘、失眠等症。

(六)临床应用

1.头发早白

制何首乌 10 g,桑葚子 9 g,夏枯草 9 g。水煎服,日服 1 剂。

2.高脂血症

首乌片(制何首乌、地黄、牛膝、桑葚、酒女贞子、旱莲草、制桑叶、黑芝麻、酒菟丝子、盐补骨脂、制豨莶草、金银花),口服,一次 5 片,一日 3 次。

3.高蛋白血症

何首乌 20 g,枸杞子 15 g,桑寄生 15 g,黄精 12 g,决明子 10 g,泽泻 6 g,丹参 10 g。水煎服,日服 1 剂。

4.精神分裂症

何首乌 30 g,夜交藤 30 g,红枣 6 枚。水煎服,日服 1 剂。

5.遗精

制何首乌 15 g,枸杞子 12 g,菟丝子 15 g,云苓 15 g,怀牛膝 12 g,当归 10 g,补骨脂 6 g,牡蛎 30 g。水煎服,日服 1 剂。

6.健忘

制何首乌 10 g,桑葚子 15 g,黑芝麻 20 g,墨旱莲 12 g,金樱子 10 g,杜仲 10 g,川牛膝 10 g,女贞子 12 g,生地黄 15 g,桑叶 6 g,菟丝子 12 g,金银花 10 g。水煎服,日服 1 剂。

7.高血压

首乌降压丸:制何首乌、川牛膝、决明子、葛根各等份,炼蜜为丸,每丸重 9 g,口服,一次 1 丸,一日 2 次。

8.神经官能症

安眠补脑口服液(制何首乌、制远志、柏子仁、枸杞子、麦冬、醋五味子、桑葚子、红参、大枣、炙甘草),口服,一次 10 mL,一日 3 次。

(七)不良反应与注意事项

(1)变态反应可见皮疹、瘙痒、胸闷、呼吸急促、高热等。

(2)大便溏泄者慎用。

三、白芍

(一)别名

芍药、东白芍、亳白芍。

(二)处方名

白芍、炒白芍、杭白芍、醋白芍。

(三)常用量

6～15 g。

(四)常用炮制

1.白芍

取原药材洗净,加水浸后,淋水闷润,切片,晒干。

2.醋白芍

白芍 5 kg,醋 1 kg。取白芍片炒热,加入醋拌匀,焙干水气,晒干。

3.炒白芍

取白芍片,炒至微黄色,放冷即可。

(五)常用配伍

1.配熟地黄

滋阴补血。用于治疗血虚头目眩晕、面色萎黄、心悸气短、食少乏力、女子月经涩少等症。

2.配龟甲

清热滋阴。用于治疗热病伤津、口干舌燥、心烦失眠以及肝阳上冲头痛眩晕等症。

3.配木香

行气止痛。用于治疗胃脘疼痛、腹痛腹泻等症。

(六)临床应用

1.痢疾

白芍 15 g,黄芩 10 g,黄连 5 g,大黄 6 g,木香 9 g,槟榔 6 g,当归 6 g,肉桂 3 g,甘草 3 g。水煎服,日服 1 剂。

2.慢性萎缩性胃炎

白芍 15 g,百合 15 g,丹参 12 g,香附 12 g,蒲公英 30 g,乌药 10 g,陈皮 10 g,香橼 6 g,佛手 10 g,延胡索 10 g,砂仁 6 g,炒麦芽 15 g,炙甘草 3 g。水煎服,日服 1 剂。

3.胃溃疡

白芍 15 g,海螵蛸 10 g,酒川芎 10 g,鸡内金粉 2 g(冲服),白及 12 g,牡蛎 20 g,陈皮 6 g,炙甘草 9 g。水煎服,日服 1 剂。

4.老年性急性肠梗阻

白芍 30 g,厚朴 10 g,枳实 9 g,槟榔 9 g,莱菔子 9 g,炙甘草 10 g。水煎服,日服 1 剂。

5.高泌乳素血症型男性不育症

白芍 20 g,当归 10 g,黄芪 15 g,枸杞子 12 g,淫羊藿 6 g,麦芽 30 g,鸡内金 10 g。水煎服,日服 1 剂。

6.痛经

白芍 30 g,桂枝 6 g,乌药 6 g,醋延胡索 12 g,白芷 6 g,小茴香 10 g(另包),黄芩 12 g,炙甘草 10 g。水煎服,日服 1 剂。

7.腓肠肌痉挛

白芍 20 g,龙骨 30 g,牡蛎 30 g,赤芍 12 g,当归 10 g,红花 6 g,桃仁 10 g,青皮 6 g,炙甘草 6 g。水煎服,日服 1 剂。

8.肌强直综合征

白芍 30 g,白僵蚕 12 g,木瓜 20 g,川牛膝 15 g,甘草 10 g。水煎服,日服 1 剂。

(七)不良反应与注意事项

(1)大剂量应用可致呼吸急迫,出现间歇性痉挛。

(2)偶见变态反应,胸闷、咳嗽、瘙痒、呼吸困难、皮疹等。

(3)虚寒腹痛腹泻者慎用。

四、阿胶

(一)别名

驴皮胶、驴胶。

(二)处方名

阿胶、阿胶珠、胶珠。

(三)常用量

3～15 g。烊化。

(四)常用配伍

1.配当归

养肝补血。用于治疗血虚面黄、倦怠乏力、食少浮肿、心悸头晕等症。

2.配仙鹤草

养血止血。用于治疗血虚出血之证,如子宫出血、变应性紫癜、便血等病症。

3.配白芍

养血缓痛。用于治疗血虚腹中疼痛、胸胁疼痛、头痛等症。

(五)临床应用

1.贫血

阿胶 20 g(烊化),当归 12 g,枸杞子 10 g,何首乌 10 g,生地黄 15 g,熟地黄 15 g,炮姜 6 g,桂枝 3 g,鸡血藤 30 g,桑葚子 15 g,赤芍 6 g,炙甘草 6 g。水煎服,日服 1 剂。

2.血小板减少性紫癜

阿胶 30 g(烊化),槐花 9 g,茜草 10 g,黄芩 15 g,制何首乌 12 g,白花蛇舌草 20 g,天冬 30 g,莪术 6 g,

薏苡仁 30 g,枳壳 6 g,小蓟 30 g,白芍 12 g,炙甘草 9 g,黑豆 15 g,大枣 10 枚。水煎服,日服 1 剂。

3.肺结核咯血

阿胶 20 g(烊化),苦杏仁 10 g,紫菀 12 g,牛蒡子 10 g,沙参 15 g,藕节 10 g,小蓟 30 g,牡蛎 30 g,百合 30 g,玄参 6 g,白茅根 30 g,炙甘草 6 g。水煎服,日服 1 剂。

4.功能性子宫出血

阿胶 30 g(烊化),红花 6 g,赤芍 6 g,黄芩 12 g,干姜 5 g,栀子 10 g,槐花 9 g,生地黄 30 g,金樱子 10 g,山茱萸 6 g,藕节 15 g,冬瓜子 6 g。水煎服,日服 1 剂。

5.不孕症、月经不调

阿胶 15 g(烊化),当归 12 g,白芍 12 g,人参 6 g,桂枝 6 g,牡丹皮 10 g,法半夏 10 g,吴茱萸 6 g,麦冬 15 g,生姜 10 g,炙甘草 6 g。水煎服,日服 1 剂。

(六)不良反应与注意事项

(1)个别人可诱发出血,表现为牙龈出血、鼻衄、便血、皮肤出血点,可能系变态反应所致。

(2)脾胃虚寒者慎用。

(白　莉)

第四节　补　气　药

一、人参

(一)别名

大力参、土精、人衔。

(二)处方名

人参、高丽参、丽参、山参、红参。

(三)常用量

3～10 g。

(四)常用炮制

1.人参

将人参去芦头,晒干。

2.红参

将鲜人参去须根,蒸至内外棕红色,晒干。

(五)常用配伍

1.配黄芪

补气固表。用于治疗气虚多汗,动则气喘以及气虚久咳不止,痰白清稀,不思饮食等症。

2.配白术

补气健脾。用于治疗脾虚所致之大便溏泻、食少倦怠、脘腹胀闷等症。

3.配三七

益气活血。用于治疗气血虚弱,瘀血阻滞所致之心绞痛,冠心病心悸气短等病症。

(六)临床应用

1.脾虚泄泻

人参 6 g,黄芪 15 g,党参 15 g,白术 10 g,干姜 6 g,莲子 6 g,炙甘草 6 g。水煎服,日服 1 剂。

2.肺虚久咳

人参 6 g,黄芪 20 g,紫菀 10 g,桔梗 6 g,陈皮 10 g,半夏 10 g,五味子 6 g,炙甘草 6 g。水煎服,日服1 剂。

3.结肠炎

人参 6 g,黄芪 15 g,炮姜 6 g,肉桂 3 g,云苓 20 g,川芎 10 g,当归 6 g,白芍 10 g,苍术 6 g,白术 10 g,薏苡仁 30 g,炙甘草 6 g。水煎服,日服 1 剂。

4.低血压

人参 6 g,肉桂 3 g,川芎 10 g,熟地黄 12 g,云苓 15 g,白术 10 g,当归 10 g,生姜 3 片,大枣 3 枚。水煎服,日服 1 剂。

5.冠心病

人参 8 g,三七粉 3 g(冲服),水蛭 4 g,丹参 15 g,石菖蒲 10 g,香附 9 g,没药 6 g,血竭 3 g,鸡血藤 20 g,云苓 15 g,远志 6 g,琥珀粉 2 g(冲服),葛根 15 g,山楂 15 g,生姜 6 g。水煎服,日服 1 剂。

6.慢性肝炎

人参 5 g,白术 10 g,五味子 10 g,茵陈 10 g,柴胡 6 g,白芍 10 g,青蒿 6 g,陈皮 6 g,神曲 10 g,薏苡仁 15 g,鸡内金 6 g,甘草 3 g,大枣 5 枚。水煎服,日服 1 剂。

（七）不良反应与注意事项

(1)神经系统:头痛、头晕、发热、烦躁、失眠、多汗、意识混乱、神志不清等。

(2)心血管系统:心律失常、心悸、高血压,甚至心衰。

(3)血液系统:鼻衄、消化道出血、子宫出血、脑出血等。

(4)呼吸系统:呼吸急促、哮喘。

(5)消化系统:呃逆、恶心、呕吐、腹痛等。

(6)变态反应:皮肤瘙痒、丘疹、水疱、目赤肿、浮肿、发绀等。

(7)与利多卡因、维拉帕米、普萘洛尔、氯贝丁酯、呋塞米等合用,可导致心律失常;与肾上腺皮质激素合用可使水肿加重;与地高辛合用,易出现心脏毒性。

(8)实热证者慎用。

二、党参

（一）别名
白皮党、西党、文党、晶党。

（二）处方名
党参、潞党参、台党参、炒党参。

（三）常用量
6～15 g。

（四）常用炮制

1.党参

取原药材,洗净,去芦头,切段,晒干。

2.炒党参

取党参,用微火炒至微黄或老黄色。

（五）常用配伍

1.配黄芪

补气健脾。用于治疗脾胃气虚所致之大便溏泻、不思饮食、倦怠无力、手足不温等症。

2.配当归

益气补血。用于治疗血虚所致之面色萎黄、心悸气短、四肢困倦、食少乏力等症。

3.配白术

健脾止泻。用于治疗脾虚久泻、腹中鸣响、小腹不温等症。

（六）临床应用

1.气虚失眠

党参 10 g，黄芪 15 g，当归 10 g，生地黄 15 g，玳瑁 10 g（先煎），琥珀粉 2 g（冲服）。水煎服，日服 1 剂。

2.慢性腹泻

党参 15 g，云苓 15 g，白术 10 g，木香 6 g，砂仁 6 g，升麻 3 g，葛根 10 g，陈皮 6 g，柴胡 6 g，法半夏 10 g，干姜 3 g，炙甘草 6 g，五味子 6 g。水煎服，日服 1 剂。

3.白细胞减少症

党参 20 g，黄芪 20 g，麦冬 15 g，枸杞子 15 g，丹参 15 g，五味子 10 g，川芎 12 g，红花 9 g，白术 10 g，陈皮 6 g，山楂 15 g，炙甘草 6 g。水煎服，日服 1 剂。

4.低血压症

党参 15 g，枳壳 12 g，白术 12 g，黄芪 30 g，当归 6 g，黄精 18 g，炙甘草 10 g。水煎服，日服 1 剂。

5.溃疡病

党参 15 g，黄连 3 g，白芍 12 g，海螵蛸 10 g，白及 10 g，延胡索 10 g，三七粉 2 g（冲服），车前子 30 g（另包），白芷 6 g，炙甘草 10 g，大枣 4 枚。水煎服，日服 1 剂。

6.贫血

党参 15 g，阿胶 15 g（烊化），熟地黄 18 g，白芍 12 g，当归 10 g，川芎 9 g，鸡血藤 30 g，制何首乌 6 g，炙甘草 6 g。水煎服，日服 1 剂。

7.更年期综合征

益气补肾胶囊（党参、淫羊藿、山楂、黄芪、白附片、玉竹、牡丹皮、肉苁蓉、冰片），口服，一次 2 粒，一日 3 次。

8.慢性气管炎

党参 15 g，黄芪 15 g，桂枝 3 g，炮姜 6 g，地龙 6 g，白花蛇舌草 10 g，白术 10 g，桔梗 6 g，荆芥穗 6 g，款冬花 6 g，瓜蒌 15 g，炙甘草 6 g。水煎服，日服 1 剂。

（七）不良反应与注意事项

（1）剂量过大，可致心前区不适、心律失常、咽痛、眩晕、视物模糊、肌肉抽搐、步态不稳、失声失语等。

（2）实热证者慎用。

三、太子参

（一）别名

童参、孩儿参。

（二）处方名

太子参、炒太子参。

（三）常用量

10～30 g。

（四）常用炮制

1.太子参

取原药材，拣净杂质，去须根，晒干。

2.炒太子参

取太子参，加土炒至黄色，筛去土即可。

（五）常用配伍

1.配天花粉

益气生津。用于治疗热病伤津，口咽干燥、干咳少痰、大便燥结等症以及糖尿病口渴、小便黄赤等症。

2.配生石膏

清热止汗。用于治疗热病大汗不止,口渴舌燥、大便秘燥、小便黄赤等症。

3.配白芍

益气养肝。用于治疗慢性肝炎所致之胁肋隐痛、脘腹胀满、口渴、尿赤等症。

(六)临床应用

1.糖尿病

太子参 30 g,天花粉 15 g,地骨皮 15 g,葛根 15 g,知母 12 g,玄参 10 g,苍术 10 g,威灵仙 10 g,生石膏 15 g,菟丝子 10 g,玉竹 15 g,山药 15 g。水煎服,日服 1 剂。

2.膈肌痉挛

太子参 20 g,姜半夏 12 g,陈皮 10 g,竹茹 6 g,炙枇杷叶 6 g,干姜 6 g,藿香 10 g,炙甘草 6 g,大枣 6 枚。水煎服,日服 1 剂。

3.慢性乙型肝炎

太子参 30 g,蚕沙 15 g,虎杖 6 g,黄芪 15 g,金银花 10 g,泽兰 10 g,板蓝根 15 g,女贞子 10 g,白花蛇舌草 15 g,薏苡仁 30 g,苍术 10 g,牡丹皮 12 g,云苓 12 g,郁金 10 g,白芍 12 g。水煎服,日服 1 剂。

4.冠心病

太子参 20 g,云苓 15 g,石菖蒲 10 g,远志 6 g,丹参 15 g,麦冬 15 g,川芎 12 g,桂枝 3 g,炙甘草 6 g。水煎服,日服 1 剂。

5.白细胞减少症

太子参 30 g,炒白术 15 g,炙黄芪 30 g,灵芝 15 g,制何首乌 12 g,补骨脂 12 g,紫河车 12 g,山茱萸 12 g,熟地黄 15 g。水煎服,日服 1 剂。

6.自汗

太子参 30 g,浮小麦 30 g。水煎服,日服 1 剂。

四、黄芪

(一)别名

黑皮芪、白皮芪、卜奎芪、关卜芪。

(二)处方名

黄芪、炙黄芪、口芪、绵芪、生芪。

(三)常用量

10～30 g。

(四)常用配伍

1.配人参

补气固表。用于治疗气虚、食少、倦怠、多汗等症。

2.配当归

益气补血。用于治疗气血虚弱、虚热内生、烦躁、口渴、食少、倦怠等症。

3.配防风

益气固表。用于治疗表虚自汗不止、畏寒怕风、四肢无力等症。

4.配防己

益气消水。用于治疗脾肾气虚,下肢水肿、小便不利等症。

(五)临床应用

1.肺结核

黄芪 15 g,浮小麦 30 g,黄芩 15 g,黄檗 10 g,黄连 6 g,知母 10 g,生地黄 15 g,生蛤壳 30 g,茵陈 6 g,北沙参 15 g,佩兰 6 g,牡蛎 30 g,当归 10 g。水煎服,日服 1 剂。

2.胃溃疡

黄芪 30 g,桂枝 6 g,白芍 15 g,五灵脂 12 g,九香虫 6 g,姜半夏 12 g,云苓 15 g,蒲公英 30 g,炙甘草 9 g。水煎服,日服 1 剂。

3.泄泻

黄芪 30 g,姜半夏 12 g,人参 10 g,独活 6 g,防风 6 g,白芍 10 g,柴胡 4 g,泽泻 10 g,白术 15 g,云苓 15 g,黄连 6 g,羌活 6 g,炙甘草 10 g,生姜 3 片。水煎服,日服 1 剂。

4.冠心病

黄芪 15 g,前胡 10 g,当归 10 g,川芎 12 g,升麻 6 g。水煎服,日服 1 剂。

5.低血压症

黄芪 30 g,党参 15 g,麦冬 12 g,五味子 6 g,炙甘草 9 g,肉桂 3 g,桂枝 6 g,升麻 3 g,生姜 3 g。水煎服,日服 1 剂。

6.病态窦房结综合征

黄芪 30 g,党参 30 g,桂枝 6 g,五味子 12 g,当归 10 g,淫羊藿 10 g,制附子 6 g(先煎)。水煎服,日服 1 剂。

7.慢性萎缩性胃炎

黄芪 30 g,党参 10 g,香附 10 g,丹参 15 g,莪术 12 g,炒王不留行 10 g,赤芍 12 g,蒲公英 30 g,蒲黄 6 g(另包),炙甘草 6 g。水煎服,日服 1 剂。

8.慢性肾功能不全

黄芪 30 g,冬虫夏草 2 g(冲服),龙骨 30 g,牡蛎 30 g,山药 15 g,川芎 15 g,黑大豆 30 g,虎杖 6 g,丹参 15 g,猪苓 15 g,云苓 15 g,金银花 10 g,当归 10 g,赤芍 12 g,土茯苓 15 g,生大黄 6 g(后下),车前子 15 g(另包)。水煎服,日服 1 剂。

9.白细胞减少症

黄芪 18 g,白术 15 g,当归 12 g,赤芍 12 g,熟地黄 15 g,巴戟天 9 g,鸡血藤 30 g。水煎服,日服 1 剂。

10.糖尿病

黄芪 30 g,山药 30 g,黄精 15 g,当归 12 g,赤芍 12 g,川芎 12 g,知母 12 g。水煎服,日服 1 剂。

11.视网膜动脉阻塞

黄芪 30 g,葛根 30 g,丹参 12 g,桃仁 10 g,红花 8 g,川芎 15 g,当归 10 g,赤芍 12 g,石菖蒲 10 g,郁金 12 g,丝瓜络 6 g,虎杖 6 g。水煎服,日服 1 剂。

12.痈肿不溃

黄芪 15 g,皂角刺 6 g,当归 10 g,川芎 12 g。水煎服,日服 1 剂。

(六)不良反应

(1)偶有变态反应,表现为皮疹、瘙痒、哮喘等。

(2)超大剂量可有头晕面赤、口干、胸胀、失眠、便秘、浮肿、血压升高、四肢震颤等反应。

五、白术

(一)别名

山蓟、山姜、杨枹蓟。

(二)处方名

白术、炒白术、於术。

(三)常用量

6～12 g。

(四)常用炮制

1.白术

取原药材,加水洗净,稍浸闷透,切片,晒干。

2.炒白术

白术 50 kg,灶心土细粉 6 kg。将灶心土炒热,加白术片炒至焦黄色,筛去灶心土即可。

(五)常用配伍

1.配干姜

温中健脾。用于治疗脾胃虚寒、肠鸣腹泻、脘闷食少,胁腹胀痛等症。

2.配茯苓

补气健脾。用于治疗脾虚水肿、胃脘闷满、恶心呕吐、肠鸣腹泻等症。

3.配黄芩

益气安胎。用于治疗湿热内滞、胎动不安、下腹隐痛、腰酸坠胀等症。

(六)临床应用

1.内耳眩晕症

白术 15 g,天麻 15 g,云苓 20 g,黄芩 10 g,钩藤 30 g(后下),珍珠母 30 g(先煎),泽泻 10 g,猪苓 10 g,竹茹 6 g,半夏 10 g,陈皮 9 g,炙甘草 6 g。水煎服,日服 1 剂。

2.冠心病

白术 15 g,人参 6 g(另煎),干姜 6 g,瓜蒌 15 g,炒枳壳 10 g,薤白 10 g,半夏 10 g,地龙 10 g,香附 6 g,砂仁 6 g,谷芽 12 g,桂枝 6 g,炙甘草 6 g。水煎服,日服 1 剂。

3.高血压

炒白术 15 g,云苓 20 g,炒杜仲 15 g,黄芩 15 g,红花 10 g,赤芍 15 g,决明子 12 g,天麻 10 g,石菖蒲 10 g,泽泻 10 g,夏枯草 30 g,钩藤 15 g(后下)。水煎服,日服 1 剂。

4.妊娠呕吐

炒白术 10 g,橘红 6 g,当归 6 g,醋香附 8 g,厚朴 3 g,竹茹 6 g,人参 3 g,北沙参 9 g,石斛 6 g,砂仁 3 g,甘草 2 g,生姜 4 g,大枣 3 枚。水煎服,日服 1 剂。

5.胎动不安

白术 10 g,黄芩 9 g,陈皮 5 g,云苓 10 g,生姜 5 g。水煎服,日服 1 剂。

(七)不良反应与注意事项

(1)过量可有吐血、鼻衄、便血、皮肤发斑、烦躁等症。

(2)与抗菌药物合用,可加重变应性皮炎及药疹。

(3)阴虚火旺者慎用。

六、山药

(一)别名

薯蓣、毛山药。

(二)处方名

山药、怀山药、炒山药。

(三)常用量

10～30 g。

(四)常用炮制

1.山药

取原药材,削去皮,切片,晒干。

2.炒山药

取山药片用微火炒至黄色或微具焦斑。

（五）常用配伍

1.配白术

健脾止泻。用于治疗脾虚泄泻、胃脘痞闷、食少倦怠等症。

2.配天花粉

益脾生津。用于治疗热病津液伤耗、口渴烦躁、小便赤短以及糖尿病口渴尿赤等症。

3.配白扁豆

健脾除胀。用于治疗脾虚胃脘胀满、嗳气、痞闷、食少等症。

（六）临床应用

1.慢性肾盂肾炎

山药 30 g,熟地黄 15 g,菟丝子 15 g,巴戟天 10 g,杜仲 12 g,泽泻 10 g,云苓 15 g,牡丹皮 10 g。水煎服,日服 1 剂。

2.腹泻

山药 30 g,党参 15 g,白术 10 g,云苓 12 g,白扁豆 10 g,陈皮 10 g,焦山楂 15 g,焦神曲 15 g,炒麦芽 10 g。水煎服,日服 1 剂。

3.慢性痢疾

炒山药 30 g,干姜 6 g,乌梅 6 g,黄檗 10 g,肉桂 3 g,黄连 6 g,白花蛇舌草 15 g,蒲公英 30 g,鸡内金 10 g,山楂 30 g,麦芽 10 g,甘草 6 g。水煎服,日服 1 剂。

4.流行性出血热

山药 30 g,熟地黄 30 g,益智仁 10 g,桑螵蛸 12 g,乌药 6 g。水煎服,日服 1 剂。

5.肺气肿

山药 60 g,玄参 25 g,白术 15 g,炒牛蒡子 15 g。水煎服,日服 1 剂。

6.心理性勃起功能障碍

山药 15 g,人参 10 g,阿胶 9 g(烊化),生地黄 15 g,龟甲 12 g,淫羊藿 12 g,黄芪 15 g,仙茅 12 g,云苓 15 g,牡丹皮 12 g,女贞子 12 g,丹参 15 g,覆盆子 10 g,五味子 6 g,枸杞子 6 g。水煎服,日服 1 剂。

7.糖尿病

糖尿胶囊(山药、黄芪、生地黄、山茱萸、枸杞子、五味子、人参、知母、葛根、鸡内金,共研细粉,装胶囊,一粒 0.3 g),口服,一次 6 粒,一日 3 次。

8.遗尿

山药 12 g,熟地黄 10 g,山茱萸 6 g,菟丝子 6 g,韭菜子 6 g,益智仁 3 g,石菖蒲 3 g,五味子 3 g,川芎 3 g。水煎服,日服 1 剂。

9.肺结核

山药 30 g,牡蛎 30 g,黄精 15 g,制何首乌 6 g,黄芪 12 g,党参 12 g,山茱萸 10 g,丹参 15 g,川贝母 10 g,白及 10 g,阿胶 15 g(烊化),鸡内金 12 g,甘草 3 g。水煎服,日服 1 剂。

（七）不良反应

变态反应:皮肤瘙痒、荨麻疹、咽痒、目赤、胸闷、烦躁等。

七、甘草

（一）别名

甜草、国老、蜜草、甜根子。

（二）处方名

甘草、炙甘草、粉甘草。

（三）常用量

3～9 g。

(四)常用炮制

1.甘草

取原药材,用热水浸洗10分钟,切片,晒干。

2.粉甘草

取原药材,洗净,刮去外层粗皮,切片,晒干。

3.炙甘草

甘草0.5 kg,蜜100 g。先将蜜熔化,至起泡时,加入甘草片拌匀,炒至深黄色不粘手为度。

(五)常用配伍

1.配人参

益心健脾。用于治疗心脾气虚、食少脘闷、大便溏、心悸、脉见结代、乏力等症。

2.配白芍

缓急止痛。用于治疗胁肋胃脘疼痛、腹痛、筋脉挛痛等症。

3.配蒲公英

清热解毒。用于治疗疮疡肿毒、乳痈、跌打红肿等病症。

(六)临床应用

1.心悸

炙甘草10 g,阿胶15 g(烊化),党参15 g,桂枝6 g,生地黄20 g,火麻仁9 g,大枣3枚。水煎服,日服1剂。

2.心肌梗死

炙甘草15 g,生地黄30 g,党参25 g,桂枝10 g,阿胶20 g(烊化),火麻仁12 g,麦冬15 g,赤芍15 g,红花12 g,黄芪30 g,黄精15 g,生姜3片,大枣5枚。水煎服,日服1剂。

3.室性期前收缩

甘草15 g,泽泻15 g,麦冬30 g,瓜蒌30 g,五味子12 g,苦参12 g,山楂10 g,沙参12 g,陈皮6 g。水煎服,日服1剂。

4.低血压

炙甘草12 g,五味子10 g,云苓20 g,桂枝6 g,香附10 g,远志6 g,石菖蒲12 g,黄芪10 g,党参12 g。水煎服,日服1剂。

5.多发性神经根炎

甘草15 g,板蓝根30 g,蒲公英30 g,连翘15 g,黄连10 g,白花蛇舌草30 g,薏苡仁30 g。水煎服,日服1剂。

6.妇人脏躁

甘草15 g,浮小麦30 g,大枣10枚。水煎服,日服1剂。

(七)不良反应与注意事项

长期给药或大量给药,可出现水肿、血压升高、头痛、头晕、四肢无力、低血钾等。

八、大枣

(一)别名

红枣、枣子。

(二)处方名

大枣。

(三)常用量

3～6枚。

（四）常用配伍

1.配甘草

益气养心。用于治疗心脾气虚、烦躁、失眠、精神恍惚等症。

2.配阿胶

健脾补血。用于治疗贫血、血小板减少性紫癜等病。

（五）临床应用

1.胸膜炎

大枣10枚,甘遂、芫花、大戟各等份,除大枣外,其余研细粉,装入胶囊,口服,一次0.6 g,清晨空腹大枣汤送下。

2.变应性紫癜

大枣15枚。水煎服,日服1剂。

3.腹泻

大枣肉150 g,鸡内金100 g,干姜100 g,白术200 g,除枣肉外,共研细粉,与枣肉共捣烂,制成小饼,烘干。口服,一次10 g,一日2次。

4.肝硬化腹水

臌症丸(皂矾、炒大枣),口服,一次3 g,一日2次。

5.白细胞减少症

大枣10枚,阿胶20 g(烊化),人参6 g,淫羊藿10 g,苦参10 g,黄芪18 g,当归10 g。水煎服,日服1剂。

（单玲玲）

第十八章

活血化瘀药

第一节　活血止痛药

一、川芎

（一）别名

香果、山鞠穷、雀脑芎。

（二）处方名

川芎、炒川芎、酒川芎。

（三）常用量

6～15 g。

（四）常用炮制

1.川芎

取原药材，加水浸泡，闷润，稍晾，晒干。

2.炒川芎

取川芎片炒至深黄色。

3.酒川芎

川芎 5 kg，酒 600 mL，取川芎加酒炒至带火色。

（五）常用配伍

1.配白芷

祛风止痛。用于治疗风寒头痛、偏正头痛等症。

2.配当归

活血止痛。用于治疗风寒关节疼痛，腰腿疼痛以及妇女痛经、产后腹痛等症。

3.配丹参

活血化瘀。用于治疗冠心病胸痛、高血压头痛眩晕、瘀血所致之肢体疼痛等症。

4.配红花

调经活血。用于治疗月经不调，经来腹痛以及慢性附件炎腹痛等病症。

（六）临床应用

1.冠心病

川芎 15 g，丹参 30 g，太子参 30 g。麦冬 15 g，五味子 10 g，黄芪 10 g。水煎服，日服 1 剂。

2.椎-基底动脉供血不足

川芎 20 g，葛根 30 g，丹参 30 g，土鳖虫 15 g，天麻 15 g，全蝎 2 条，决明子 15 g，甘草 3 g。水煎服，日服1剂。

3.糖尿病

川芎 20 g,当归尾 15 g,川牛膝 15 g,连翘 15 g,黄芪 20 g,蒲公英 30 g,金银花 30 g,甘草 10 g,大黄 10 g,红花 10 g。水煎服,日服 1 剂。

4.痛经

川芎 10 g,当归 10 g,熟地黄 12 g,延胡索 10 g,白芍 10 g,益母草 15 g。水煎服,日服 1 剂。

5.膝关节痛

川芎 30 g,红花 30 g,透骨草 30 g。水煎,用药汁熏洗关节处,每次 30 分钟,每日 1~2 次。

6.偏头痛

川芎 15 g,白芷 6 g,柏子仁 15 g,天麻 15 g,地龙 12 g,土鳖虫 10 g,黄连 6 g。水煎服,日服 1 剂。

(七)不良反应与注意事项

(1)变态反应:头昏、呼吸困难、皮肤红斑、丘疹、瘙痒等。

(2)阴虚火旺者及孕妇慎用。

二、乳香

(一)别名

明乳香、滴乳香。

(二)处方名

乳香、制乳香、炒乳香。

(三)常用量

3~9 g。

(四)常用炮制

1.炒乳香

取乳香用微火炒黄。

2.制乳香

乳香块 50 kg,茯苓末 25 kg。先将茯苓末炒热,再加入乳香炒至成珠,现紫黄色、浓烟不断上升为度,筛去茯苓末即可。

(五)常用配伍

1.配没药

化瘀消肿。用于治疗疮痈肿毒及跌仆伤痛等症。

2.配地龙

活血通络。用于治疗筋骨疼痛、关节肌肉疼痛等症。

3.配皂角刺

破脓消肿。用于治疗痈毒红肿、脓成不溃、赤灼疼痛等症。

(六)临床应用

1.流行性腮腺炎

乳香、没药、红花、黄檗各等份,研细末,凡士林调膏,敷肿胀处,每日换药 1 次。

2.脑震荡后遗症

乳香 9 g,没药 6 g,黄芪 30 g,枸杞子 15 g,葛根 20 g,当归 10 g,石菖蒲 12 g,地龙 12 g,川芎 15 g,三七 3 g(冲服),全蝎 6 g,制马钱子 1 g。水煎服,日服 1 剂。

3.慢性萎缩性胃炎

制乳香 9 g,制没药 9 g,丹参 15 g,砂仁 12 g,醋延胡索 15 g,枳实 12 g,三棱 9 g,莪术 9 g,檀香 5 g,三七粉 3 g(冲服),白及粉 5 g(冲服),甘草 6 g。水煎服,日服 1 剂。

4.皮肤溃疡

乳香、血竭、没药、儿茶各等份,研极细粉,敷于创面,每日1次。

5.十二指肠溃疡

制乳香10 g,制没药10 g,黄芪30 g,党参20 g,白术15 g,云苓15 g,炙甘草10 g。水煎服,日服1剂。

6.跌打损伤

七厘散(乳香、没药、血竭、红花、麝香、冰片、朱砂、儿茶),口服,一次0.2~1.5 g,黄酒服,一日2次。

7.增生性关节炎

骨筋丸胶囊(乳香、没药、白芍、醋延胡索、三七、木香、红花、郁金、独活、牛膝、秦艽、桂枝、血竭、制马钱子),口服,一次3~4粒,一日3次。

(七)不良反应与注意事项

(1)胃肠道反应:恶心呕吐、腹痛、腹泻等。

(2)变态性反应:皮肤潮红、皮疹、瘙痒、发热等。

(3)孕妇禁用。

三、没药

(一)别名

明没药、末药。

(二)处方名

炒没药、制没药。

(三)常用量

3~9 g。

(四)常用炮制

1.炒没药

取没药用大火炒黄。

2.制没药

没药块50 kg,香附末30 kg。先将香附末炒热,再加入没药块炒至黑灰色发泡为度。

(五)常用配伍

1.配延胡索

化瘀止痛。用于治疗瘀血所致之胃痛、小腹疼痛、胁痛等症。

2.配红花

活血化瘀。用于治疗经闭、痛经等病症。

3.配儿茶

敛疮止血。用于治疗疮痒溃烂、久不收口等症。

(六)临床应用

1.急性腰扭伤

乳香末、没药末等份,用30%乙醇调成糊状,外敷患处,每日1~2次。

2.痛经

制没药10 g,桃仁12 g,郁金12 g,莪术10 g,川芎10 g,柴胡6 g,香附9 g,当归9 g,蒲黄6 g(另包)。经前3天开始服药,至经行第二天停止。水煎服,每日1剂。

3.萎缩性胃炎

制没药6 g,制乳香6 g,肉桂3 g,吴茱萸10 g,黄芪20 g,丹参15 g,川芎10 g,三棱6 g,莪术6 g,甘草6 g,生蒲黄10 g(另包),乌药10 g,百合15 g。水煎服,日服1剂。

（七）不良反应与注意事项

(1) 胃肠道反应：恶心、腹痛、腹泻、肠鸣等。

(2) 变态反应：面部潮红、全身皮疹、皮肤瘙痒、眼睑浮肿等。

(3) 孕妇忌用。

四、延胡索

（一）别名

玄胡索、玄胡。

（二）处方名

延胡索、延胡、元胡、醋延胡索、醋元胡。

（三）常用量

6～12 g。

（四）常用炮制

醋延胡索：延胡索 5 kg，醋 0.5 kg。取延胡索加醋闷透，用微火炒至微黄色。

（五）常用配伍

1. 配五灵脂

行瘀止痛。用于治疗气滞血瘀所致之胃脘疼痛、胁肋疼痛、小腹疼痛等症。

2. 配香附

行气止痛。用于治疗气滞之头痛、胁痛、痛经等症。

3. 配小茴香

散寒止痛。用于治疗疝气腹痛以及肠鸣腹痛之症。

（六）临床应用

1. 产后腹痛

醋延胡索 10 g，赤芍 10 g，川楝子 6 g，莪术 6 g，三棱 6 g，厚朴 5 g，当归 6 g，黄芩 6 g，川芎 10 g，桔梗 3 g，槟榔 3 g，木香 3 g，肉桂 1 g，甘草 2 g，大黄 5 g。水煎服，日服 1 剂。

2. 痛经

醋延胡索 15 g，香附 12 g，桃仁 10 g，红花 6 g，当归 10 g，川芎 12 g，赤芍 15 g，益母草 18 g，蒲黄 6 g（另包），五灵脂 10 g，川牛膝 9 g，三七粉 3 g（冲服），甘草 6 g。水煎服，日服 1 剂。

3. 慢性盆腔炎

延胡索 12 g，败酱草 20 g，酒大黄 9 g，当归 10 g，桃仁 10 g，赤芍 12 g，香附 10 g。水煎服，日服 1 剂。

4. 跌打损伤

延胡索 10 g，川续断 12 g，乳香 6 g，没药 6 g，三七粉 3 g（冲服）。水煎服，日服 1 剂。

5. 类风湿关节炎

醋延胡索 12 g，苍术 12 g，黄檗 10 g，川牛膝 10 g，当归 9 g，薏苡仁 30 g，木瓜 15 g，独活 6 g，细辛 3 g，甘草 6 g。水煎服，日服 1 剂。

6. 疝气

延胡索 10 g，小茴香 10 g，木香 6 g，陈皮 10 g，川楝子 9 g，制附子 6 g（先煎），肉桂 3 g，桂枝 12 g，熟地黄 15 g，甘草 3 g。水煎服，日服 1 剂。

7. 胃溃疡

延胡索 15 g，香附 15 g，枳实 12 g，蒲公英 30 g，海螵蛸 15 g，黄芩 30 g，白及 10 g，白芍 15 g，柴胡 6 g，黄连 6 g，白术 12 g，佛手 12 g，白芷 6 g，陈皮 10 g，甘草 10 g。水煎服，日服 1 剂。

（七）注意事项

血虚者慎用。

五、郁金

（一）别名

温郁金、黑郁金、黄丝郁金、血丝郁金。

（二）处方名

郁金、广郁金、川郁金。

（三）常用量

6～12 g。

（四）常用炮制

1.醋郁金

郁金 50 kg，醋 4 kg。取原药材，加醋与水浸润 2 天，至醋被吸干，蒸透心后，切片，晒干。

2.制郁金

郁金 500 g，明矾 30 g，水适量。取郁金，加明矾水，用微火炒干。

（五）常用配伍

1.配柴胡

活血舒肝。用于治疗肝气郁滞、慢性肝炎所致之胁肋胀痛、嗳气腹胀以及妇女月经不调、痛经等症。

2.配香附

行气化瘀。用于治疗气滞血瘀之头痛、胁痛、痛经等症。

3.配丹参

清心活血。用于治疗冠心病所致之胸痛、胀闷、气促等症。

4.配茵陈

活血退黄。用于治疗黄疸型肝炎脘腹胀满、口中黏腻、小便黄赤等症。

（六）临床应用

1.慢性胆囊炎

郁金 10 g，香附 9 g，柴胡 9 g，白芍 12 g，甘草 6 g。水煎服，日服 1 剂。

2.慢性浅表性胃炎

郁金 15 g，佛手 15 g，海螵蛸 10 g，黄连 6 g，白芷 8 g，半夏 10 g，木香 12 g，陈皮 10 g，白术 15 g，蒲公英 30 g，炒白芍 15 g。水煎服，日服 1 剂。

3.顽固性呃逆

郁金 15 g，旋覆花 6 g(另包)，丁香 6 g，赭石 15 g，半夏 12 g，陈皮 10 g，云苓 15 g，吴茱萸 3 g，黄连 6 g，柴胡 6 g，白芍 18 g，枳实 10 g，甘草 10 g。水煎服，日服 1 剂。

4.乙型黄疸型肝炎

郁金 15 g，柴胡 15 g，黄芩 6 g，枳壳 10 g，虎杖 12 g，赤芍 12 g，茵陈 12 g。水煎服，日服 1 剂。

5.癫痫

白金丸(明矾、郁金)，口服，每次 2～3 g，每日 2 次。

（七）注意事项

孕妇慎服。

六、姜黄

（一）别名

川姜黄。

（二）处方名

姜黄。

（三）常用量

16～12 g。

（四）常用炮制

取原药材，洗净，迅速捞出，切成小块，低温烘脆。

（五）常用配伍

1.配郁金

行气活血。用于治疗气滞血瘀、胃脘痛、胁肋痛、痛经等症。

2.配乌药

温中行血。用于治疗胃寒疼痛、肠鸣腹痛等症。

3.配海桐皮

通经止痛。用于治疗风湿关节、肌肉疼痛。

（六）临床应用

1.风湿性关节炎

姜黄 10 g，羌活 9 g，白术 15 g，甘草 6 g。水煎服，日服 1 剂。

2.冠心病、心绞痛

姜黄 12 g，当归 10 g，木香 6 g，乌药 6 g，吴茱萸 3 g，薤白 9 g，丹参 15 g。水煎服，日服 1 剂。

3.胆囊炎

姜黄 10 g，金钱草 15 g，黄连 6 g，柴胡 6 g，枳实 10 g，郁金 10 g，大黄 6 g，炙甘草 6 g。水煎服，日服 1 剂。

4.慢性胰腺炎

胰胆舒颗粒（姜黄、赤芍、蒲公英、牡蛎、延胡索、大黄、柴胡），口服，一次 10 g，一日 2～3 次。

5.慢性肝炎

姜黄 9 g，郁金 10 g，丹参 10 g，柴胡 9 g，茵陈 6 g，五味子 6 g，虎杖 6 g，板蓝根 9 g，柴胡 9 g，云苓 12 g，白茅根 30 g，甘草 6 g。水煎服，日服 1 剂。

（七）注意事项

孕妇慎用。

七、五灵脂

（一）别名

寒号虫粪、灵脂块、糖灵脂。

（二）处方名

五灵脂、灵脂米、炒五灵脂、醋五灵脂、酒五灵脂。

（三）常用量

3～10 g。

（四）常用炮制

1.炒五灵脂

取五灵脂用微火炒至有焦斑为度。

2.酒五灵脂

五灵脂 500 g，黄酒 100 mL。取五灵脂用酒拌匀，待吸干后用微火炒至微焦为度。

3.醋五灵脂

五灵脂 500 g，醋 50 mL。取五灵脂加醋拌匀，用微火炒至醋干或微焦为度。

（五）常用配伍

1.配蒲黄

活血止痛。用于治疗瘀血胃痛以及妇女痛经、闭经等症。

2.配香附

行气止痛。用于治疗慢性肝炎、慢性胆囊炎所致之胁肋疼痛、脘腹疼痛以及痛经、月经不调等病症。

3.配阿胶

补血止血。用于治疗血虚月经量多、功能性子宫出血以及大便下血等症。

（六）临床应用

1.脂肪肝

五灵脂 15 g，丹参 15 g，柴胡 6 g，茵陈 6 g，桃仁 9 g，川楝子 6 g，延胡索 6 g，川芎 9 g，山楂 30 g。水煎服，日服 1 剂。

2.慢性盆腔炎

五灵脂 15 g，当归 10 g，白术 15 g，白芍 13 g，云苓 15 g，陈皮 6 g，川芎 12 g，人参 6 g，砂仁 6 g，蒲公英 30 g，白花蛇舌草 20 g，炙甘草 5 g。水煎服，日服 1 剂。

3.痛风

五灵脂 10 g，秦艽 6 g，川芎 10 g，桃仁 9 g，红花 6 g，羌活 6 g，制没药 6 g，当归 10 g，香附 9 g，川牛膝 10 g，地龙 10 g，甘草 3 g。水煎服，日服 1 剂。

4.心绞痛

五灵脂 12 g，蒲黄 6 g（另包），葛根 20 g，丹参 15 g，降香 3 g。水煎服，日服 1 剂。

5.卵巢囊肿

蒲黄 10 g（另包），五灵脂 15 g，丹参 30 g，郁金 12 g。水煎服，日服 1 剂。

6.痛经

五灵脂 15 g，益母草 15 g，桃仁 10 g，红花 6 g，当归 10 g，川芎 12 g，赤芍 15 g，香附 10 g，延胡索 12 g，蒲黄 6 g（另包），牛膝 9 g，三七粉 3 g（冲服），甘草 6 g。水煎服，日服 1 剂。

（七）注意事项

血虚者慎用。

（韩文正）

第二节 活血疗伤药

一、土鳖虫

（一）别名

金边土元、汉土元、大土元。

（二）处方名

土鳖虫、土元、地鳖虫、䗪虫。

（三）常用量

3～10 g。

（四）常用炮制

1.土鳖虫

取原药材，用淋水泡洗，晒干，再用微火隔纸焙至黄色为度。

2.炒土鳖虫

取土鳖虫炒至微焦。

（五）常用配伍

1.配大黄

活血破瘀。用于治疗瘀血积聚、皮肤甲错、眼眶发暗、胁腹疼痛等症。

2.配自然铜

行瘀消肿。用于治疗跌打损伤、筋骨受伤、赤肿疼痛等症。

3.配地龙

平肝解痉。用于治疗肝风头目眩晕、四肢抽搐之症。

（六）临床应用

1.脑梗死

土鳖虫 10 g,黄芪 30 g,当归 12 g,川芎 15 g,地龙 15 g,红花 9 g,石菖蒲 10 g,水蛭 6 g,丹参 30 g。水煎服,日服 1 剂。

2.血管性头痛

土鳖虫 12 g,当归 10 g,葛根 30 g,生地黄 30 g,川芎 12 g,三七 3 g(冲服),地龙 20 g,黄芩 15 g,细辛 4 g,白芍 12 g,赤芍 10 g。水煎服,日服 1 剂。

3.类风湿关节炎

土鳖虫 10 g,当归 15 g,黄芪 15 g,桑寄生 18 g,乌蛇 20 g,熟地黄 15 g,全蝎 6 g,蜈蚣 2 条,白芍 15 g,两面针 10 g,三七 10 g,炙甘草 6 g。水煎服,日服 1 剂。

4.银屑病

土鳖虫 15 g,紫草 30 g,青黛 6 g(另包),蝉蜕 6 g,丹参 10 g,半夏 12 g,陈皮 6 g,黄连 9 g,厚朴 10 g,地龙 15 g,地肤子 15 g,白鲜皮 18 g,当归 15 g。水煎服,日服 1 剂。

5.子宫内膜异位症

土鳖虫 10 g,赤芍 15 g,三棱 10 g,莪术 10 g,桃仁 9 g,郁金 12 g,鸡内金 12 g,红藤 15 g,败酱草 15 g。水煎,高位灌肠,每日 1 次。

6.跌打损伤

土鳖虫 10 g,自然铜 12 g,川芎 6 g,当归 10 g,栀子 12 g,红花 6 g,葛根 20 g,赤芍 10 g,甘草 6 g。水煎服,日服 1 剂。

（七）注意事项

孕妇忌用。

二、苏木

（一）处方用名

苏木、苏方木、苏方、赤木。

（二）性味与归经

甘、咸、微辛,平。归心、肝、脾经。

（三）药性特点

苏木味辛行散,味咸入血,功善活血通经,祛瘀止痛,为妇、伤科瘀血病证常用药。本品少用和血,多用破血。

（四）功效

活血疗伤,祛瘀通经,止痛。

（五）传统应用

（1）血瘀经闭,产后腹痛:配当归、桃仁、红花等。

（2）跌打损伤:配乳香、没药、自然铜等。

（3）产后血晕:配川芎、当归。

(4)产后气虚,恶露不行,败血上攻于肺,气急喘促者,常配人参同用。

(5)跌打损伤、瘀滞肿痛、骨折:配乳香、没药、血竭,内服。

(6)外伤出血:用苏木细末掺于伤口。

（六）现代应用

(1)冠心病心绞痛:苏木配川芎、丹参。

(2)破伤风:苏木为末。以酒送服。

(3)风湿性关节炎:苏木树干 30 g。水煎服。

（七）用法与用量

煎服,3～10 g。外用适量,研末撒。

（八）注意事项

苏木能引起动物呕吐、腹泻,大剂量甚至致死。血虚无瘀滞者不宜使用;月经过多者及孕妇禁服。

三、刘寄奴

（一）处方用名

刘寄奴、南刘寄奴、化食丹。

（二）性味与归经

苦,温。归心、脾经。

（三）药性特点

刘寄奴苦降温通,功效为破血通经,散瘀止痛,为伤科常用药,亦治妇科血滞之证。此外,本品还醒脾开胃兼消食化积。

（四）功效

破血疗伤,止痛,止血。

（五）传统应用

(1)经闭、产后瘀阻:配当归、红花等。

(2)折伤瘀肿疼痛:配骨碎补、延胡索等。

(3)外伤出血:刘寄奴研末外敷。

(4)食积不化、脘腹胀痛:单味服用;亦可配消食导滞之品。

（六）现代应用

1.急性细菌性痢疾

将刘寄奴水煎 2 次,混合浓缩加适量淀粉制成片剂,每片含生药 1 g。成人每次口服 6 片,每日 4 次。

2.中暑

用刘寄奴 50～100 g(鲜品加倍),水煎服。

（七）用法与用量

煎服,3～10 g。外用适量。

（八）注意事项

孕妇禁服,气血虚弱、脾虚泄泻者慎服。

（韩文正）

第三节　活血调经药

一、丹参

(一)别名

赤参、红根、活血根、靠山红、木羊乳。

(二)处方名

丹参、紫丹参、炒丹参、丹参炭。

(三)常用量

6～15 g。

(四)常用炮制

1.丹参

取原药材,洗净,闷润,去苗,切片,晒干。

2.炒丹参

丹参片50 kg,米5 kg。先用水将锅湿润,加入米使贴于锅底,加热至冒烟时,倒入丹参片,炒至深紫色,筛去米即可。

3.丹参炭

取丹参片,炒至外黑、炭存性为度。

(五)常用配伍

1.配当归

调经活血。用于治疗月经不调、痛经、产后恶露不尽等症。

2.配乳香

活血消肿。用于治疗瘀血肿痛、胃脘疼痛、胸胁疼痛等症。

3.配牡丹皮

清热凉血。用于治疗热证皮肤紫斑、吐衄、出血等症。

4.配檀香

行气活血。用于治疗冠心病胸闷、心悸、心绞痛等症。

(六)临床应用

1.冠心病

丹参30 g,檀香6 g,砂仁6 g。水煎服,日服1剂。

2.病毒性心肌炎

丹参15 g,太子参20 g,沙参10 g,苦参10 g,郁金8 g,炒酸枣仁12 g,炙甘草6 g,莲子12 g。水煎服,日服1剂。

3.高脂血症

丹参15 g,川芎10 g,赤芍15 g,红花6 g,益母草10 g,桃仁10 g,郁金12 g,当归10 g,降香3 g,三七粉3 g(冲服)。水煎服,日服1剂。

4.肾小球肾炎

丹参12 g,郁金10 g,川芎12 g,赤芍12 g,红花6 g,小蓟20 g,黄芪20 g,车前子20 g(另包)。水煎服,日服1剂。

5.慢性肺源性心脏病

肺心片(丹参、红花、虎杖、制附片、淫羊藿、补骨脂、玉竹、北沙参、黄芪、姜黄、南沙参、甘草),口服,一次5片,一日3次。

6.慢性肝炎

丹参12 g,黄芪15 g,太子参15 g,赤芍6 g,神曲15 g,鸡内金10 g,柴胡6 g,茵陈5 g,炙甘草3 g。水煎服,日服1剂。

7.阻塞性输卵管炎

复方丹参片,每次3片,每日3次。

8.乳腺炎

丹参20 g,蒲公英30 g,车前草30 g,甘草3 g。水煎服,日服1剂。

(七)不良反应与注意事项

(1)口干、咽干、恶心、呕吐、乏力、食欲减退等。

(2)变态反应,有荨麻疹、皮疹、瘙痒、变应性休克,可见呼吸困难,血压下降。

(3)孕妇慎用。

二、益母草

(一)别名

益母蒿、红花艾、月母草、苦纸草。

(二)处方名

益母草、坤草。

(三)常用量

6～15 g。

(四)常用炮制

1.益母草

取原药材,洗净,去根,切段,晒干。

2.制益母草

益母草0.5 kg,酒、醋、盐各50 g,老生姜100 g。取益母草加辅料润透后,蒸1小时为度。

(五)常用配伍

1.配当归

调经活血。用于治疗月经失调、经闭、不孕、痛经等病症。

2.配桂枝

温经活血。用于治疗气血虚寒之月经延迟、经来腹痛等症。

3.配白茅根

化瘀利水。用于治疗泌尿系感染,小便涩痛以及慢性肾炎、下肢水肿等症。

(六)临床应用

1.慢性肾炎

益母草30 g,板蓝根15 g,金银花15 g,白茅根30 g,紫花地丁30 g,桃仁10 g,当归10 g,赤芍12 g,川芎12 g,红花6 g。水煎服,日服1剂。

2.真性红细胞增多症

益母草15 g,郁金10 g,川芎15 g,当归10 g,红花9 g。水煎服,日服1剂。

3.月经不调

益母草注射液,每次20～40 mg,肌内注射,一日2次。

4.急性血栓性深静脉炎

益母草30 g,紫草30 g,赤芍15 g,牡丹皮15 g,紫花地丁30 g,生甘草15 g。水煎服,日服1剂。

5.慢性宫颈炎

益母草 30 g,桂枝 6 g,赤芍 15 g,桃仁 10 g,当归 10 g,黄芪 15 g,蒲公英 30 g,枳壳 10 g,甘草 6 g。水煎服,日服 1 剂。

6.不孕症

益母草 30 g,当归 10 g,菟丝子 15 g,红花 6 g,桑寄生 15 g,丹参 6 g,生地黄 15 g,桂枝 3 g。水煎服,日服 1 剂。

（七）不良反应与注意事项

(1)大剂量可引起中毒反应,抑制、麻痹中枢神经系统,溶血等。

(2)孕妇慎用。

三、鸡血藤

（一）别名

血藤、血风藤、大活血、血筋藤。

（二）处方名

鸡血藤、大血藤。

（三）常用量

10～30 g。

（四）常用炮制

取原药材洗净,闷润至软硬适度时,切片,晾干。

（五）常用配伍

1.配木瓜

舒筋活血。用于治疗筋骨疼痛,关节疼痛、肢体麻木等症。

2.配当归

补血活血。用于治疗血虚头晕、四肢麻木、腰膝酸痛等症。

3.配青风藤

舒筋通络。用于治疗四肢疼痛、关节疼痛等症。

（六）临床应用

1.闭经

鸡血藤 30 g,当归 10 g,桃仁 10 g,赤芍 15 g,泽兰 10 g。水煎服,日服 1 剂。

2.足跟痛

鸡血藤 30 g,当归 15 g,熟地黄 30 g,龙眼肉 15 g,丹参 15 g,白芍 12 g,陈皮 6 g,桂枝 4 g,甘草 3 g。水煎服,日服 1 剂。

3.风湿性关节炎

鸡血藤 30 g,地龙 15 g,熟地黄 20 g,当归 10 g,天麻 12 g,威灵仙 12 g,防风 10 g,桂枝 6 g,桑枝 10 g,制川乌 6 g(先煎),络石藤 15 g,忍冬藤 15 g,白芍 15 g,甘草 6 g。水煎服,日服 1 剂。

4.白细胞减少症

鸡血藤 30 g,熟地黄 30 g,人参 10 g,川芎 12 g,当归 12 g,云苓 15 g,白芍 12 g,骨碎补 10 g,制何首乌 15 g,山药 30 g,黄精 20 g,甘草 10 g。水煎服,日服 1 剂。

5.类风湿关节炎

鸡血藤 20 g,当归 10 g,丹参 15 g,红花 6 g,川牛膝 15 g,桑寄生 15 g,地龙 12 g。水煎服,日服 1 剂。

6.失眠

补血宁神片(鸡血藤、熟地黄、金樱子、何首乌藤),口服,一次 5 片,一日 3 次。

7.高脂血症

鸡血藤 30 g,虎杖 10 g,泽泻 6 g,山楂 30 g,菊花 6 g。水煎服,日服 1 剂。

8.贫血

鸡血藤 30 g,阿胶 15 g(烊化),熟地黄 15 g,白芍 15 g,桂枝 3 g,天冬 10 g。水煎服,日服 1 剂。

（七）注意事项

孕妇慎用。

四、桃仁

（一）别名

毛桃仁。

（二）处方名

桃仁、桃仁泥、炒桃仁。

（三）常用量

6～10 g。

（四）常用炮制

1.桃仁

取原药材,用开水浸泡 5～10 分钟,剥去外皮,晒干。

2.炒桃仁

取桃仁用微火炒至微黄色为度。

（五）常用配伍

1.配红花

活血化瘀。用于治疗月经不调、闭经、痛经等病症。

2.配大黄

破瘀通经。用于治疗闭经、小腹硬满、大便燥结等症。

3.配杏仁

润肠通便。用于治疗津血亏少之大便秘结、腹胀腹痛等症。

（六）临床应用

1.慢性肝炎

桃仁 10 g,当归 10 g,牡丹皮 6 g,郁金 10 g,泽兰 6 g,山楂 15 g,红花 6 g,栀子 6 g,赤芍 10 g,神曲 15 g。水煎服,日服 1 剂。

2.体虚便秘

炒桃仁、松子仁、火麻仁、柏子仁各等份,捣料如泥,炼蜜为丸,每丸 6 g 重。一次 1 丸,一日 2 次。

3.风湿性关节炎

桃仁 10 g,红花 6 g,川芎 12 g,当归 12 g,威灵仙 10 g。水煎服,日服 1 剂。

4.失眠

桃仁 12 g,当归 10 g,赤芍 15 g,枳壳 6 g,葛根 15 g,生地黄 15 g,柴胡 6 g,黄芩 10 g,大枣 6 枚,甘草 6 g。水煎服,日服 1 剂。

5.月经不调

桃仁 12 g,生地黄 15 g,赤芍 12 g,白芍 10 g,当归 10 g,红花 6 g,川芎 10 g。水煎服,日服 1 剂。

（七）不良反应与注意事项

(1)过量导致中毒反应,头晕、头痛、呕吐、心悸、神志不清、抽搐、昏迷、惊厥、呼吸麻痹等。

(2)皮肤接触变态反应,皮肤红色疹块、刺痒等。

(3)孕妇慎用。

（4）不可直接吃生品，以防中毒。

五、红花

（一）别名

红蓝花、红花菜、刺红花、草红花、红花草。

（二）处方名

红花、川红花、炒红花、红花炭、醋红花。

（三）常用量

3～10 g。

（四）常用炮制

1.红花

取原药材，拣去杂质，筛去土，晾干。

2.炒红花

取红花用微火炒至略有焦斑为度。

3.红花炭

取红花炒至红褐色存性。

4.醋红花

红花 5 kg，醋 1 kg。取红花加醋喷匀后，以微火炒至焦红色为度。

（五）常用配伍

1.配桃仁

活血通经。用于治疗瘀血腹痛、月经失调、痛经、经闭等症。

2.配益母草

活血化瘀。用于治疗产后恶露不尽、痛经、不孕等病症。

3.配赤芍

活血行滞。用于治疗瘀血头痛、腹痛、肢体疼痛等症。

4.配黄芩

清热活血。用于治疗血热皮肤斑疹、荨麻疹、皮肤瘙痒等症。

（六）临床应用

1.冠心病

红花 10 g，郁金 12 g，丹参 15 g，瓜蒌 20 g，薤白 10 g，陈皮 6 g，甘草 6 g。水煎服，日服 1 剂。

2.黄褐斑

红花 8 g，桃仁 10 g，当归 10 g，柴胡 12 g，白芍 15 g，云苓 15 g，川楝子 12 g，香附 15 g。水煎服，日服 1 剂。

3.扁平疣

红花 12 g，薏苡仁 30 g，桃仁 12 g，板蓝根 30 g，大青叶 10 g，王不留行 15 g，黄芪 15 g，赭石 15 g，生甘草 6 g。水煎服，日服 1 剂。

4.慢性咽炎

红花 9 g，当归 10 g，赤芍 12 g，川芎 12 g，桃仁 9 g，柴胡 9 g，射干 10 g，桔梗 6 g，薄荷 6 g，甘草 6 g。水煎服，日服 1 剂。

5.带状疱疹

红花 12 g，瓜蒌 30 g，甘草 10 g。水煎服，日服 1 剂。

6.寒冷性多形红斑

红花 9 g，制附子 6 g（先煎），陈皮 6 g，桂枝 9 g，党参 15 g，黄芪 20 g，丹参 15 g，桃仁 8 g，当归 10 g。水煎服，日服 1 剂。

7.肌内注射后硬结

红花、甘草等份,研粉,用70％乙醇调成糊状,外敷,每日1次。

8.视网膜中央静脉阻塞

红花10 g,桃仁10 g,赤芍15 g,三棱6 g,三七粉3 g(冲服),当归10 g,生地黄20 g,地龙10 g,黄芩15 g,法半夏10 g,昆布10 g,黄芪20 g,白术15 g,云苓15 g,玄参15 g,大黄6 g,车前草10 g,石决明20 g,甘草3 g。水煎服,日服1剂。

9.慢性腰肌劳损

红花9 g,杜仲15 g,赤芍15 g,当归12 g,桃仁10 g,鸡血藤30 g,苍术15 g,薏苡仁30 g,醋延胡索12 g,木瓜15 g,海风藤10 g,独活10 g,甘草6 g。水煎服,日服1剂。

10.溃疡病

红花6 g,白及15 g,黄芪30 g,醋延胡索10 g,白芷9 g,牡蛎30 g,车前子30 g(另包),陈皮6 g,大枣6枚,甘草9 g。水煎服,日服1剂。

(七)不良反应与注意事项

(1)消化系统:腹痛、腹泻。大剂量可致呕血、血便。

(2)心血管系统:心律失常。

(3)生殖系统:对子宫有明显收缩作用,大剂量可出现子宫痉挛。

(4)神经系统:大剂量时可出现震颤、惊厥。呼吸抑制。

(5)偶有变态反应,皮肤丘疹、水疱、寒战、头痛、吞咽困难、眼睑水肿等。

(6)孕妇忌用。

(7)出血性疾病慎用。

六、王不留行

(一)别名

麦蓝菜子、大麦牛、怠儿草、金剪刀草。

(二)处方名

王不留行、王不留、炒王不留行。

(三)常用量

6～15 g。

(四)常用炮制

1.王不留行

取原药材,筛去杂质,洗净,晒干。

2.炒王不留行

取王不留行用微火炒至爆开白花为度。

(五)常用配伍

1.配益母草

调经利水。用于治疗月经不调、痛经以及下肢水肿等症。

2.配蒲公英

活血消肿。用于治疗乳腺炎红肿疼痛、乳汁不通之症。

(六)临床应用

1.乳少

炒王不留行30 g。水煎服,日服1剂。

2.子宫肌瘤

炒王不留行30 g,赤芍15 g,郁金15 g,丹参20 g,皂角刺6 g,柴胡9 g,三棱10 g,莪术10 g,川牛膝

15 g,昆布 6 g,海藻 6 g,鸡内金 15 g,肉桂 3 g,乌药 10 g,炙鳖虫 30 g,山慈姑 15 g,党参 15 g,黄芪 20 g,夏枯草 10 g,人参 6 g,桃仁 10 g,陈皮 6 g,云苓 15 g,泽泻 6 g。水煎服,日服 1 剂。

3.疮痈肿毒

王不留行 30 g,葛根 20 g,当归 10 g,金银花 30 g,白花蛇舌草 30 g,甘草 6 g。水煎服,日服 1 剂。

4.急性乳腺炎

王不留行 30 g,蒲公英 30 g,前胡 15 g,金银花 30 g,皂角刺 6 g,重楼 15 g,丹参 20 g,赤芍 10 g,陈皮 6 g,枳壳 6 g,甘草 6 g。水煎服,日服 1 剂。

5.前列腺增生

炒王不留行 30 g,黄檗 12 g,知母 12 g,川牛膝 15 g,车前子 30 g(另包),肉桂 3 g,皂角刺 6 g,乌药 10 g,赤芍 15 g,甘草 39。水煎服,日服 1 剂。

(七)注意事项

孕妇忌用。

(韩文正)

第四节 破血消癥药

一、莪术

(一)处方名

莪术、炒莪术、醋莪术。

(二)常用量

3～9 g。

(三)常用炮制

1.莪术

取原药材,加水浸泡 1～4 小时,闷润 3～5 天至透,切片,晒干。

2.醋莪术

莪术 50 kg,醋 12 kg。取莪术,淋醋拌透,约 1 天至醋被吸尽,切片,晒干。

3.炒莪术

取莪术用微火炒至有小黑斑点为度。

(四)常用配伍

1.配青皮

破气消积。用于治疗气滞胸胁疼痛、胃脘疼痛等症。

2.配木香

消积止痛。用于治疗食积胀满、肠鸣腹痛等症。

3.配红花

活血化瘀。用于治疗瘀血胃痛、胁痛、痛经等症。

(五)临床应用

1.药流后不全流产

莪术 15 g,三棱 15 g,赤芍 18 g,红花 10 g,川芎 12 g,土鳖虫 10 g,青皮 10 g,牡丹皮 15 g,王不留行 20 g,益母草 20 g,桃仁 13 g,血竭 3 g(冲服)。水煎服,日服 1 剂。

2.急性腰扭伤

莪术 15 g,三棱 15 g,重楼 12 g,虎杖 12 g,川牛膝 15 g,白芍 15 g,土鳖虫 10 g,桃仁 10 g,枳壳 10 g,忍冬藤 30 克,生甘草 5 g。水煎服,日服 1 剂。

3.肌内注射后硬结

三棱 10 g,莪术 15 g,芒硝 15 g。共研细末,用食醋加蜂蜜调成糊状,局部外敷,1～2 天换药 1 次。

4.萎缩性胃炎

莪术 10 g,丹参 15 g,徐长卿 10 g,白花蛇舌草 15 g,砂仁 6 g。水煎服,日服 1 剂。

5.胃痛

莪术 15 g,青皮 15 g,白芍 15 g,黄芪 15 g,五灵脂 12 g,陈皮 6 g,枳壳 6 g,醋延胡索 10 g,甘草 6 g。水煎服,日服 1 剂。

（六）不良反应与注意事项

(1)头晕、恶心、胸闷、乏力、心悸等。

(2)偶见变应性休克。

(3)孕妇忌用。

二、三棱

（一）别名

黑三棱、白三棱。

（二）处方名

三棱、京三棱、炒三棱、醋三棱。

（三）常用量

6～12 g。

（四）常用炮制

1.三棱

取原药材,加水浸泡,闷透,切片,晒干。

2.醋三棱

三棱片 5 kg,醋 1 kg。取三棱片,用微火炒热,加醋炒干。

3.炒三棱

三棱片 5 kg,麦麸 500 g。将麦麸炒至冒烟时,加入三棱片,炒至黄色,筛去麦麸。

（五）常用配伍

1.配莪术

活血化瘀。用于治疗癥瘕积聚、肝硬化、癌肿等。

2.配牛膝

通经活血。用于治疗经闭腹痛、痛经等症。

（六）临床应用

1.子宫肌瘤

三棱 15 g,莪术 15 g,牡丹皮 10 g,桃仁 10 g,云苓 15 g,赤芍 12 g,当归 6 g。水煎服,日服 1 剂。

2.泌尿系结石

金甲排石胶囊(制三棱、炒没药、赤芍、制桃仁、皂角刺、白芷、炒枳壳、莪术、青皮、炒乳香、薏苡仁、川牛膝、厚朴、车前子、广金钱草),口服,一次 5 粒,一日 3 次。

3.痛经

三棱 12 g,莪术 10 g,小茴香 10 g,桂枝 6 g,红花 6 g,泽泻 6 g,桃仁 9 g,黄芩 6 g,生甘草 6 g。水煎服,日服 1 剂。

（七）注意事项

孕妇慎用。

三、水蛭

（一）别名

马蛭、马蟥、马鳖。

（二）处方名

水蛭、炙水蛭。

（三）常用量

3～6 g。

（四）常用炮制

1.水蛭

取原药材洗净，切段，晒干。

2.炒水蛭

取水蛭用微火炒至焦黄色为度。

3.炙水蛭

水蛭 0.5 kg，蜜 100 g。取水蛭段加蜜拌匀，炒至蜜干不粘手为度。

（五）常用配伍

1.配土鳖虫

破血化瘀。用于治疗瘀血所致之肝硬化、闭经、血淋等症。

2.配海金沙

利水消石。用于治疗泌尿系感染及泌尿系结石、小便涩痛不畅之症。

3.配酸枣仁

活血安神。用于治疗血瘀气阻，头痛失眠、烦躁不宁等症。

（六）临床应用

1.高脂血症

水蛭 10 g，丹参 30 g，泽泻 10 g，山楂 30 g，桃仁 10 g，川芎 12 g，大黄 6 g，清半夏 10 g，决明子 20 g，何首乌 15 g。水煎服，日服 1 剂。

2.闭经

水蛭 10 g，当归 15 g，黄芪 20 g，三棱 6 g，莪术 6 g，知母 6 g。水煎服，日服 1 剂。

3.跌打损伤

水蛭 10 g，土鳖虫 10 g，大黄 9 g，桃仁 10 g，自然铜 10 g，赤芍 12 g，皂角刺 3 g，泽兰 6 g，甘草 3 g。水煎服，日服 1 剂。

4.盆腔炎症性包块

水蛭 10 g，党参 15 g，鸡内金 10 g，白术 15 g，黄芪 20 g，山药 15 g，天花粉 15 g，知母 12 g，三棱 15 g，莪术 15 g。水煎服，日服 1 剂。

5.慢性肾功能不全

水蛭粉 3 g（冲服），黄芪 30 g，枸杞子 15 g，桑葚子 15 g，金银花 15 g，白花蛇舌草 20 g，山茱萸 10 g，淡附片 6 g（先煎），大黄 8 g，车前子 30 g（另包），益母草 30 g，丹参 15 g。水煎服，日服 1 剂。

6.不孕症

水蛭粉 3 g（冲服），桂枝 6 g，土茯苓 20 g，桃仁 12 g，牡丹皮 12 g，赤芍 12 g，三棱 10 g，莪术 10 g，延胡索 12 g，浙贝母 15 g，牡蛎 30 g，白花蛇舌草 30 g，甘草 6 g。水煎服，日服 1 剂。

7.肝硬化

水蛭 8 g,黄芪 30 g,桂枝 6 g,大黄 6 g,土鳖虫 10 g,桃仁 10 g,川牛膝 12 g,当归 10 g,吴茱萸 6 g,柴胡 9 g,薏苡仁 30 g,甘草 3 g。水煎服,日服 1 剂。

8.血栓性静脉炎

水蛭粉 3 g(冲服),黄芪 30 g,生地黄 30 g,大黄 10 g,蒲黄 10 g(另包),黄连 10 g,黄檗 10 g。水煎服,日服 1 剂。

(七)不良反应与注意事项

(1)过量可导致中毒反应,恶心、呕吐、剧烈腹痛、胃肠出血、血尿、昏迷等。

(2)孕妇忌用。

(3)体虚、血虚者慎用。

(韩文正)

第十九章

止 血 药

第一节　凉血止血药

一、大蓟

（一）别名

茨芥、马蓟、虎蓟、马刺刺、牛口刺、野刺菜、鸡脚刺。

（二）处方名

大蓟、大蓟草、大蓟根、炒大蓟。

（三）常用量

9～30 g。

（四）常用炮制

1.大蓟

取原药材，洗净，切段，晒干。

2.炒大蓟

取大蓟段用微火炒至焦黄并有香味为度。

3.醋大蓟

大蓟 0.5 kg，醋 150 mL。取大蓟加水闷软，切段，用微火炒热后，加醋炒至微焦黑色为度。

（五）常用配伍

1.配小蓟

清热凉血。用于治疗各种血热出血之症。

2.配茜草

凉血止血。用于治疗吐血、衄血、大便出血等症。

3.配车前草

凉血利尿。用于治疗尿血、小便涩痛等症。

（六）临床应用

1.功能性子宫出血

大蓟 30 g，小蓟 20 g，茜草 12 g，炒蒲黄 10 g（另包），女贞子 12 g，旱莲草 12 g，木贼 6 g，生地黄 15 g，干姜 3 g。水煎服，日服 1 剂。

2.高血压

取大蓟新鲜干根 15 g，水煎服，日服 1 剂。

3.肺结核

鲜大蓟根 120 g,加水 400 mL,小火煎至 200 mL,每次 25 mL,每日 2 次,口服。

4.急性扁桃体炎

大蓟 30 g,鲜酢浆草 60 g,蒲公英 30 g,白茅根 30 g,山豆根 15 g。水煎服,日服 1 剂。

5.肌内注射后硬结

大蓟粉 5 份,芒硝 3 份,温开水调成糊状,外敷患处,每 12 小时换药 1 次。

6.血小板减少性紫癜

生地黄 30 g,大蓟 30 g,小蓟 30 g,白芍 12 g,阿胶 15 g(烊化),牡丹皮 10 g,女贞子 12 g,知母 10 g,川续断 12 g,旱莲草 15 g,仙鹤草 15 g,藕节 20 g,黄精 15 g,桑螵蛸 10 g,车前草 30 g。水煎服,日服 1 剂。

7.泌尿系感染

大蓟 30 g,白茅根 30 g,金银花 30 g,赤芍 15 g,大青叶 15 g,板蓝根 15 g,虎杖 6 g,金钱草 10 g,苦参 10 g,黄檗 10 g,车前子 30 g(另包)。水煎服,日服 1 剂。

8.大便出血

大蓟 30 g,地榆 15 g,槐花 10 g,生地黄 30 g,大黄 6 g,黄芩 10 g,白芷 6 g,藕节 15 g,白茅根 30 g,干姜 2 g。水煎服,日服 1 剂。

（七）注意事项

胃虚寒者慎用。

二、小蓟

（一）别名

刺儿菜、刺儿棵、荠荠菜。

（二）处方名

小蓟、小蓟炭。

（三）常用量

9～30 g。

（四）常用炮制

1.小蓟

洗净,切段,晒干。

2.小蓟炭

取小蓟段,用大火炒至外黑内老黄色为度。

（五）常用配伍

1.配白茅根

凉血利尿。用于治疗泌尿系感染、淋证、肾炎等所致之尿血、小便不利、水肿等症。

2.配藕节

凉血止血。用于治疗血热所致之大小便出血、变应性紫癜、皮肤紫斑等症。

3.配仙鹤草

用于治疗消化道出血之证,如吐血、便血等。

（六）临床应用

1.慢性咽炎

小蓟 30 g,玄参 15 g,麦冬 10 g,天冬 10 g,沙参 15 g,天花粉 10 g,炒山药 15 g,炒白术 15 g,紫苏叶 6 g,薄荷 6 g,生地黄 15 g,淡竹叶 6 g,甘草 3 g。水煎服,日服 1 剂。

2.慢性湿疹

小蓟 30 g,土茯苓 30 g,苍耳子 12 g,木瓜 15 g,淡豆豉 15 g,炒神曲 15 g,泽兰 6 g,桑白皮 15 g,蝉蜕

6 g,黄芩 10 g,白僵蚕 10 g,大枣 10 枚,甘草 5 g。水煎服,日服 1 剂。

3.衄血

小蓟 30 g,大蓟 30 g,黄芩 15 g,大黄 9 g,栀子 10 g,生石膏 30 g,生地黄 30 g,石决明 30 g,菊花 10 g,赤芍 12 g,牛蒡子 12 g,木贼 6 g,浮萍草 30 g。水煎服,日服 1 剂。

4.肺结核咯血

小蓟 30 g,黄芩 15 g,马齿苋 30 g,白及 15 g,夏枯草 30 g,瓜蒌 30 g,百合 15 g,莲子 12 g,藕节 15 g,百部 10 g,车前草 30 g,芦根 15 g,天冬 15 g,炮干姜 3 g。水煎服,日服 1 剂。

5.痔出血

小蓟 30 g,黄檗 10 g,知母 12 g,虎杖 10 g,何首乌 12 g,决明子 10 g,玄参 10 g,槐花 9 g,茜草 10 g,地榆 10 g,牡蛎 30 g,赤芍 10 g,甘草 3 g。水煎服,日服 1 剂。

6.变应性紫癜

小蓟根 30 g,蒲黄 12 g(另包),藕节 20 g,滑石 10 g,木通 6 g,生地黄炭、淡竹叶各 6 g,当归 12 g,栀子 15 g,紫草 20 g,桑白皮 15 g,白茅根 30 g,陈皮 6 g,猪苓 15 g,生甘草 3 g。水煎服,日服 1 剂。

7.小儿迁延性肾炎血尿

小蓟根 12 g,生地黄 6 g,滑石 6 g,生蒲黄 8 g(另包),焦栀子 6 g,连翘 8 g,猪苓 6 g,云苓 10 g,泽泻 6 g,阿胶 5 g(烊化)。水煎服,日服 1 剂。

8.流产后出血

小蓟 20 g,益母草 10 g。水煎服,日服 1 剂。

(七)注意事项

脾胃虚寒者慎用。

三、地榆

(一)别名

小紫草、一支箭、野升麻、玉札、玉鼓。

(二)处方名

地榆、炒地榆、地榆炭。

(三)常用量

10~15 g。

(四)常用炮制

1.地榆

取原药材洗净,淋水闷透,切片,晒干。

2.地榆炭

用大火炒至外黑内黄为度。

(五)常用配伍

1.配槐花

清热凉血。用于治疗痔大便出血以及慢性痢疾、慢性结肠炎便血之症。

2.配乌梅

凉血涩肠。用于治疗久痢、久泻、便血等症。

3.配黄檗

清热消肿。用于治疗皮肤湿疹、轻度烧伤肿痛等症。

4.配蒲公英

清热解毒。用于治疗痈疡肿毒等症。

（六）临床应用

1.扁桃体炎

地榆 15 g,栀子 12 g,苦参 12 g,地丁 30 g,赤芍 10 g,玄参 12 g,麦冬 12 g,天花粉 10 g,甘草 5 g。水煎服,日服 1 剂。

2.胃肠炎吐泻

地榆 12 g,清半夏 12 g,黄连 6 g,黄芩 10 g,陈皮 12 g,干姜 6 g,山楂 15 g,神曲 15 g,木香 3 g,藿香 10 g。水煎服,日服 1 剂。

3.功能性子宫出血

地榆 45 g,醋、水各半煎服,日服 1 剂,连用 3~4 剂。

4.结核性脓疡

地榆注射液(每毫升含生药 1 g),每次 4 mL,每日 1 次,肌内注射,1 个月为 1 个疗程。

5.烧伤

地榆粗末,用 75%乙醇渗滤提取清液,煮至液面出现薄膜,冷却备用。涂烧伤创面,每日 2~3 次。

6.湿疹

地榆炒黄,研细末,用凡士林调成 30%软膏,涂患处,每日 1~2 次。

7.咯血

地榆 15 g,黄芩 15 g,白茅根 30 g,侧柏叶 10 g,炮干姜 2 g。水煎服,日服 1 剂。

8.细菌性痢疾

地榆 20 g,槐花 20 g,葛根 15 g,黄连 10 g,黄芩 10 g,赤芍 12 g,牡丹皮 15 g,木香 9 g,甘草 6 g。水煎服,日服 1 剂。

9.痔便血

地榆炭 18 g,大黄 10 g,槐花 10 g,防风 10 g,牛蒡子 10 g,小蓟 30 g,当归 6 g,甘草 3 g。水煎服,日服 1 剂。

10.血小板减少性紫癜

地榆 15 g,生地黄 30 g,水牛角 30 g,白茅根 30 g,生石膏 30 g,牡丹皮 12 g,赤芍 12 g,当归 10 g,仙鹤草 20 g,土大黄 15 g,甘草 10 g,蝉蜕 5 g。水煎服,日服 1 剂。

11.紫癜性肾炎

地榆 15 g,玉米须 30 g,白茅根 30 g,仙鹤草 20 g,紫草 15 g,茜草 10 g,牡丹皮 9 g,石韦 15 g,生地黄 15 g,黄芪 15 g,赤芍 6 g,桃仁 10 g,三七粉 3 g(冲服)。水煎服,日服 1 剂。

（七）注意事项

气血虚寒者慎用。

四、白茅根

（一）别名

茅草根、甜草根。

（二）处方名

白茅根、茅根、茅根炭。

（三）常用量

6~30 g。

（四）常用炮制

1.白茅根

取原药材,洗净,切段,晒干。

2.茅根炭

取白茅根,炒至黑色存性,喷水灭火星,放冷,晒干。

（五）常用配伍

1.配藕节

清热凉血。用于治疗血热吐血、衄血等症。

2.配薏苡仁

凉血渗湿。用于治疗慢性肾炎之水肿、蛋白尿等症。

3.配玉米须

清热利水。用于治疗肾炎及心脏性水肿、下肢水肿、口渴尿黄等症。

4.配黄芪

益气消肿。用于治疗气虚水肿、纳差乏力、口淡不渴等症。

（六）临床应用

1.急性肾小球肾炎

白茅根 30 g,炒槐花 30 g,云苓 30 g,黄芪 25 g,白术 15 g,半夏 12 g,陈皮 10 g,柴胡 12 g,蒲黄炭 12 g,藿香 15 g,生姜 15 g,防风 10 g,羌活 9 g,独活 9 g,泽泻 10 g,淡竹叶 6 g。水煎服,日服 1 剂。

2.泌尿系感染

白茅根 30 g,车前草 30 g,大青叶 30 g,紫草 15 g,益母草 10 g,金钱草 12 g,赤芍 10 g,当归 10 g,桃仁 10 g,柴胡 6 g,皂角刺 3 g,板蓝根 15 g,甘草 5 g。水煎服,日服 1 剂。

3.紫癜性肾炎

白茅根 30 g,紫草 15 g,贯众 12 g,丹参 15 g,茜草 10 g,香附 9 g,苍术 10 g,牡丹皮 15 g,生地黄 30 g,地榆 10 g,藕节 15 g,生大黄 6 g,黄芩 10 g,甘草 5 g。水煎服,日服 1 剂。

4.原发性肾病综合征

白茅根 30 g,白花蛇舌草 30 g,半枝莲 15 g,益母草 15 g,黄芪 30 g,白芍 15 g,当归 10 g,白术 12 g,党参 15 g,淫羊藿 10 g,连翘 15 g,黄芩 15 g,赤芍 15 g,白芍 12 g,三七 15 g。水煎服,日服 1 剂。

5.糖尿病

白茅根 30 g,瓜蒌 30 g,天花粉 15 g,玉米须 30 g,黄芩 20 g,太子参 30 g,赤芍 6 g,生地黄 20 g,天冬 18 g,五味子 6 g,知母 10 g,玉竹 10 g,木贼 6 g,菟丝子 15 g,牡丹皮 10 g,猪苓 12 g。水煎服,日服 1 剂。

6.荨麻疹

白茅根 30 g,苍耳子 12 g,地肤子 10 g,苦参 10 g,制何首乌 10 g,浮萍草 30 g,黄芪 15 g,红花 6 g,紫草 15 g,大青叶 15 g,虎杖 6 g,葛根 18 g,生甘草 6 g。水煎服,日服 1 剂。

7.慢性肝炎

白茅根 20 g,柴胡 9 g,黄芪 15 g,沙参 10 g,太子参 15 g,薏苡仁 15 g,山药 15 g,桑寄生 12 g,神曲 15 g,鸡内金 6 g,山楂 15 g,五味子 6 g,茵陈 6 g,陈皮 6 g,炒白术 12 g,炒泽泻 6 g,大枣 4 枚。水煎服,日服 1 剂。

8.腹泻

白茅根 30 g,陈皮 12 g,干姜 6 g,车前子 30 g(另包),炒白术 12 g,益智仁 9 g,肉豆蔻 6 g,五味子 10 g,赤石脂 6 g,黄檗 10 g,乌梅 6 g,葛根 15 g,淡竹叶 6 g,生甘草 5 g,生姜 5 g。水煎服,日服 1 剂。

五、槐花

（一）别名

细叶槐花、中国槐花、白槐树花、护房树花。

（二）处方名

槐花、炒槐花、槐花炭、蜜槐花、醋槐花。

（三）常用量

3～10 g。

（四）常用炮制

1.槐花

取原药材,拣净杂质,阴干即可。

2.炒槐花

取槐花用微火炒至黄色。

3.槐花炭

取槐花用微火炒至黑色,喷水灭火星,晾干。

4.蜜槐花

槐花 0.5 kg,蜜 150 g。将蜜溶化至沸腾,过滤,加入槐花,炒至微黄至蜜干。

5.醋槐花

槐花 0.5 kg,醋 100 mL,取槐花用醋拌匀,微火炒干,微晾。

（五）常用配伍

1.配侧柏叶

清热凉血。用于治疗大便出血、尿血、吐血、咯血、衄血等各种出血之证。

2.配石决明

平肝凉血。用于治疗高血压病肝火旺盛,口苦头眩、头项疼痛、小便黄赤。

3.配芦根

清热利尿。用于治疗尿血、尿痛、小便不畅等证。

4.配紫草

凉血透表。用于治疗风热皮肤痒疹、荨麻疹、湿疹等病证。

（六）临床应用

1.缺铁性贫血

炒槐花 30 g,黄芪 40 g,当归 15 g,红参 15 g,麦冬 15 g,五味子 10 g,白芍 12 g,丹参 15 g,白术 12 g,制何首乌 12 g,黄精 20 g,生地黄 20 g,甘草 3 g。水煎服,日服 1 剂。

2.伤寒合并肠出血

槐花 15 g,白头翁 20 g,黄连 8 g,侧柏叶 15 g,黄檗 10 g,青皮 10 g,枳壳 10 g,苦参 10 g,马齿苋 30 g,金银花 10 g,陈皮 10 g,甘草 3 g。水煎服,日服 1 剂。

3.玫瑰糠疹

槐花 15 g,生地黄 18 g,白鲜皮 15 g,木贼 6 g,紫草 15 g,牡丹皮 12 g,赤芍 12 g,地肤子 10 g,防风 10 g,白蒺藜 15 g,白茅根 20 g,芦根 10 g,甘草 6 g。水煎服,日服 1 剂。

4.痔出血

槐花 15 g,侧柏叶 10 g,荆芥穗 6 g,枳壳 6 g,陈皮 6 g,大黄 6 g,栀子 10 g,藕节 10 g,甘草 3 g。水煎服,日服 1 剂。

5.高脂血症

槐花 10 g,决明子 10 g,虎杖 6 g,炒杜仲 12 g,菟丝子 12 g,山楂 10 g,泽泻 6 g,茜草 3 g,蝉蜕 3 g。水煎服,日服 1 剂。

6.高血压

槐花 15 g,红花 10 g,赤芍 15 g,当归 6 g,石决明 30 g,地龙 12 g,土鳖虫 6 g,白僵蚕 10 g,葛根 30 g,丹参 12 g,黄芩 15 g,瞿麦 10 g,川牛膝 10 g。水煎服,日服 1 剂。

7.变应性紫癜

槐花 20 g,生地黄 30 g,薄荷 6 g,桑寄生 15 g,白鲜皮 10 g,土茯苓 30 g,蝉蜕 6 g,苍耳子 6 g,苍术 10 g,猪苓 15 g,黄芩 15 g,桂枝 3 g,甘草 9 g。水煎服,日服 1 剂。

8.湿疹

槐花 15 g,茜草 10 g,牡丹皮 12 g,紫草 12 g,葛根 20 g,山楂 30 g,蛇床子 6 g,生石膏 30 g,当归 6 g,鹿角霜 30 g,沙参 12 g,白芍 10 g,甘草 6 g。水煎服,日服 1 剂。

9.颈椎病头项疼痛

槐花 15 g,葛根 30 g,威灵仙 9 g,独活 10 g,羌活 6 g,制没药 6 g,桃仁 10 g,赤芍 12 g,红花 6 g,当归 6 g,白芷 6 g,蔓荆子 10 g,茶叶 3 g。水煎服,日服 1 剂。

10.淋巴结核

槐花(炒黄)15 g,蜈蚣 2 条,夏枯草 30 g,牡蛎 30 g,虎杖 10 g,淡豆豉 15 g,鸡内金 15 g,甘草 3 g。水煎服,日服 1 剂。

11.肺热咳嗽

槐花 12 g,桔梗 10 g,远志 6 g,炒杏仁 10 g,生石膏 30 g,五味子 10 g,黄芩 15 g,桑白皮 12 g,枇杷叶 10 g,甘草 9 g。水煎服,日服 1 剂。

12.银屑病

炒槐花研成细粉,每服 3 g,每日 2 次。饭后温开水送服。

13.黄水疮

槐花研细末,香油调涂患处,每日 1 次。

14.头癣

炒槐花研细末,用食油调涂患处,每日 1 次。

(七)不良反应与注意事项

(1)胃肠道反应:恶心、呕吐、腹部不适、腹泻等。

(2)变态反应:皮肤潮红、发热、丘疹、糜烂等。

(3)胃寒者慎用。

（荆树英）

第二节　收敛止血药

一、紫珠

(一)处方用名

紫珠、紫珠草、紫珠叶。

(二)性味与归经

苦、涩,凉。归肝、肺、胃经。

(三)药性特点

紫珠味涩收敛止血,苦凉清热消肿,对内外诸出血、烧伤、疮痈肿毒均有良效。本品性凉而不寒,兼有活血作用,故收敛止血而不留瘀,活血而无耗散,凉血而不阻遏,为止血佳品,广泛用于各种原因引起的内外出血。

(四)功效

收敛止血,解毒疗伤。

(五)传统应用

(1)吐血、咯血:配白及、仙鹤草等。

(2)外伤出血:用粉末撒布;或鲜叶捣敷;或用消毒纱布浸紫珠草压迫出血处。

(3)烧烫伤:多以煎液或粉末涂布,并同时配仙鹤草水煎服。

(4)疮痈肿毒:配金银花、蒲公英等。

(5)妇人血气疼痛、经水凝涩等:配当归、川芎等。

(6)内痔、混合痔等:配茜草、益母草。

(六)现代应用

(1)溃疡病出血、风心病二尖瓣狭窄心衰咯血、肺结核咯血、支气管扩张咯血、肝硬化合并食道静脉曲张破裂呕血、青光眼术后前房积血、白内障术后前房积血、角膜穿孔出血、陈旧性宫外孕血肿剥离渗血等,单用水煎服;或研末吞服,每次 1.5～3 g,每日 3～6 次;或配等量的白及,共研成粉,每次 6 g,每日 3 次。

(2)手术止血:用浸有 5％～10％灭菌紫珠草溶液的纱布条置于切口处,稍加压迫。

(3)阴道炎、子宫颈炎:用稀紫珠草溶液局部冲洗后,再放入 50％紫珠草溶液的带线棉花栓,经 12～24 小时后取出。

(4)结膜炎、角膜炎、角膜溃疡、沙眼:用 10％紫珠生理盐水滴眼,每日数次。

此外,紫珠还用于治疗鼻炎、化脓性皮肤病、急性传染性肝炎等。

(七)用法与用量

煎服,10～15 g。研粉服,每次 2～3 g。外用适量。

二、仙鹤草

(一)处方用名

仙鹤草、龙芽草、止血草。

(二)性味与归经

苦、涩,平。归肺、肝、脾经。

(三)药性特点

仙鹤草味涩收敛,性平和,为止血专药。广泛用于寒、热、虚、实之内外出血证,尤宜于虚寒性出血。又苦泄杀虫解毒,止血痢而用于泻痢、疟疾、滴虫病及疮肿诸证。因具补虚强壮之功,治脱力劳伤。

(四)功效

收敛止血,止痢杀虫,补虚,消积。

(五)传统应用

(1)咯血、衄血、吐血、崩漏、便血等属热者:配大蓟、地榆等;若属虚寒,配黄芪、灶心土、炮姜等。

(2)泻痢:仙鹤草配木槿花,水煎服。血痢者更为常用。

(3)脱力劳伤,神倦乏力,面色萎黄:配大枣、红糖同煎服。

(4)疮疖痈肿、痔肿:仙鹤草的茎叶熬膏调蜜外敷,并内服。

(六)现代应用

1.嗜盐菌感染性食物中毒

仙鹤草 30 g。水煎成 100 mL,口服,每日 1 次。小儿酌减。

2.滴虫性阴道炎

将仙鹤草制成 200％的浓缩液,先消毒阴道壁,再用药液涂搽阴道,然后将蘸满药液的棉条塞入阴道中 3～4 小时。每日 1 次,7 次为 1 疗程。

3.阴部湿痒

用仙鹤草 120 g 煎浓汁冲洗阴道,再用带线棉球浸汁纳入阴道,3～4 小时后取出。每日 1 次,连用 1 周。

4.变应性紫癜

仙鹤草 90 g,生龟板 30 g,枸杞根、地榆各 60 g。水煎服。

(七)用法与用量

煎服,10～15 g,大剂量 30～60 g。外用适量。

（八）注意事项

表证发热者慎用。

三、白及

（一）处方用名

白及、白及粉、白芨、白及片。

（二）性味与归经

甘、涩、苦，微寒。归肝、肺、胃经。

（三）药性特点

白及性甘润黏涩，苦寒清泻，归肝经入血分，为收敛止血，消肿生肌之良药。归肺、胃经，用于肺胃出血。还用于外科疮痈，未成脓者能使之消散，已溃者可使之生肌，内服、外用均有良效。

（四）功效

收敛止血，消肿生肌。

（五）传统应用

（1）咯血、吐血、呕血、便血：常单味研末，用糯米汤或凉开水调服；亦可随证配应用。

（2）肺阴不足干咳、咯血：配枇杷叶、藕节、阿胶等，制丸含化。

（3）外伤出血：单用粉剂；或配煅石膏外用。

（4）疮痈初起：配金银花、浙贝母、花粉等；痈肿溃后，久不收口，单用本品研末外敷。

（5）手足皲裂，肛裂：单用研末，香油或凡士林调敷。

（6）肺痈吐脓血，日渐减少：配金银花、桔梗等。

（六）现代应用

1.肺结核

单用；或用白及 12 g，配三七 6 g。共研为末，温开水送服，每次 3 g，每日 2 次。

2.腹股沟淋巴结炎

白及粉配苦参等量混合捣碎，敷患处。

3.胃肠出血，吐血，便血

用白及适量研粉，以糯米汤调服；或配地榆等量，研末共服。每次 3 g，每日 2～3 次。

4.复发性口疮、慢性唇炎、变应性口腔炎

用白及配白糖（2：3）混匀，患处分别用 3％双氧水、生理盐水洗净后，涂搽白及粉，再用棉球压迫 15～30 分钟。

此外，白及还用于治疗胃及十二指肠溃疡出血，支气管扩张咯血，肺结核咯血，小儿肺门淋巴结核，硅肺咳嗽，烫伤等。

（七）用法与用量

煎服，3～10 g。研末服，1.5～3 g。外用适宜。

（八）注意事项

肺痈初起者忌用。不宜与乌头类药物同用。

（荆树英）

第三节　化瘀止血药

一、三七

(一)处方用名
三七、参三七、田七、广三七、云三七。

(二)性味与归经
甘、微苦,温。归肝、胃经。

(三)药性特点
三七具苦泄温通之性,能活血化瘀及消肿定痛。用治内、外、虚、实、上、中、下各种出血证。且止血而无留瘀之害,活血而无沸腾之患,化瘀血而无伤新血之虑,乃止血之妙品。

(四)功效
化瘀止血,活血定痛。

(五)传统应用
(1)内外各种出血:单味内服或外敷;亦可配花蕊石、血余炭等。

(2)跌打损伤,瘀肿疼痛:单味研末酒送服,或泡酒服;亦可配川芎、红花等同用。

(六)现代应用

1.功能性子宫出血

单用研粉服用;亦可配其他止血药同用。

2.上消化道出血

用三七注射剂(每 2 mL 含生药 1 g)8～12 mL,加入 5％葡萄糖 500 mL 静脉滴注,每日 1 次。

3.支气管扩张,肺结核咯血

口服三七粉。每次 6～9 g,每日 2～3 次。

4.血小板性紫癜

以三七配白茅根、生地、藕节等。

5.眼内手术后积血

用 1％三七滴眼液点眼。2％～10％三七眼药水治疗眼前房出血。三七液还可治疗角膜化学灼伤。

6.营养不良性贫血

将三七在文火油中熬制后研碎口服。

7.脑外伤

口服三七粉 3 g,每日 2～3 次。

8.冠心病心绞痛及慢性冠脉供血不全

口服三七粉,每次 1～3 g,每日 3 次。重者剂量加倍。

9.高脂血症

用 10％三七醇提取液心前区直流电导入;亦可服用生三七片。

10.血瘀型慢性肝炎

三七注射液(每支 2 mL,相当生药 1 g)。肌内注射,每次 1～2 支,疗程 3～6 个月。对不明原因及肝胆疾病引起的 SGPT 升高,口服三七粉 1 g,每日 3 次,连服 1 个月。

11.小儿急性肾炎

用三七甲醇提取物 20 mg,加入 50％葡萄糖溶液 50 mL 中静脉注射,每日 1 次,2～4 周为 1 疗程。

（七）用法与用量

煎服,3～10 g。研粉吞服,1～1.5 g。外用适量。

二、蒲黄

（一）处方用名

蒲黄、生蒲黄、炒蒲黄、蒲黄炭。

（二）性味与归经

甘,平。归肝、心包经。

（三）药性特点

蒲黄既善活血祛瘀又善止血,生用性滑行血,对出血兼有瘀滞者尤为适宜。炒用性涩兼收敛止血,可用于脏腑病变出血及外伤性出血。蒲黄甘缓不峻,性平无寒热之偏,故出血证无论属虚属实,属寒属热,有瘀无瘀,内外上下各种出血均可应用。尤以属瘀属实之出血证为宜。

（四）功效

化瘀止血,利尿。

（五）传统应用

(1)咯血、衄血、便血、尿血、崩漏:单用,或配仙鹤草、旱莲草、侧柏叶等。

(2)外伤出血:单用外敷。

(3)血瘀所致心腹疼痛、产后瘀痛、痛经等:配五灵脂同用。

(4)血淋涩痛:配冬葵子、生地。

（六）现代应用

(1)功能性子宫出血:配小蓟、滑石。

(2)高脂血症:以生蒲黄冲服。

(3)冠心病心绞痛:单用;或配丹参、五灵脂等。

此外还用于治疗宫外孕、膀胱炎、尿道炎、口腔霉菌感染、中期引产、舌体脓肿等。

（七）用法与用量

包煎,3～10 g。外用适量。

（八）注意事项

孕妇忌服。

三、茜草

（一）处方用名

茜草、茜草根、茜草炭、小血藤。

（二）性味与归经

苦,寒。归肝经。

（三）药性特点

茜草苦寒清泄,入肝经血分。既可凉血止血而用于血热妄行所致的吐血、衄血、便血、崩漏等出血证,又可活血祛瘀而用于血滞经闭、跌打损伤、痹证等瘀滞疾患。炒炭性涩,擅长收敛止血;生用苦泄长于活血祛瘀。

（四）功效

凉血止血,活血祛瘀。

（五）传统应用

(1)血热所致的吐血、衄血、便血、崩漏等:配大蓟、侧柏叶等。

(2)经闭:配当归、赤芍、香附。

(3)外伤疼痛:配当归、川芎、红花。

(4)风湿痹痛:配鸡血藤、海风藤、延胡索。

(六)现代应用

1.肺结核咯血

茜草配大蓟炭、小蓟炭、丹皮炭、荷叶炭等组成十灰散,各等份,研为细末,每次9～15 g,用鲜藕汁或萝卜汁调服;亦可煎服。

2.消化道出血

对于出血暴急属于血热者,用十灰散。对于溃疡病出血属气虚者,以茜草配山茱萸、黄芪、海螵蛸。

3.功能性子宫出血、产后出血过多、月经过多

用茜草90 g,煎汤,调入黄酒、红糖,连服2日。对于气虚者,加配山茱萸、黄芪、海螵蛸。对于月经过多,淋漓不净,用茜草制成片剂,于经前1周或经期服用,一般用药7日左右。

4.其他

茜草还用于治疗原发性血小板减少性紫癜,拔牙后急性渗血,龋齿牙痛,白细胞减少症,慢性支气管炎,外科局部感染,肝炎,肠炎等。

(七)用法与用量

煎服,10～15 g。活血宜生用,止血多炒炭。

(荆树英)

第四节　温经止血药

一、艾叶

(一)别名

艾蒿、香艾、炙草、狼尾蒿子。

(二)处方名

艾叶、陈艾、艾叶炭。

(三)常用炮制

1.艾叶

取原药材,拣净杂质即可。

2.艾叶炭

取艾叶炒至焦黑。

3.制艾叶

艾叶0.5 kg,酒、醋各50 mL,食盐10 g,生姜汁30 g。取艾叶加入上药及适量水润透,蒸1小时晾干。

(四)常用配伍

1.配香附

温经行血。用于治疗气血虚寒、月经不调、腹痛、月经过多等症。

2.配炮姜

温经止痛。用于治疗虚寒痛经、小腹胀痛、经血色暗等症。

3.配桂枝

温经活血。用于治疗感受风寒,腰腿肢体疼痛、关节疼痛、麻木不仁、畏寒喜温等症。

（五）临床应用

1.血小板减少症

艾叶 15 g,薐仁 20 g,牡蛎 60 g(先煎),制附子 3 g,黄芪 30 g,党参 15 g,当归 15 g,天冬 15 g,酒白芍 20 g,肉苁蓉 20 g,熟地黄 20 g。水煎服,日服 1 剂。

2.吐血、衄血

艾叶 12 g,荷花 9 g,侧柏叶 12 g,生地黄 15 g。水煎服,日服 1 剂。

3.月经不调

艾叶 10 g,当归 9 g,川芎 6 g,白芍 12 g,生地黄 12 g,甘草 6 g。水煎服,日服 1 剂。

4.痛经

艾附暖宫丸(艾叶、香附、吴茱萸、川芎、白芍、黄芩、川续断、生地黄、官桂、当归),口服,一次 6 g,一日 2 次。

5.功能性子宫出血

艾叶 10 g,当归 10 g,熟地黄 15 g,阿胶 15 g(烊化),益母草 10 g,白术 10 g,炒杜仲 15 g,淫羊藿 10 g,红参 6 g,黄芪 30 g,黄檗 6 g。水煎服,日服 1 剂。

6.先兆流产

艾叶 6 g,川芎 6 g,熟地黄 10 g,当归 6 g,白芍 10 g,阿胶 10 g(烊化),海螵蛸 6 g,茜草 3 g。水煎服,日服 1 剂。

7.慢性气管炎

艾叶 12 g,陈皮 10 g,清半夏 10 g,杏仁 6 g,生姜 6 g,甘草 5 g。水煎服,日服 1 剂。

8.细菌性痢疾

艾叶 15 g,黄连 10 g,白芍 15 g。水煎服,日服 1 剂。

（六）不良反应与注意事项

(1)消化系统:咽干、口渴、恶心、呕吐、黄疸等。

(2)神经系统:过量中毒可引起头昏、耳鸣、四肢颤动、痉挛、惊厥等。慢性中毒有幻觉、共济失调、感觉过敏等。

(3)生殖系统:子宫出血,孕妇可发生流产。

(4)阴虚火旺孕妇忌用。

二、炮姜

（一）处方用名

炮姜、炮姜炭、姜炭。

（二）性味与归经

苦、涩,温。归脾、肝经。

（三）药性特点

炮姜苦泄祛瘀、涩收止血、性温散寒长于温经止血,并温中止泻、止痛。脾胃虚寒不摄致便血、吐血、崩漏,或泄或脘腹、小腹疼痛皆可使用。

（四）功效

温经止血,温中止痛。

（五）传统应用

(1)虚寒性吐血、便血、崩漏及月经过多等,以炮姜研末,米饮调服。

(2)血崩,配棕榈炭、乌梅炭,研末服。

(3)产后恶露不尽,小腹疼痛,或虚寒痛经,配当归、川芎、桃仁。

(4)中寒水泻,单用本品研末吞服。

（5）脾胃受寒，脘腹冷痛，配附子、干姜。

（六）用法与用量

煎服，3～6 g。研末服，1～2 g。

（七）注意事项

孕妇及阴虚有热者禁服。

三、灶心土

（一）处方用名

灶心土、伏龙肝。

（二）来源

为烧杂柴草灶内中心的焦黄土。全国多数农村有产。

（三）性味与归经

辛，微温。归肺、胃经。

（四）药性特点

灶心土辛温，主入脾胃经，长于温中散寒而止血、止泻，为中焦虚寒出血要药。质重性降性温，又用于中寒呕逆。

（五）功效

温经止血，温中止呕，温脾止泻。

（六）传统应用

（1）脾胃虚寒所致吐血、便血、衄血、崩漏，配地黄、附子、阿胶等。

（2）胃寒呕吐，配半夏、干姜。

（3）妊娠恶阻，配苏梗、砂仁、竹茹等。

（4）脾胃虚寒性久泻，配附子、干姜、白术、肉豆蔻。

（七）现代应用

1.出血性疾病

灶心土 300 g（开水搅拌后，取浑水煎药），配阿胶、白术各 15 g，附子、生地各 12 g，黄芩、炙甘草各 10 g。水煎服。

2.小儿菌痢

灶心土 500 g，加水搅拌后取上清液煎煮黄连 100 g，大黄、白术各 200 g，黄芩 250 g，川楝子炭、荆芥炭各 150 g，元胡 50 g。取药汁 2 000 mL，高压灭菌备用。每次用 30～60 mL，每日 1 次，保留灌肠 30～60 分钟。

（八）用法与用量

煎汤代水。布袋包，先煎，15～30 g，或 60～120 g。

（荆树英）

第二十章

安 神 药

第一节　养心安神药

一、合欢花

（一）基原品质

豆科植物合欢的花序或花蕾，又名夜合花、合欢米、夜合米。花蕾又称合欢米。干燥花蕾，青绿色，不分瓣。生用。

（二）性能特点

味甘，性平。归心、肝经。功与皮同，解郁安神之中，兼能理气开胃，但气缓力薄，重用久服方效。

（三）成分药理

含 3 种单萜烯、芳烃、烯烃；含 2 种氯化合物，18 种氧化合物，其中主要成分为反-氧化芳樟醇、α-罗勒烯、顺-氧化芳樟醇，芳樟醇、异戊醇和 4-戊烯-α-酮。具有镇静、催眠作用。

（四）功效应用

1.解郁安神

治肝气不疏，情志不遂之忿怒忧郁，烦躁郁闷，失眠多梦，与柏子仁、枣仁、夜交藤、郁金、柴胡、香附，以疏肝理气，解郁安神；或以合欢花伍夜交藤、黄连、肉桂，水煎服。

2.活血消肿

治跌打损伤之血瘀肿痛，骨折筋伤，可单味碾细，酒调服 6 g；或伍牛膝、红蓝花、石盐、杏仁、桂心，碾细，炼蜜为丸，如梧桐子大，即《太平圣惠方》夜合花丸，每服 30 丸，口服，日 2 次，饭前一小时温酒送服，亦治腰脚疼痛久不愈。

3.理气开胃

用治脾胃气滞之胸中郁闷，胃呆食少，可单味泡开水当茶饮，或伍陈皮、砂仁同用。

4.现代应用

现代用于神经衰弱、神经官能症（伍枣仁、玫瑰花用）；风火目疾（合欢花伍鸡肝、羊肝或猪肝、蒸食）。

（五）使用注意

水煎内服，3～9 g；或入丸、散剂。

二、合欢皮

（一）基原品质

合欢皮为豆科植物合欢的树皮，又名夜合皮、合欢木皮、夜合欢皮。以皮薄条匀，无栓皮，内面黄白色为佳。晒干，生用。

（二）性能特点

味甘,性平。归心、肝、脾经。因令人欢乐无忧,故有合欢之名。功能调和心脾,心为一身之主,脾为生化之源,二脏调和,精神自畅而欢乐无忧,萱草忘忧,合欢蠲怒,故长于蠲怒。唯气缓力薄,重用久服方效。

（三）成分药理

含皂苷、鞣质及五环三萜类化合物。合欢催产素能收缩子宫,抗生育;降血压;抑制金黄色葡萄球菌、绿色链球菌、卡他球菌等细菌,驱杀绦虫,具灭螺活性;煎剂抗过敏;所含多糖具抗肿瘤作用。

（四）功效应用

1.解郁安神

治情志不遂,忿怒忧郁所致烦躁不宁,失眠多梦,可单用或伍柏子仁、酸枣仁龙齿、琥珀、郁金、夜交藤用。

2.活血消肿

治肺痈唾浊,咳嗽胸痛,可单味煎汤内服,即《千金方》黄昏汤;肺痈日久不愈,伍白蔹煎汤内服,即《景岳全书》合欢饮;跌打筋骨折伤,血瘀肿痛,《百一选方》以炒合欢皮120 g,炒芥菜籽30 g,共碾细,酒调服,渣敷患处;痈疽疔肿疮毒,伍蒲公英、紫花地丁、连翘、银花,以清热解毒,消肿止痛。

3.现代应用

现代用于心悸失眠(合欢皮、刺五加、五味子、夜交藤15 g,水煎,日一剂,分3次服);细菌性肝脓肿(金钱草50 g,合欢皮15 g。水煎,日一剂,饭前服);肺脓疡久不收口(合欢皮、白蔹,水煎服);跌打损伤之伤筋动骨,瘀血肿痛(合欢皮四份,芥菜籽一份,共碾细,每次6 g,黄酒冲服);肝脓肿(合欢皮15 g,金钱草50 g,水煎,饭前一小时服);大叶性肺炎、肺脓疡、胸膜炎(用加味合欢汤,即合欢皮、柴胡、黄芩、葛根、桃仁、红藤、甘草为主方,水煎服)。

（五）使用注意

水煎内服,10～15 g;或入丸、散剂。外用适量,碾细调敷。风热自汗,外感不眠者禁服。孕妇慎用。

三、酸枣仁

（一）基原品质

酸枣仁为鼠李科植物酸枣的成熟种子,又名枣仁、酸枣核。以粒大,饱满,有光泽,外皮红棕色,种仁色黄白,无虫蛀,无核壳者为佳。生用或炒用。

（二）性能特点

味甘、酸,性平。归心、肝、胆经。味甘而润,性质平和,入心、肝经,能养心阴、益肝血安神志,为养心安神要药;酸能收敛,能收敛止汗,敛阴生津止渴。生用治胆虚好眠,熟用治胆虚不得眠,烦渴虚汗。

（三）成分药理

本品含多量脂肪油和蛋白质、两种甾醇、两种三萜化合物(白桦脂醇、白桦脂酸)、酸枣仁皂苷、多量维生素C。能镇静催眠,与巴比妥类药物有协同作用;降温,镇痛,抗惊厥;降低血压和心传导阻滞,强心,扩张微血管,抗心肌缺血,抗心律失常,抗缺氧;降血脂,调理血脂蛋白,抑制动脉粥样硬化的形成和发展,抗血小板聚集;抗脂质过氧化;免疫增强;保护缺血性脑损伤;兴奋子宫。

（四）功效应用

1.养心益肝安神

治心肝血虚之心悸怔忡,失眠健忘,多梦易醒,伍当归、白芍、何首乌、龙眼肉用;肝血不足,阴虚内热所致虚烦不眠,头晕目眩,咽干口燥,伍茯苓、知母、川芎、甘草,即《金匮要略》酸枣仁汤,以养血安神,清热除烦;心脾气血虚之心悸失眠健忘,虚热盗汗,体倦食少,伍白术、大枣、生姜、木香、炙甘草、龙眼肉、当归、党参、黄芪、茯神、远志,即《济生方》归脾汤;心肾两虚,阴虚血少,虚火内扰所致心悸失眠,虚烦神疲,伍柏子仁、麦冬、茯苓、丹参、远志、天冬、五味子、玄参、桔梗、朱砂、生地、党参,即《摄生秘剖》天王补心丹,以滋阴养血,补心安神。

2.敛汗生津

治体虚之自汗、盗汗,津亏口渴,伍党参、麦冬、五味子、山茱萸、生黄芪,以收敛止汗,即《内外伤辨惑论》生脉散加味。

3.现代应用

现代用于神经衰弱之失眠(绿茶 15 g,冲泡清晨饮,睡前冲服酸枣仁粉 10 g;或酸枣仁 45 g 捣碎,同炙甘草 5 g 水煎,睡前一次服完;或伍知母、茯苓、川芎、甘草);不射精症(酸枣仁 30 g,细茶 60 g,共碾细,以人参须 6 g 煎汤送服,每日 2 次);镇夜间虚痛,如头痛、胃痛、腰痛、神经痛、四肢痛(用量宜 20 g 以上);更年期综合征属心肝阴血不足者(伍百合、五味子、当归、茯神,水煎服)。

(五)使用注意

水煎内服,10～15 g,打碎入煎,炒后质脆易碎,需煎出有效成分,以增疗效;碾粉,每次 1.5～3 g 或入丸、散剂。有实邪郁火,如湿痰、邪热所致心神不安者,均忌用。

四、柏子仁

(一)基原品质

柏子仁为柏科植物侧柏的成熟种仁,又名柏实、柏仁、侧柏子、侧柏仁。以颗粒饱满,黄白色,油性大而不泛油,无皮壳杂质者为佳。生用或炒用。

(二)性能特点

味甘,性平。归心、肾、大肠经。味甘质润,药性平和,主入心经,具养心安神之功;因富含油脂,有润肠通便之能。

(三)成分药理

本品含脂肪油 14％、少量挥发油、皂苷、植物甾醇、维生素 A、蛋白质等。具有镇静催眠,润肠通便,改善记忆障碍,降低心率的作用。

(四)功效应用

1.养心安神

治心血不足之心悸怔忡,失眠多梦,伍枣仁、远志、茯苓、五味子、炙甘草、党参、当归、黄芪、川芎、肉桂、半夏曲,即《体仁汇编》柏子养心丸,以益气补血,养心安神;心阴不足,心血亏虚,心神失养所致心悸怔忡,虚烦不眠,头晕健忘,伍人参、五味子、白术等同用,即《普济本事方》柏子仁丸。

2.益阴止汗

治阴虚有热,寐则盗汗,伍党参、煅牡蛎、半夏曲、麻黄根、炒白术、五味子、麦麸,即《本事方》柏子仁丸,以益阴敛汗。

3.润肠通便

治阴虚血亏,老年体虚,或产后津枯肠燥便秘,伍郁李仁、松子仁、杏仁、桃仁、陈皮,即《世医得效方》五仁丸,以润肠通便。

4.现代应用

现代用于神经衰弱之失眠属心血不足者(伍枣仁、远志、五味子,水煎服);老年、病后、体虚之便秘(伍大麻仁各等量,捣烂成粉,每服 9 g,日 3 次,开水送服);脱发属血虚者(伍当归等量制丸,每服 9 g,日 3 次);梦游症(伍枣仁、当归、白芍、柴胡、龙齿、石菖蒲、合欢皮、夜交藤,水煎服);慢性荨麻疹(用补心丹即生地、五味子、柏子仁、酸枣仁、玄参等水煎服)。

(五)使用注意

水煎内服,10～15 g,便溏者制霜用;或入丸、散剂。外用适量,碾粉调敷,或鲜品捣敷。便溏及痰多者慎服。

五、远志

(一)基原品质

远志为远志科植物远志或卵叶远志的根,又名远志肉、远志筒、远志棍、小草根。以根条粗壮,皮细,肉厚,去净木心者为佳。生用或炙用。

(二)性能特点

味苦、辛,性微温。归心、肾、肺经。辛散苦泄温通,性善宣泄通达,入心、肾,使肾气上达于心,以交通心肾而安神定志;入心、肺,能宣肺散邪、祛痰湿、利心窍。凡痰湿内阻之神昏,惊悸,失眠健忘,痈疽肿痛,皆可应用。

(三)成分药理

本品含皂苷,水解后可分得远志皂苷 A、B、C、D、E、F、G,远志酮 I 和 II 等。全远志具镇静催眠,抗惊厥作用;较强的祛痰作用;收缩子宫;溶血(溶解红细胞);10%远志煎液能抑制肺炎双球菌;酒精浸液能抑制痢疾、伤寒人型结核杆菌;抗肿瘤,抗突变;降血压;抑制充血性水肿及利尿;强体增智。

(四)功效应用

1.交通心肾,安神益智

治心肾不交之心神不宁,惊悸不安,失眠健忘,伍菖蒲、龙齿、茯苓、茯神、朱砂、党参,即《医学心悟》安神定志丸,以安神定志;心气不足,痰浊阻窍所致心怯善恐,惊悸健忘,夜卧不安,伍党参、茯苓、菖蒲,即《千金要方》定志补心汤,益气养心,定志益智;心肾不交之心神不宁,惊悸失眠,伍茯神、石菖蒲、人参、茯苓、龙齿,朱砂为衣制丸服,即《重订严氏济生方》远志丸;用治健忘证,伍人参、茯苓、菖蒲用,即《千金方》开心散,若方中加茯神,则为《证治准绳》不忘散。

2.祛痰开窍

治痰阻心窍,痰热内扰所致癫痫昏仆,痉挛抽搐,伍天麻、川贝、姜半夏、茯苓、茯神、胆南星等,即《医学心悟》定痫丸,以涤痰息风;痰火上扰之癫狂证,伍生铁落、胆星、连翘、辰砂、茯神、茯苓、丹参、贝母、玄参、天冬、麦冬、钩藤、陈皮、石菖蒲,即《医学心悟》生铁落饮,以镇心安神,清热涤痰;咳嗽痰多黏稠,咳吐不爽,伍杏仁、大贝母、桔梗、紫菀、半夏,以祛痰止咳。

3.消痈散肿

治气血壅滞之痈疽疮毒,乳痈肿痛及一切痈疽,不问寒、热、虚、实,单味碾粉,黄酒送服,并外用调敷患处。

4.现代应用

现代用于神经衰弱(远志 9 g,五味子 6 g。水煎服);慢性支气管炎(远志、甘草、曼陀罗浸膏和蜂蜜各等量,制成丸剂,每丸重 0.3 g,每日早、晚各服一丸,10 日为一疗程);头风疼痛不可忍(去心远志适量,碾细,每取 0.3～0.6 g 吹入鼻中,并按揉痛处);小儿多动症(用智力糖浆,即用远志、菖蒲加工制成,每次 10～15 mL,一日 3 次);轻微脑功能障碍综合征(远志、菖蒲制成智力糖浆,口服,每次 10～15 mL,一日 3 次)。

(五)使用注意

水煎内服,3～9 g;浸酒;或入丸、散剂。外用适量,碾粉,酒调敷。生用祛痰开窍;甘草制,性较平和,不伤胃气;蜜制宁心安神。不可过量,实火、痰热者,均宜慎用。胃火及胃溃疡慎用。

六、夜交藤

(一)基原品质

夜交藤为蓼科植物何首乌的藤茎,又名首乌藤、交茎、棋藤。以枝条粗壮,均匀,外皮棕红色,无叶者为佳。切段,晒干,生用。

（二）性能特点

味甘,性平。归心、肝经。甘能滋补,性善走窜,效力缓和能养心血,补阴抑阳,故能宁心安神;行经络通血脉,祛风邪。

（三）成分药理

本品含蒽醌类,主要为大黄素、大黄酚、大黄素甲醚。还含夜交藤乙酰苯苷。煎剂能镇静催眠,与戊巴比妥钠合用,有明显的协同作用;醇提取物能降低血脂(降低血清总胆固醇及三酰甘油含量),抗动脉硬化,预防、保护脂肪肝;降血压,利尿;本品能抑制金黄色葡萄球菌、甲型链球菌、肺炎链球菌、卡他球菌和大肠杆菌、铜绿假单胞菌、痢疾杆菌、流感杆菌、白喉杆菌、枯草杆菌、副伤寒杆菌等多种细菌,杀灭钩端螺旋体;抑制乳腺癌、艾氏腹腔积液癌和宫颈癌细胞。

（四）功效应用

1.养血安神

治阴虚血少所致虚烦不眠,多梦易惊,或彻夜不寐,间日轻重,脉弦数,伍合欢花、柏子仁、珍珠母、龙齿、丹参、白芍、生地、当归、沉香、柴胡、薄荷、大枣,即《医醇义》甲乙归藏汤,或伍合欢皮、酸枣仁、柏子仁等药同用;阴虚阳亢之失眠,伍珍珠母、生龙骨、生牡蛎等同用,以潜阳安神。

2.祛风通络

治血虚身痛,风湿痹痛,肢体酸痛,肌肉麻木,伍鸡血藤、桑寄生、当归、川芎、白芍用。

3.散风止痒

治血虚外受风邪所致皮肤痒疹,风疹瘙痒,可单味煎汤外洗,或伍蝉蜕、浮萍、地肤子、蛇床子等药煎汤外洗,以祛风止痒。

4.现代应用

现代用于虚烦失眠多梦(夜交藤、珍珠母各 30 g,丹参 9 g,水煎,日一剂,分 3 次服);皮肤瘙痒(夜交藤、苍耳子各适量,煎汤外洗);精神分裂症(夜交藤、何首乌各 30 g,红枣 10 g,水煎,日一剂,分 3 次服。15 天为一疗程);风湿性关节炎(夜交藤、鸡血藤、海风藤、络石藤、天仙藤各 15 g,为粗粒,55 度白酒泡7 天,每次 50～100 mL,早、晚各服一次)。

（五）使用注意

水煎内服,10～20 g;外用适量,煎汤熏洗;或捣烂外敷。可致变态反应,出现皮疹,瘙痒,皮肤刺痛,发冷发热等症状。

七、小麦

（一）基原品质

小麦为禾本科植物小麦的成熟种子或面粉,又名淮小麦、小麦面、白面。晒干,生用。以无杂质,大小均匀,颗粒饱满者为佳。

（二）性能特点

味甘,性微寒。归心、脾、肝经。本品长于治神志失常,烦躁不安之症。

（三）成分药理

本品含淀粉,蛋白质,糖类,糊精,脂肪,粗纤维,脂肪油,少量蛋白酶、淀粉酶、芽糖酶,谷甾醇磷脂酰胆碱,精氨酸,微量维生素 B;麦胚含植物凝集素。能提高机体免疫功能;促进糖、蛋白质等物质代谢;增加血糖。

（四）功效应用

1.养心安神

治神志失常,烦躁不安。如妇人脏躁,悲伤欲哭,精神恍惚,伍甘草、大枣,即《金匮要略》甘麦大枣汤,以养心安神。

2.健脾止泻

治忧愁思虑伤脾所致运化失职,饮食难化之泻痢,伍白术、神曲、陈皮用。

3.清热润燥

治烦热,消渴,伍麦冬、花粉,以益心气,养肺阴,生津止渴,润肺除烦。

4.止血散血

治脾虚不能统摄血液之吐血、金疮出血,《本草纲目》载"小麦面敷痈肿损伤,散血止痛"。金疮出血,宜单味内服、外用;内损吐血,亦可单味应用。

5.现代应用

现代用于糖尿病,妇人脏躁,悲伤欲哭,精神恍惚(小麦、甘草、大枣,水煎,日一剂,分 3 次服)。

(五)使用注意

水煎内服,30～60 g;或煮粥。外用适量,小麦面干撒,炒黑碾粉调敷。畏花椒、莱菔子;小麦面畏汉椒、萝蔔。

八、灵芝

(一)基原品质

灵芝为多孔菌科真菌灵芝、紫芝、赤芝的子实体,又名菌灵芝、灵芝。以子实体完整,色紫红,有光泽者为佳。晒干,生用。

(二)性能特点

味甘,性平。归心、肾、肺经。不腻不燥,补脾气以资化源,益心血以安神志,补肺气以化瘀浊,益肺肾以纳气平喘。

(三)成分药理

本品含多糖、核苷类、呋喃类、甾醇类、生物碱三萜类、油脂类、多种氨基酸、蛋白质类酶类、有机锗、多种微量元素等。赤芝酊、赤芝发酵浓缩液能增强中枢抑制,镇静、抗惊厥,镇痛;赤芝酊对心脏有强心作用,对抗急性心肌缺血,提高常压耐缺氧能力;赤芝发酵总碱扩张冠脉和脑血管,增加其血流量,降低血管阻力,降血压;紫芝抗血小板聚集和抗血栓形成;灵芝发酵液具祛痰镇咳作用;赤芝多糖能促进血清、肝脏及骨髓蛋白质与核酸的合成,加速骨髓细胞的分裂、增殖,增加肝匀浆细胞含量,提高肝脏的解毒功能,保肝,降低血糖;抗氧化、延缓衰老,抗炎,抗肿瘤,抗放射线,免疫调节;赤芝孢子粉具外周抗胆碱作用。

(四)功效应用

1.养心安神

治心气虚或心血虚所致心悸怔忡,失眠多梦,健忘呆滞,伍枣仁、柏子仁、龙眼肉、百合、当归用;心阴虚热扰心而致心悸心烦,失眠多梦。伍麦冬、百合、丹参、竹叶,以养血益阴,清热安神。

2.补气养血

治气血两虚之面色苍白或萎黄,头晕目眩,体倦乏力,伍人参、白术、当归、熟地,水煎服。

3.止咳平喘

治肺气虚之久咳气短,咳声低弱,多汗,言语无力,伍党参、诃子、五味子用;肾气虚之不纳气所致虚喘,动则喘甚,呼多吸少,伍人参、蛤蚧、核桃肉用。

4.现代应用

现代用于神经衰弱综合征、冠心病、各种心律失常、高脂血症、高胆固醇血症、高黏度血患者、克山病、原发性高血压、血细胞减少症、小儿特发性血小板减少性紫癜、急性病毒性肝炎、功能性子宫出血、肌强直性营养不良、慢性气管炎、支气管哮喘、老年性阻塞性肺气肿、胃神经痛、急性高原不适应证等。

(五)使用注意

水煎内服,10～15 g;碾粉内服,每次 2～3 g,每天 3 次浸酒服;20%酊剂,每次 10 mL,每天 2～3 次。口服灵芝,一般无不良反应,但灵芝注射液有发生变态反应者,应慎用。肌内注射灵芝素可引起变应性休克,注射前先以 1:10 稀释液进行皮试,观察 10 分钟,为阴性者,再做肌内注射(《中国医刊》)。

九、缬草

（一）基原品质

缬草为败酱科植物缬草及黑水缬草的根及根茎,又名七里香、香草、穿心排草。以须根粗长,整齐,外面黄棕色,断面黄白色,气味浓烈者为佳。去掉泥土,晒干,切段,生用。

（二）性能特点

味辛、甘,性温。归心、肝经。主入心经,能养心安神;味辛行散,有活血止痛之功,且可行气活血。

（三）成分药理

本品主含缬草三酯,还含挥发油、黄酮、生物碱、多种氨基酸、环烯醚萜苷、有机酸等。能镇痛、镇静、催眠,抗惊厥;降低血压,增加冠脉流量,降低心率及心肌耗氧量,扩张肾脏、皮肤及横纹肌血管,抗心律失常;缬草醚酯对宫颈鳞癌细胞、胃腺癌细胞、肺腺癌细菌均有杀伤作用,还抑制肝癌细胞;保护肝坏死,抗利尿;总生物碱能抑制革兰氏阳性细菌,小儿轮状病毒性腹泻;兴奋呼吸;抗缺氧和肌肉松弛。

（四）功效应用

1.养心安神

治心神不宁,心悸怔忡,失眠多梦,单味碾细,冲服,或伍酸枣仁、柏子仁、合欢皮、夜交藤、茯神煎服;心脾两虚,气血双亏,心神失养之惊悸失眠,以本品合归脾汤,水煎服。

2.定惊止痉

治惊风,癫病抽搐,用缬草酊,每次 3～5 mL,一日 3 次。

3.活血通经

治血瘀经闭,痛经,经少,伍益母草、丹参、当归、红花煎服,以调经止痛。

4.行气活血

治气滞之脘腹痛,伍木香、枳壳、延胡索,以行气止痛;血瘀之胃脘刺痛,伍蒲黄、赤芍,五灵脂,以化瘀止痛;风寒湿痹之腰腿痛,麻木,日久不愈,伍独活、桑寄生、续断、川牛膝,以活血通络止痛;跌打损伤之瘀血肿痛,伍骨碎补、苏木、乳香、没药,以活血止痛,祛瘀疗伤。

5.现代应用

现代用于癔病(缬草 9 g,陈皮 6 g,水煎,分 3 次服);胃痛,腰痛,腿痛,腹痛,跌打损伤(缬草碾细,每次 3 g 口服,温开水冲服,或用 10％缬草酊口服,每次 5～10 mL);克山病(缬草 9 g,红花、五灵脂各 6 g,樟木 15 g,水煎,一日一剂,分 3 次服);外伤出血(本品碾细外敷)。

（五）使用注意

水煎内服,3～6 g;或浸酒服,以缬草 30 g,与白酒 500 mL 泡 7 天,每次 10 mL,一日 3 次;或制 10％酊剂,每次 5～10 mL,一日 3 次。

十、福寿草

（一）基原品质

为毛茛科植物侧金盏花的带根全草,又名冰凉花、雪莲花、顶冰花。因早春雪未化完即出苗开花,故名冰凉花。分布东北地区。4～5 月挖取带根全草,切段,晒干,生用。

（二）性能特点

味苦,性平,偏寒。有小毒。归心、肝、肾经。苦泄寒清,入心、肝经既清泄心火,滋养心阴以安神,又清泄肝热以息风止痉。入肾经能降泄下焦之水湿而利尿。

（三）成分药理

根含强心苷、非强心苷、香豆精类物质;地上全草含强心苷及非强心苷,已分离出的苷元有洋地黄毒苷元、厚果酮,夜来香素和毒毛花苷元;还含伞形花内酯和东莨菪素。能强心,利尿,抗心律失常,减慢心率,收缩血管,升高血压,改变血循环,还能扩张脑和肾血管;中枢抑制,镇静等。

（四）功效应用

1.清心养心安神

治心火亢盛,热扰心神所致心悸怔忡,心烦失眠,胸中烦热,伍黄连、朱砂、麦冬、知母,以清心安神;心阴不足,心神失养所致心悸失眠,心烦,伍百合、麦冬、生地、枣仁、茯苓,以养心阴安神。

2.清肝止搐

治痰热内盛,痰迷心窍所致癫痫,突然昏倒,抽搐吐涎,伍郁金、白矾、石菖蒲、牛黄,以清肝泻火,豁痰开窍;小儿急惊风之高热抽搐,躁扰不宁,伍全蝎、僵蚕、钩藤,以清肝息风止搐。

3.利尿消肿

治全身水肿,按之没指,小便短少,身体困重,伍猪苓、茯苓、泽泻、车前子、灯心草,以利水消肿。

4.现代应用

现代用于克山病、高血压、冠心病、风湿性心脏病、先天性心脏病、肺源性心脏病所致急慢性心力衰竭（用福寿草片口服,每次 1 片,一日 1～2 次）;心律失常,对室性早搏（用福寿草片,每次 0.5～1 片,每日 2 次）;慢性充血性心力衰竭,心脏性水肿（用冰凉花酊,每服 0.5 mL,或复方冰凉花酊,每服 2～3 mL）。

（五）使用注意

水煎内服,1.5～3.0 g;酒浸或水浸汁服。伍黄连可提高治心悸疗效;伍灯心草能增强利尿功效。本品有小毒,内服用量不宜过大,注射速度不能过快。

十一、含羞草

（一）基原品质

含羞草为豆科植物含羞草的全草,又名知羞草、怕羞草、感应草。以色青绿,干燥,无杂质者为佳。晒干,切段,生用,或鲜用。

（二）性能特点

味甘、微苦,性寒,有小毒。归心、肝、胃、大肠经。本品性寒清热,入心经,能镇静安神;入肝经,能清肝明目。

（三）成分药理

本品含含羞草素、黄酮苷、酚性物质、氨基酸、有机酸及微量元素。能镇咳祛痰;本品能抑制金黄色、白色葡萄球菌,卡他球菌,对亚洲甲型流感病毒和鼻病毒 17 型均有抑制作用;升高血压;松弛平滑肌。

（四）功效应用

1.镇静安神

治心神不宁,失眠多梦,心烦,单用 30～60g 煎服,或伍合欢皮、酸枣仁、夜交藤、茯神用。

2.清肝明目消疳

治肝火上攻之目赤肿痛,羞明流泪,伍黄菊花、夏枯草、决明子;肝热之小儿疳积消瘦,食少腹胀,面色青黄,低热,雀盲,伍五谷虫、布渣叶、独角金,以清热消食化积。

3.散瘀止痛

治跌打损伤之血瘀肿痛,用鲜品捣烂外敷;或伍蟋蟀草各 80 g,水煎,加少量酒,温洗患处取效。

4.清热解毒

治热毒蕴积肌肤之疮疡痈肿,伍野菊花、蒲公英、紫花地丁;缠腰火丹,可单用鲜品捣烂外敷;胃肠湿热之吐泻,伍黄连、火炭母、木棉花。

5.现代应用

现代用于神经衰弱,失眠（含羞草、酢浆草、汉防己,水煎,日一剂,分 3 次服）;慢性气管炎（含羞草 30 g,水煎服）;咯血（伍仙鹤草、旱莲草、藕节,水煎服）;带状疱疹（鲜叶捣烂外敷）;小儿高热（含羞草 9 g,水煎服）;面瘫（鲜品 30 g,水煎分 3 次温服。药后面抽搐,乃中病之佳兆）。

（五）使用注意

水煎内服,10～20 g。外用适量,鲜品捣烂外敷。有小毒,具有一定麻醉作用,不宜过量。孕妇忌用。

（谢晓燕）

第二节　重镇安神药

一、朱砂

（一）基原品质

朱砂为硫化物类矿物辰砂族辰砂,又名丹砂、赤丹、辰砂。以色鲜红,有光泽,不染手,体重,质脆者为佳。再经水飞法制成极细的粉末,生用。

（二）性能特点

味甘,性寒,有毒。归心经。质重镇怯,寒能降火,专入心经,既重镇安神,又清心安神,为镇心清火,安神定志之药。

（三）成分药理

主含硫化汞,纯品含量在96％以上;尚含铅、钡、镁、铁、锌等14种微量元素。其药理具有降低大脑中枢神经的兴奋性,有镇静,催眠,抗惊厥作用;抑制生育;外用抑杀皮肤细菌及寄生虫;所含之汞,高浓度时可抑制多种酶的活动,并可透过血脑屏障直接损害中枢神经系统;进入体内的汞,主要分布在肝、肾,而引起肝肾的损害。

（四）功效应用

1.镇心清火安神

治心火亢盛,内扰神明之心神不宁,惊悸怔忡,烦躁不眠。伍黄连、栀子、磁石、麦冬同用;心火亢盛,阴血不足所致心神不安,胸中烦热,惊悸失眠,伍黄连、生地、当归、甘草,即《内外伤辨惑论》朱砂安神丸。

2.镇惊止搐

治温热病、热入心包或痰热内闭所致高热烦躁,神昏错语,惊厥抽搐,伍牛黄、麝香等开窍息风药同用,即《温病条辨》安宫牛黄丸;若小儿惊风,伍牛黄、全蝎、钩藤用,即《证治准绳》牛黄散;若癫痫卒昏抽搐,常伍磁石用,即《千金方》磁朱丸;小儿癫痫,伍雄黄、珍珠等药碾细,制丸服,即《小儿药证直诀》五色丸。

3.清热解毒

治疮疡肿毒,伍雄黄、山慈姑、大戟等同用,即《外科正宗》太乙紫金锭;咽喉肿痛,口舌生疮。伍冰片、硼砂外用,即《外科正宗》冰硼散,内服、外用均可。

4.现代应用

现代用于各种类型精神疾患(用由朱砂、磁石、神曲组成的磁朱丸,配合一日小于300 mg氯丙嗪治疗);慢性气管炎、支气管炎(朱砂一分,大黄十份,共碾细末,炼蜜为丸,每丸3 g,每日一丸,10天为一疗程);室上性心律失常(朱砂、茯神、黄连、生地、当归、炙甘草,水煎,日一剂,分3次服,4周为一疗程);病毒性心肌炎(党参、黄芪、黄连、五味子、麦冬、朱砂、茯苓、炙甘草、生地、当归。水煎,日一剂,分3次服);老年白内障(用磁朱丸);牙痛(朱砂、非那西汀各0.3 g,咖啡因0.1 g,苯巴比妥0.03 g碾粉调匀,装瓶备用。每次1 g,温开水送服,3～5分钟即止痛,一次即愈)。

（五）使用注意

内服,碾粉冲服,每次0.3～0.5 g;或入丸剂;或伍茯苓、茯神、灯心同煎。外用适量。本品有毒,内服不可过量和持续久服,以防汞中毒。入药忌用火煅。孕妇忌用。

二、珍珠

(一)基原品质

珍珠为珍珠贝科动物马氏(合浦)珍珠贝的病理产物;蚌科动物三角帆蚌、褶纹冠蚌或背角无齿蚌等双壳类动物的贝壳外套膜受刺激形成的珍珠。又名蚌珠、药珠。以纯净,质坚,有彩光,平滑细腻,粒大,破面有层纹者为佳。晾干,捣碎。水飞或碾成极细粉用,为珍珠粉。

(二)性能特点

味甘、咸,性寒。归心、肝经。质重沉降,重可镇怯,清心肝之热而安神定惊止痉,明目消翳。

(三)成分药理

主含碳酸钙,多种氨基酸,无机元素有锌、锰、铜、铁、镁、硒、锗等;尚含 B 族维生素、核酸。所含碳酸钙能中和胃酸,缓解患者的反酸及胃痛;所含钙离子能促凝止血,使血液凝固;钙进入人体后,能促进新陈代谢;所含角壳硬蛋白,在胃溃疡处形成保护面,使溃疡得以修复;抑制脂褐素增多,减慢细胞分裂,从而延缓衰老;所含胱氨酸及亮氨酸能抗角膜混浊;乙醚提取液及盐酸提取液能抗组胺;珍珠粉提取物能抑制肉瘤细胞、肺癌细胞;珍珠粉有抗衰老、抗心律失常、抗辐射等作用;珍珠膏有促进创面愈合的作用。

(四)功效应用

1.安神定惊

治心神不宁,心悸失眠,单用有效,即《肘后方》单用珍珠碾细,与蜜和服;心虚有热之心神不宁,心烦不眠,多梦健忘,伍酸枣仁、柏子仁、五味子等同用;心悸怔忡,失眠,惊风癫痫,伍朱砂、琥珀、胆南星、天竺黄、雄黄、麝香、金箔,即《沈氏尊生书》金箔镇心丸;惊悸不安,单味碾细,蜂蜜和服(《肘后方》);小儿惊风抽搐,伍生石膏碾细服,以定惊止搐(《太平圣惠方》)。

2.清肝明目

治肝经风热或肝火上攻之目赤涩痛,眼生翳膜,伍青葙子、黄菊花、石决明等同用,即《证治准绳》真珠散;眼目翳膜初起,伍琥珀、熊胆、麝香、黄连等,碾细点眼,即《医学心悟》珍珠散;肝热目赤肿痛,翳膜遮睛,伍琥珀、水晶、龙齿、石决明、熊胆、冰片各等份,碾细,外用点眼去翳障;赤脉贯睛,且生花翳,伍冰片、琥珀、朱砂、硼砂碾粉点眼,即《太平圣惠方》珍珠散。

3.解毒敛疮

治火毒上升之咽喉红肿溃烂,牙疳腐烂肿痛,用珍珠 0.9 g,牛黄 0.3 g,碾细吹口内患处,即《医级》珠黄散;多种热毒疮疡肿痛溃烂,久溃疮口不敛,伍炉甘石、琥珀、煅龙骨、赤石脂、钟乳石、朱砂、血竭、象皮,碾细外敷疮口,即《张氏医通》珍珠散。

4.现代应用

现代用于角膜云翳(珍珠、地榆,水煎,分次服,并用珍珠碾极细粉点眼);口疮、舌炎(珍珠 6 g,硼砂、青黛各 3 g,冰片、煅石膏 10 g,分别碾极细粉,和匀,每用药末少许,用麦秆吹患处,一日 3~5 次);心虚有热之心神不宁,虚烦不眠,多梦健忘(珍珠、酸枣仁、柏子仁、五味子,珍珠作散,每次 0.3~1 g;后 3 味水煎,冲珍珠粉,分 3 次服)。

(五)使用注意

内服碾粉,每次 0.3~1 g;或入丸剂。外用适量,碾细干撒,点眼或吹喉,必须碾成极细粉末应用,否则伤人脏腑,外掺肌肉则疼。不因火热者勿用;"疮毒若内毒未净,遂用珍珠以生肌,转难收口";孕妇慎用。

三、磁石

(一)基原品质

磁石为天然的等轴晶系磁铁矿的矿石,又名灵磁石、吸铁石、活磁石。以铁黑色,有光泽,吸铁能力强,杂质少者为佳。击碎生用,或醋淬碾细用。

（二）性能特点

味辛、咸、性温。归心、肝、肾经。质重沉降,性禀冲积无猛悍之气。

（三）成分药理

主含四氧化三铁(Fe_3O_4),其中氧化亚铁(FeO)占 31%,三氧化二铁(Fe_2O_3)占 69%;并含硅、铅、钛、磷、锰、镁、钾、钠、铬、锰、镉、铜、锌、砷等微量元素,少数变种含氧化镁达 10%,氧化铅达 15%;尚含一定的砷(As)。能抑制中枢神经系统,镇惊,抗惊厥,抗炎;促凝止血,对缺铁性贫血有补血作用。

（四）功效应用

1.镇惊安神

治肾虚肝旺,肝火上炎,扰动心神所致心神不宁,惊悸,失眠及癫痫,伍朱砂、神曲同用,即《千金方》磁朱丸;小儿惊痫,《圣济总录》以磁石炼水饮。

2.平肝潜阳

治肝阳上亢之头晕目眩,急躁易怒。伍生牡蛎、石决明、白芍、生龙骨,以增强平肝潜阳之效;阴虚甚者,伍生地、白芍、龟甲同用,以滋阴潜阳;热甚者,伍钩藤、白菊花、夏枯草同用,以清热平肝。

3.聪耳明目

治肝肾阴虚之目暗,视物不清,以磁朱丸配杞菊地黄丸用,用于视网膜、视神经、玻璃体病变及房水障碍、白内障;肾阴虚之耳鸣耳聋,头晕目眩,伍柴胡、熟地、山茱萸、山药、茯苓、泽泻、丹皮,即验方耳聋左慈丸,以滋阴潜阳。

4.纳气平喘

治肾气不足之虚喘气促,伍蛤蚧、胡桃、五味子同用。

5.现代应用

现代用于黄疸型肝炎(磁石 30 g,茵陈 24 g,龙胆草、大黄各 9 g,水煎,日一剂,分 3 次服);原发性高血压(用磁石五草汤,即磁石 30 g,夏枯草、豨莶草、益母草等,水煎,日一剂,分 3 次服);神经衰弱(磁石、生紫石英、五味子、枸杞、当归、龙骨,水煎,日一剂,分 3 次服);精神分裂症、癔病、癫痫(朱砂粉、煅磁石粉各 60 g,神曲 180 g,炼蜜制成 80～120 丸,每次 1～2 丸口服,一日 2～3 次)。

（五）使用注意

水煎内服,15～30 g,打碎先煎;或入丸、散剂,碾丸服,每次 1～3 g。外用适量,碾粉掺或调敷。不可多服、久服;脾胃虚弱者慎服。

四、龙骨

（一）基原品质

龙骨为古代多种大型哺乳动物,如三趾马、犀类、鹿类、牛类、象类等的骨骼化石或象类门齿的化石,又名生龙骨、煅龙骨。白龙骨以质硬,色白,吸湿力强者为佳;五花龙骨以体较轻,质酥脆,分层,有花纹,吸湿力强者为佳。用时打碎,生用或煅用。

（二）性能特点

味甘、涩,性平。归心、肝、肾经。质重沉降去怯,入心、肝经,能镇静安神,为重镇安神常用药,且能平肝潜阳,收敛固涩。

（三）成分药理

主含碳酸钙及磷酸钙,尚含铁、钾、钠、氯、铜、锰、硫酸根等。其药理具镇静催眠,抗惊厥;促进血液凝固,降低血管壁通透性,故能促凝止血,减轻骨骼肌的兴奋性。

（四）功效应用

1.镇惊安神

治各种神志失常。如心神不宁,心悸失眠,多梦健忘,伍石菖蒲、远志、龟甲各等量,即《备急千金要方》孔圣枕中丹,以补肾安心,益智安神,或伍朱砂、枣仁、柏仁、远志、茯神、生牡蛎同用;伤寒证因亡阳而惊狂烦躁,起卧不安者,伍桂枝、炙甘草、生姜、大枣、蜀漆、牡蛎,即桂枝去芍药加蜀漆、龙骨、牡蛎救逆汤;痰热内盛,惊痫抽搐,癫狂发作者,伍牛黄、胆南星、山羊角、钩藤同用,以化痰息风止痉。

2.平肝潜阳

治肝阴不足,肝阳上亢之头晕目眩,烦躁易怒,伍生牡蛎,生代赭石、生龙骨、生白芍、生麦芽、玄参、天冬、川楝子、甘草、生龟甲,怀牛膝同用,即《医学衷中参西录》镇肝息风汤。以滋阴潜阳,镇肝息风。

3.收敛固涩

治多种正虚滑脱之证。如表虚自汗,阴虚盗汗,伍煅牡蛎、五味子用;肾虚之遗精、滑精,《梅师集验方》以煅龙骨伍韭菜子用,或用芡实、沙苑子、莲米、莲须、煅龙骨、煅牡蛎,即《医方集解》金锁固精丸;心、肾两虚之小便频数,遗尿,伍桑螵蛸、远志、菖蒲、党参、茯神、当归、炙龟甲即《本草衍义》桑螵蛸散;表虚自汗,阴虚盗汗,以泻痢不止,伍诃子、没食子、罂粟壳、赤石脂,即《证治准绳》龙骨散。

4.吸湿敛疮生肌

治湿疮痒疹,疮疡久溃不愈,以煅龙骨伍枯矾等量,碾细,掺患处。

5.现代应用

现代用于盗汗(煅龙骨、煅牡蛎各等量,共碾细,每晚睡前服 9 g,白开水送下);膏淋(生龙骨、生牡蛎、生山药、生芡实、生地、党参、白芍,水煎,日一剂,分 3 次服);止血(龙骨、牡蛎、山萸,水煎服;外用亦能止血);水烫火伤(龙骨、石膏、大黄、儿茶各等量,共碾极细,用冷茶水调成稀糊状,外敷患处;隔日换药一次)。

(五)使用注意

水煎内服,15~30 g,打碎先煎;或入丸、散剂。生用安神平肝;煅用收涩敛疮。外用适量,碾粉撒或调敷。湿热积滞,血热积滞内有实邪者慎服。

五、牡蛎

(一)基原品质

牡蛎为牡蛎科动物长牡蛎、大连湾牡蛎,或近江牡蛎的贝壳,又名蛎蛤、牡蛤。分布在沿海一带。以个大,整齐,里面光洁者为佳。碾碎生用,或煅后粉碎用。

(二)性能特点

味咸、涩,性微寒。归肝、肾经。气寒纯阴,质重沉降,故能平肝潜阳,镇惊安神。味咸软坚散结;煅后能收涩制酸。为肝、肾血分药,宜虚而有热者。

(三)成分药理

含碳酸钙、磷酸钙和硫酸钙 80%~95% 以上,并含铜、铁、锌、锰、锶、铬、镁、铝、硅、氧化铁及有机质。煅后碳酸盐分解,产生氧化钙,有机质则被破坏。能调节大脑皮层,镇静,抗惊厥,镇痛,解热;增强免疫;敛汗涩精,抗胃溃疡,抑制酿脓链球菌,抗病毒;降血糖;抗肿瘤;所含钙盐能降低血管渗透性,调节电解质平衡,抑制神经肌肉兴奋缓解抽搐;牡蛎多糖具有降血脂;抗凝血,抗血栓作用。

(四)功效应用

1.镇惊安神

治肝阳浮越,痰火内扰所致惊悸不安,烦躁失眠,伍生龙骨、朱砂、磁石、枣仁、胆南星用,以镇惊除烦安神。

2.益阴潜阳

治肝肾阴亏,肝阳偏亢,气血逆乱,肝风内动所致头晕目眩,目胀耳鸣,脑胀热痛,心中烦热,面色如醉,脉弦长有力,以生品伍生龙骨、生赭石、生龟甲、生白芍、生麦芽、怀牛膝、玄参、天冬、川楝子、茵陈、甘草,即《医学衷中参西录》镇肝息风汤,以滋阴潜阳,镇肝息风;肝阴不足,肝阳上亢之头晕目眩,耳鸣目胀,烦躁不宁,心悸失眠多梦,脉弦硬而长,伍生龙骨、生赭石、生地、生白芍、生山药、生赭石、怀牛膝、柏子仁,即《医学衷中参西录》建瓴汤,以滋阴安神,镇肝息风;热病日久,灼烁真阴,虚风内动,四肢抽搐,头晕目眩,伍生龟甲、生鳖甲、生地、生白芍、麦冬、阿胶、炙甘草、火麻仁、五味子、生鸡蛋黄同用,即《温病条辨》大定风珠,以滋阴增液，柔肝息风。

3.软坚散结

治痰火郁结所致瘰疬，痰核，瘿瘤，咽干口燥，以生牡蛎配玄参、浙贝母，即《医学心悟》消瘰丸，以增强散结消瘰之效；癥瘕积块（肝大、脾大），伍丹参、鳖甲，三棱、莪术用，以软肝缩脾。

4.收敛固涩

煅后治多种滑脱证。如卫气不固，阴液外泄所致自汗、盗汗，夜卧更甚，心悸惊惕，短气烦倦，以煅牡蛎伍生黄芪、麻黄根用，以益气固表，敛阴止汗，肾亏精关不固之遗精滑精，神疲乏力，腰痛耳鸣，以煅牡蛎伍煅龙骨、沙苑子、芡实、莲须，以莲子粉糊为丸，即《医方集解》金锁固金丸，以补肾涩精；脾气虚弱，冲脉不固所致崩漏下血，月经过多，色淡质稀，心悸气短，腰膝酸软，以煅牡蛎伍煅龙骨、炒白术、生黄芪、生白芍、山茱萸、海螵蛸、茜草、棕榈炭、五倍子，即《医学衷中参西录》固冲汤，以益气健脾，固冲摄血。

5.制酸止痛

煅后具碱性，治胃酸过多之胃痛反酸，伍乌贼骨、浙贝母，碾细内服，以制酸止痛。

6.现代应用

现代用于高血压眩晕（生牡蛎、生龙骨各 18 g，白菊花 9 g，枸杞子、何首乌各 12 g，水煎，日一剂，分 3 次服）；胃及十二指肠溃疡（煅牡蛎、炒香附 2 份，炒五灵脂一份，共碾细，早、晚各服 5 g。服完后，间隔 5 天，再服第 2 剂，2 个月为一疗程）；肺结核盗汗（煅牡蛎 15 g，水煎，日一剂，分 3 次服。连服数天，加糖调味）；神经官能症（生牡蛎、生龙骨、桂枝、炙甘草水煎，日一剂，分 3 次服）；左乳生鸡卵大小之乳癖（生牡蛎、全瓜蒌各 30 g，蒲公英 20 g，玄参 15 g，川贝母 10 g。水煎服，服至全消为度）。

（五）使用注意

水煎内服，15～30 g，打碎先煎；碾细作散，每次 3 g；或入丸剂。外用适量，碾细调敷，或干撒。生用安神、平肝；煅用固涩、制酸。不宜多服、久服，易引起便秘和消化不良；体虚多寒者忌用。

六、琥珀

（一）基原品质

琥珀为古代松科植物如松树、枫树的树脂埋藏地下，年久转化而成的化石样物质，又名血琥珀、红琥珀、琥珀屑。以块整齐，色红，质松脆，断面光亮，易碎者为佳。用时捣碎，碾细。

（二）性能特点

味甘，性平。归心、肝、膀胱经。质重而镇。其性和平，色赤，入心、肝血分，善镇惊安神，活血通经。

（三）成分药理

含琥珀酸，树脂，挥发油。所含琥珀酸具中枢抑制，镇静，抗惊厥，降体温，镇痛；抑制血小板聚集，改善循环障碍血流状态；兴奋呼吸及升高血压；降血脂，抗动脉粥样硬化。

（四）功效应用

1.镇惊安神

治心神所伤，神不守舍所致心神不宁，心悸失眠，多梦健忘，伍朱砂、远志、石菖蒲、南星、茯神、茯苓、党参，即《沈氏尊生书》琥珀定志丸，以镇心安神；肝阳上扰之心悸失眠，伍羊角、党参、茯神、远志、甘草、金箔，即《景岳全书》琥珀多寐丸；小儿急惊风，体质虚弱者，伍党参、炙甘草、茯苓、山药、枳壳、枳实、天竺黄、雄黄、朱砂、陈胆星、金箔檀香，即《活幼心书》琥珀抱龙丸；癫痫发作，痉挛抽搐，伍朱砂、天南星，即《和剂局方》琥珀寿星丸。

2.活血散瘀

治多种血瘀证。若血瘀之经闭癥瘕，产后瘀阻腹痛，伍三棱、没药、鳖甲、延胡索、大黄，即《海药本草》琥珀散；妇女少腹痛，气急胸闷，经闭不通，伍莪术、当归、乌药，即《沈括灵苑方》琥珀散，以活血通经，祛瘀止痛；心血瘀阻之胸痹，心痛，伍三七碾粉服；阴囊及妇女阴唇血肿，产后血瘀，肿痛，可单味碾粉冲服；癥瘕痞块，伍三棱、鳖甲、大黄，即《李殉方》琥珀散，以活血散结，软坚消癥。

3.利尿通淋

治砂淋、血淋之小便涩痛,伍海金沙、没药、炒蒲黄,即《证治准绳》琥珀散;热淋、石淋,伍金钱草、海金沙、木通、冬葵子,以利尿通淋。

4.现代应用

现代用于小儿惊风(琥珀粉 0.3 g,朱砂粉 0.15 g,薄荷汤调下);老人小孩小便不通(琥珀粉,用人参汤调下,3 g 即止);女子经期夜梦游症(用琥珀多梦丸,即琥珀、羊角、人参、白茯神、制远志、甘草各等量);房性心律失常(琥珀粉 2 g,奎尼丁 0.125 g,每 8 小时一次口服);慢性盆腔炎、盆腔炎包块、宫外孕、子宫内膜异位症所致痛经,术后盆腔瘀血症(琥珀、莪术、当归、乌药,作散剂,以活血理气)。

(五)使用注意

内服,碾粉服,每次 1～3 g,不入煎剂;或入丸、散剂。外用适量,碾粉撒或点眼。阴虚内热及无瘀滞者慎服。

七、紫贝齿

(一)基原品质

紫贝齿为宝贝科动物阿文绶贝、山猫宝贝、蛇首眼球贝的贝壳,又名紫贝、文贝、蚜螺。产海南、福建沿海。以色紫,壳厚,完整,洁净者为佳。用时打碎,生用或煅用。

(二)性能特点

味咸,性平。归肝经。平肝安神,以治肝阳扰心之惊惕失眠;清热平肝以疗肝阳上亢之眩晕头痛;清肝明目而医目赤肿痛。

(三)成分药理

含碳酸钙,有机质,少量镁、铁,硅酸盐、磷酸盐、硫酸盐和氯化物;含锌、锰、铜、锶等微量元素及多种氨基酸。煅后碳酸盐分解,产生氧化钙,有机质则被破坏。具有镇静,解热,解痉作用。

(四)功效应用

1.镇惊安神

治肝阳上扰,心阳躁动所致惊悸心烦,失眠多梦,伍生龙骨、生牡蛎、茯神、枣仁、麦冬,以安神平肝;小儿惊风之高热,抽搐,伍钩藤、羚羊角、珍珠母,以清热息风止痉。

2.平肝潜阳

治肝阳上亢之眩晕头痛,伍白菊花、白芍、生牡蛎、龟甲、石决明、磁石,以清热平肝潜阳。

3.清肝退翳

治肝热目赤肿痛,目生翳膜,视物昏花,伍黄菊花、夏枯草、蝉蜕、黄连、决明子,以清肝明目。

4.现代应用

现代用于广泛性寻常疣(紫贝齿、石决明、磁石、夏枯草、鸡血藤,汤剂,前 3 味打碎先煎,日一剂,分 3 次服);结核性脑膜炎(紫贝齿、代赭石、旋覆花、珠贝壳 9 g。水煎服);鼻中流臭黄水(紫贝齿 3 枚,煅醋淬,碾细,纸包放地上去火毒,每次 6 g,用丝瓜藤煎汤调药,空腹服,以愈为度)。

(五)使用注意

水煎内服,10～15 g,打碎先煎;或入丸、散剂。外用适量,水飞极细粉点眼。脾胃虚弱者慎服。

(谢晓燕)

第二十一章

祛风湿药

第一节　祛风湿舒筋活络药

祛风湿舒筋活络药大多辛、苦,性或寒或温,归肝经。除具祛风湿作用外,还具有较好的舒筋、活络作用,舒筋,是使筋膜、筋腱舒展,活络是通利经络和脉络,其适应证除广泛用于各型痹证外,尤宜于风湿日久而筋脉不舒,络脉不利的多种病证,症见关节挛急、屈伸不利、拘挛、麻木等。此外,还主治风湿之外的中风不遂及气血不足、经络瘀阻而致的麻木、偏瘫不遂、口眼㖞斜,或肝肾亏虚,阴血不足,筋脉失养之患肢僵硬拘挛等。

由于筋脉拘挛和络脉不利两者常同时并见,所以习惯上舒筋与活络往往并提,并多相辅为用。对因瘀血或顽痰阻滞而致肢体麻木、关节拘挛之证,当与活血化瘀药或化痰药同用。

若气血虚衰,或肝肾亏虚,阴血不足,筋脉失养而致拘挛麻木者,则应着重补益气血、滋养肝肾,本类药物只作辅助之品。

一、蕲蛇(《雷公炮炙论》)

蕲蛇为蝰科动物五步蛇除去内脏的干燥全体。主产于湖北、浙江、江西、广东等地。多于夏秋捕捉,剖腹除去内脏,盘成圆形,用竹片撑开后文火焙干或直接晒干,或用不同竹片撑开,直接焙干。去头、鳞,切段生用、酒炙,或黄酒润透,去鳞、骨用。药材性状:气腥,味微咸。以身干、个大,头尾齐全,花纹斑点明显者为佳。其炮制品名称有蕲蛇、蕲蛇肉、酒蕲蛇。

(一)历史

蕲蛇,因自古以来皆认为产于蕲州者佳而得名,如蕲州白花蛇(《绍兴本草》)、蕲蛇(《本草纲目》)。本品始载于《雷公炮炙论》,原名白花蛇,《图经本草》云:"白花蛇,……其文作方胜白花",是说其体背有黑褐色方格形花纹,腹黑色而有白斑。别名有褰鼻蛇(《开宝本草》),花蛇(《本草纲目》),五步蛇、盘蛇、棋盘蛇(《中药大辞典》),犁头匠(俗称)。

白花蛇,《雷公炮炙论》谓其能"治风""引药至于有风疾处"。《药性论》述其"主治肺风鼻塞,身生白癜风,疬疡、斑点及浮风隐疹"。《开宝本草》详细记载其"主中风湿痹不仁,筋脉拘急,口面㖞斜,半身不遂,骨节疼痛,大风疥癞及暴风瘙痒,脚弱不能久立"。《本草纲目》曰:"白花蛇能透骨搜风,截惊定搐,为风痹、惊搐、癫癣恶疮要药。取其内走脏腑,外彻皮肤,无处不到也"。《中国药用动物志》更进一步述其功用为"蛇肉有搜风胜湿,通经活络,定惊,强腰膝之功能,主治中风半身不遂,口眼㖞斜,筋脉拘挛,湿痹不仁,骨节疼痛,麻风疥癣,小儿惊风和破伤风等症"。近代本草逐渐总结了本品具有祛风湿,通经络,定惊止痉,祛风止痒,攻毒等功用。

(二)性能

甘、咸,温。有毒。主归肝经。

（三）功效

祛风湿，通经络，定惊止痉，祛风止痒，攻毒。

（四）应用

1.风湿顽痹

白花蛇性温，善祛风湿，通经络，能内走脏腑，外达皮肤，《本草纲目》称其能"透骨搜风"，凡人体内外风湿之邪，皆可应用，为治风湿顽痹的要药。可用于风湿痹痛，筋脉拘急，尤多用于诸顽痹久痛不愈，肢体麻木疼痛者。用于上述诸症，常与祛风湿通络之品，如羌活、独活、防风、秦艽、当归、赤芍、天麻等浸酒同用，如《本草纲目》引《濒湖集简方》白花蛇酒、世传白花蛇酒。现代临床常与通络止痛的虫类药蜈蚣、全蝎、僵蚕等同用。

2.中风、半身不遂

多因正气不足，气血衰弱，脉络空虚，卫外不固，风邪得以乘虚入中经络，痹阻气血所致，症见肌肤不仁、手足麻木、突然口眼歪斜，语言不利，口角流涎，甚则半身不遂等证。《开宝本草》载白花蛇"主口面㖞斜，半身不遂"。白花蛇有很强的通经活络的作用，现代临床尤其常用于脑梗死和中风后遗症，可单用浸酒服，或配伍益气活血之黄芪、地龙，或配伍水蛭、全蝎、蜈蚣通络之品等同用。

3.小儿惊风、破伤风

白花蛇入肝经血分，善透骨搜风，而定惊止痉，常用于治疗痉挛抽搐、破伤风等证。

（1）小儿惊风：惊风是小儿常见的一种抽搐伴神昏为特征的证候，有急、慢惊风之分。《本草纲目》载白花蛇"治急、慢惊风"。故可用白花蛇祛风邪，定惊止抽搐。

（2）破伤风：《太平圣惠方》曰："损伤之处，中于风邪，故名破伤风也"。可用白花蛇定惊止痉。如《圣济总录》的定命散，用白花蛇配乌梢蛇、蜈蚣以加强息风止痉作用。

4.皮肤顽疾

白花蛇有祛风止痒，攻毒之效，常用于顽固性皮肤瘙痒、恶疮、麻风等皮肤顽疾。

（1）皮肤瘙痒：多因病久伤血，血虚生风生燥，肌肤失去濡养，不耐风、湿、热阻于肌肤所致。本病发无定处，症见皮肤发痒，后起褐色、粟米样丘疹，并随表面的脱屑而病损逐渐扩大，互相融合，形成肥厚皮损，瘙痒明显，搔之不知疼痛，经久不愈，反复发作。可用白花蛇祛风解毒而止痒。多与乌梢蛇、雄黄等祛风止痒、杀虫解毒药同用，如祛风散。临床还有单用白花蛇研末服，治牛皮癣。

（2）恶疮：《本草纲目》载：白花蛇为"癞癣恶疮要药"。《濒湖集简方》白花蛇酒，选用白花蛇治疗恶疮诸证。本病多由风热挟湿毒之气所致，症见疮疡红肿痛痒，溃烂后浸淫不休，经久不愈，可用白花蛇，祛风攻毒治之。如《本草纲目》的俗传白花蛇丸，即以本品配蜂房等，用于治疗杨梅疮。

（3）麻风：又名疠风，如《素问·风论》曰："疠者，有荣气热腑，其气不清，故使其鼻柱坏而色败，皮肤溃疡，风寒客于脉而不去，名曰疠风"。症见皮肤麻木不仁、发红斑，或白色斑，脱眉脱睫。晚期可产生各种畸形，如面瘫、兔眼、足底穿孔性溃疡，鼻梁崩塌等，可用白花蛇祛风攻毒。《本草汇言》载其"治癞麻风……鼻柱塌坏者"。

此外，本品尚可用于治疗脑脊髓膜炎，如安脑丸方（《近代中医流派经验选集》）及肝癌、肺癌、乳腺癌等，如延中丸（《肿瘤的诊断与防治》）。还可用于胃癌，如龙蛇消瘤丸等。

（五）用法用量

3～10 g。研末吞服 1～1.5 g。浸酒，熬膏或入丸、散剂。

（六）使用注意

阴虚血燥及血虚生风者慎用。

（七）现代研究

1.化学成分

本品含 3 种毒蛋白：AaT-Ⅰ、AaT-Ⅱ、AaT-Ⅲ，由 18 种氨基酸组成。并含透明质酸酶，出血毒素，出血因子，阻凝剂等。

2.药理作用

蕲蛇的醇提物可抗溃疡,增强巨噬细胞吞噬能力、显著增加炭粒清除率。蕲蛇有镇静、催眠及镇痛作用;其注射液有显著降压作用;其水提物能激活纤溶系统。

蕲蛇蛇毒有剧毒,主要是循环毒。但若经过去毒处理,亦可变害为利,发挥良好的抗凝、镇痛作用。蕲蛇蛇毒有抗凝、抗血栓形成作用。能降低纤维蛋白原、血液黏度、血小板数量、黏附率和聚集功能;有明显的镇痛作用。蛇毒 0.188 mg/kg 对大鼠的镇痛效果较吗啡 1 mg/kg 尚大 3～4 倍,且不易产生耐受性和习惯性,可用治神经痛、癌痛等。

蕲蛇酶是从蕲蛇蛇毒中分离得到的新型凝血酶样酶制剂,具有 3 种凝血酶样的同工酶,能预防血栓形成,具有血栓溶解作用、脑缺血后再灌注操作保护作用、对小鼠实验性肿瘤的抗转移作用。自应用于临床以来,已被广泛应用于各种缺血性心、脑血管病和周围血管病的治疗,并取得了显著的疗效。

蕲蛇酶的不良反应为引起血小板减少,但停药后能很快自行缓解;也有用蕲蛇酶引起过敏的报道,主要为过敏、皮肤瘙痒和出血等。因此,临床应用时需注意:①肝、肾功能不全者应慎用;②用药前需做过敏试验;③孕妇、妇女经期,有出血倾向者,活动性肺结核,胃肠道溃疡者禁用;④用药前后作 CT、心电图、血常规、血小板、出凝血时间、纤维蛋白原之对照。出现不良反应立即停药,给予地塞米松、氯苯那敏等对症治疗,患者便可脱敏。

3.临床新用

(1)治疗中风后遗症:白花蛇 1 条,全蝎、蜈蚣、地龙、水蛭各 30 g(为 1 疗程)。上药阴干,研细末混匀备用。另外每日用黄芪 30 g 煎汤 300 mL,每次用 100 mL 送服五虫散 2 g,每日 3 次,连服 20 天为 1 疗程,间隔 10 天,进行下一疗程,一般服药 3～4 疗程。

(2)治疗坐骨神经痛:用蛇蝎散(蕲蛇、全蝎、蜈蚣等份,研末)每天 3 g。

(3)治疗癌症痛:全蝎、蜈蚣、白花蛇、水蛭各 30 g,硇砂 5 g,蟾酥 1g,炒薏米 50 g,鲜泽泻 600 g。研末装胶囊。每服 2～3 粒,日 3 次。

(4)治疗骨质增生:用蕲蛇二乌汤(蕲蛇 10 g,川乌 10 g,草乌 10 g,蜈蚣 3～5 条,当归尾 10 g,鸡血藤 30 g,桑寄生 12 g,首乌 15 g,甘草 3 g)。

(5)治疗多发性疖肿:白花蛇经提取制成 5％白花蛇针剂,每日 2 次,每次 4 mL,肌内注射,10 天为一个疗程。

(6)治疗面神经麻痹:白花蛇、白胡椒、蜈蚣、川芎各等份,研为细末备用。选择两组穴位(第一组:翳风、太阳、迎香、四白;第 2 组:风池、牵正、地仓、颊车),5 天 1 次交替选用,10 天为 1 个疗程。

(7)治疗闭塞性血管病:用蝮蛇毒制剂治疗各种类型闭塞性血管病一千余例的临床观察疗效良好,且无明显不良反应,在断肢再植中的效果优于肝素;另有报道用蝮蛇抗栓酶治疗脑血栓恢复期、脉管炎、动静脉炎、雷诺病等。

(8)治疗各种痛证:用蛇毒制剂肌内注射或痛点注射,治疗血管神经性头痛、周围神经痛、风湿痹痛。

此外,蕲蛇酶对下肢深静脉血栓形成、高黏血症和高脂血症、糖尿病及其并发症、代谢综合征、脂肪肝都有显著的疗效。

二、乌梢蛇(《药性论》)

乌梢蛇为游蛇科乌梢蛇除去内脏的全体。主产于江苏、安徽、浙江、江西、福建等地。于夏、秋二季捕捉,剖开蛇腹或先剥去蛇皮留头尾,除去内脏,干燥。去头及鳞片,切段生用、酒炙,或黄酒闷透,去皮、骨用。药材性状:气腥,味淡。以身干、皮黑褐色、肉黄白色、脊背有棱、质坚实者为佳。其炮制品名称有:乌梢蛇、乌梢蛇肉、酒乌梢蛇。

(一)历史

乌梢蛇因背鳞以黑色及褐色为主而得名,故有乌、黑、青诸名。《药性论》称"乌蛇",《开宝本草》载:"乌蛇,……背有三棱,色黑如漆",又称"黑梢蛇",后世诸家本草均沿袭此法命名,如剑脊乌梢(《本草衍义》)、黑花蛇(《本草纲目》)、乌峰蛇(陈义《动物学》)、青蛇(《现代实用中药》)、乌风蛇、黑乌梢(《四川中药志》)等。别名有剑脊蛇(《中药志》)、三棱子(《四川中药志》)。

本品始载于《药性论》,云其"治热毒风,皮肤生疮,眉须脱落,瘑痒疥等",《开宝本草》云:"主诸风瘙瘾疹,疥癣,皮肤不仁,顽痹",《本草元命苞》云"医疠风病眉毛脱落,治风瘫行步艰辛",可见早期对本品的功效认识偏重于祛风止痒,治疗皮肤疾病,后来才逐渐认识到本品有很好的祛风湿、舒筋活络的功效。《本草纲目》就已经认识到本品与蕲蛇的异同,谓:"功与白花蛇(即蕲蛇)同而性善无毒。"此后对本品的祛风湿作用逐渐有了明确的认识,如《雷公炮制药性解》谓其"专主去风,以理皮肉之症",《本草备要》谓其:"去风湿",《本草求原》谓其:"入血散风"。近代本草逐渐总结了本品具有祛风湿,通经络,止痉,祛风止痒,攻毒等功效。

(二)性能

味甘性平,归肝、肺、脾经。

(三)功效

其功效和临床应用与蕲蛇相似,而药力稍弱,常作为蕲蛇的辅助药,可加强蕲蛇祛风通络,定惊止痉的作用。

(四)应用

1.风湿顽痹,中风半身不遂

本品性善走窜,能搜风邪,透关节,通经络,常用于风湿顽痹,日久不愈,筋脉拘挛,关节不利,肌肤麻木。可以单味泡酒服,治顽痹瘫痪,挛急疼痛,如《本草纲目》乌蛇酒。亦常随证配伍,如偏寒者,配麻黄、桂枝、威灵仙等祛风散寒通络,偏热者配秦艽、地龙、络石藤等祛风清热通络;治风痹,手足缓弱,麻木拘挛,不能伸举者,配全蝎、天南星、白附子等祛风通络之品,如《太平圣惠方》乌蛇丸。

本品因其搜风通络之功,临床亦用于中风,口眼㖞斜,半身不遂,常配通络、活血之品。本品不仅搜风通络,还有一定的强壮起废的功效,用于小儿麻痹症,下肢瘫痪尚未畸形者,可以取乌梢蛇焙干研末,黄酒送服;也可以用于病后或产后虚弱,贫血,神经痛,下肢麻痹,痿弱,步履艰难,乌梢蛇1~2条,浸泡于高粱酒内10~15天,每服5~10 mL,每日2次(《食物中药与便方》)。

此外,乌梢蛇还常用于骨质增生、坐骨神经痛的治疗。

2.小儿惊风,破伤风

本品入肝经血分,善于搜风而定惊止痉,治小儿急慢惊风、癫痫,可与麝香、皂角或天南星、白僵蚕、全蝎等开窍、祛风、涤痰、止痉之品同用。治小儿治破伤风之抽搐痉挛,角弓反张,多与蕲蛇、蜈蚣配伍,如《圣济总录》定命散。

3.皮肤病

本品善行祛风而止痒,用于麻风,风疹瘙痒,湿疹,疥癣等多种皮肤病。

治燥麻风,遍身如癣,奇痒不可忍,与元米酿酒服,如《秘传大麻风方》一扫光酒;治麻风,可配白附子、大风子、白芷等为丸,如《秘传大麻风方》乌蛇丸;治干湿癣,配枳壳、荷叶为散,如《圣济总录》三味乌蛇散;治紫白癜风,配防风、天麻、白蒺藜、熟地黄等泡酒服(《太平圣惠方》)。治风疹瘙痒,可与荆芥、蝉蜕、白蒺藜配伍,也可与养血活血祛风之当归、赤芍、牡丹皮等药配伍。如用乌梢蛇配黄芪、当归、刺蒺藜、制何首乌、桃仁等药养血润燥,活血祛风止痒,治疗老年顽固性皮肤瘙痒症。

本品还可治瘰疬、恶疮。《食物中药与便方》记载用乌梢蛇肉焙燥研细末,炼蜜为丸,内服,治虚弱儿童,颈间淋巴有小核,或肺门淋巴结核。

(五)用法用量

煎服,6~12 g;研末,每天服2~3 g。或入丸剂、酒浸服。外用,适量,研末调敷。

(六)使用注意

血虚生风者慎服。

（七）现代研究

1.化学成分

本品含赖氨酸、亮氨酸、谷氨酸、丙氨酸、胱氨酸等 17 种氨基酸,并含果糖-1,6-二磷酸酶,原肌球蛋白等。还含有核苷类成分及锰、铁、钙、镁等微量元素。

2.药理作用

乌梢蛇水煎液和醇提取液有抗炎、镇静、镇痛作用。乌梢蛇血清有对抗五步蛇毒作用。对孟加拉眼镜蛇毒、白眉蝮蛇毒及莽山烙铁头蛇毒 3 种蛇毒均具有解毒作用。乌梢蛇的血清中含有抗出血因子的抗蛇毒活性成分,该抗出血因子不仅在体外试验表现出强的中和出血毒素的活性,而且在体内试验中亦表现出对中毒小鼠良好的治疗作用,因而可能成为新的抗蛇毒药物有前途的原料。

3.临床新用

(1)治疗皮肤病:乌梢蛇制成止敏片(每片重 0.3 g)治疗各型荨麻疹,慢性荨麻疹每次 5～8 片,其他类型荨麻疹每次 5 片;治疗湿疹、皮炎、皮肤瘙痒症、结节性痒疹及多形性红斑。另有报道,用乌梢蛇肉 500 g,加水 500 mL 浓煎,每次服 50 mL,日 3 次。

(2)治疗麻木症:用加味止痉散(全蝎 12 g,蜈蚣 12 g,天麻 24 g,防风 24 g,乌梢蛇 20 g,土鳖虫 20 g),共研细末,每次 4.5 g,每日 3 次,温开水冲服。

(3)治疗臁疮:先用黄檗水煎液外洗疮面,然后根据疮面大小,取臁疮散(乌梢蛇、珍珠粉、冰片按 3∶2∶1 比例加麝香少许,研极细粉末,装瓶备用)适量撒于疮面,厚约 1 mm,用纱布覆盖并加压包扎,隔日换药 1 次,2 周为 1 个疗程。

(4)治疗带状疱疹:用复方蛇蝎散(全蝎 10 g,乌梢蛇 12 g,白花蛇 2 条,蜈蚣 4 条,地龙 10 g,红花 10 g,当归 20 g,冰片 5 g。研细末,用 75% 乙醇浸泡 48 小时后即可应用)外敷带状疱疹,日外敷 4～6 次,连用 5 天为 1 个疗程。

(5)治疗脂肪肝:用五虫方(水蛭、蜈蚣、全蝎、乌梢蛇、僵蚕、蚕蛹)共研粉末(或将粉末装胶囊),每次 20 g,每日 3 次,温水送服。以 1 个月为 1 个疗程,连续治疗 3 个疗程,全部病例在治疗前 2 周停用其他降脂药物。

(6)治疗骨关节结核:乌梢蛇去头、皮后研成细末,黄酒冲服,每次 3 g,每日 3 次,连服 5 周为 1 疗程。

三、木瓜(《名医别录》)

木瓜为蔷薇科落叶灌木贴梗海棠的成熟果实。习称"皱皮木瓜",主产于安徽、浙江、湖北、四川等地。夏、秋二季果实绿黄时采摘,置水中烫至外皮灰白色,对半剖开后晒干。药材性状:气微清香,味酸。以个大、皮皱、紫红色、质坚实、味酸者为佳;安徽宣城产者称为"宣木瓜",质量最佳。四川产量最大,称川木瓜,质量亦优。切片生用或炒用。炮制品有木瓜、炒木瓜。

（一）历史

木瓜的果实为梨果,形如小瓜,熟时外皮黄色或黄绿色,味酸可食,质坚硬,口嚼有木渣感,故得此名。别名有木瓜实(《名医别录》),铁脚梨(《清异录》)及宣木瓜、川木瓜、皱皮木瓜等。

木瓜入药始载于《名医别录》,谓其"主湿痹邪气,霍乱大吐下,转筋不止"。《本草拾遗》载其能:"下冷气、强筋骨、消食、止水痢后渴不止,作饮服之。又脚气冲心,取一颗去子,煎服之。嫩者更佳。又止呕逆,心膈痰唾"。《本草纲目》进一步指出:"木瓜所主霍乱吐痢转筋、脚气,皆脾胃病也,非肝病也。肝虽主筋,而转筋则由湿热、寒湿之邪袭伤脾胃所致,故转筋必起于足腓,腓及宗筋兼属阳明"。《本草经疏》谓:"木瓜温能通肌肉之滞,酸能敛濡满之湿,则脚气湿痹自除也。霍乱大吐下、转筋不止者,脾胃病也,夏月暑湿饮食之邪,伤于脾胃则挥霍撩乱,上吐下泻,甚则肝木乘脾,而筋为之转也。酸温能和脾胃,固虚脱,兼入肝而养筋,所以能疗肝脾所生之病也。"

《景岳全书·本草正》谓:"用此者用其酸敛,酸能走筋,敛能固脱,得木味之正,故尤专入肝益精走血。疗腰膝无力,脚气,引经所不可缺,气滞能和,气脱能固。以能平胃,故除呕逆,霍乱转筋,降痰,去湿,行水。

以其酸收,故可敛肺禁痢,止烦满,止渴"。

明清以来的本草著作,逐渐总结了本品具有舒筋活络,化湿和胃,消食等功效。

(二)性能

酸,温。主归肝、脾经。

(三)功效

祛风湿,舒筋活络,化湿和胃。

(四)应用

1.风湿痹痛、筋脉拘挛

木瓜味酸性温,入肝经,有较好的舒筋活络作用,又能化湿,湿化筋舒则痹痛、拘挛可除,故为风湿痹痛所常用,痹证湿胜、筋脉拘挛者尤佳,亦常用于腰膝关节酸重疼痛。如《普济本事方》木瓜煎,即以本品配以乳香、没药、生地,治筋急项强,不可转侧。《杨氏家藏方》木瓜丸,以木瓜配青盐、吴茱萸制成丸剂,治风湿手足不能举动之证。《御药院方》木瓜丸以本品配牛膝、巴戟天等制成丸剂,治腰痛,有补益壮骨之效。《食疗本草》单用木瓜煮烂,研浆状,外敷,治脚膝筋急痛。

2.脚气肿痛

本证多因寒湿外侵,经气不行,血脉不和所致。如《灵枢·百病始生》曰:"清湿袭虚,则病起于下"。故寒湿从下受,病自而始。症见腰膝软弱,行动无力,或拘挛疼痛。木瓜味酸走筋,性温可通,络通筋舒,诸证自除,每与吴茱萸、紫苏、槟榔等温散之品同用,如《类编朱氏集验方》鸡鸣散,即是治此证之名方。《魏氏家藏方》木瓜丸,以木瓜配附子,制成丸剂,温酒送服,治一切脚气、腿膝疼痛。《奇效良方》用木瓜、明矾煎,趁热熏洗,治干脚气,痛不可忍者。《传家秘宝方》木瓜散,以木瓜配大腹皮、紫苏、甘草、木香等制成散剂,内服,治脚气冲心、胸膈痞滞、烦闷者,有良效。因本品长于舒筋,对其他原因导致的筋脉拘挛、转筋腿痛亦可随证配伍应用。

3.吐泻转筋

本证为肝脾不和所致。木瓜又兼入脾经,善化湿和胃,舒筋和脾。且味酸略兼生津作用。湿浊化,中焦调和,则吐泻可止;津生筋脉得养,则转筋自愈。故为治因湿浊伤中、脾胃不和之吐泻过多而致的筋脉挛急(转筋)之要药。如《仁斋直指方论》木瓜汤治吐泻转筋,即以木瓜配小茴香、吴茱萸等同用。本品治吐泻转筋,亦可单用,如《太平圣惠方》以木瓜、陈仓米煎汤温服。

4.湿滞痢疾

本证多由饮食不节、胃肠湿阻所致。木瓜有化湿和胃之效。如《普济方》载木瓜散治赤白痢,以本品配车前子、罂粟壳等。此外,木瓜尚有消食作用,可用治肉食积滞、消化不良。

(五)用法用量

10～15 g。

(六)使用注意

胃酸过多者不宜用。

(七)现代研究

1.化学成分

木瓜的果实含皂苷、黄酮类、维生素 C 和苹果酸、酒石酸、枸橼酸、齐墩果酸等大量有机酸。此外,还含有过氧化酶、酚氧化酶、氧化酶、鞣质、果胶等。

2.药理作用

木瓜有抗炎镇痛、祛风湿、抗肿瘤、保肝、抗菌等作用。木瓜的提取物、木瓜总苷、木瓜苷及木瓜籽等均有较好的抗炎镇痛效果。其所含齐墩果酸、熊果酸、桦木酸、木瓜蛋白酶、木瓜凝乳蛋白酶均有很好的抑制肿瘤效果。木瓜乙醇提取物具有较好的降酶护肝作用。木瓜苷可减轻佐剂性关节炎大鼠关节肿胀、疼痛和多发性关节炎程度。木瓜中的挥发油成分对所有的测试菌株显示了广泛的抗菌活性,对革兰阳性菌比革兰阴性菌更加敏感。此外,木瓜还具有抗氧化,降血脂,松弛胃肠平滑肌的作用。

3.临床新用

(1)治疗急性黄疸型肝炎:将木瓜制成冲剂服用,每次1~2包(每包含生药量5 g),每日3次。另有用肝灵冲剂(由木瓜提取浸膏加白糖制成)每次1.5 g,每日3次,10天为1疗程,一般以3个疗程为限。

(2)治疗小儿尿频症:用生木瓜大者1枚,切片,泡酒1周。每次用约合生药9 g,水煎服,每天1剂。

(3)治疗慢性咽炎:木瓜10~15 g,煎水代茶饮,每日数次,1个月为1疗程,连用3个疗程。

(4)治疗脚癣:取木瓜与甘草250~500 g置脸盆中,加入1 500~2 000 mL水,浸泡1小时后,将患足浸入药液中约2小时,然后晾干。用同一份药液,每日按时浸泡1次,连用7天为1个疗程。

四、蚕沙(《名医别录》)

蚕沙为蚕蛾科昆虫家蚕蛾幼虫的粪便。育蚕地区皆产。以江苏、浙江、四川等地产量最多。6~8月收集,以二眠到三眠时的粪便为主,收集后晒干,簸净泥土及桑叶碎屑。药材性状:气微,味淡。以粒大、色黑、无杂质者为佳。生用。

(一)历史

蚕沙如沙粒,故得此名。别名有原蚕屎(《名医别录》),晚蚕砂(《斗门方》),马鸣肝(《东医宝鉴》),晚蚕矢(《本草备要》),二蚕砂(《江苏药材志》)等。

蚕沙入药始载于《名医别录》,列为中品,谓其"主肠鸣,热中,消渴,风痹,隐疹"。《本草纲目》曰:"蚕性燥,燥能胜风去湿,故蚕砂主疗风湿之病,有人病风痹,用此熨法得效。按《陈氏经验方》一抹膏:治烂弦风眼,……,其功亦在去风收湿也。又同桑柴灰淋汁,煮鳖肉作丸,治腹中癥结。"均谓其能治风湿。其后《本草求原》进一步指出:"原蚕砂,为风湿之专药,凡风湿瘫缓固宜,即血虚不能养经络者,亦宜加入滋补药中"。《本草再新》还谓:"蚕砂治风湿遏伏于脾家,筋骨疼痛,皮肤发肿,腰腿疼痛"。明清以来的本草逐渐总结了本品具有祛风湿、止瘙痒、和胃化浊等功效。

(二)性能

甘、辛,温。主归肝、脾、胃经。

(三)功效

祛风湿,舒筋络,和中化浊,祛风止痒。

(四)应用

1.风湿痹痛

蚕沙味辛性温,可散可通,能祛风湿,舒筋急而止痛,可用于各种风湿痹痛证。治热痹,关节红肿热痛,可与防己、薏苡仁、秦艽等同用,如宣痹汤(《温病条辨》);治风湿痹痛,半身不遂,以蚕沙二袋,蒸热,更熨患处(《千金要方》)。治风寒湿痹,肢节疼痛,屈伸不利,腰膝冷痛者,单用煎汤,兑热酒服,效更佳。

2.肢体不遂证

本证是由于真气衰,经络闭塞,气血不行而致半身不遂,肢体拘急,无力僵软或有语謇志乱。常以蚕沙配伍其他活血行气散风药,主治肢体不遂证。可用本品炒黄浸酒服;或将本品装入袋中,蒸热熨于患处。《本草拾遗》曰:"炒黄,袋盛浸酒,去风,缓诸节不遂,皮肤顽痹,腹内宿冷,冷血,瘀血,腰脚疼冷;炒令热,熨之,主偏风筋骨瘫缓,手足不随及腰膝软,皮肤顽痹"。

3.吐泻转筋证

蚕沙能和中化湿,止吐泻,可用于湿浊阻滞脾胃的霍乱吐泻转筋,如《霍乱论》名方蚕矢汤,即以本品为君药,配伍木瓜、吴茱萸、黄芩等同用。

4.风疹瘙痒证

本证由于风热血热蕴于肌肤,不得疏泄,淫于肌肤表面而成风疹,瘙痒难忍。治宜疏风止痒,清热凉血。蚕沙善祛风、止瘙痒,常配伍其他清热凉血药同用,治疗风疹瘙痒。或单味煎汤外洗,亦有祛风止痒之效。《太平圣惠方》中即以:"蚕砂一升,以水二斗,煮取一斗二升,去渣,温热得所以洗之,宜避风"。据现代临床报道,蚕沙可用治荨麻疹。每日用蚕沙60 g,水煎,早晚分服,另用120 g水煎外用熏洗患处,1日

2 次,每次约 20 分钟。

此外,蚕沙配伍白芷、川芎等同用水煎内服,可用治风湿上蒙清阳,络脉不利所致的头风头痛者。本品还常用于治疗因风湿之邪侵淫,上犯眼目所致的目肿痛、羞明多泪多眵、视物昏花,而被视为治疗目疾诸证之要药。《眼科龙木论》蚕沙汤治迎风流泪,用蚕沙配伍马戟天、马蔺花同用;李时珍在《本草纲目》中说:"治烂弦风眼,其功亦在祛风收湿也。"并引用了《陈氏经验方》一抹膏来治烂弦风眼。

5.妇女闭经、崩漏,跌打损伤

蚕沙有活血作用。治妇女血瘀经闭,单用炒黄,入无灰酒煮熟温服,如《内经拾遗方论》蚕沙酒;妇人崩中下血不止,用本品化瘀止血,配伏龙肝同用,如《妇人大全良方》如圣无比散。现代临床有用蚕沙(炒黑吞服)配鹿角霜、阿胶、黄芪、海螵蛸等治疗功能失调性子宫出血。

此外,古方用本品治伤折,恶血不散,取蚕沙、麦麸、米醋同煮稠,涂敷患处,如《圣济总录》蚕沙膏。

(五)用法用量

5～15 g,煎服,宜布包入煎。外用:适量,煎汤洗或炒热熨或研末油调敷。

(六)使用注意

血不养筋、手足不遂者禁服。

(七)现代研究

1.化学成分

蚕沙含叶绿素,植物醇,β-谷甾醇,胆甾醇,麦角甾醇,蛇麻脂醇,氨基酸,胡萝卜素,维生素 B、维生素 C 等。此外,蚕沙还含铜元素及生物碱成分。

2.药理作用

蚕沙煎剂有抗炎、促生长作用。从蚕沙分离出的叶绿素衍生物有抗肿瘤、光敏及保肝作用,并有促进造血和抗辐射作用。从蚕沙和蚕蛹提取物组成的"地骨素"有促进骨折愈合作用。蚕沙提取物还具有 α-糖苷酶活性抑制作用,可以改善糖尿病动物的糖脂代谢异常,有益于糖尿病慢性并发症的防治。

蚕沙致皮肤过敏较为少见,但临床有报道。1 例是用蚕沙泡酒服致发荨麻疹,1 例是用蚕沙 30 g 与其他中药水煎服致发荨麻疹,初步分析认为蚕沙为桑蚕排泄物,其中很多成分与蚕蛹相同或相似,过敏原也可能相同,从而推断部分患者之所以对蚕沙过敏,主要是因过敏体质者对蚕蛹中的异型蛋白质过敏,有待临床进一步观察。

3.临床新用

(1)治疗崩漏:将蚕沙炒炭研细末,每日服 6 g,日 3 次,以黄酒送下,治崩漏有良效。

(2)治疗白细胞减少症:以蚕沙提取物叶绿素之叶绿素酮钠盐,制成每片 20 mg 之肝血宝片,每次口服 2 片,1 日 3 次,30 日为 1 疗程。

(3)治疗再生障碍性贫血:口服血障平(从蚕沙中提取叶绿素制成叶绿素盐)。

(4)治疗缺铁性贫血:生血宁(从蚕沙中提取叶绿素加工制成的铁叶绿酸钠片剂,每片含铁叶绿酸钠 50 mg),成人每次 2 片,儿童 1 片,均为 1 日 3 次,连服 30 天。

(5)治疗口腔溃疡:每日取蚕沙 15～60 g,煎汤代茶用,服 7 天～2 个月。

(谢晓燕)

第二节　祛风湿强筋骨药

本类药物多苦甘温,主入肝、肾经。苦燥甘补温通,具有祛风湿、补肝肾、强筋骨等作用。主要用于风湿日久累及肝肾所致之腰膝酸软无力、疼痛等风湿痹证。亦可用于肾虚腰痛、骨痿及中风半身不遂等证。

一、五加皮(《神农本草经》)

五加皮为五加科植物细柱五加的根皮。主产于湖北、河南、安徽等地。野生或栽培。夏、秋二季采挖根部,剥取根皮。

(一)历史

五加皮,始载于《神农本草经》。《本草纲目》谓"此药以五叶交加者良,故名五加",因用其根皮,故名五加皮,此名一直通用至今。别名有南五加皮(《科学的民间药草》),五谷皮《浙江民间常用草药》,红五加皮《鄂西草药名录》。

《神农本草经》将本药列为中品,谓其"主心腹疝气腹痛,益气疗躄,小儿不能行,疽疮阴蚀",重点记述治疝、疗躄、治疮的功用。后世医家对其"治疝""治疮"多不采用,而着重对五加皮之祛风湿、补肝肾、强筋骨作用给予发展,强化其"治躄"之作用,明确指出本品的作用部位主要是腰膝脚部,如《名医别录》谓其疗"腰脊痛,两脚疼痹风弱,五缓虚羸,补中益精,坚筋骨,强志意"。《本草纲目》更集前人经验,对其功用精辟总结为"治风湿痿痹,壮筋骨"八个字。而后,《本草再新》补入"去风消水,理脚气腰痛",至此,对五加皮的功用有了较完善的认识。

(二)性能

辛、苦,温。归肝、肾经。

(三)功效

祛风湿,补肝肾,强筋骨,利水。

(四)应用

1.风湿痹证

本品辛散苦泄温通,主入肝、肾经。既善祛风散寒除湿、通经络,又能补肝肾、强筋骨。故凡风寒湿痹,四肢拘挛,腰膝酸软之证,不论虚实,皆可应用,而尤宜于老年及久病患者。单用浸酒常服即能奏效,若加牛膝、当归等养血活血之品,则疗效更佳,如《本草纲目》五加皮酒,时珍谓此酒"治一切风湿痿痹,壮筋骨,填精髓"实为治风湿久痹之妙剂,《外科大成》则制此酒以治鹤膝风。若治风湿痹痛、筋脉拘挛、屈伸不利,又可与木瓜、松节配伍,如《沈氏尊生书》五加皮散。若治脚气、骨节皮肤肿湿疼痛,可与远志等份研末为丸服,如《瑞竹堂经验方》五加皮丸。

2.筋骨痿软,小儿行迟

本品补肝肾、强筋骨。不仅常用于风湿日久,肝肾亏损,筋骨不健者;而且对肝肾不足,腰膝软弱,行走无力及小儿迟行诸证也甚相宜。治腰膝软弱,常与杜仲、牛膝等药同用,如《卫生家宝方》五加皮散。若治小儿迟行,则与龟甲、牛膝、木瓜等药配伍,如《保婴撮要》五加皮散。

3.水肿、脚气

本品有利尿作用,可用治水肿,小便不利,且多用于皮水证,每与茯苓皮、大腹皮、生姜皮、地骨皮同用,如《太平惠民和剂局方》五皮散;治脚气肿痛,常配木瓜、土茯苓、吴茱萸等。

4.跌打损伤、骨折

五加皮能温通血脉,有活血祛瘀之功,用于外伤骨折或跌打损伤,有活血祛瘀、通凝化滞之效,又有滋补作用,以促进早愈。常配骨碎补、川续断、威灵仙等同用,如五加四灵散。

此外,取本品补肝肾、强筋骨之功,亦有用治虚劳不足、妇女血风劳等。如治妇女血风劳,形容憔悴,肢节困倦等,即以之与牡丹皮、赤芍、当归等同用,如《太平惠民和剂局方》油煎散。另本品还有燥湿止痒作用,可治阴囊湿痒,皮肤湿疹或妇人阴痒等,单味或配黄檗、蛇床子、苦参等药煎水熏洗或研末敷。

(五)用法用量

5~15 g;浸酒或入丸、散。外用适量,煎水熏洗或为末敷。

(六)使用注意

阴虚火旺者慎服。有人认为五加皮具有回乳的特性,其作用较谷芽、麦芽强,因此对于哺乳期妇女不宜使用。

（七）现代研究

1.化学成分

南五加皮含挥发油、鞣质、棕榈酸、亚麻仁油酸及维生素 A、维生素 B_1。短梗五加根含木脂素、苷类及糖类等。现已鉴定的化学成分有苯丙烯酸糖苷、紫丁香苷、二萜类化合物、β-谷甾醇、β-谷甾醇葡萄糖苷、硬脂酸、4-甲氧基水杨醛、芝麻素、尿囊素、异贝壳杉烯酸、花生酸等。

2.药理作用

五加皮具有抗炎、镇静、镇痛、抗疲劳、抗应激、免疫调节、降血糖、抗衰老、抗突变、抗肿瘤等药理作用。南五加皮对金黄色葡萄球菌、铜绿假单胞菌有抑制作用。

3.临床新用

（1）闭合性软组织挫伤：五倍子、五加皮、骨碎补各 500 g，研极细末，过 45 目筛，以植物油（麻油最佳）1 000 g 将药物煎至滴水成珠，去渣，冷却制成消瘀止痛膏软膏制剂，装入药罐，密封贮存备用。根据损伤面积大小，取适量药膏均匀摊在纱布上，胶布固定，绷带缠绕包扎，1～2 天换药 1 次。

（2）足跟痛：用足跟痛方（焦杜仲、川牛膝、木瓜、丹参、小茴香、五加皮、当归各 10 g，地锦草、透骨草各 6 g 等）配合活络洗方，外洗治疗足跟痛。

二、桑寄生（《神农本草经》）

桑寄生为桑寄生科植物桑寄生的带叶茎枝。又名广寄生、老式寄生、寄生，主产于广东、广西等地。冬季至次春采割，除去粗茎，切段，干燥，或蒸后干燥。生用。

（一）历史

桑寄生，始载于《神农本草经》，原名桑上寄生。李时珍释名云："此物寄寓他木而生，如鸟立于上，故曰寄生"。

《神农本草经》将该药列为上品，谓其"主腰痛，小儿背强，痈肿，安胎，充肌肤，坚发齿，长须眉"，初步记述了本品的重要功用。而后，《名医别录》载其"主金疮，去痹，女子崩中，内伤不足，产后余疾，下乳汁"，到唐代，《药性论》言其"能令胎牢固，主怀妊漏血不止"，宋代，《日华子本草》又谓其"助筋骨，益血脉"，在进一步确认其补肝肾、强筋骨、祛风湿之功效的同时，认识到本品有养血固冲任之功，为安胎良药，即是说宋代以前对桑寄生功用之认识已趋完善。而后世医家在实践中，认识到不同的寄生其功效有别。如《滇南本草》指出："生槐树者，主大肠下血，肠风带血，痔漏；生桑树者，治筋骨疼痛，走筋络，风寒湿痹；生花椒树者，治脾胃寒冷，呕吐恶心翻胃"。现代研究较为深入，临床应用更为广泛。

（二）性能

苦、甘，平。主归肝、肾经。

（三）功效

补肝肾，强筋骨，祛风湿，养血安胎。

（四）应用

1.风湿痹证

《滇南本草》云："生桑树者，治筋骨疼痛，走筋络，风寒湿痹。"本品甘补苦泄，药性平和，补而不滞，主入肝、肾经，既善养血和血、益肝肾而强筋骨，又能祛风除湿、舒筋活络而止痹痛，对肝肾不足之痹痛尤为适宜。每与独活、杜仲、牛膝等善治腰膝疼痛之品伍用，如《千金要方》独活寄生汤。现代每以本方加减治疗痹证、坐骨神经痛、腰背或四肢慢性劳损、肩周炎、骨关节炎、类风湿关节炎、强直性脊柱炎及产后关节痛等疾患，均获得较好疗效。如《全国中草药汇编》治风湿腰腿痛，则取桑寄生、独活、秦艽、当归各 10 g，水煎服。《新编偏方秘方汇海》治腰腿痛，则以桑寄生 15 g，配伍牛膝、杜仲各 10 g，水煎服；治臂痛，则用桑寄生、威灵仙各 30 g，与猪骨或羊骨 60 g，水煎服。尚可以之配薏苡仁、木瓜、苍术等，用治脚气，方如《疡医大全》桑寄生丸。

2.腰膝酸软,筋骨无力

本品感桑精气而生,专入肝肾经,既能祛血中风湿,又能益血补肝肾,为祛风益血之要药。功专祛风逐湿,通调血脉,故对肝肾不足,营血亏虚,风湿痹痛,或痹痛日久,伤及精血,筋骨失其荣养所致筋骨痿弱无力、腰膝酸软等尤为适宜。对老人体虚、肝肾不足、腰膝疼痛、筋骨无力者,亦每与杜仲、续断、牛膝伍用,以治肾虚腰痛、足膝无力,如《外台秘要》桑寄生散,即以本品与杜仲、鹿茸各1份作散,每次6 g,1日3次,用酒送服。又如《实用中药手册》强肾镇痛丸,以之与续断、附子、鹿角,制蜜丸,每丸重6 g,1次服2丸,1日2次,用治肾虚受寒引起的腰酸腿痛,足膝无力。

3.胎漏下血,胎动不安

《本草求真》言桑寄生为补肾补血要剂。本品能补肝肾、养血而固冲任、安胎。用于肝肾虚亏、冲任不固所致胎漏下血、胎动不安,常与续断、菟丝子、阿胶等配伍。对胎动不安而伴有腰痛者尤为多用,如《证治准绳》桑寄生散、《医学衷中参西录》寿胎丸。又如《太平圣惠方》治妊娠胎动不安,心腹刺痛,即以桑寄生45 g,艾叶15 g,阿胶30 g,水煎服;《新编偏方秘方汇海》治孕妇腰痛,防流产,用桑寄生、杜仲各15 g,水煎服;而治胎动腹痛,则以桑寄生45 g,阿胶珠15 g,用水300 mL,煎至150 mL,温服;《杨氏护命方》治下血止后,但觉丹田元气虚乏、腰膝沉重少力,则单用桑寄生为末,每服3 g,非时白汤点服。有人用寄生胶艾汤(寄生30 g,杜仲15 g,当归10 g,白芍15 g,川芎6 g,熟地12 g,艾炭9 g,甘草6 g,阿胶10 g,棕榈炭20 g)治月经量多,或大出血或淋漓不断,伴有腰酸痛,或孕后腹坠,甚至流产,舌淡红,脉沉细者,获得良好效果。

本品又有降压作用,近年来临床上常用于高血压。此外,古代尚有用本品"治痢疾"(《玉楸药解》),"治小便频数、猝然溲血不止"(《本草述钩元》),"治膈气"(《濒湖集简方》)等的记载。如《杨氏护命方》治毒痢脓血,六脉微小,并无寒热,即以桑寄生60 g,防风、大芎各7.5 g,炙甘草9 g。共为末,每服6 g,水200 mL,煎8分,和渣服。《本草述钩元》治小便频数,猝然溲血不止,并不疼痛,此缘心中机谋积恶,伤损肝心,又因色伤,小肠气盛,其血乘虚妄行故者,则以桑寄生30 g,熟地、茯苓各15 g,人参、川芎、独活、蒲黄各7.5 g,甘松、沉香各2.5 g。为细末,每用6 g,水200 mL,煎一二沸,便倾出,去渣,不时服。《濒湖集简方》治膈气,则单用生桑寄生,捣汁一盏,服之。现代临床少用,有待研究验证。

(五)用法用量

10~30 g,煎服。

(六)使用注意

(1)桑寄生若寄生于有毒植物如巴豆、乌臼、红花夹竹桃等树上者,不能供药用,以防中毒。

(2)本品可引起变态反应,主要表现为皮肤出现散在红色丘疹,细碎如粟米,瘙痒,头晕,目眩,全身不适,胃纳不佳,腹胀,轻度腹泻,口干等。临床亦有引起表现为头晕目眩、全身不适等中毒反应的报道。

(3)本品阴虚火旺者忌用。

(4)本品祛邪有余,补养之力不足,故在临床运用中不能单独作为滋补剂。

(七)现代研究

1.化学成分

桑寄生含黄酮类物质:槲皮素、槲皮苷、萹蓄苷及少量的右旋儿茶酚。

2.药理作用

桑寄生有降压、镇静、利尿及舒张冠状血管、增加冠状动脉血流量、抗病原微生物、抗乙肝表面抗原等作用。桑寄生煎剂及浸剂对脊髓灰质炎病毒和其他肠道病毒有灭活作用,提取物对乙型肝炎表面抗原有抑制活性。桑寄生提取物(HT)对刀豆蛋白诱导的肥大细胞脱颗粒呈明显的抑制作用,且呈剂量依赖关系。

3.临床新用

(1)治疗冠心病心绞痛及心律失常:将桑寄生制成冲剂服用,每次0.5~1包(每包含生药40 g),每日2次,平均6周。用自拟复律汤(黄芪、桑寄生、苦参、葛根、川芎、生地黄、磁石、炙甘草)治疗病毒性心肌炎急性期和恢复期室性期前收缩。复律汤能改善心肌代谢,对病毒性心肌炎急性期和恢复期室性期前收缩有明显疗效。桑芪生脉汤治疗频发室性期前收缩、窦性心律不齐、病态窦房结综合征,取得满意疗效。

(2)治疗脊髓灰白质炎:用独活寄生汤加减,治疗脊髓灰质炎 20 例。发热口渴者,加钩藤、知母;湿热偏盛者,加苍术、黄檗;病久气虚者,加黄芪、党参;上肢瘫痪者,加羌活;下肢瘫痪者,加续断;患肢肤色苍白、隐青、肢冷者,加桂枝、红花、鸡血藤。

(3)治疗高脂血症:用桑葛丹(桑寄生、葛根、丹参)口服,每次 4 g,每天 3 次,30 天为 1 个疗程。治疗后,血脂明显下降,获显效者 60％以上,总有效率为 81％以上。观察发现,本药在降胆固醇和甘油三酯方面,对Ⅱb 型疗效较好,显效率 61％以上,总有效率为 93％以上,且 3 项血脂疗效均高于氯贝丁酯组。亦有用桑决片(桑寄生、决明子、山楂、葛根),每次 6 片(每片含生药 8.1 g),每天 3 次,饭后口服,30 天为 1 疗程。尚有用桑寄生 5 kg,五指毛桃 4 kg,糯稻根 10 kg,黑芝麻 1 kg,何首乌 4 kg,山楂 1 kg。将前 3 味药煎水浓缩,后 3 味药研粉,制成水丸(降脂丸Ⅱ号)。每次口服 10 g,每日 3 次。治疗高脂血症,获得良效。

(4)治疗高血压:本品有良好的降血压作用,为现代用治高血压之常品。用治高血压,单用桑寄生 60 g,水煎服,即能奏效(《全国中草药汇编》)。亦有报道每日以桑寄生 30 g 泡水饮用治疗高血压,血压控制满意,效果良好。有用桑决合剂:桑寄生 60 g,决明子 50 g。煎水 150 mL,早、晚各服 75 mL,30 天为 1 疗程。采用"寄屑思仙花生醮"(处方组成:桑寄生、炒杜仲、花生、米醋。制法:将米醋泡桑寄生、杜仲 24 小时后捞出药渣,在药液中泡入花生,浸泡 24 小时即可),患者在被确诊为高血压后,服用此药后疗效满意。

(5)治疗中风:用桑钩温胆汤(即温胆汤加桑寄生 15 g,钩藤 9～15 g),随症加减,水煎服,对于中风先兆、中风发作、复中风、中风后遗症均可应用,本方治疗中风,不偏不倚,谨守中风病机,轻重缓急,标本兼顾。

(6)治疗关节炎:陈有岭自拟黄芪熟地寄生汤,每日 1 剂,水煎服,早晚将药渣加热外敷患处,30 天为 1 个疗程。应用独活寄生汤加味和针灸治疗膝关节性关节炎。

(7)治疗腰椎间盘突出症:采用独活寄生汤加减治疗腰椎间盘突出症。另有独活寄生汤加减治疗腰椎间盘突出症。

(8)治疗强直性脊柱炎:以壮督去痹通络(桑寄生 90 g,狗脊 30 g,牛膝 20 g,木瓜 20 g,巴戟天 20 g,五加皮 20 g,木香 6 g,甘草 6 g)10 剂,每日 1 剂,水煎分 2 次服。。

三、狗脊(《神农本草经》)

狗脊为蚌壳蕨科植物金毛狗脊的干燥根茎。又名金毛狗、金狗脊、金毛狮子、猴毛头、老猴毛、黄狗头等。主产于云南、广西、浙江、福建、四川等地。于秋、冬二季采挖,除去泥沙,干燥,为"狗脊条";去硬根、叶柄及金色绒毛,切厚片,干燥,为"生狗脊片";蒸后,晒至六七成干,切厚片,干燥,为"熟狗脊片"。"狗脊条"以条长、质坚硬、被有金黄色毛绒者为佳;"生狗脊片"以片面浅棕色、质脆,易折断并有粉性者为佳;"熟狗脊片"以质坚硬、片面黑棕色者为佳。原药或生狗脊片砂烫用。

(一)历史

狗脊,始载于《神农本草经》,又名百枝。苏恭谓其"根长多歧,状如狗之脊骨……故以名之"。又名强膂、扶筋(《名医别录》),时珍谓"以功名也"。尚有狗青(《吴普本草》),苟脊(《本草经集注》)等别称。

《神农本草经》将该药列为中品,谓其"主腰背,强关机,缓急,周痹寒湿,膝痛,颇利老人"。较准确地记述了狗脊的主要功用。而后,《名医别录》对其做了进一步阐述,云:"疗失溺不节,男子脚弱腰痛,风邪淋露,少气目暗。坚脊,利俯仰,女子伤中,关节重。"至唐代,《药性论》又作了补充,曰:"治男子女人毒风软脚,邪气湿痹,肾气虚弱,补益男子,续筋骨。"宋代,基于前述功效,以狗脊组方,或为主药,或为辅药,数量众多。仅《太平圣惠方》一书即载含狗脊方剂 60 余首。概言之,以治疗肾虚腰痛、脚弱疼痛、妊娠腰痛、偏枯不遂、小便白浊滑数、白带等为主证。明清时期,鉴于对狗脊功效的认识,其应用又有了新的发展。明代的《本草纲目》云狗脊能"强肝肾,健骨,治风虚"。《本草经疏》对其作了评述,曰:"狗脊苦能燥湿.甘能益血.温能养气,是补而能走之药也。"又云:"除湿益肾。则诸病自瘳,脊坚则俯仰自利矣。"清代,《药性通考》

曰狗脊能"坚肾益血,强肝养气。"《玉楸药解》谓其"泄湿去寒,起痿止痛,泄肾肝湿气。通关利窍.强筋壮骨,治腰痛膝疼,足肿腿弱,遗精带浊。"《本草纲目拾遗》又曰:"止诸疮血出,治顽痹。"至此,确立了狗脊补肝肾与祛风湿之两大功效。民国至今,在总结前贤用药经验的基础上,《本草正义》对狗脊作了全面论述。这一时期,由于对其药性特点认识的不断深入,其应用、治疗以肝肾不足为主因的多种病证。

（二）性能

苦、甘,性温。主归肝、肾经。

（三）功效

祛风湿,补肝肾,强腰膝,温补固摄。

（四）应用

1.风湿痹证

本品甘补苦泄温通,主入肝、肾经。既善补肝肾、壮筋骨而强腰膝;又能温散风寒湿邪,使气血流畅而关节通利。故对肝肾虚损,兼有风寒湿邪而引起之腰痛脊强,不能俯仰,或足膝软弱、关节不利诸症尤为适宜。每与杜仲、川续断、海风藤、熟地黄等补肝肾、强筋骨、祛风湿药配伍,以增强疗效,如《中国医学大辞典》引《验方》狗脊饮。若与萆薢、菟丝子同用,可治各种腰痛,如《太平圣惠方》狗脊丸。若与萆薢、苏木、川乌头伍用,又可治风疾,如《普济方》四宝丹。又如《贵州草药》治风湿骨痛,腰膝无力,以本品与香樟根、马鞭草、杜仲、威灵仙、牛膝等同用,泡酒服。《福建药物志》治坐骨神经痛,则以之与牛膝、杜仲、木瓜、薏苡仁等配伍,水煎服。《秦岭巴山天然药物志》又以本品配伍牛膝、海风藤、木瓜、桑枝、续断、杜仲、秦艽、桂枝等,水煎服,用治腰腿痛,半身不遂。

2.肾失封藏证

肾气不固,封藏失职,则小便频数、遗尿、遗精、白带过多。本品能温补固摄,可用治上列诸证,但功效缓和,单用效微,故每配菟丝子、五味子、桑螵蛸,或白术、白蔹等同用,以增强疗效。如《四川中药志》治腰痛及小便过多,以之与杜仲、木瓜、五加皮等强腰壮骨,补肾固涩之品同用。《贵州草药》治年老尿多,则以之与大夜关门、金樱根、小棕根等,炖猪精肉吃。《濒湖集简方》用于固精强骨,取狗脊、远志、茯苓、当归各等份,为末,炼蜜丸,梧子大,每酒服50丸。若治妇女冲任虚寒,白带过多,又以之与白蔹、鹿茸、艾叶等伍用,以温暖下元、固摄止带,如《普济方》白蔹丸。尚可以之与当归炭、白芍、艾叶炭等配伍,用治肝肾不足引起的月经过多（《中药辞海》）。

此外,本品单用或配伍当归用,可治病后足肿,如《伤寒蕴要》治病后足肿,即单用狗脊煎汤渍洗。尚可配功劳叶,以治肝肾两虚,头晕耳鸣,有一定疗效。另其金色茸毛可外敷以治外伤出血,有较好的止血作用。

（五）用法用量

10～15 g,煎服。亦可熬膏或入丸、散或浸酒。

（六）使用注意

因本品有温补固摄作用,故肾虚有热之小便不利或短涩赤黄,口苦舌干或肝虚有郁火者,均忌服。

（七）现代研究

1.化学成分

本品含蕨素,金粉蕨素,金粉蕨素-2'-O-葡萄糖苷,金粉蕨素 2'-O-阿洛糖苷,欧蕨伊鲁苷,原儿茶酸,5-甲基糠醛,β-谷甾醇,胡萝卜素等。根茎含淀粉(约30%)、绵马酚、山柰醇。根茎的毛茸含鞣质及色素。

2.药理作用

狗脊可增加心肌营养性血流量、降低血脂;高剂量生狗脊、砂烫狗脊具有显著镇痛作用,且砂烫狗脊的镇痛作用强于生狗脊;狗脊的金黄色绒毛对外伤性出血有明显的止血效果,其作用较明胶海绵迅速;有抑菌作用,对流感嗜血杆菌、肺炎双球菌均有抑菌作用。

3.临床新用

(1)用于拔牙止血:局部用金狗毛枯矾散(金毛狗脊绒毛 30 g,枯矾 50 g,甲硝唑 5 g,氯化钠 15 g)。

(2)治疗腰肌纤维组织炎:自拟狗脊汤,以狗脊、续断、桑寄生、杜仲等为主,治疗腰肌纤维组织炎有效。

(3)治疗体表溃疡:用狗脊绒适量外敷,每日 2～3 次,治疗因烫伤、创伤或手术创口不愈所致的体表溃疡以及下肢慢性溃疡。

(4)治疗脑卒中:

应用自拟脑脉通(红花、水蛭,全蝎、乌梢蛇、天麻、杜仲、狗脊、桑寄生等)内服治疗。

(5)颈椎骨质增生:用自拟骨刺平汤:乌梢蛇、威灵仙、苏木、当归、丹参、木瓜、秦艽、补骨脂、狗脊、葛根。

(6)治疗脊髓空洞症:本组患者 17 例均有痛、温觉丧失及不同程度肌肉萎缩。病程 8 个月～7 年。药用黄芪 30 g,金毛狗脊、太子参各 20 g,熟地、淫羊藿、菟丝子各 15 g,柴胡、土鳖虫、桔梗各 10 g,甘草 7.5 g,升麻 5 g。随症加减。

四、鹿衔草(《滇南本草》)

鹿衔草为鹿蹄草科植物鹿蹄草或普通鹿蹄草的全草。主产于浙江、安徽、贵州、陕西等地。野生或栽培。全年均可采挖,除去杂质,晒至叶片较软时,堆置至叶片变紫褐色,晒干。药材性状:茎紫褐色,稍具棱,并有皱纹,无毛,微有光泽。叶柄长,扁平而中央凹下,两边呈膜质状,常弯曲,无毛。叶片皱缩,稍破碎,上面紫红色,少有呈棕绿色者,光滑,下面紫红色,无毛,叶脉微突;纸质,易碎。有时可见花茎,上有数朵小花或扁球形棕色蒴果。气无,味微苦。以紫红色或紫褐色、无杂质者为佳。生用。

(一)历史

鹿衔草,始载于《滇南本草》。又名鹿蹄草、秦王试剑草(《本草纲目》),时珍谓"鹿蹄象叶形。能合金疮,故名试剑草"。尚称破血丹(《植物名实图考》),紫背金牛草、大肺筋草、红肺筋草(《重庆草药》),鹿寿茶(《陕西中草药》),鹿安茶(《山西中草药》)等。

《滇南本草》谓其"治筋骨疼痛、痰火之症。"初步记述了其祛风湿、健筋骨与止咳的二大功用。而后《本草纲目》补入"治金疮出血,捣涂即止"之止血作用,明代已基本完善确立了其功用。后世诸本草只是在此基础上作较明细的论述而已。如《植物名实图考》曰:"治吐血,通经,强筋,健骨,补腰肾",《中国药用植物志》谓其"治虚痨、止咳"等。现代对其药理作用进行了一定的研究,临床应用有所发展。

(二)性能

甘、苦,温。主归肝、肾经。

(三)功效

祛风湿,强筋骨,止血,止咳。

(四)应用

1.风湿痹证

本品甘补苦泄温通,主入肝、肾经,既善补益肝肾、强筋健骨,又能祛风散寒除湿、通络止痛。故多用于风湿痹痛虚证及筋骨痿软、肾虚腰痛、两足冷痹乏力等证,每与其他祛风湿、补肝肾、强筋骨药伍用。治肾虚腰痛,可与杜仲、牛膝等配伍。治风湿关节痛,亦可与白术、泽泻、羌活、防风等同用,如《中药临床应用》风湿身痛方。近年又以本品配伍淫羊藿、鸡血藤、骨碎补等,用治骨质增生症,如《外伤科学》引经验方骨质增生丸。

2.出血证

本品有止血作用,可用于吐血、咯血、崩漏及外伤出血等。如《山西中草药》中治肺结核咯血,即取本品配白及水煎服。治疗崩漏,《陕西中草药》方,单用本品 120 g,配猪肉 500 g,炖熟,加盐少许,2 天服完。《吉林中草药》方,又用鹿衔草 15 g,地榆炭 30 g,水煎,日服 2 次。据临床报道:将鹿衔草醋炒,制成丸剂或片剂服用,每次 3 g,每日 3 次,连服 4 天为 1 疗程。治外伤出血,多用鲜品捣烂外敷。

3.咳喘证

本品有一定的补益肺肾以定咳喘的作用,可用于肺虚久咳,或肾不纳气之虚喘,每与百部、五味子、百合等药配伍。

此外,本品还可活血通经,用治瘀血阻滞所致的经闭,月经不调或行经腹痛者,伍川芎、益母草、红花、赤芍等,以活血化瘀,调经止痛;用治妇女产后瘀血腹痛,恶露不下者,伍生蒲黄、五灵脂、红花、川芎等,以活血化瘀,止痛。本品还略具养心敛汗之功,可用于心悸、盗汗等证。尚可单用水煎服,以治虚劳、慢性肠炎、痢疾及肾虚五淋白浊等证。煎汤外洗,可用于变应性皮炎,痈疮肿毒、虫蛇咬伤等。鲜品捣烂外敷,治外伤出血。

（五）用法用量

15～30 g;煎服。外用适量;捣敷或研撒,或煎水洗。

（六）使用注意

须文火煎煮,以保存有效成分,若火力大猛,容易丧失药效。孕妇慎服。

（七）现代研究

1.化学成分

鹿蹄草含 N-苯基-2-萘胺,伞形梅笠草素,高熊果酚苷,没食子酸,原儿茶酸,鹿蹄草素,槲皮素,没食子鞣质,肾叶鹿蹄草苷,6-O-没食子酰高熊果酚苷,金丝桃苷,没食子酰金丝桃苷;普通鹿蹄草含 2,5-二羟基甲苯,山柰酚-3-O-葡萄糖苷,槲皮素-3-O-葡萄糖苷。挥发油,苦杏仁酶,鞣质等。

2.药理作用

鹿蹄草具有强心,降压,抗心律失常,扩张冠状动脉,增强心肌收缩力,增加心肌血流量和组织(脑、肝、肾、脾)血流量;具有抗菌作用,对金黄色葡萄球菌、痢疾杆菌、铜绿假单胞菌、肺炎双球菌、溶血性链球菌、伤寒杆菌等均有较强的抑制作用;具有抗孕作用,抑制生育达 100%;还具有止咳、平喘、祛痰,降血脂,抗肿瘤,调节免疫功能的作用。

3.临床新用

(1)治疗慢性咽炎:鹿衔草合养阴清肺汤加减(鹿衔草 20 g,生地 12 g,麦冬 9 g,玄参 12 g,川贝 5 g,西青果 12 g,木蝴蝶 5 g,杜牛膝 15 g,生甘草 5 g),治疗慢性咽炎,取得满意疗效。

(2)治疗肠道感染(泄泻及菌痢):鹿衔草素,成人每服 200 mg(儿童为 40 mg),1 日 4 次。重症者可静注或肌注给药,7 日为 1 疗程。

(3)治疗高脂血症:鹿衔草 25 g,加水煎至 100 mL,早晚 2 次分眼,连服 30 日。

(4)治疗高血压:用鹿蹄草制剂Ⅰ号方(鹿蹄草、短柄五加、柿叶等)及Ⅱ号方(鹿蹄草制成茶剂)。

(5)治疗小儿遗尿:用鹿衔草 15 g,猪肉 250 g。加水炖烂,吃肉饮汤,每晚睡前服。连服 3 剂为 1 疗程。

(6)治疗颈性眩晕:用鹿蹄草注射液(每支 2 mL,含生药 0.5 g)肌注,每日 2 次,每次 4 mL,同时用颈部推拿及牵引方法。

(7)治疗外阴白色病变:用鹿衔草、淫羊藿、蝉蜕各 30 g,纱包,煎汤约 3 000 mL,待水温 36～42 ℃时坐浴 15 分钟,每日 1～2 次。坐浴毕拭净外阴,用醋酸曲安西龙尿素软膏涂患处。

(8)治疗子宫出血:鹿衔草(醋炒)制成丸剂或片剂,每服 3 g,1 日 3 次,连服 4 日。

(谢晓燕)

参 考 文 献

[1] 王文萱.常用临床药物[M].北京:科学技术文献出版社,2020.

[2] 王宁,刘修树,钟辉云.药物化学[M].北京:高等教育出版社,2020.

[3] 赵学友.临床药物学进展[M].长春:吉林科学技术出版社,2019.

[4] 吴国忠.药物基本知识[M].北京:人民卫生出版社,2020.

[5] 舒璐俊,韩卿卿,梁建云.药物分析[M].长春:吉林科学技术出版社,2020.

[6] 孙爱菊.中药药理与临床应用[M].北京:科学技术文献出版社,2020.

[7] 蒋赟.药物学基础与临床应用[M].天津:天津科学技术出版社,2020.

[8] 张万年,盛春泉.药物合成[M].北京:化学工业出版社,2020.

[9] 王燕.现代药物临床诊疗[M].北京:科学技术文献出版社,2019.

[10] 唐士平.药物学基础与临床常用药物[M].北京:金盾出版社,2020.

[11] 巩萍.现代临床药物学应用[M].长春:吉林科学技术出版社,2019.

[12] 赵桂法.药物学临床诊疗常规[M].天津:天津科学技术出版社,2020.

[13] 张淑娟.临床药物治疗实践[M].北京:科学技术文献出版社,2020.

[14] 韩英.临床药物治疗学[M].北京:人民卫生出版社,2020.

[15] 马传芳.临床中医疗法与药物应用[M].长春:吉林科学技术出版社,2020.

[16] 冀洪波.实用药物与应用[M].天津:天津科学技术出版社,2020.

[17] 刘秀梅.实用药物基础与实践[M].沈阳:沈阳出版社,2020.

[18] 刘建勋.中药药理学[M].北京:中国协和医科大学出版社,2020.

[19] 丁秀芹.实用临床药物应用[M].北京:科学技术文献出版社,2020.

[20] 唐志刚.现代药物临床应用精要[M].开封:河南大学出版社,2019.

[21] 陆茵.中药药理学[M].北京:人民卫生出版社,2020.

[22] 高可新.新编临床药物应用实践[M].南昌:江西科学技术出版社,2020.

[23] 吴晓玲,赵志刚,于国超.临床药物治疗管理学[M].北京:化学工业出版社,2020.

[24] 崔红霞.临床药学与药物治疗学[M].昆明:云南科技出版社,2020.

[25] 赵丽娅.药物学基础[M].郑州:河南科学技术出版社,2020.

[26] 彭净.临床药物应用指南[M].上海:上海交通大学出版社,2020.

[27] 刘冰,毕艳华,李聃.实用药物治疗学[M].长春:吉林科学技术出版社,2019.

[28] 辛本茹.实用临床药物学诊断[M].北京:科学技术文献出版社,2020.

[29] 马艳红,赵廉栋,郭睨.中药基础与应用[M].沈阳:辽宁科学技术出版社,2020.

[30] 沈柏蕊.精编临床药物基础与应用[M].沈阳:沈阳出版社,2020.

[31] 王晓蕾.实用临床药物汇编[M].北京:科学技术文献出版社,2020.

［32］王潞.实用药物学进展［M］.北京:科学技术文献出版社,2020.

［33］单鹏.现代临床药物应用［M］.长春:吉林科学技术出版社,2020.

［34］刘欣.药物应用与疾病诊疗［M］.天津:天津科学技术出版社,2020.

［35］魏秋红,刘晓月,王盼,等.抗肿瘤药物的分类和药效学研究进展［J］.医学综述,2020,26(18):3707-3711,3716.

［36］徐甜,王雪茜,程发峰,等.张仲景解表类"角药"的配伍特点分析［J］.世界中医药,2020,16(6):850-853.

［37］夏开梅.常见铂类抗肿瘤药物不良反应的比较与防治［J］.医学食疗与健康,2020,18(14):97,100.

［38］杨霞,舒艳.阿片类药物对癌痛患者的临床意义［J］.医药前沿,2020,10(6):81.

［39］王卫定,张旭,陈子良,等.抗心律失常药物分类新进展［J］.实用心电学杂志,2020,29(3):191-195.

［40］王晓霞,王洪,刘丹.抗风湿免疫治疗药物临床试验进展［J］.中国临床药理学杂志,2020,36(20):3367-3371.